동양섭생치유학 4

질병별 식이 영양 섭생학 Ⅱ
신·방광계, 기타 질환

동양섭생치유학 4

질병별 식이 영양 섭생학 Ⅱ
신·방광계, 기타 질환

차성훈 지음

우리글

건강하고 지혜로우며 행복한 삶을 위해

필자는 아무것도 모르던 한 평범한 사회인이었다. 그러다가 폐결핵을 치료하기 위해 자연섭생법의 위력을 체험하게 되면서 자연의 원리와 내 몸에 잘 맞는 섭생법의 중요함에 눈뜨게 되었다. 그리고 지난 13년간 공부하여 체험적인 임상 연구를 통해 자연섭생치유학의 전문가가 되었다.

자연섭생법을 안다는 것은, 우주와 대자연의 원리, 하늘과 땅의 원리, 사람의 생리와 병리의 원리, 생명의 원리 등 자연의 모든 원리를 아는 것이다. 대자연이 변화하는 이치가 사람의 생리나 병리의 변화 원리와 같으므로, 필자는 모든 사람들이 자연과 함께 호흡하고 자연의 변화에 순응하는 지혜로운 사람이 되었으면 하는 바람으로 이 책을 쓰게 되었다.

오늘날의 의학은, 질병의 본체와 변화를 탐색하는 본질절인 능력은 거의 상실한 채 피상적인 부분적 개념에만 집착한 나머지, 의학 본연의 임무를 잃어버렸다고 생각한다.

그러다 보니 방송과 신문 등 대중매체를 통해 쏟아지는 무수한 정보 속에서 무엇이 옳은지 무엇을 먹어야 할지 어떻게 하는 것이 건강을 지키는 것인지에 대한 기준이 없어져, 다들 혼란스러워하고 있다. 이런 상황 속에서는 개개인이 자신을 위해 현명한 선택을 해야 한다. 인생은 늘 지혜를 필요로 한다. 건강을 지키고 유지하는 데도 지혜가 필요하다.

이 책이 생명에 관해 관심을 가지고 있는 사람들, 자연의 원리를 탐구하는 사람들, 질병과 싸우고 있는 사람들, 그리고 환자 가까이 있는 사람들에게 올바른 원리를 알려주는 길잡이 역할을 할 수 있었으면 좋겠다. 또한 이 책을 통해 독자들이 보다 더 건강하고 행복한 삶에 한걸음 다가설 수 있기를 진심으로 바라는 바이다.

동양섭생치유학의 핵심은 사람과 자연과의 관계에 있다. 이 책에서는 자연의 원리 및 변화에 따른 체질 형성과 질병의 진행 단계별 진단법과 치유법을 주로 다루고 있기 때문에, 한의학뿐만 아니라 양의학, 섭생학, 양생학, 영양학, 약리학, 본초학, 자연치유학, 동양학중 동양오술(醫學, 地學, 易學, 相學, 命理學)등과도 밀접한 관계를 이루고 있다. 관심 있는 많은 분들이 동양섭생치유학에 더욱 관심을 가지고 연구하게 될 것이라 믿는다.

작금의 의학은 의술에 질병을 맞추는 실정이므로 부분의학으로 빠질 수밖에 없다.

예를 들면, 양의사는 인체를 물질 계통인 해부생리학적 계통의 형이하학적 형상形狀의 치유 기술에 질병을 맞춰 병명이나 증상을 분류해 치유하며, 한의사는 인체를 기질계통인 경락계통에 형이상학적 기상氣像의 치유 기술에 질병을 맞춰 병명이나 증상을 분류해 치유하며, 영양치유학은 식품의 영양 성분적 작용에 질병을 맞춰 병명과 증상을 분류하여 치유하는 실정이므로 다른 치유 방법론이야 논해서 무얼 하겠는가?

각 분야의 관점에서 진단하여 치유하다 보니 불치병, 난치병으로 분류되는 병명만 점점 더 늘어가고, 감기와 같은 간단한 질병조차 고치지 못하고 있는 실정이라 하겠다. 이는 주객이 전도된 상황이다. 한의학이건, 양의학이건, 영양학이건 간에 주主는 아픈 사람이 되어야 하며 아픈 사람에게 맞는 치유술이 전개되어야 원리에 맞는 생리, 병리 체계라 할 것이다.

환자 입장에서 보면 양의학, 한의학, 영양학, 섭생학, 양생학이건 간에 그 이름이 중요한 것이 아니라, 환자 자신의 병을 치유하는 학문이 제일이다. 어떠한 물건이든 용도에 맞게 활용하면 효용이 있는 것이며 용도에 맞지 않게 활용하면 효용이 없는 것 아니겠는가.

치유술도 마찬가지이다. 환자의 질병 변화 단계에 맞는 의술을 활용하면 효과를 볼 것이고 질병의 변화 단계에 맞지 않는 의술을 활용하면 양방이든, 한방이든 효과가 없을 것이다. 이처럼 어떠한 것이든지 치유술은 모두 나름대로 용도가 있겠으나, 그것을 쓰는 사람이 그 용도에 맞게 활용하지 못하면 비효율적이거나 무용지물이 되어버리고 만다.

이제는 원리에 맞게 통합적으로 인식을 바꿀 수 있는 새로운 패러다임이 요구되고 있다. 즉, 질병을 보는 관점이 바뀌어야 한다는 것이다. 그 새로운 돌파구를 찾으려면, 원리에 맞는 기준이 있어야 할 것이다. 필자는 그 기준을 자연에 두고, 동양섭생치유학의 원리를 정리하게 된 것인데, 이 책은 나름대로 통합의학을 목적으로 저술한 것이라 하겠다.

이 책에서 필자는 그동안 생각해왔던 자연의 원리와 변화의 원리, 그에 상응하는 체질론과 사람의 생리·병리 원리 및 질병 진단법과 치유 원리 등에 관한 견해를 밝혀두었디. 그리고 섭생법의 기본 원리와 쉽게 실천 할 수 있는 여러 방법들을 설명했다.

섭생학은 질병 치유의 중요한 분야이며, 가장 기본이 되는 부분이다. 그럼에도 불구하고 대다수의 많은 분들이 제대로 된 섭생법을 알지 못해 올바로 실천하지 못하고 있다. 모든 실천법들은 쉽고 흔해야 한다.

자연에서 태양, 공기, 물, 흙 등 4가지 요소가 모든 생명을 살리는 기본이 되듯이, 생명을 살리는 실천법 또한 이처럼 흔하고 누구나 쉽게 실천할 수 있는 것이어야 할 것이다.

음식에도 궁합이 있듯이 자신의 체질에 꼭 맞는 섭생법이나 치유법이 있다.

내 몸에 맞는 섭생이나 치유법을 제대로 실천했을 때 여러 질병을 이겨낼 수 있는 몸이 만들어 지는 것이다.

이 책은 내 몸에 맞게 호흡하고, 먹고, 활동하는 섭생학의 원리에 대해 쓴 것이다. 그러므로 질병이 왜 생기는지, 질병이 어떻게 진행되어 가는지, 그렇게 진행되어 가는 병을 어떻게 낫게 하는지와 같은 물음들에 대한 답이 되리라고 확신한다.

동양섭생치유학을 알면 알수록, 건강해지기 위해 어떻게 대처해야 하는지 알 수 있게 된다.

그러므로 이 책의 주인공은 바로 당신이다.

이 책은 총 5권으로 구성되어 있다.

제 1권은 「총론」편으로 동양섭생치유학의 가장 중요한 원리 부분이므로 반드시 이 부분을 먼저 이해하고 2권, 3권, 4권, 5권을 보아야 부분적인 치유에 빠지지 않게 될 것이다.

제1권 「총론」편에서는 자연의 원리에 의한 사람의 생리, 병리 및 체질론과 질병론, 병인론, 진단론, 치유론에 대해 논했으며, 치유법 중에서도 내재된 기질氣質을 조절하는 섭생법에 관한 이론 및 그 응용을 주로 논했다.

제2권에서는 치유법 중 내재된 물질物質을 조절하는 식이영양섭생학을 논했는데 이는 영양학을 섭생학적 입장에서 재해석하고 영양학적 식품분류를 동양의 음양오행적 관점에 맞춰 분류 편집했다.

특히, 식품분류 편은 제 5권의 부록으로 별도 분류 편집했다.

제3권과 4권에서는 장상론을 기준으로 기질적氣質的 계통에 기준을 두고 정리했으며 현대의 해부생리학적 기준에 입각해 병명론, 질병론을 논하고 거기에 맞는 식이영양섭생학을 응용 치유할 수 있게 논하였다.

2,3,4,5권을 단일본으로 보고 지식적 차원에서 써 먹는다면 부분치유로 빠

질 수 있으므로 반드시 1권의 「총론」편을 읽고 전체를 이해 한 후, 가장 합당하게 2, 3, 4, 5권을 활용했으면 하는 바람이다.

이 책은 서너 해 동안 공부한 결과도 아니고 더구나 한, 두 달에 갑자기 써낸 글도 아니다. 10여년의 공부와 연구를 통해 얻어낸 것이며 한 해, 한 해마다 강의와 임상과 체험적 연구를 통해 하나 하나의 의문점에 대한 해결을 찾아 완성한 것이다.

내가 알게 된 것을 여러 사람들과 함께 나누고 싶은 작은 바람과 열정, 사람들이 조금이라고 올바른 자연섭생법에 관심을 갖기 바라는 마음이 없었다면 이 책은 세상의 빛을 보지 못했을 지도 모른다.

혹시라도 책에 오류가 있다면 저자의 짧은 지식과 부족한 경험 탓이므로 널리 이해해주시기 바라며 그 부족한 부분들이 앞으로 많은 분들의 참여와 관심으로 채워지기를 바랄 뿐이다.

원고를 다 쓰고 나서 다시 읽어보고 있는 지금, 본인은 나름대로 만족하고 있지만 독자 여러분은 많은 불편함과 부족함을 느끼리라 생각한다.

이 자리를 빌어 섭생학이란 작은 창문을 통해 대해大海를 보게 해준 고故 현성玄聖 김춘식 스승님께 깊은 존경심과 감사의 마음을 드리며 많은 참고 문헌을 저술해 준 선先 지식인들에게도 감사를 드린다.

이 책을 출판하면서 많은 어려움 속에서도 묵묵히 지켜봐준 아내와 자료 정리에 힘써준 김은희, 조천호, 김주호, 차승현, 차명진, 차경란에게 고마움을 전한다. 그리고 배움을 청했던 많은 이들과, 우리글 출판사 김소양 사장님과 전 직원에게도 감사를 드린다.

2007년 이른 봄

차 성 훈

2부 기타질환

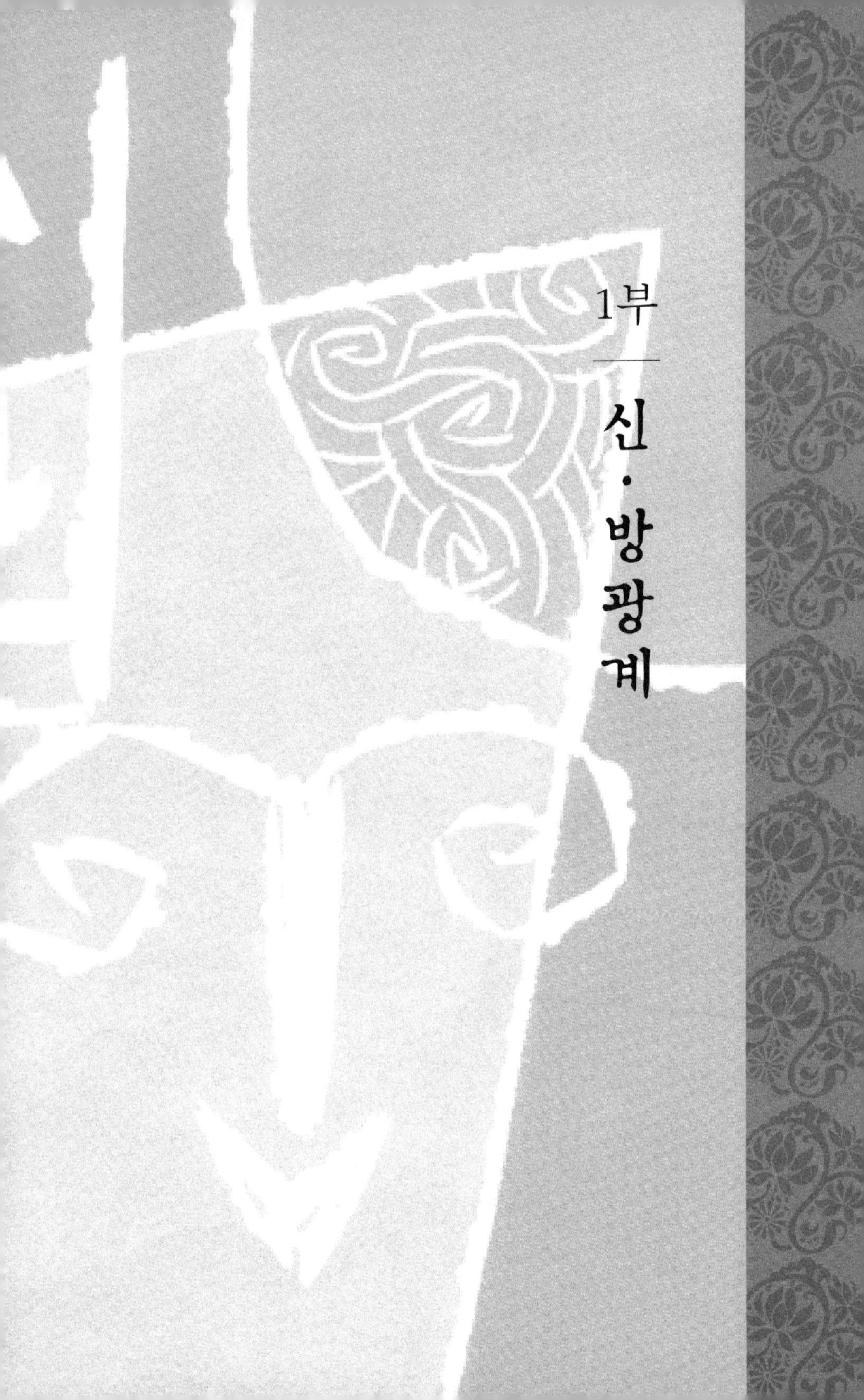

1부
신·방광계

I 신장

1. 신장의 구조

(1) 신장의 위치

신장은 1쌍의 암적색 강낭콩 모양의 장기로서 복막과 후복벽 사이의 후복막에 위치한다. 신장의 위치는 제12흉추에서 제3요추의 높이에 위치하므로 하부 늑골에 의해 보호된다. 성인의 신장은 한 개의 크기가 약 10cm, 폭이 약 5~6cm, 두께가 약 3~4cm이며 무게는 약 100~150g 정도이다. 우측 신장은 간에 의해 압박을 받게 되므로 좌측 신장에 비해 1~2cm 낮게 위치하고 크기도 더 크다. 심장에서 공급하는 혈액의 약 20% 정도가 언제나 흐르고 있다. 신장의 외측은 볼록하나 내측은 오목하며 그 중앙에는 혈관, 신경 및 요관이 출입하는 부위인 신문이 위치한다.

신장은 피질, 수질 및 신우로 구성되어 있다. 신피질은 가장 외측에 위치하고 색깔이 밝은 편으로 과립 모양을 나타낸다. 신수질은 들어갈수록 색깔이 진해져서 붉그스레한 갈색을 띄게 된다. 신수질은 8~18개의 원추 모양의 신추체로 연결된다. 신장의 강은 여러 부위로 나뉜다. 각 신추체는 소신배로 돌기를 낸다. 여러 소신배가 모여 대신배를 형성하고 대신배가 모여 깔때기 모양의 신우를 형성한다. 신우는 신배에서 소변을 소집하고 요관과 방광으로 운반된다.

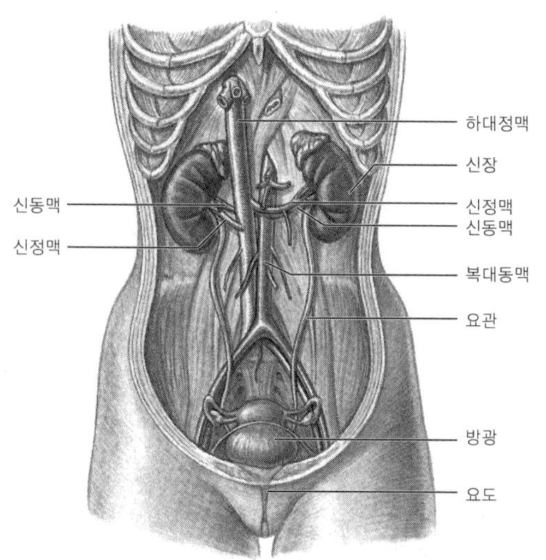

비뇨기계의 기관

남자의 요도가 음경을 통해 있는 것을 제외하고는 남자와 여자의 비뇨기계 구조는 같다.

(2) 신장의 구조

강낭콩 모양으로 허리 근처에 좌우 1쌍, 횡단면으로 보면 피질, 수질, 신우로 구성되어 있다.

① 피질

신장의 구조적 기능적 단위인 네프런(신단위)이 한쪽 신장에 약100만 개 이상 있으며 말피기소체(신소체)*와 세뇨관*으로 구성되어 있다.

---

* **말피기소체(신소체)** : 사구체와 보우만 주머니로 구성되어 있어 여과 작용이 일어난다.

* **세뇨관** : 근위 세뇨관, 헨레씨고리, 원위 세뇨관, 집합관으로 구성되어 있어 재흡수와 재분비가 일어난다.

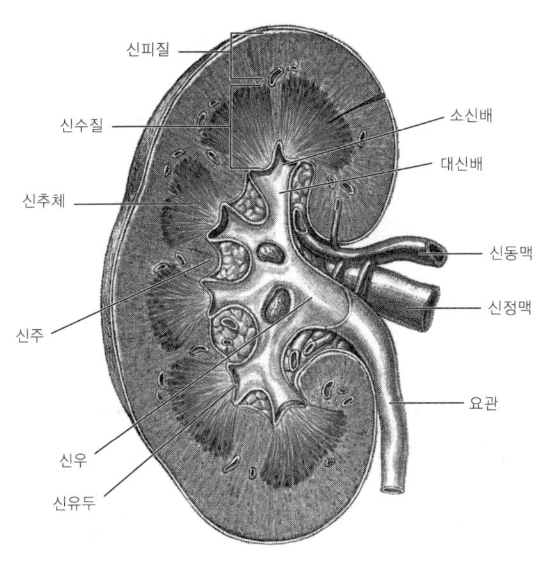

② 수질

세뇨관이 모여 집합관이 된 신우에 열려 있다.

③ 신우

수질 안쪽의 깔때기 모양으로 수뇨관에 의해 방광이 열려 있다. 이곳에 신동맥과 간
정맥이 통하고 있다. 집합관에서 운반되어 온 오줌이 일부 저장되었다가 수뇨관으로
이동된다.

※ 네프론(신원)이란?

신소체와 그에 연속되는 세뇨관은 신장에 있어서 뇨 생성의 기능적 단위가 되는데 이것을 네

프론*이라고 한다. 좌우의 신장에는 각각 약 100만 개의 네프론이 있다.

☞ **한 개 네프론의 총 길이** : 집합관을 포함하여 45~65mm(근위곡 세뇨관 약 15mm, 헨렌고리 약 2~14mm, 원위 세뇨관 약 5mm, 집합관 약 20mm)나 되며 굵기는 10~20μm 정도이다.

(3) 네프론의 구조

1) 신소체

신소체는 지름이 약 0.1~0.2mm인 공 모양으로 사구체와 이를 감싸고 있는 두 겹의 막힌 보우만 주머니로 구성되어 피질에 위치하며, 주로 여과 작용을 한다. 신소체에서 여과 장벽은 모세혈관 내피 세포, 기저막 및 보우만낭 상피 세포이다. 모세혈관 내피 세포는 많은 구멍을 갖고 있어서 투과도가 매우 높다.

① 사구체

사구체의 여과막은 모세혈관, 내피 세포 기저막, 족세포(상피 세포)의 3층으로 구성되어 있다. 일반 모세혈관보다는 투과성이 25배 정도 높으며 사구체 혈압도 높기 때문에 단위 여과 면적당 여과량이 많다. 사구체 혈압이 일반 모세혈관의 혈압보다 높은 이유는 사구체 모세혈관이 소동맥(수출소동맥)에 연결되어 있기 때문이다. 사구체

＊ 네프론의 구조

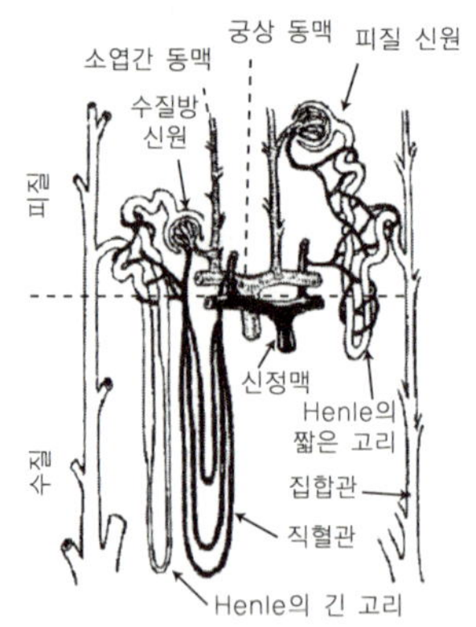

여과막은 80~100옹스트롱(A°: 10^{-10} m) 이하 분자를 통과시킬 수 있다. 즉 분자량이 7만 이상의 혈구, 혈장 단백질은 통과시킬 수 없고, 분자량이 1만5천 이하인 물질은 통과시킬 수 있다. 수분, 포도당, 아미노산, 질소 대사산물을 모두 혈액으로부터 세뇨관강 내로 통과시킬 수 있다. 그러나 혈청 알부민, 헤모글로빈은 약간 여과 되지만 그 이상의 큰 단백질은 여과되지 못한다. 만약 소변에 단백질이나 혈구 세포가 나타나는 경우는 여과막에 문제가 발생한 것을 의미한다.

a. 사구체 근접 장치

원위곡 세뇨관의 첫 부위가 구심성, 원심성 소동맥과 나란히 위치하게 되는 시점에서 원위곡 세뇨관이 구심성 소동맥과 만나게 되는 부위를 사구체 근접 장치라고 한다. 구심성소동맥의 벽은 중막인 평활근이 변형되어 형성된 과립성 사구체 근접 세포를 함유하고 있다. 이 세포는 마치 기계 수용체로서 작용하기 때문에 구심성 소동맥의 압력이 감소되는 경우, 이를 감지하여 레닌이라는 효소를 생산하여 순환혈액 내로 방출한다. 또한 구심성 소동맥과 만나는 원위곡 세뇨관의 세포도 역시 변형되어 치밀반을 형성하게 되는데 이 치밀반은 화학 수용체나 삼투 수용체로 작용하여 원위 세뇨관강 내의 용질의 농도 변화를 감지하는 역할을 한다. 위의 두 가지 세포군은 여과액 형성과 체순환 혈압의 조절에 중요한 역할을 한다.

b. 레닌-안지오텐신 기전

레닌-안지오텐신 기전은 사구체 근접 장치 내 사구체 근접 세포들이 다양한 자극에 의해 활성화되어 레닌을 유리시킬 때 발생한다. 레닌은 사구체 입구 근처의 신장

수입소동맥의 벽에 있는 과립 세포에서 생성되고 분비되는 효소이다. 이 과립 세포는 사구체 옆 장치의 일부이다. 또, 과립 세포에는 많은 교감신경이 있어 레닌 분비는 교감신경계에 의해 조절을 받고 있다. 유리된 레닌은 간에 의해 생성된 혈장 글로불린인 안지오텐신노겐에 효소로 작용하여 이를 안지오텐신I으로 활성화시킨다. 활성화된 안지오텐신I은 다시 여러 체조직(특히 폐조직)의 모세혈관 내피 세포에 있는 전환효소에 의해 안지오텐신II로 전환된다. 형성된 안지오텐신II는 체내에서 생성되는 물질 중 가장 강력한 혈관 수축 물질이므로 혈관 평활근을 직접 수축시켜 이완기 혈압을 상승시킨다. 한편, 안지오텐신II는 부신피질을 자극하여 알도스테론을 유리시키게 되고 이는 다시 신장의 원위 세뇨관에서 NaCl 재흡수를 촉진시킨다. 그로 인해 당연히 혈액의 나트륨 농도가 오른다. 그렇게 되면 혈액 조성의 밸런스를 되돌리려고 신장으로부터 대량의 수분 재흡수가 일어나고 혈액량이 증가한다. 혈액량이 증가하면 혈압은 더욱 상승한다.

이런 과정을 통해 혈액량이 증가하면서 혈압이 올라가게 된다. 만약 혈압이 지나치게 높아졌을 때에는 레닌 분비가 억제됨과 동시에 안지오텐신도 혈압도 내려가게 된다.

또 신장을 비롯한 장기에서 분비되는 프로스타글란딘*이라는 물질도 혈관을 통해 혈압을 떨어뜨리는 작용을 한다. 신장의 기능이 저하되었을 때 고혈압이 나타나는 것은 프로스타글란딘의 생성이 저하되고 레닌이 증가하기 때문인 것으로 알려져 있다.

보우만 주머니

단층 편평 상피가 두 겹으로 된 것으로 사구체에서 여과된 여과액이 이 내막을 통해 보우만강 내로 유입되었다가 외막을 거쳐 세뇨관으로 유입된다. 보우만낭 상피 세포

---

* 프로스타글란딘 prostaglandin

생체 내에서 합성된 생리활성물질로 장기나 체액 속에 널리 분포하면서 극히 미량으로 생리작용을 하며 PG라고 약칭한다. 1930년 미국의 산부인과 의사인 클츠록이 사람의 정액에 자궁을 수축·이완시키는 작용이 있다는 것을 보고하였고 후에 그 유효성분이 전립선前立腺:prostate gland에서 나온다고 생각하여 프로스타글란딘이라고 이름을 붙였다.

1950년대에 들어 스웨덴의 S.베리스트룀이 양의 정낭선精囊腺에서 PG를 추출하고 결정화하는

는 외피 세포라 불리는 문어발 모양의 구조를 기저막으로 뻗히고 있어 인접 외피세포의 사이에 틈새가 형성된다. 이 구조망은 혈액 여과 장벽으로 역할을 하게 되므로 혈구 세포와 혈장 단백은 여과되지 않게 된다. 따라서 이 여과 장벽이 질환에 손상을 받게 되면 적혈구, 알부민 등이 소변으로 배출된다. 보우만 주머니는 사구체를 둘러싸고 있는 주머니로 사구체에서 여과된 액체를 모아 근위 세뇨관으로 내려보낸다.

2) 세뇨관

세뇨관은 사구체 주머니의 요관극에서 시작하는 길이가 약 3~7cm인 가는 관으로서 도중에 신장실질 속을 오르내리며 그 끝은 집합세관과 이어진다. 세뇨관은 구조와 기능이 매우 복잡한 주행을 보이는 가는 관으로서 단순한 소변의 수송관이 아니고 각각의 부위에서 재흡수와 분비를 담당하고 있다. 사구체에서 만들어지는 소변의 99%는 세뇨관 속에서 흡수된다. 나머지 1%는 소변으로 배설된다.

① 세뇨관 재흡수와 분비

사구체에서는 혈장 성분 중 분자량이 작은 물질은 어느 것이나 무분별하게 여과되므로 노폐물 뿐 아니라 포도당, 아미노산 등 영양물질 나트륨, 칼륨, Cl^-, HCO_3^-, Mg^{2+}, Ca^{2+} 등 전해질과 수분이 그대로 세뇨관 내로 들어오게 된다. 이들 물질이 여과된 후 그대로 오줌으로 배설된다면 단시간 내에 목숨을 잃고 말 것이다. 그러나 사구체에서 여과된 180L의 여과액 중 178L가 흡수되고 나머지 1.8L만이 오줌으로 배설된다. 사구체 여과액의 85%가 근위 세뇨관과 헨레씨고리에서 재흡수 되고, 여과액의 15%만이 원위 세뇨관과 집합관에서 이루어진다.

데 성공하였으며, 현재는 화학적 합성도 한다. 생체 내에서는 지방산을 재료로 하여 효소의 작용으로 만들어진다. 종류는 A~H까지의 8족으로 분류되며 작용도 다양하다. E, F족에는 자궁을 수축시키는 작용을 하는 것도 있고, 분만유발分娩誘發·인공임신중절에 실용화되고 있다. 그 밖에 종류에 따라 모세혈관 확장작용, 위액분비 억제작용, 기관지 근육의 수축·이완작용 등 다양한 생리적 작용이 있다.

세뇨관에서 여러 가지 물질이 재흡수 되는 기전은 극히 선택적인 과정으로써 능동적 재흡수와 수동적 재흡수로 구분된다.

〈능동적 재흡수와 수동적 재흡수〉

A. 능동 수송

세포막을 통한 물질 이동 중 능동적 물질 이동으로 에너지가 소모되며 운반체가 필요한 과정이다. 펌프 등이 있다.

(a) 펌프

물질은 선택적으로 운반하며 운반체가 필요 하는 면에서 촉진적 확산과 유사하나, 에너지가 필요하고 이 이동 방향이 농도 차에 역행한다는 점에서 다르다. 펌프는 동시에 한 종류 이상의 물질을 이동시킬 수 있는데 두 물질은 같은 방향으로 운반하는 것을 공동 운반체라 하며 반대 방향으로 운반하는 것을 대항 운반체라 한다. 현재 가장 많이 알려져 있는 것이 대항 운반체인 Na^+/K^+ 펌프이다.

예) 탄수화물, 아미노산, Na^+, K^+, Ca^+, H^+ 등이 이 방법으로 이동된다.

＊Na^+/K^+ 펌프

K^+농도는 세포 내액 약 90% : 세포 외액 약 2%의 비율로 세포 내액이 세포 외액 보다 높다. Na^+은 세포 내액 약 10% : 세포 외액 약 50% 으로 세포 내액이 세포 외액 보다 낮다. 따라서 농도 차이에 의한 수동적 이동에 의해 K^+은 세포 내에서 세포 외로 Na^+은 세포 외에서 세포 내로 확산되려 한다. 세포막은 나트륨에 대해서는 약간의 투

과성이 있으나 칼륨은 나트륨의 75배나 잘 투과시킨다. 결과적으로 나트륨이 농도 경사에 따라 세포 내로 들어가는 것보다 칼륨이 농도 경사에 따라 세포 밖으로 나오는 것이 더 쉽다. 그 결과 세포 내보다 세포 밖으로 확산되는 양이온이 더 많아지게 되고 세포 내는 음 전하를 띠게 된다. 칼륨은 항상 세포 밖으로 나가려하고 나트륨은 세포 내로 들어가려 하기에 농도 경사가 작아져 세포 내외의 나트륨과 칼륨의 농도가 같아지게 될 것이다. 그러나 Na^+/K^+ 펌프에 의해서 그렇게 되지 않는다. 능동 수송의 기구는 이 과정에 에너지가 필요하며, 또한 세포막에 있는 효소가 관계하고 있다. 즉, Na^+/K^+ 펌프에 의해 ATpase효소로 불리는 이 운반체 단백질은 2개의 K^+을 세포 안으로 수송하면서 3개의 Na^+을 세포 밖으로 수송한다. 두 이온들은 막을 중심으로 가파른 확산 기울기를 형성한다. 대부분 세포는 많은 Na^+/K^+ 펌프를 갖고 있는데 적혈구는 세포 당 약200만 개, 백혈구는 세포당 약 35000 개, 신장 내 세뇨관은 세포 당 약 수 백만 개 펌프가 있다.

B. 수동 수송
확산, 삼투압이 여기에 해당한다.

(a) 확산
운동의 방향이 높은 곳에서 낮은 곳으로 향히는 현상이다. 주된 원인은 용액의 농도 차이, 농도 경사이다.

a) 확산에 의해 이동이 가능한 물질 조건

ⓐ 지용성이다.

ⓑ 세포막 통로를 통과할 수 있을 만큼 작은 분자이다.

ⓒ 이동 단백질의 도움을 받아 통과할 수 있는 경우이다.

* ⓐ와 ⓑ는 단순 확산의 의해 이동 가능한 조건이고, ⓒ는 촉진적 확산에 의해 이동 가능한 조건이다

b) 확산의 종류

확산의 종류에는 단순 확산과 촉진 확산이 있다.

ⓐ 단순 확산

지용성이며, 비극성인 물질은 세포막의 지질층을 자유로이 통과한다. 이동 방향은 높은 곳에서 낮은 곳으로 이동된다. 산소, 이산화탄소, 지질, 요소, 알코올 등이 단순 확산으로 이동한다. 비극성을 띠어 지질층 통과는 안 되지만, 크기가 작은 물질들은 세포막단백질로 구성된 통로를 통하여 단순 확산 된다. 이 통로는 직경 0.8mm 이하이다. 선택성을 가지며 Na^+ 채널이 대표적이다.

ⓑ 촉진 확산

포도당과 같은 분자는 지용성도 아니며, 세포막 통로를 통과하기에는 너무 크지만, 촉진적 확산이라는 과정을 통하여 세포막을 빠르게 통과할 수 있다. 촉진적 확산은 단순 확산과 마찬가지로 농도 차에 의해 일어나며, 에너지는 필요 없지만, 단순 확산과는 달리 운반 단백질이 필요하다. 운반 단백질은 매우 선택적으로 작용하며, 그 수

가 한정되어 있기 때문에 촉진적 확산의 양에는 한계가 있다.

  (b) 삼투압

  선택적 투과막을 경계로 농도나 다른 용액이 분리되어 일어나며 삼투 현상에 의해
물의 이동이 일어나면 특정 구획 내 물의 용량이 변하여 곧 정수압의 변화를 일으킨다.

② 세뇨관 부위별 특성에 따른 재흡수와 분비

a. 근위곡 세뇨관의 재흡수와 분비

ㄱ) 근위곡 세뇨관의 재흡수

  근위곡 세뇨관은 여과액으로부터 물질을 재흡수하고 또 분비하는 역할을 한다. 거
의 모든 세뇨관이 재흡수에 관여하지만 그 중에서도 근위곡 세뇨관에서 재흡수 현상
이 가장 빈번하게 발생한다. 내강의 세포막에는 우단 같은 미세한 고운 털들이 있는
데 이 같은 구조는 원위 세뇨관에서도 나타난다. 이것은 세포막의 면적을 넓혀 흡수
와 배설을 쉽게 하는 작용이 있는 것으로 알려져 있다. 그리고 이 같은 작용은 에너지
가 필요하다. 그러므로 근위와 원위 세뇨관의 세포질 속에는 미토콘드리아가 다량으
로 존재하고 있다. 근위곡 세뇨관의 재흡수는 원위 세뇨관과 집합관의 재흡수와 달리
호르몬 조절의 영향을 받지 않는다.

  ☞ **재흡수되는 물질** : 여과된 Na^+, Cl^-, K^+, Mg^{2+}, Ca^{2+}의 약 50~65%와 수분의 약
70~80%와 HCO_3^-의 약 90%, 포도당 100%, 아미노산 종류에 따라 약 95~99%, 비타
민 등 요소와 지용성 성분들 작은 단백질 등이 근위 세관에서 흡수된다. 거의 모든 요

산은 이곳에서 재흡수 되지만 다시 여과액 속으로 분비된다.

ㄴ) 근위 세뇨관에서의 전해질 기전

㉠ 포도당의 조절

근위 세관에서 포도당의 이동은 내강 막에 존재하면서 포도당 한 분자와 함께 나트륨 이온 하나를 운반하는 동반 운반체(glucose-sodium cotrnasporter)에 의해 일어난다. 이 운반체는 포도당을 세포 내로 이동시키기 위해 나트륨 농도 경사를 이용한다. 그 뒤 포도당은 기저외측 막을 통해 세포 외로 확산되는데 이 과정은 두 번째 운반 단백에 의해 촉진된다. 이 재흡수 과정은 매우 효과적이어서 정상적인 상황에서는 여과된 모든 포도당이 근위 세관액에서 제거되어 실제로 뇨에는 포도당이 존재하지 않는다.

㉡ 아미노산의 조절

아미노산의 흡수도 역시 근위 세관의 기능이고 매우 효과적이다. 대부분의 아미노산은 여과된 양의 1% 이하만 뇨로 배설된다. 사구체 여과액으로부터 아미노산을 흡수하기 위해서는 서로 다른 여러 가지 내강 및 기저 외측 운반 단백이 필요하다. 어떤 특정 운반체는 2염기성 아미노산인 L-arginine과 L-lysine을 운반하고, 다른 운반체는 산성 아미노산을 세관 내액으로부터 제거하는 역할을 한다. 어떤 아미노산을 나트륨과 함께 운반하는데 나트륨 농도 경사를 이용하는 내강 운반체도 있다. 기저막에 있는 다른 운반 분자들은 아미노산이 세포로부터 나가는 것을 촉진한다.

ⓒ 중탄산염 흡수의 기전

여과된 HCO_3^-(약 4300 mEq/day)는 신세관, 특히 주로 근위 세관에서 효과적으로 흡수되기 때문에 정상적인 산-염기 상태에서는 매우 적은 양의 HCO_3^- 만 요에서 발견된다. 일반적으로 세관에서의 HCO_3^- 흡수는 모두 H^+ 분비의 결과로 이루어지는 것이지 HCO_3^- 이온을 직접적으로 흡수하는 것이 아니다. H^+ 이온은 세포 내에서 H_2O의 분해(또는 CO_2가 H_2O와 반응하여)에 의해 지속적으로 생성되고 내강으로 운반된다. 내강에서는 분비된 H^+가 여과된 HCO_3^-와 결합하여 탄산이 되었다가 첨부쇄자연 막에 있는 탄산탈수효소의 촉매반응에 의해 CO_2와 H_2O로 분해된다. CO_2와 H_2O는 피동적으로 흡수된다. 이 과정에서 생성된 OH^-는 CO_2와 결합해서 HCO_3^-를 만드는데 이 과정은 세포질 탄산탈수효소의 촉매 반응에 의해 일어난다. HCO_3^-는 세포의 기저외측막을 통해 Na^+와 함께 혈액으로 돌아간다.

ㄷ) 근위 세뇨관에서의 분비

세뇨관의 상피 세포는 여과액의 재흡수도 일어나지만, 분비도 일어나는데 이것은 극히 선택적으로 혈액 내에 있는 불필요한 물질만을 세뇨관을 통하여 분비시킨다. 세뇨관강과 세뇨관 주위 혈관의 혈액 사이에서 능동적 분비와 수동적 분비에 의해 일어난다. 근위 세뇨관에서의 분비는 능동 분비에 의해서 H^+, NH^+, 페니실린, 크레아틴 등이 분비된다.

b. 헨레씨고리

헨레씨고리는 하행각과 상행각으로 구성되며 하행각의 첫부분은 근위곡 세뇨관과 연결되어 있다. 헨레씨고리의 하행각은 전해질과 물에 대한 투과도가 커서 물의 재흡수가 일어나 뇨가 하행각을 지나는 동안 삼투질 농도는 점차 증가하여 헨렌고리의 만곡부에 이를 때에는 고장성뇨(1,200mOsm/ℓ : 원형질 삼투압을 기준으로 농도가 높은 것)로 농축되어 상행각으로 흘러간다.

헨레씨고리의 상행각은 물에 대한 투과도가 극히 낮고 염을 재흡수하므로 이곳을 지나는 동안 뇨의 삼투질 농도는 점차 떨어져서 결국 체액의 삼투압보다 낮은 저장성뇨(100mOsm/ℓ : 원형질 삼투압을 기준으로 농도가 낮은 것)로 되어 원위곡 세뇨관에 도달한다.

헨렌고리의 이러한 기하학적 구조(하행각과 상행각)는 두 각이 근접하여 상호 작용을 하기 때문에 역류 흐름이 일어날 수 있다. 즉 상행각이 염을 배출하여 수질 간질액의 농도를 높임으로써 하행각의 수분 투과가 증가하여 체액이 더욱 농축될 수 있다. 간질액과 하행각 액의 농도를 배가시키기 때문에 이를 역류증폭장치계라 하며 이는 염을 재순환시키고 피질에서 내측 수질까지 신간질액의 농도를 점진적으로 증가시킨다. 이때 역류 장치의 삼투질 농도 경사에 기여하는 것이 헨렌고리 옆에 위치하는 직행혈관이다. 직행혈관은 일반 모세혈관과는 달리 신혈류량의 약 10%밖에 받지 않으며 동시에 혈액 흐름의 속도가 매우 느려서 수질 부위에 축적되어 있는 염을 씻어가지 않는다. 또한 수분과 염분에 대한 투과도가 높아 주위 간질 조직과 직행혈관 내 혈액이 평형을 이루게 되어 간접적으로 수질의 삼투질 농도를 높게 유지해 역류 현상에 기여한다.

C. 원위곡 세뇨관과 집합관에서의 재흡수와 분비

(ㄱ) 원위 세뇨관에서의 재흡수와 분비

ㄱ) 원위 세뇨관에서의 재흡수

헨레고리를 상행하는 동안에 저장액으로 되는 세뇨관 내액은 원위 세뇨관 및 집합관에서도 나트륨 펌프에 의한 Na^+의 재흡수가 일어난다. 여기에서 Na^+의 재흡수는 근위 세뇨관과는 달리 부신피질 호르몬의 하나인 알도스테론에 의하여 조절된다. 즉, 혈중 알도스테론의 농도가 높을 때는 원위 세뇨관 및 집합관으로부터 Na^+ 재흡수량이 증가하고 혈중 알도스테론의 농도가 낮을 때는 Na^+의 재흡수가 감소하게 된다. 원위 세뇨관으로부터의 재흡수가 근위 세뇨관으로부터의 재흡수와 다른 또 하나는 수분이 비교적 재흡수 되기 어렵다는 점이다. 따라서 세뇨관 내액은 저장의 상태로 집합관으로 들어간다.

35

☞ **알도스테론의 기능**

알도스테론은 원위 세뇨관에서 나트륨 이온의 흡수를 증가시키고 칼륨 이온의 분비를 촉진한다. 부신피질에서의 알도스테론의 분비는 혈중 칼륨이온 농도의 증가로 촉진되며, 레닌-안지오텐신 시스템(윗부분 참조)을 경유한 낮은 나트륨이온 농도에 의해 간접적으로 촉진된다. 나트륨과 칼륨이온의 약 90%가 원위 세뇨관에 원뇨가 도달하기 전에 재흡수 되는데 이것은 일정한 비율로 일어나며 호르몬에 조절을 받지 않는다. 나머지가 우리 몸의 요구에 의해 원위 세뇨관과 집합관 중 피질 부위에서 호르몬의 조절로 흡수가 일어나게 된다. 이 조절 호르몬이 부신피질에서 분비되는 알도스테론이다.

(ㄴ) 원위 세뇨관에서의 전해질 기전

ㄱ) Na^+ 흡수의 기전

세관에서 Na^+ 흡수는 Na^+, K^+-ATPase라는 효소에 의해 생성되는 일차적 능동 운반 과정이다. 체내 다른 대부분의 세포와 마찬가지로 신장 상피 세포에서도 이 펌프는 Na^+을 세포 밖으로 이동시켜(K^+는 세포 내로) 세포 내 Na^+ 농도를 낮춘다(세포 내 K^+ 농도는 올린다). 세관 내강에서 혈액으로 순 Na^+ 이동이 일어나는 가장 중요한 원동력은 이 효소가 비대칭적으로 존재하기 때문이다. 즉 이 효소는 모든 신원 분절에서 기저외측 막(혈액 쪽)에만 존재하고 내강 막에는 존재하지 않는다. Na^+을 펌프가 있는 곳까지 운반하는 기전은 Na^+이 유리한 전기 화학적 경사를 따라 세포의 내강 측에서 들어감으로써 유지된다. Na^+은 근위 세뇨관에서 약 65% 재흡수되고, 헨레씨고리에서 약 25% 정도 재흡수 된다. 그러나 체내의 Na^+량을 직접 변화시키는 중요한 조절계는 레닌-안지오테신-알도스테론계 이다. 알도스테론은 바소프레신*에 비하여 대단히 완만한 작용을 나타내는 호르몬이므로 Na^+ 배설량 조절을 통한 체액량의 조절은 대단히 완만하게 일어난다.

ㄴ) 원위 세뇨관에서의 분비

원위 세뇨관에서는 능동적 분비 과정에 의해 K^+, H^+, NH_3 등이 분비된다.

(ㄷ) 집합관의 수분 재흡수

집합관으로 들어오는 관내액은 사구체 여과량이 약 15%이다. 여기에서 재흡수 되는 수분량은 혈중 항이뇨 호르몬(바소프레신)이 최대로 분비될 때 사구체 여과량의 약

---

* 바소프레신(vasopressin) : 뇌하수체 후엽에서 분비되는 호르몬이다. 항이뇨 작용과 혈압 상승 작용이 있다. 혈관(바소)과 수축(프레신)이라는 뜻에서 유래하였다. 고리 모양으로 폴리펩티드 결합을 이룬다. 포유류에서는 신장에서 수분의 재흡수를 촉진하는 물질로 작용한다. 모세혈관을 수축시켜 혈압을 높이는 작용이 있으므로 저혈압 치료에 이용된다.

14% 이상이 집합관에서 재흡수 되기 때문에 겨우 약 0.3%가 요로서 배설된다.

(ㄹ) 집합관에서의 전해질 기전

ㄱ) 수분 흡수

물의 사구체 여과량의 70~80%가 근위 세뇨관에서 Na^+의 재흡수에 따라 재흡수 된다. 나머지 20~30%의 대부분이 헨레씨고리 하행각 및 원위 세뇨관, 집합관에서 재흡수 되며 통상 배설되는 수분은 사구체 여과량의 1% 이하이다. 그러나 인체의 수분 수용에 따라 물의 재흡수 조절이 이루어지고 있는 곳은 집합관이다. 집합관 벽의 세포는 바소프레신(ADH, 항이뇨 호르몬)의 혈중 농도가 높을 때는 물의 투과성이 높아지며 이 호르몬의 혈중 농도가 떨어지게 되면 물이 통하지 못하게 된다. 따라서 저장액이 되어 집합관으로 들어오는 세뇨관 내액은 혈중 바소프레신의 농도가 낮을 때는 그대로 신우로 빠져나가 대량의 저장뇨가 배출되며, 혈중 바소프레신의 농도가 높을 때는 집합관으로부터 수분이 재흡수 되어 소량의 고장뇨가 배출된다. 뇌하수체 후엽에서 분비되는 바소프레신은 혈장 삼투압이 높을 때와 혈액량이 감소될 때 그 분비가 증가하는 호르몬이다. 생체는 체액의 삼투압과 체액량이 변하면 바소프레신의 분비량을 변화시켜 뇨의 농도 및 배설량을 통제함으로써 체액의 삼투압 및 체액량의 항상성을 유지시킨다.

ㄴ) K^+의 흡수와 분비 기전

㉠ K^+의 흡수 조절

칼륨 이온의 장기적 항상성을 위해 매일 섭취한 K^+와 같은 양(50내지 150 mEq)을

수분의 재흡수는 항이뇨 호르몬에 의해 결정되는데 이 호르몬은 집합관의 수분에 대한 투과도를 조절하는 일을 한다. 항이뇨 호르몬은 물과 요소의 재흡수를 촉진하는 호르몬이다. 즉 항이뇨 호르몬이 분비가 증가하면 농축된 소량의 요가 배설되는 반면에 항이뇨 호르몬의 분비가 저하되면 다량의 희석뇨가 배설된다. 또한 항이뇨 호르몬의 분비가 촉진되면 소동맥의 평활근에 작용하여 이를 수축시켜서 혈압을 상승시키므로 일명 바소프레신이라고도 한다. 그러나 생리

배설해야 한다. 이를 위해 K$^+$ 분획 배설(FEK$^+$)이 약 10%가 되어야 한다. 여과된 K$^+$의 약 50%가 근위 세관에서 흡수되고, 더 나아가 헨레 고리 비후 상행 각도에서 K$^+$가 재흡수 되어 여과된 K$^+$의 약 10%만이 원위 세관으로 들어간다. 집합관에서는 K$^+$가 분비되기도 하고 흡수되기도 한다. 식이 K$^+$ 섭취가 많아지면 집합관에서 K$^+$ 분비가 증가한다. 반대로, 섭취가 줄어들 경우 집합관에서 실제 K$^+$ 분비가 그치고 흡수가 주로 일어난다. 이와 같이 근위 세관과 헨레 고리의 K$^+$ 흡수는 섭취에 따라 많이 변하지 않고 집합관 K$^+$ 분비만 변하기 때문에 집합관에서의 변화가 뇨 K$^+$ 배설의 변화를 거의 좌우한다.

ⓛ K$^+$ 분비의 기전

집합관 상피에서의 K$^+$ 분비는 세포를 통한 경로를 통한다. 기저외측 막을 통한 K$^+$의 흡수는 Na$^+$, K$^+$-ATPase에 의해 이루어지는데 이 운반체에 의해 세포내 K$^+$ 농도는 전기화학적 평형 상태보다 높은 수준으로 올라간다. K$^+$는 내강 막에 있는 칼륨 통로를 통하여 세포 내부로부터 세관 내강으로 농도 경사를 따라 이동한다.

ㄷ) H$^+$ 분비의 조절

㉠ 세포내 pH

pH 변화의 원인이 혈장 HCO$_3^-$의 변화에 의한 것이든(대사성), 혹은 PCO$_2$의 변화에 의한 것이든(호흡성), 전신 pH 변화에 따라 H$^+$ 분비가(그리고 그 결과 HCO$_3^-$의 흡수도) 달라진다. 산증 때 발생하는 세포 내 산화는 H$^+$ 분비를 자극하고 세포 내 알칼리화(알칼리증)는 분비를 억제한다.

적 분비량으로 혈압 상승 작용을 일으키지 않으며 실혈, 탈수 등으로 체액량이 감소되면 대량이 분비되어 혈관을 수축시킨다.

ⓛ 알도스테론

Na^+ 흡수와 K^+ 분비에 미치는 영향 외에 알도스테론은 집합관에서 H^+ 분비를 자극한다.

ⓒ 칼륨

혈장 K^+ 농도의 변화는 H^+ 분비에 영향을 줄 수 있는데 어느 정도는 세포 내 pH 변화에 의한다. 즉, 저칼륨혈증은 세포 내 산도를 올려서 H^+ 이온의 분비를 자극한다. 저칼륨혈증 자체의 효과는 상대적으로 작아서 H^+ 분비를 현저하게 자극하는 경우는 저칼륨혈증이 높은 혈장 알도스테론치와 함께 나타났을 때이다. 이런 경우는 원발성 고알도스테론혈증이나 이뇨제를 투여하는 경우에 나타나는데, 신장에 의해 대사성 알칼리증이 발생할 수 있다.

세뇨관 부위별 특성에 따른 재흡수

신세뇨관 부위	재흡수되는 물질	기전
근위곡 세뇨관	Na^+	APT에 의존적인 운반체에 의한 능동적 이동 : 이 과정을 통해 전기 화학적 경사도를 만들게 되어 수동적으로 용질의 확산과 용매의 삼투가 가능하게 된다.
	모든 영양소(포도당, 아미노산, 비타민)	능동적 이동 : Na^+와 함께 운반된다.
	양이온(K^+, Mg^{2+}, Ca^{2+} 등)	능동적 이동 : Na^+와 함께 운반된다.
	음이온(Cl^-, HCO_3^-)	수동적 이동 : 전기 화학적 경사도에 의한다.
	수분	삼투 : 용질의 재흡수에 의한다.
	요소과 지용성 성분들	수분의 삼투성 이동에 의한 용매 끌기
	작은 단백질	세뇨관세포의 음작용과 아미노산으로 분해
헨레씨 고리 하행각/상행각	수분	삼투
	Na^+, Cl^-	Cl^-와 Na^+(및 K^+)이 함께 연결되어 운반된다.
원위곡 세뇨관	Na^+	능동적 이동으로 알도스테론이 관여한다.
	음이온	확산 : Na^+이 능동적 이동에 의해 형성된 전기 화학적 경사도에 의한다.
	수분	삼투 : 항이뇨 호르몬이 있는 경우 투과도가 높아져 수분이 재흡수된다.
집합관	Na^+, H^+, K^+, HCO_3^-, Cl^-	양이온의 경우 능동적 이동(특히, 와 알도스테론이 매개된 Na^+ 이동은 전기 화학적 경사도를 형성하여 음이온의 재흡수를 유발시킨다.
	수분	삼투 : 항이뇨 호르몬이 있는 경우 투과도가 높아져 수분이 재흡수된다.
	요소	수질하부의 농도 경사에 반응하여 확산된다. : 대부분은 수질간질강에 남아있다.

신장에서의 능동적 · 수동적 이동에 의한 물질의 재흡수와 분비

세뇨관 부위	재흡수		분비		비고
	물질	(%)	물질	(%)	
근위곡 세뇨관	수분 Na^+ Cl^- K^+ Ca^{2+} HCO_3^- 아미노산 포도당 요소	70~80 65 50 50 50 90 95~100 100	파라아미노마뇨산 Diodrast H^+ 요산		이온의 80%는 재흡수가 일어난다.
헨레씨 고리	수분 NaCl K^+	15 25 40	NaCl 요소		
원위곡 세뇨관	수분 NaCl	10내외 8	K^+ H^+ 유기산(페놀레드,미뇨산, 파라아미노마뇨산, 글루크론, 페니실린, 살리실산) 유기 염기 (구아리딘,히스타민)	1	이온의 20%는 재흡수가 일어난다.
집합관	Na^+ 수분 K^+ HCO_3^- H^+ Cl^-	2	수분 NH_3 요소		

※ 사구체의 여과량 중 99%가 재흡수 되고, 나머지 1%가 요를 통해 배설된다.

2. 신장의 기능

신장의 중요한 기능은 다음과 같다.

(1) 소변을 만든다

사구체에서는 혈장 성분 중 분자량이 작은 물질은 어느 것이나 무분별하게 여과되므로 노폐물뿐 아니라 포도당, 아미노산 등 영양물질 나트륨, 칼륨, Cl^-, HCO_3^-, Mg^{2+}, Ca^{2+} 등 전해질과 수분이 그대로 세뇨관 내로 들어오게 된다. 이들 물질이 여과된 후 그대로 오줌으로 배설된다면 단시간 내에 목숨을 잃고 말 것이다. 그러나 사구체에서 여과된 180L의 여과액 중 178L가 흡수되고 나머지 1.8L만이 오줌으로 배설된다. 즉 여과액의 99%는 재흡수 되고, 나머지1% 만이 오줌으로 배설된다.

1) 요 형성 과정은?

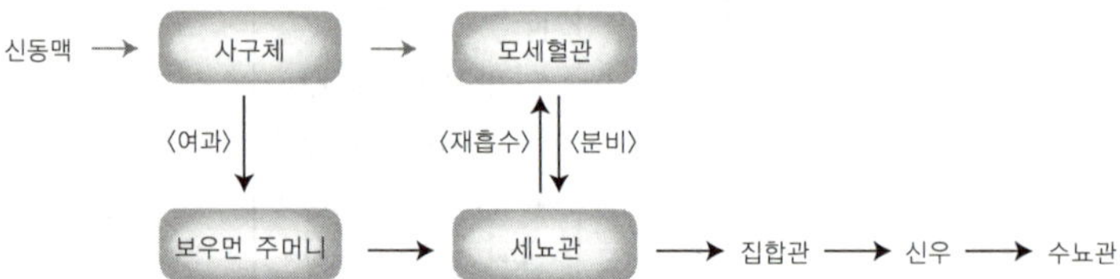

2) 오줌 성분

95%는 물이며 나머지는 요소 요산 암모니아수 등의 유기 성분과 나트륨, 염소 등의 무기 성분, 비타민, 호르몬 등으로 구성되어 있다.

(2) 체내 노폐물을 배설한다

체액의 성분을 조절하면 자연히 몸에서 불필요한 노폐물들도 제거된다. 우리 몸이 필요로 하는 3대 영양소 중 탄수화물과 지방은 연소하여 에너지로서 사용되어진 뒤 물과 탄산가스로 분해된다. 이때 물은 소변과 땀으로 배설되고, 탄산가스는 호흡을 통해 폐에서 몸 밖으로 배출된다. 그러나 단백질은 체내에서 대사 되어 쓰이고 그 노폐물의 일부가 대변과 땀으로 배설되며, 그 나머지는 소변 속에 섞여 나온다. 즉 단백질의 대사산물은 신장의 사구체와 세뇨관에서 여과된 후 소변으로 배설되는 것이다. 만약에 신장의 기능이 나빠져 단백질 대사 노폐물인 요소, 요산 및 크레아티닌 등을 충분히 몸 밖으로 배설하지 못하게 되면 그 노폐물이 체내에 쌓이고 고질소혈증이 되어 세포가 제대로 기능하지 못하게 된다. 신장은 그 이외에 음식물 속에 들어 있는 독성 성분과 약물, 식품 첨가물 섭취 시의 독성 물질들을 체내에서 제거하여 체내의 항상성을 유지하게 하는 역할을 한다. 노폐 산물 중 수용성인 성분은 거의 모두 소변을 통해 배설된다.

(3) 혈압을 조절한다

신장은 내분비 장기로서도 중요한 역할을 하는데 혈압을 조절하는 기능이 바로 그것이다. 신장에서 혈압을 올리는 레닌이라는 효소와 혈압을 떨어뜨리는 프로스타글란딘이라는 물질이 분비되어 혈압을 조절한다. 예를 들어 수분을 보관할 수 없거나 설사 등으로 탈수 증세에 빠진 경우, 대량 출혈로 신장에 들어오는 혈액량이 감소된 경우, 신장 내 혈압이 낮아져 사구체에서 혈액의 여과가 어렵게 되는 경우에 신장에서는 레닌이라는 효소가 분비된다. 이 레닌은 혈압을 올리는 안지오텐신을 만든다.

따라서 신장에 혈류가 감소하면 혈압을 올림으로써 신장으로의 혈류량을 증가시켜 여과하기 쉽도록 하는 것이다. 혈압이 내려가서 레닌이 분비되면 레닌은 먼저 혈액 중의 단백질 일종인 안지오텐시노겐에 작용, 안지오텐신이라는 물질을 만든다. 이 물질은 강한 혈관 수축 작용을 하기 때문에 혈압의 상승을 가져오는 동시에 부신피질에 작용하여 알도스테론이란 물질의 분비를 촉진시킨다. 이것이 세뇨관에 작용하여 나트륨의 재흡수를 재촉하는 것이다. 이런 과정을 통해 혈액량이 증가하면서 혈압이 올라가게 된다.

만약 혈압이 지나치게 높아졌을 때에는 레닌 분비가 억제됨과 동시에 안지오텐신도 억제, 혈압도 내려가게 된다. 또 신장을 비롯한 여러 장기에서 분비되는 프로스타글란딘이라는 물질도 혈관을 확장하여 혈압을 떨어뜨리는 작용을 한다. 신장의 기능이 저하되었을 때 고혈압이 나타나는 것은 이 물질의 생성이 저하되고 레닌이 증가하기 때문인 것으로 알려져 있다.

(4) 체액의 산과 알칼리의 pH를 조절한다

혈액의 주된 완충제인 중 탄산 이온의 양을 적절히 보유하기 위해 신장은 여과된 중 탄산 이온을 사구체를 통해 다시 재흡수한다. 다량이 여과되나 98% 이상이 재흡수된다. 이때 중 탄산 이온은 세뇨관 벽을 직접 통과 할 수 없기 때문에 다른 형태로 변형되어 재흡수 될 수밖에 없다. 즉 세뇨관강 내에서 중탄산이온은 수소이온과 결합하여 탄산을 형성한 뒤 물과 이산화탄소로 분리되어 세뇨관 벽을 통과 하게 된다. 세뇨관 세포 내로 유입된 이산화탄소와 물은 다시 결합하여 수소 이온과 중탄산이온을 형성한다. 여기서 중탄산이온은 여과물에서 흡수된 나트륨이온을 따라 혈액으로 흡수되고 수소 이온은 Na^+/H^+ 펌프에 의해 나트륨과 교환하면서 다시 세뇨관강 내로 분비된 후 다른 중 탄산 이온의 재흡수에 관여하게 된다.

☞ **체액 칼륨과 산도의 조절**

K^+은 모든 근위곡 세뇨관과 헨레씨고리에서 재흡수 되므로 소변으로 배설되는 K^+은 알도스테론의 영향하에 원위 세뇨관에서 분비된 것에 해당한다. 혈액의 pH가 산쪽으로 기울게 되면 신세뇨관 세포에서 H^+가 능동적으로 분비되어 HCO_3^-와 K^+이 재흡수 되어 혈액의 pH가 정상으로 회복된다. 반면에 혈액의 pH가 알칼리로 기울게 되면 HCO_3^-보다는 K^+이 재흡수 되고 HCO_3^-가 배설되어 혈액의 pH가 정상으로 회복된다.

(5) 조혈 기능을 촉진시킨다

혈액 중의 적혈구와 백혈구는 골수에서 만들어진다. 그런데 신장도 적혈구의 생성에 관여하고 있다. 신장에서 만들어지는 에리스로포이에틴이라는 호르몬이 골수에 작용해 적혈구의 생성을 촉진시키고 있는 것이다. 우리 몸의 구석구석에 산소를 운반하는 적혈구가 감소되면 신체는 산소 부족 상태가 되어버린다. 이렇게 되면 신장은 세뇨관의 세뇨관 세포로부터 에리스로포이에틴이라는 호르몬 분비를 증가시켜 적혈구의 생성을 촉진시킨다. 신장병이 악화될 때 빈혈이 생기는 것도 신장의 기능이 저하되어 에리스로포이에틴이 충분히 분비되지 않기 때문이다. 이와는 반대로 혈액 중에 적혈구와 혈소판이 지나치게 증가할 수도 있다. 이는 신장암, 수신증 등으로 신장이 커져서 에리스로포이에틴이 지나치게 많이 분비되기 때문이다.

(6) 여러 물질의 대사를 조절한다

칼슘은 뼈를 만드는데 가장 중요한 물질이다. 특히 칼슘의 흡수 대사에 신장은 큰 도움을 준다. 일반적으로 칼슘을 섭취하면 뼈가 튼튼해지는 것으로 알려져 있다. 그런데 칼슘을 섭취한 것만으로는 뼈가 튼튼해지지 않는다. 비타민 D를 함께 섭취해야만 칼슘을 체내에 받아들이고, 뼈에 침착시키는 활동을 하게 해주는 것이다. 그것은 체내에 섭취된 비타민D가 구조를 바꾸어 칼슘을 흡수하는 칼슘 결합 단백질을 만들어 주기 때문이다. 신장은 비타민D가 구조를 바꿀 수 있도록 도와준다. 이런 작용은 근위 세뇨관의 세포에서 이루어진다. 근위 신세관 세포에서는 가장 활성화된 비타민 D3형인 1,25-디히드록시 비타민D3가 만들어진다. 이 스테로이드 호르몬은 소화관에서 칼슘의 흡수를 촉진시킴으로서 체내 칼슘과 인산염 균형 조절에 중요한 역할을 한다.

i 사구체 신염

1. 사구체 신염이란?

사구체 신염이란 주로 면역학적인 원인에 의해 신장을 이루는 기본 단위인 사구체의 구조 및 기능에 이상이 생겨 단백뇨와 혈뇨를 일으키는 질환의 총칭이다. 보통 우리가 알고 있는 염증의 원인은 나쁜 세균이 몸 안에 침입해서 유발된다고 알고 있다. 사구체 신염이라고 하는 진단은 굉장히 넓은 의미의 용어이며, 원인이 뭐든지 상관없이 사구체에 염증이나 사구체 손상이 있으면 일단 사구체 신염이라고 한다.

2. 사구체 신염의 종류(원인, 증상)

사구체 신염이 얼마나 급격하게 일어나느냐에 따라 수 일 만에 급격히 출현하는 '급성 사구체 신염'과 수개월에서 수년 동안 서서히 출현하는 '만성 사구체 신염'으로 나뉘기도 한다.

(1) 급성 사구체 신염

1) 급성 사구체 신염이란?

급성 사구체 신염은 이러한 사구체 신염이 급성으로 오는 것을 지칭한다. 갑자기 혈뇨 및 단백뇨가 발생하는 신장 질환이다. 갑자기 혈뇨 및 단백뇨가 발생하는 신장 질환으로 대개 면역학적 기전에 의해 발생하며 원인을 모르는 경우가 많으며 전신 질환 및 약제, 상기도 감염(감기)이나 피부 감염 같은 감염 등에 의해서도 발생할 수 있다.

2) 급성 사구체 신염의 원인

급성 사구체 신염은 세균 감염이 원인이라고 잘 알려져 있으며, 이 밖에도 바이러스나 약물도 어느 정도 관계되고, 전신성 홍반성 낭창과 같은 교원병, 혈관염, 알레르기성 자반병 등에서 같은 증상을 나타내는 경우가 있으나 일부 원인 불명도 있다. 세균 중에는 용혈성 연쇄구균(A군 β용)이 압도적으로 많고, 그 독소가 간접적으로 질병을 일으키는 것이 급성 신염의 특징이다. 급성 사구체 신염은 어린이에게 많은 것이 특징이다. 특히 5세에서 15세쯤 된 어린이에게서 두드러지고, 어른에게는 적으며, 나이가 많아질수록 발병율이 낮다. 다만 3세 이하의 유아에게서는 극히 드물고, 여성에 비해 남성의 발병이 2~3배 많다고 한다.

☞ **병원균** : 연쇄상구균이 가장 많고, 폐렴상구균, 포도상구균, 바이러스 등이다.

3) 급성 사구체 신염의 증상

사구체 신염의 증상은 개개의 질환들마다 다르지만 일반적으로 혈뇨와 단백뇨, 신기능(사구체 여과율) 감소, 부종과 고혈압 등의 증상이 대표적이다.

(2) 만성 사구체 신염

1) 만성 사구체 신염이란

급성 사구체 신염과 별개의 질환이 아니고 진행기에 있는 모든 사구체 질환에 적용되는 용어로 급성 사구체 신염 환자의 혈뇨와 단백뇨가 오랫동안(1년 이상) 지속되면서 서서히 신장 기능과 신장 크기가 감소되는 상태를 말한다. 만성 사구체 신염은 과거에는 차츰 신 기능이 저하해가고 오랜 시일이 경과하면서 신부전이 되는 병으로 생각되었지만, 최근에 와서는 단백뇨와 혈뇨가 계속되어도 오랜 기간 병이 진행하지 않는 것과 완전히 치유되는 것도 있음을 알게 되었다. 이 사실로 만성 사구체 신염은 하나의 병이라기보다는 증후군인 것으로 생각하게 되었다.

2) 만성 사구체 신염의 원인

만성 사구체 신염은 그 원인으로 급성 사구체 신염이 수년 후에 만성 사구체 신염으로 발현 될 수도 있고(극히 일부), 치료에 반응하지 않는 신증후군에서 신 손상이 진행되어 발생될 수 있으며, 미세 변화형을 제외한 각종 사구체 질환이 만성 사구체 신염의 원인이 될 수 있다. 드물지만 가족성 유전성 신염(알포트 증후군 및 가족성 양성 유전성 신염)이라고 하여 단백뇨와 혈뇨가 양친에게서 자식에게로 유전하여 일어나는 만성 사구체 신염도 있다. 대부분의 만성 사구체 신염은 원인이 불명하다. 즉 발견되었을 때에는 이미 만성 사구체 신염이 되어 있어 발병의 원인, 시기, 계기를 알 수 없는 경우가 대부분이다.

3) 만성 사구체 신염의 증상

만성사구체 신염의 초기에는 혈뇨, 농뇨, 단백뇨 등의 소변 검사에 이상만 있다가 신 기능이 감소함에 따라 부종과 고혈압이 발생하게 된다. 신 기능의 감소가 진행되어 만성 신부전으로 되면 식욕 감퇴, 오심 및 구토, 쉽게 피곤하고 심한 전신 쇠약감을 호소하며 수면 장애, 피부 소양증, 근육 경련 등의 요독 증세가 나타나게 된다.

3. 사구체 신염의 합병증

사구체 신염들의 합병증으로는 초기에 심한 사구체 염증으로 신 기능이 떨어지는 '급성 신부전' 이 올 수 있으며, 만성적으로 신장 경화증이 진행되어 회복되지 않는 '만성 신부전' 이 초래될 수 있다. 또한 사구체 신염에 의한 '신성 고혈압' 이 동반되며 만성적으로 동맥경화증이 진행될 수 있다.

ii 신부전증

1. 신부전증이란?

신부전증이란 몸 속의 노폐물을 걸러 소변으로 배출하는 역할을 하는 신장, 즉 콩팥의 기능이 떨어진 상태를 말한다. 콩팥이 망가져 노폐물을 제대로 걸러내지 못하면 독소가 밖으로 빠져나가지 못하고 몸 속에 가득 차 올라 요독증이 생기고, 매일 배출해야 할 몸 속의 수분이 빠져나가지 못하기 때문에 몸도 부어오르게 된다. 신부전증 환자의 피부가 누렇거나 거무스름하게 변하고 가려움증까지 동반하는 이유는 모두 독소 때문이다. 또 전신으로 퍼진 독소가 다른 장기들을 망가뜨리기도 하고 노폐물이 제때 걸러지지 못해 채액 내의 전해질 균형도 깨진다.

☞ 신기능 장애의 정도를 다음과 같이 4기로 분류하기도 한다.

제1기 : 예비력 저하

신장의 예비 기능이 감소되어 있으나 대사 능력은 충분하여 체액의 항상성 유지에 지장이 없고 혈청화학상의 이상이 없는 시기로 정상 배설 기능이 50% 이상일 때를 말한다.

제2기 : 신 기능 부전

대상 능력의 한계가 있는 시기로 경도의 고질소혈증, 요농축력 저하가 인정되나 일반 생활에 지장이 없는 시기로 배설 기능의 30~50%일 때, 단 탈수, 심한 감염, 수술 등의 스트레스가 가해질 때 대상부전으로 되는 시기이다.

제3기 : 신부전

대상부전으로 고질소혈증, 산혈증, 혈청 인 상승, 혈청 칼슘 저하, 빈혈 등을 보이는 시기로, 배설 기능이 5~30%일 때, 단 상기한 스트레스가 가해지면 요독증에 빠지는 시기이다.

제4기 : 요독증

신부전의 결과로 인하여 중추 신경, 소화기, 혈액계 등에 요독 증상이 존재하고 방치하면 사망에 이르며 배설기능이 5% 이하인 시기이다.

2. 신부전증의 분류(원인, 증상)

보통 신부전증은 원인과 증세에 따라 급성과 만성으로 나뉜다.

(1) 급성 신부전증

1) 급성 신부전증이란?

급성 신부전은 어떤 원인에 의해 갑작스럽게 세뇨관이 손상되거나 사구체 여과율이 감소됨으로써 일어난다. 신 기능 감소의 정의는 기저 신 질환에 따라 다르나 일반적으로 평소 신 기능이 정상적으로 유지된 경우, 즉 혈청 크레아티닌이 3.0mg/dL 이하이었던 경우에는 1.5mg/dL 정도, 상승한 경우, 3.0mg/dL 이상이었던 경우에는 1.0mg/dL 이상 상승한 경우의 모든 상태를 일반적으로 급성 신부전으로 정의하고 있다. 급성 신부전증이 일어나면 몸 안에 불필요한 노폐물을 소변으로 배설하는 신장의 능력이 저하되기 때문에 크레아티닌, 요소, 질소 등의 노폐물이 체내에 남아서 체액의 항상성(체내의 수분과 염분 등의 조성을 일정하게 유지하는 기능)을 유지하지 못하게 되어 생명이 위험해질 수도 있다. 신장에서 배설되는 약물 배설률은 사구체 여과율에 비례하며 혈청 크레아티닌 혹은 크레아티닌 청소율이 신장기능을 평가하기 위해 사용된다.

☞ **사구체 여과율의 측정 : 크레아티닌**

사구체 여과는 신장에서 소변이 형성되는 첫번째 반응이어서 여과가 일어나지 않는 경우 소변이 형성될 수 없으므로 소변 형성 과정 중 가장 중요하다. 따라서 사구체 여과율은 곧 신장 기능을 평가하는 하나의 방법이 된다. 그러나 임상적으로 사구체 여과율을 직접적인 방법으로 측정하는 것은 불가능하므로 다음과 같은 방법으로 측정하고 있다. 만일 물질 A가 사구체에서 여과된 후 전혀 재흡수 되지 않고 세뇨관에서 뷰비되지도 않는다면 이 물질의 뇨 중 배설은 오직 사구체 여과를 통해서만 이루어지게 된다. 이러한 경우에는 뇨 중 배설량이 사구체에서 여과된 양과 같게 된다. 위의 물질A와 같은 특성을 가진 물질로는 이눌린을 들 수 있는데 이러한 경우에는 이눌린을 체외에서 체내로 주입해야 하는 번거로움이 있다. 따라서 이눌린과 똑같은 특성을 지닌 물질이면서 체내 근육에서 대사산물이며 항상 일정한 속도로 생성되는 크레아틴의 혈장 제거율을 대신 측정하고 있다.

2) 급성 신부전증의 원인

급성 신부전의 원인은 매우 다양하여 신장병의 전 질환이 모두 원인일 수 있으나 약 50%가 허혈성 원인에 의하며, 35%는 약물 등에 의한 신 독성, 15%는 급성 간질성 신염이나 급성 사구체 신염에 의한다. 그러나 실제로는 아미노글리코사이드 계통의 항생제로 치료받고 있는 패혈증 환자, 울혈성 심부전 환자가 비스테로이드성 진통제를 복용하였거나 혈관 촬영을 위해 방사선 조영제를 사용하는 등의 여러 복합적 원인으로 급성 신부전이 발생되며, 많은 경우에는 다장기부전의 형태로 나타나기도 하므로 치료면에서도 상당히 어려운 점이 많다.

☞ **신부전을 일으키는 주원인**

· 허혈 : 세뇨관에 광범위하게 괴사를 일으키며 기저막이 파열된다.
· 신독성 : 근위 세뇨관에 병변을 일으키며 기저막에 영향을 주지 않는다.

이 두 가지의 인자에 의하여 혈관 수축, 세뇨관의 여과액 유출, 세뇨관 폐쇄와 사구체의 투과성이 감소한다.

3) 급성 신부전의 증상

가장 흔한 증상은 소변양이 줄어드는 것이다. 반드시 그런 것은 아니지만 24시간 동안의 소변양이 눈에 띄게 감소된다. 그러나 소변양이 현격히 줄어드는 시기가 있다가 다시 소변양이 늘어나는 시기로 연결되며 이러한 시기를 거쳐 회복기로 접어드는데 이 기간은 여러 달이 소요된다. 그 외 나타나는 증상들은 신부전이 어떤 원인에 의해 유발되었느냐에 따라 달라진다. 일단 시작된 급성 신부전의 영향은 광범위한 증상으로 나타난다. 예를 들면 전해질의 불균형을 초래하고 감염에 대해 약해지며 빈혈이나 혈소판 기능 부전과 같은 혈액 관련 문제를 낳고 식욕 부진, 오심, 구토, 설사 혹은 변비와 같은 위장관 합병증이 생기며 감정이 둔해지고 경련과 혼수를 야기하는 요독성 뇌질환 등이 있을 수 있다.

4) 합병증

핍뇨성 급성 신부전은 비핍뇨성 급성 신부전에 비해 합병증이 많다. 급성 신부전의 합병증으로는 산혈증, 전해질 이상, 저/고 칼슘 혈증, 고인산염 혈증, 고마그네슘 혈증, 고뇨산 혈증 등이 있으며, 특히 급성 신부전에 동반되는 전해질 장애 중 고칼륨 혈증이 가장 중요하다. 수 시간 내에 급격히 발생하는 경우에는 혈청 칼륨 농도가 6.5mEq/L 이상이면 심장마비를 일으킬 수도 있다. 심전도 변화, 신경 근육 증상 증후 등이 있거나 혈청 칼륨 농도가 6.0mEq/L 이상이면 치료를 강구해야 한다. 또한 간염증이 발생할 가능성이 많다.

(2) 만성 신부전증

1) 만성 신부전증의 정의

만성 신부전증이란 여러 가지 신장 질환, 예를 들면 만성 사구체 신염, 당뇨병성 신증, 고혈압성 신경화증 등과 같은 질환으로 인하여 신장이 정상적으로 가지고 있는 배설, 조절, 대사 및 내분비적 기능이 전체적으로 저하되거나 이상이 초래된 상태를 말한다. 원인이 되는 신장 질환의 종류에 관계없이 만성적으로 신 기능 장애가 진행되어 사구체 여과율이 50% 이하로 감소하면, 대부분의 경우 계속적으로 사구체 여과율이 감소하게 되며, 궁극적으로 말기 신부전증에 도달하게 된다.

2) 만성 신부전증의 원인

만성 신부전증은 네프론의 계속적인 손실에 의해 지속적이고 비가역적으로 신 기능이 감소되는 것을 특징으로 한다. 대표적인 질환의 원인으로는 당뇨병, 고혈압, 만성 신장염 등이 있으며 이 외에도 여러 사구체 신염, 루푸스, 다낭성 신 질환, 신결석, 요로 폐쇄, 신증후군, 신 혈관 질환 등 다양한 원인들이 있다.

☞ 가장 흔한 원인은 만성 사구체 신염, 당뇨병, 고혈압 등이다.

3) 만성 신부전의 증상

일반적으로 만성 신부전증 환자들은 신장 기능이 정상의 20% 이하로 떨어질 때까지 별다른 증상이 없는 경우가 대부분이다.

① 하지만 신장 기능이 정상의 20% 이하로 감소되면

쉽게 피곤해지고 몸에 기운이 없는 정도의 증상을 느끼게 된다. 소변의 농축 능력이 떨어지므로 환자들은 밤에 자주 일어나 소변을 보게 되지만 고혈압, 부종 등의 증상은 20% 정도의 신장 기능이 남아 있는 상태에서는 아직 발생되지 않을 수도 있다.

　대부분의 환자는 부종, 고혈압, 전해질 이상과 빈혈로 인한 증상을 호소하게 되는데 이러한 경우를 말기 신부전증이라고 부른다. 흔히 나타나는 증상으로는 식욕 감퇴, 피로감, 무력감 등의 전신 증상과 소화기 계통의 증상으로 소화 불량, 구역질, 구토증과 두통, 수면 장애, 정서 불안 등의 중추 신경계 증상이 나타나기도 한다. 손발의 저림, 관절통 등의 증상도 있을 수 있으며, 적은 자극에도 뼈가 쉽게 골절된다. 빈혈과 고혈압은 심장 기능을 더욱 악화시키며 이로 인해 보행 시 호흡 곤란, 운동 능력의 감소 등이 생긴다. 요독의 축적으로 몸이 가렵고 피부가 건조해지며 쉽게 출혈이 되어 멍이 잘 들고, 코피를 자주 흘리게 된다. 만성 신부전증의 이러한 증상은 신장의 배설, 내분비 및 대사 기능의 장애로 머리끝에서 발끝까지 전신의 거의 모든 장기를 침범함으로써 나타나게 된다.

☞ 신부전증이 심해져서 식사 요법과 약물 요법으로 치료가 불가능해질 경우에는 혈액 투석, 복막 투석, 또는 신장 이식술과 같은 치료를 하고 있다.

※ 투석이란

　투석은 혈액 여과를 설명하는 외학 용어인데 과잉 축적된 수분과 노폐물을 혈액으로부터 제거하는 방법의 통칭이다. 즉, 투석이란 수분과 노폐물을 혈류에서 제기시키고 신체가 필요로 하는 혈류 내의 단백질, 혈액 세포와 같은 필요한 물질들은 제거시키지 않는 특별한 의술을 말하며, 투석 기계 장치나 약물을 이용하여 치료하는 것이다. 일주일에 두세 번 하는 혈액 투석과 치료가 가능한 복막 투석이 있다.

iii 요독증

1. 요독증이란?

요독증은 오줌의 제조원인 신장 기능에 장애를 일으켜, 그 오줌 때문에 중독 증상을 나타내는 질병으로서 만성 신장염이나 위축신*에 의해 전이되는 경우가 많다.

2. 요독증의 원인

만성 신부전 말기에 신장의 기능저하상태가 장기간 계속 되면 뇨로 배설되어야 할 요소, 질소, 크레아티닌 등이 혈액에 잔류되어 고질소혈증이 나타나며 혈중 요소의 농도가 정상값(20mg/dl)의 3배 이상인 60mg/dl 이상이 되는 경우와 급성, 만성 사구체 신염 시에 핍뇨가 계속되면 요독증이 발생한다.

3. 요독증의 증상

요독증의 특징은 전신이 나른하고 두통과 어지러움이 있고, 가슴이 답답하고 기분이 나빠지며 구토를 하게 된다. 또한 식욕 부진, 설사를 수반하고, 점차 중증이 되면 호흡이 곤란해지기도 하고 혼혼히 잠들게 한다. 이것이 더 악화되면 혼수 상태가 되어 근육에 경련이 일어나거나 경직되기도 한다. 이렇게 될 때까지 적절한 조처를 취하지 않으면 결국 사망하게 되는 무서운 질병으로서 신염이나 위축신에 이환된 경우에는 요독증에 대한 대비도 충분히 강구할 필요가 있다.

---

* **위축신** : 신장의 요세관 · 사구체 등이 정상 시의 반 이하로 수축하고 굳어져서 기능 부전을 일으킨 상태이다.

iv 신우염

1. 신우염이란?

신우염이란 몸 밖의 세균이 신장의 신우에 감염을 일으켜 생기는 염증성 질병을 말한다. 감염은 여러 경로에 의해 일어나는데 일반적으로 하부 요로인 요도나 방광으로부터의 상행 감염이 대다수이고, 드물지만 혈행성 또는 임파선을 통해 타 장기로부터 세균 감염이 될 수 있다. 특히 여성은 요도가 짧고, 항문과 요도가 가까이 인접해 있어서 쉽게 방광으로 상행 감염이 된다. 이는 다시 상행성 감염으로 신장에 감염을 일으킬 수 있으며 여성에게 더 많이 발생한다.

2. 신우염의 분류

신우염에는 급성과 만성이 있다.

(1) 급성 신우염

1) 급성 신우염이란

급성 신우염은 거의 대부분이 하부 요로 감염(방광염 및 요도염)에 이어서 나타난다.

2) 급성 신우염의 증상

급성 신우염은 갑자기 춥고 떨리면서 열이 나며, 신장 부위가 아프고, 소변에 피고름이 섞여 나온다. 그 외에 빈뇨와 배뇨통 같은 방광 자극 증상과 오심, 구토 및 설사 등의 증상도 흔히 볼 수 있다. 요 검사상 심한 농뇨와 세균뇨를 보이며, 흔히 현미경적 혈뇨가 관찰된다.

(2) 만성 신우염

1) 만성 신우염이란?

만성 신우신염은 일반적으로 급성 신우신염이 외관상으로 치료된 것 같이 보이나, 자각 증상이 없이 점차 아급성이나 만성으로 이행되어 생길 수 있고, 급성 신우신염의 병력이 없이도 걸릴 수 있다.

2) 만성 신우염의 증상

만성의 경우는 증상이 일정하지 않으며 식욕이 없거나, 미열이 계속되거나, 두통이 있거나, 몸이 왠지 모르게 나른해지는 등 여러 가지 증상이 나타나기도 한다. 심해지면 목이 마르고, 소변양이 늘어나고, 단백뇨가 나오거나, 혈압이 올라가거나, 어지러운 증상이 나타난다.

3. 신우염의 원인

주로 여자에게서 잘 나타나기 때문에 여자의 병이라고도 하는데 이는 남성보다 여성이 요도가 짧아 밖으로부터 세균이 들어가기 쉽고 임신과 출산 등에 의해 소변 흐름에 방해를 받기 쉽기 때문이다. 그러나 신우염은 60세 이상의 전립선 비대로 인해 소변 역류가 발생하는 남성이나 초등학생 정도의 어린아이들에게서도 발생하곤 한다. 어린아이에게서 발생하는 신우염은 소변을 볼 때 무리하게 방광에 힘을 줘 소변의 일부가 신장으로 역류해 발생한다. 급성 신우신염은 거의 대부분이 하부 요로 감염에 속발되어 오며, 주 원인균은 하부 요로 감염에서와 마찬가지로 그람음성장내세균이며, 특히 대장균이 가장 많다.

ⅴ 신우암

1. 신우암이란?

신장에서 만들어진 소변을 배설하는 통로인 신장의 신배, 신우 그리고 요관, 방광의 가장 안쪽 층인 점막은 동일한 세포(요로 상피 세포 또는 이행 상피 세포)로 구성되어 있고 소변에 접촉하고 있다는 공통점을 가지고 있으며, 여기에서 생기는 암들(요로 상피 세포암 또는 이행 상피 세포암)의 성격은 매우 유사하다. 신우암은 이행 상피 세포암이 약 85% 차지한다.

2. 신우암의 발생 원인

신우암의 원인은 대체로 요로암, 방광암의 경우와 유사하다. 즉 요로 상피의 만성 감염이나 요로 결석증과 바이러스, 담배, 커피 등의 환경인자, 그리고 염료와 가죽 제품 산업장 등에서 사용되는 유기용매제 등이 원인이 된다.

☞ 신우나 요관암의 특징

같은 쪽 상부 요로의 다른 부위에 동시에 또는 나중에 암이 생길 가능성이 50% 이상이고, 반대쪽 상부 요로에는 그 가능성이 2~3%에 불과하다. 그리고 30%에서는 동시에 또는 나중에 방광암이 발생한다. 그러나 방광암의 경우에는 약 1~2%에서 신장이나 요관의 상부 요로에 암이 생길 수 있다. 신우나 요관암은 신장 실질에 직접 침윤하거나 주위로 전파될 수 있고, 림프나 혈관을 통해 전이를 일으킬 수 있는데 간, 폐, 뼈 등에 많이 전이된다.

3. 신우암의 증상

혈뇨가 가장 흔한 증상으로써 그 양상은 방광암과 비슷한데 특히 길고 가는 핏덩어리는 방광보다는 신우나 요관에 병변이 있음을 의미한다. 약 30%에서는 옆구리나 복부에 통증을 느끼는데 그 이유는 암이나 혈뇨로 인한 핏덩어리로 요로가 막혀서 발생한다. 또한 옆구리에서 덩어리가 만져질 수도 있는데, 이는 암 자체가 크거나 암에 의해 이차적으로 신장이 부은 경우(수신증)에 나타날 수 있다. 그 외에 식욕 부진, 체중 감소, 무기력증, 골동통 등의 증상이 있을 수 있는데 이런 증상들이 나타나면 이미 전이가 있는 경우가 많다.

vi 방광염

1. 방광염이란?

방광염은 대장균에 감염되어 방광 점막에 염증을 일으키는 병으로 요도염과 함께 잘 생긴다. 남성의 요도 길이는 긴데 반해 여성의 요도 길이는 불과 2~3cm에 불과할 정도로 짧다. 때문에 방광으로의 세균 침입이 쉽다. 방광염은 여자한테 흔한데 소변을 자주 보는 오줌소태를 일으키며, 밤에 잠을 자다가도 소변을 자주 본다.

2. 방광염의 원인

방광 질환 가운데 가장 많으며 특히 여성에게 많다. 약제 · 결석 · 이물질 · 종양이 원인인 경우도 있으나 세균 감염이 주요 원인이다. 원인 세균으로는 대장균이 가장 많고, 포도상구균 · 연쇄상구균 · 임균 · 결핵균 등에 의한 경우도 있다.

☞ 여성의 호발 요인

특이한 해부학적 특성, 성생활, 요도 자극, 임신 등이 원인이 되어 항문 및 질 주위에 상주 세균이 용이하게 상행성으로 방광에 침습하여 방광에 염증을 일으킨다. 이 방광염은 질염이나 외음부에 염증이 있을 때 특히 잘 생기며 남성의 요도는 길지만 여성의 요도는 짧아서 그만큼 균이 방광에 들어가서 염증을 초래하기 쉽다.

1) 특이한 해부학적 특성(배변 후 뒤쪽에서 앞쪽으로 닦을 때)

이렇게 하면 항문이나 질쪽의 세균이 요도로 들어가기 쉽다.

2) 성생활(성교 시)

성 관계 시 자극으로 인해 외음부에 있던 균이 방광으로 들어가 염증을 초래할 수 있기 때문에 여성의 경우 성관계 후에는 반드시 소변을 보아서 혹시 요도에 침투했을지 모르는 균을 씻어내는 것이 방광염을 예방하는 한 방법이다.

3) 기타(꼭 달라붙는 옷(속옷이나 바지))

꼭 달라붙는 옷을 입으면 열과 수분이 잘 통하지 못하므로 생식기 부근에 세균이 성장하기 쉽다.

3. 방광염의 증상

특징적인 방광자극증상을 보이는데, 즉 빈뇨, 요급, 야간뇨, 배뇨 시 요도 작열감, 난뇨, 하부 요통 및 치골 상부 통증을 호소하며, 진행됨에 따라 요실금과 혈뇨를 보이기도 하지만, 전신열은 없다. 대체적으로 결혼 초기의 여성에게 자주 보이는데 이를 신혼 방광염이라고 부르기도 한다. 또한, 변비 · 월경 때 재발 위험이 있다.

4. 방광염의 합병증

세균성 방광염의 합병증은 신장으로의 상행성 감염인데, 특히 소아와 임신부는 급성 신우신염을 일으켜 신장에 장애를 줄 수 있다.

vii 방광암

1. 방광암이란?

신장에서 만들어진 소변을 배설하는 통로인 신장의 신배, 신우 그리고 요관, 방광의 가장 안쪽 층인 점막은 동일한 세포(요로 상피 세포 혹은 이행 상피 세포)로 구성되어 있고, 소변에 접촉하고 있다는 공통점을 가지고 있으며, 여기에서 생기는 암들을 이행상피세포암 혹은 요로상피종양이라고 하며 위치에 따라서 신우암, 요관암 그리고 방광암이라고 하며 이들의 성격은 매우 유사하다. 빈도로 보아 그 중에서는 방광암이 가장 흔하다. 즉 방광암의 대부분(90% 이상)은 이행상피세포암이며, 우리나라에서는 비뇨 생식기에 발생하는 암 중에서 가장 흔하여 인구 10만 명당 남자는 7.76명, 여자는 1.19명이 발생한다. 우리나라 남자에서 발생하는 암 중에서는 4번째로 흔한 암이 방광암이다.

> ☞ **방광암, 신우암, 요관암의 발생 빈도**
> · 방광암 : 51
> · 신우암 : 3
> · 요관암 : 1
> 방광암이 가장 흔하다.

2. 방광암의 원인

　방광암의 발생 원인으로 가장 중요한 것은 흡연이다. 남자 환자의 50%, 여자 환자의 31%가 흡연과 연관되어 있다. 그 이유는 흡연할 때 체내로 흡수되는 발암 물질이 소변으로 배출되어 방광에 계속 접촉을 하게 되므로 암이 발생하게 된다. 흡연자가 비흡연자에 비해 4배나 위험성이 높으며, 흡연량이 많고 기간이 길수록 암의 발생 가능성이 증가하며, 흡연을 중단한 기간이 길수록 그 가능성이 적어진다. 그 다음으로 중요한 원인이 산업장에서의 발암물질에 대한 노출인데, 염료, 고무, 가죽 제품, 페인트, 유기 화학 약품 등이 원인으로 알려져 있다. 또한 방광 결석이나 만성 방광 염증 등도 방광암의 원인이 될 수 있다.

3. 방광암의 증상

　방광암의 가장 흔한 증상은 소변에 피가 나오는 혈뇨이다. 대부분의 환자에게 육안적 혈뇨가 나타나고 일부에서는 소변검사에서만 혈뇨가 나타나기도 한다. 혈뇨는 대개 간헐적으로 나타나고 응고된 핏덩어리를 배출하는 경우도 종종 있으며 때로는 소변 줄기의 시작이나 끝에 피가 비치는 경우가 있는 등으로 그 양상이 다양하다. 드물지 않게 빈뇨, 요급, 야간뇨 등의 방광 자극 증상이 나타나는데 이런 증상들은 급성 방광염에서도 나타나기 때문에 감별이 쉽지 않다. 따라서 치료를 했는데도 방광염이 잘 낫지 않는 경우에는 방광암의 가능성이 있으므로 정밀 검사를 시행해야 한다. 암이 더 진행되면 체중 감소, 뼈의 통증, 수신증에 의한 측복통 등 전이 부위에 따라 특이한 증상이 생길 수 있다.

viii 신장 질환 전체 식이요법 핵심 포인트

1. 급성 사구체 신염, 신우신염, 방광염은 주로 세균과 바이러스의 감염에 의하여 일어나는 병이다. 사구체 신염은 용혈성 연쇄 구균 등이 주원인이고, 신우신염은 주로 과로로 인하여 체력과 면역력이 저하되었을 때 세균이 신우에 침범하여 발병한다. 방광염은 요도의 감염증인 요도염으로 시작되는데, 요도염은 주로 임균, 대장균 등이나 트리크모나스 바이러스 등에 의한 경우가 많다. 따라서 신체의 면역력을 향상시키고, 세균이나 바이러스에 대한 방어력을 높이는 것이 중요하다. 면역력을 향상시키기 위해서는 골고루 요도 점막의 세포 재생을 도우며, 면역력을 향상시켜주는 효소, 비타민A, B 등과 소변의 산도를 높여서 세균의 번식을 억제해주는 비타민C, 항산화제로서 면역력을 향상시켜주는 비타민 E, 상처 치료를 돕고, 면역력을 향상시키는 아연, 칼슘, 마그네슘 등이 함유된 식품을 섭취해 주는 것이 좋다. 세균이나, 바이러스는 37도 이하에서 활성을 띄므로 몸을 항상 따뜻하고 청결하게 해주는 것이 좋다. 몸을 차게 하는 주원인인 찬물, 찬술, 찬음료수, 빙과류 등은 피한다.

2. 신부전증과 요독증에서는 단백질(동물성 단백질)의 섭취를 제한한다. 단백질은 신체의 성장 발육과 조직 보수를 위해서 꼭 필요한 영양소이다. 그러나 단백질 식품을 너무 많이 섭취하면 단백질의 대사 물질인 노폐물이 몸속에 쌓여 요독증이 심해지고 기능이 떨어진 신장에 더욱더 부담을 주게 된다. 따라서 단백질은 우리 몸에 꼭 필요한 최소한의 양으로 섭취해 주되 식물성 단백질인 콩류나 효모, 화분 등으로 섭취해 주는 것이 좋다.

☞ 신부전증의 경우 : 투석 치료를 받고 있는 경우에는 소금과 수분의 섭취를 제한해 준다. 소금은 부종과 고혈압을 일으킬 수 있으므로 섭취를 제한해준다.

3. 신우신염은 장내 환경이 중요하다. 신우신염을 일으키는 세균 중 가장 많은 것은 대장균이다. 장내 환경이 악화됨으로써 많은 대장균이 발생하는 경우가 많고 이로 인

해 신우신염을 유발시킬 수 있다. 그러므로 장내 환경이 좋아야 한다.

장내환경이 좋아지려면

· 동물성 단백질은 독소를 만들므로 피하는 것이 좋다.

· 장내 온도가 몸이 차져서 37도 이하가 되면 세균이나 바이러스가 급증할 수 있는 조건이 형성된다. 그러므로 찬 음식은 피하는 것이 좋다.(찬물, 찬술, 찬 음료수, 빙과류 등)

(세균, 바이러스의 활성 억제 온도 : 39~40°)

(효소의 최적 활성 온도 : 35~40°)

· 과식을 하게 되면 흡수되지 않은 과잉의 영양분이 혈액을 탁하게 만들고 몸을 차지게 하는 주원인이 되므로 과식은 피하는 것이 좋다.

69

4. 방광암, 신우암 환자는 항상 몸을 따뜻하게 하고, 발암 물질을 일으키는 음식과 환경을 피하는 것이 좋고, 인체의 면역력을 향상시키는 것이 중요하다. 신배, 신우 그리고 요관, 방광의 가장 안쪽 층인 점막은 동일한 세포(요로 상피 세포 혹은 이행 상피 세포)로 구성되어 있고, 소변에 접촉하고 있다는 공통점을 가지고 있으며, 여기에서 생기는 암들은 위치에 따라서 신우암, 요관암 그리고 방광암이라고 한다. 이들의 성격은 매우 유사하며, 원인도 유사하다. 암 유전자는 보통 때는 얌전하게 잠자고 있다가 이니시에터라 불리는 발암을 초래하는 물질에 의해 활성화된다. 이로 인해 정상 세포는 잠정적인 종양 세포로 바뀌는데 이 단계까지는 아직 암이 아니며, 이것을 진짜 암세포로 바꾸는 것은 프로모터라 불리는 발암 촉진 물질이다. 프로모터에 의해 암이 된 세포는 그 성질이 완전히 돌변하여 무질서하게 증식을 계속한다. 이처럼 발암까지는 두 가지 과정을 거치며 각각의 과정에서 두 종류의 발암 물질이 관여한다. 무서운 것은 이런 발암 물질이 우리 생활 어디에나 존재하고 있다는 사실이다. 담배에 함유된 타르나 니코틴, 육류나 생선 탄 것, 아질산과 2급 아민이 반응하여 생기는 니트로사민, 알코올이 분해될 때 생기는 아세트알데히드, 산화한 기름의 과산화지질 등은 이니시에터로서 발암의 계기를 만든다. 프로모터로 작용하는 것은 벤젠피렌 같은 화

학 물질이나 담배 속의 타르, 자동차 배기가스 등이다. 암 유전자는 발암 물질의 자극을 받아 활성화하여 암세포로 변모해간다.

　방광암과 신우암의 원인은 바이러스, 담배, 커피 등의 환경 인자, 그리고 염료와 가죽 제품 산업장 등에서 사용되는 유기 용매제 등의 발암 물질 등을 원인으로 보고 있다. 그러므로 항상 몸을 차게 하는 찬물, 찬술, 찬 음료수, 빙과류 등은 피해주고, 발암 물질을 일으키는 음식과 환경을 피하는 것이 좋다. 면역력을 향상시켜주는 것이 중요하므로 항산화 작용을 하고 면역력을 강화시키는 커큐민, 암세포로 영양이 전달되는 보급로를 끊어 축소해주는 비타민D, 암세포를 파괴하고 증식을 억제하며 전신의 면역력을 높여주는 베타글루칸, 암의 전이를 막아주는 키토산, 세포를 활성화시켜주고 면역력을 향상시켜주는 효소 등이 함유된 식품을 섭취해 주는 것이 좋다.

☞ 방광암의 경우 흡연을 주원인으로 보고 있으므로 금연하는 것이 좋다.

　5. 신장 질환에서는 원활한 혈액 순환과 혈관을 강화시켜주는 것이 중요하다. 사구체의 여과막은 일반 모세혈관보다는 투과성이 25배 정도 높으며, 사구체 모세혈관이 소동맥에 연결되어 있기 때문에 사구체 혈관이 일반 모세혈관의 혈압보다 높아 원활한 여과 작용이 일어날 수 있다. 즉 혈관이 튼튼해야 사구체의 높은 혈압을 감당할 수 있다. 또한 신장은 혈액을 걸러내는 작용을 하는데, 혈액이 탁하면 신장의 중요 기능인 여과 작용에 과중한 부담을 줄 수 있다. 그러므로 혈관 강화에 좋은 비타민P, K 등과 혈액을 깨끗이 해주는데 좋은 EPA, DHA, 감마리놀렌산, 비타민C, 항산화제 등이 함유된 식품을 섭취해 주는 것이 좋다.

ix 신장질환의 증상별 식이요법

1. 사구체 신염

① 부종

사구체 신염의 부종은 전신 모세혈관의 투과성 항진과 사구체 여과량의 저하를 원인으로 본다. 전신 모세혈관의 투과성 항진, 즉 피가 흐르는 작은 혈관들이 그물망처럼 엉성해져서 거기를 지나가는 수분이나 나트륨이 많아지는 것과, 사구체 여과량의 저하 즉 소변을 만들기 위해 사구체에서 걸러내는 기능이 저하되면 수분이나 나트륨이 걸러지지 않게 되어 소변으로 빠져나가지 못하고, 조직 사이에 괴어 나타나는 것이 사구체 신염의 부종이다.

☞ 이때에는 전체 식이요법을 잘 지켜주는 것이 중요하고, 몸 속의 수분을 배설시켜주는 것이 중요하므로 나트륨의 배설을 촉진하고, 이뇨 작용이 있는 칼륨이 함유된 식품을 먹어주는 것이 좋다.

(단, 소변량이 적은 급성기에는 고칼륨 혈증으로 진행될 수 있으므로 칼륨이 많은 식품을 제한한다.)

② 단백뇨, 혈뇨

정상적인 사구체는 혈중 단백질이나 적혈구를 여과시키지 않는다. 사구체에 염증이 생기면 다량의 단백질이나 적혈구 등이 여과되어 세뇨관을 통과하면서 재흡수 된다. 사구체에서 나오는 단백질, 적혈구의 양이 많아지면 세뇨관에서 모두 재흡수 되기 어려우므로 소변 중에 단백질, 혈구가 배출된다. 보통 하루 5g 이상이면 단백뇨라고 한다.

☞ 이때에는 먼저 전체식이요법을 잘 해주는 것이 중요하고, 염증에 효과 있는 DHA, EPA, PDA(참조)와 모세혈관을 튼튼하게 해주는 비타민P가 함유된 식품을 섭취해 주는 것이 좋다.

③ 고혈압

신혈류량의 감소와 사구체 여과량 감소 때문에 혈압이 상승하는데 급성 사구체 신염인 경우는 갑자기 혈압이 높아질 수 있고 만성 사구체 신염일 때에는 서서히 혈압이 상승한다. 혈압 상승이 계속되면 신경화증이나 신부전을 동반하기도 한다.

☞ 이때에는 소금과 찬 것을 조심해 주고 여분의 나트륨을 체외로 배출시켜주는 칼륨과 모세혈관을 확장시키고 혈압을 내려주는 마그네슘과 칼슘을 섭취해준다. 프로스타그란딘은 혈압을 떨어뜨리는 작용을 하는 것인데 (감마)-리놀렌산이 바로 프로스타글란딘의 생체 내 합성에 없어서는 안 될 필수적인 물질이므로 감마리놀렌산이 함유된 식품을 섭취해준다.(마그네슘과 칼륨의 섭취는 1:2 정도로 해주는 것이 좋다.)

2. 신부전증

① 빈혈, 피로감, 전신 쇠약, 성욕 감퇴, 수면 장애

신부전증 환자는 신장에서 생성되는 에리스로포이에틴이라는 조혈 호르몬의 결핍과 소실로 적혈구 생성이 감소되어 빈혈 증세가 나온다. 빈혈이 진행되면 피로감, 전신 쇠약, 성욕 감퇴, 수면 장애가 나타난다.

☞ 이때에는 먼저 전체 식이요법을 잘 해주는 것이 중요하고, 혈액 생성에 효과 있는 철분이 들어 있는 식품과 녹즙을 체질에 맞게 섭취해주고, 원활한 혈액 순환을 통해 혈액량을 증가시켜, 각 기관에 충분한 산소를 전달해 주는 것이 중요하므로 혈액량을 증가시키는 데에 좋은 호흡을 해주는 것이 좋다.

호흡하는 방법 : 인영이 큰 사람은 들숨을 길게 해주고 촌구가 큰 사람은 날숨을 길게 해준다.

② 다뇨와 결뇨

급성 신부전인 경우 요 농축력이 급격히 떨어져 소변의 하루 배설량이 500ml 이하로 되는 결뇨와 세뇨관의 재흡수 능력이 저하되어 요 농축력이 약해지면 소변의 색깔이 엷어지면서 요 배설량이 증가하는 다뇨 증상이 나온다.

☞ 이때에는 먼저 전체 식이요법을 잘 해주는 것이 중요하고, 결뇨일 때는 몸 속의 수분을 배설시켜주는 것이 중요하므로 이뇨 작용이 있는 칼륨이 함유된 식품을 섭취하는 것이 좋고, 다뇨일 때는 농축을 위해 죽염을 섭취해 주는 것이 좋다.

③ 피부 건조와 가려움증

신부전이 되면 피부가 매우 건조해 진다. 인체가 노폐물을 배설하는 것은 신장뿐만 아니라 땀을 통하여 피부로도 배설하는데 피부도 신장과 마찬가지로 그 기능을 잃는다. 그래서 피부는 건조해지고 가려움증을 동반하게 된다. 신부전증이 진행할수록 요독증으로 노폐물이 배설되지 못해 인이 몸에 과잉 축적되어 가려움증이 생기기도 한다.

☞ 이때에는 바세린이나 바디로션, 베이비 오일 등을 바르고, 실내 습도를 너무 건조하지 않게 해주고, 피부와 점막을 건강하게 유지시켜 주는 항산화제, 비타민 A, B, C 등이 함유된 식품을 섭취해 주는 것이 좋다.

④ 기억력 감퇴, 호흡 곤란, 심전도 장애, 경련, 혼수

신장 기능이 감소함에 따라서 요독증에 의해 체내에 여러 가지 노폐물들이 배설되지 못하고 축적됨으로써 나타나는 증상이다.

☞ 이때에는 먼저 전체 식이요법을 잘 해주는 것이 중요하고, 단백질과 인, 칼륨의 섭취를 줄여준다. 단백질 식품(동물성 단백질), 인, 칼륨을 너무 많이 섭취하면 몸 속에 노폐물이 쌓여서 요독증이 심해지고 쇠약해진 신장에 더욱 부담을 주게 되므로 섭취를 제한해준다. 단백질 섭취를 위해서는 효소, 효모, 화분, 식물성 단백질인 콩류 등을 통해 보충을 해주는 것이 좋다.

⑤ 부종

신부전증으로 투석을 받고 있는 경우에 과다하게 소금을 섭취하게 되면 그로 인해 허용량 이상의 수분을 마시게 되고 이로 인해 부종이 생긴다.

☞ 이때에는 소금 섭취를 제한한다.

3. 신우염

① 농뇨

요로의 어딘가에 염증이 발생하여 소변이 배출되는 증상이다. 소변이 뿌옇게 탁해지는 것은 소변에 백혈구가 다량 배출 되었다는 것을 의미하며, 소변 성분 중 염류가 결정을 형성하여 뿌옇게 탁해지는 경우도 있다.

☞ 이때에는 먼저 전체 식이요법을 잘 해주는 것이 중요하고, 염증에 효과 있는 DHA, EPA, PDA(참조)가 함유된 식품을 섭취해 주는 것이 좋다.

② 단백뇨, 혈뇨

정상적인 사구체는 혈중 단백질이나 적혈구를 여과시키지 않는다. 사구체에 염증이 생기면 다량의 단백질이나 적혈구 등이 여과되어 세뇨관을 통과하면서 재흡수 된다. 사구체에서 나오는 단백질, 적혈구의 양이 많아지면 세뇨관에서 모두 재흡수 되기 어려우므로 소변 중에 단백질, 혈구가 배출된다. 보통 하루 5g 이상이면 단백뇨라고 한다.

☞ 이때에는 먼저 전체 식이요법을 잘 해주는 것이 중요하고, 염증에 효과 있는 DHA, EPA, PDA(참조)와 모세혈관을 튼튼하게 해주는 비타민P가 함유된 식품을 섭취해 주는 것이 좋다.

③ 고혈압

신혈류량의 감소와 사구체 여과량 감소 때문에 혈압이 상승하는데 급성 사구체 신염인 경우는 갑자기 혈압이 높아질 수 있고 만성 사구체 신염일 때에는 서서히 혈압이 상승한다. 혈압 상승이 계속되면 신경화증이나 신부전을 동반하기도 한다.

☞ 이때에는 소금과 찬 것을 조심하고, 여분의 나트륨을 체외로 배출 시켜주는 칼륨과 모세혈관을 확장시키고 혈압을 내려주는 마그네슘과 칼슘을 섭취해준다. 프로스타그란딘은 혈압을 떨어뜨리는 작용을 하는데 (감마)-리놀렌산이 바로 프로스타글란딘의 생체 내 합성에 없어서는 안 될 필수적인 물질이므로 감마리놀렌산이 함유된 식품을 섭취해 준다.(마그네슘과 칼륨의 섭취는 1:2 정도로 해주는 것이 좋다.)

x 신장과 관련된 질환에 좋은 성분

1. 신장염과 방광염에 좋은 성분

성분	권장량	작용
매우 중요한 성분		
비타민C	4,000~5,000mg/하루에 나눠서	비타민C는 방광염을 막아주는 효과가 있다. 세균은 산성인 소변에서는 잘 자라지 못하는데 비타민C는 소변을 산성으로 만들어 방광염을 예방하는데 도움이 된다. 또한 비타민C는 염증을 억제하며 면역력을 강화시켜서 치료에 도움이 된다.
마늘 캡슐		마늘은 자연적 항생제로 세균에 대한 방어력을 높여준다.
비타민A	10,000IU/일	비타민A는 상피 조직을 튼튼히 하여 요도 점막의 세포재생을 도와 세균이나 바이러스로부터 감염되는 것을 막아주고 면역력을 증강시킨다. 또한 항산화제로 치료를 돕는다.
베타카로틴	15,000IU/일	베타카로틴은 비타민A의 전구 물질이고 자체로도 항산화 작용을 한다.
비타민B군	50~100mg/하루 2번	비타민B군은 면역 기능에 중요한 영양소로 세균이나 바이러스로부터의 방어력을 높여준다. 특히 항생제가 사용될 경우 비타민B군을 합성하는 유산균이 죽게 되므로 비타민B군의 섭취를 늘리는 것이 좋다.
비타민E	600IU/일	비타민E는 흉선샘의 손상을 막아주며, 백혈구와 적혈구의 세포지질의 과산화 반응에 대한 보호 작용을 함으로서 신체의 면역력을 강화시킨다.
아연	50mg/일	아연은 DNA나 RNA와 같은 핵산의 합성과 분해 및 안정화에 관여하고, 단백질의 대사와 합성을 조절한다. 이러한 작용으로 손상된 표피 세포를 치유하고 또한 면역력을 높이는데 관여한다.
유산균		유산균이 장내에서 우세하면 장내 부패를 주도하는 대장균의 번식을 억제하고 사멸하여, 발암 물질인 암모니아와 독성 물질이 생성되는 것을 방지한다. 더구나 유산균이 증가하면 탄수화물을 소비하여 초산 등의 유기산을 만든다. 이것은 장내 pH를 저하시켜 병원균(병원성 대장균, 적리균, 티브스균, 콜레라

성분	권장량	작용
		균, 포도상 구균 등)에 대하여 강한 항균 작용을 발휘하여 이들 병원균의 감염을 방지한다. 항생제를 사용하는 경우에도 필요하다.
효소		효소는 세포의 대사 기능을 활성화시켜 늙은 세포와 새로운 세포의 교체를 촉진시켜 정상적인 세포 작용을 유지시키고 항균, 항염 작용도 한다. 세균이 세포 조직의 일부에 침입하면 염증을 일으키는데 효소는 세포를 활성화시켜 염증을 소염시키고 백혈구를 끌어들여 식균 작용을 돕고 저항력을 강화시키는 작용을 한다.
단백질		외부에서 침투한 세균으로부터 신체를 보호하는 항체는 단백질로 구성되어 있으며, 항원과 결합하여 이를 제거하는 역할을 한다. 특정 항원에 특정한 항체가 결합되므로 항체의 종류는 매우 많고, 항체 합성에는 상당량의 단백질이 요구된다. 그러므로 새로운 항체의 신속한 합성에 필요한 아미노산의 공급이 가능할 때 적절한 면역반응이 이루어진다.

중요한 성분

성분	권장량	작용
아르기닌(아미노산)	500mg/하루 4번	아르기닌은 간에서 대사되어 산화 질소(NO, nitric oxide)가 되어 혈관 확장 작용이 있고 NK세포의 작용 강화와, T세포의 기능 강화 작용으로 박테리아, 바이러스 탐식 기능을 촉진하여 신장염 치유에 유용하다.
레시틴		레시틴은 영양 흡수 및 노폐물의 배설 등 생명의 기조대사에 관여해 신강염에 필요하다.
글리시닌		동물 실험 결과 우유 단백질인 카제인을 콩 단백질로 바꾸어 섭취하면 만성 신장염의 진행이 완만해진다는 결과가 나왔다. 글리시닌은 콩 단백질의 약 50%를 차지하는 성분으로 과잉 섭취는 제한해야 하지만 혈청 콜레스테롤 수치를 낮추는 작용이 있어 효과가 기대되는 성분이다.
시스테인	500mg/하루 2번	소변이 방광에 고여 있으면 세균이 번식하기 더 쉬우므로, 소변은 참지 않는 것이 좋은데, 시스테인은 소변 배출을 도와주어 세균의 번식을 막는데 도움을 준다.
옥수수 수염		칼륨의 함량이 풍부해 이뇨의 효능을 가지고 있어 소변배출을 도와주어 방광염에 도움이 되고 방광의 경

성분	권장량	작용
		련을 줄인다.
도움되는 성분		
칼슘	1,500mg/일	칼슘은 방광의 자극을 줄이고 마그네슘은 칼슘과의
마그네슘	750~1,000mg/일	균형으로 스트레스에 사용된다.
비타민 복합체		충분한 비타민과 무기질의 공급은 치료에 기본적
무기질 복합체		이다.
방광염에 도움되는 약용식물		우엉, 아욱(소변의 산성도를 높여 박테리아 성장을 억제), 노간주나무 열매, 민들레, 월귤나무, 자작나무 잎 등

방광염에 도움되는 사항

· 생식기 주변을 청결하게 하고, 비누를 사용하지 말고, 물(연한 식초물이나 죽염물)로만 씻는다.

· 소변의 산성도가 높아질수록 박테리아의 성장은 억제되므로, 소변을 산성화시키는 하이폴릭산을 생성하는 월귤쥬스나, 아욱뿌리 등은 박테리아 억제에 효과적이다.

· 박테리아의 생장에 철분은 중요한 요소이기 때문에 철분의 복용은 피하는 것이 좋다.

· 폐경 이후, 여성호르몬인 에스트로겐의 저하가 요도와 질점막의 수축을 초래하여 요실금을 일으키게도 한다.

· 남성이 방광염일 경우, 전립선일 가능성이 크다.

· 알루미늄은 방광염을 일으킬 수 있으므로 알루미늄으로 된 조리 기구는 쓰지 않는 것이 좋다.

· 증류수를 많이 마시는 것이 좋다.

2. 신장과 방광 장애에 좋은 성분

성분	권장량	작용
필수적인 성분		
증류수		여분의 유동체는 인체에 필요하며 양질의 물은 요관의 적절한 작용에 필수적이다.
나트륨		신장과 방광의 기능의 장애로 인해 다뇨일 때는 오줌의 농축을 위해 나트륨을 섭취하는 것이 좋고
칼륨		반대로 결뇨일 때는 몸속의 수분을 배설시켜주는 것이 중요하므로 이뇨 작용이 있는 칼륨이 함유된 식품을 섭취하는 것이 좋다.
EPA		EPA, DHA는 혈소판의 응집을 억제하여 혈액을 원활하게 흐르게 하고, 혈전을 용해하며, 혈관을 확장하는 등의 작용을 한다. 또 혈중 중성 지방을 감소시키고, 혈관 속의 혈액이 원활하게 흐르도록 한다.
DHA		
비타민P(바이오 플라보노이드)		사구체의 여과막은 일반 모세혈관보다는 투과성이 25배 정도 높으며, 사구체 모세혈관이 소동맥에 연결되어 있기 때문에 사구체 혈관이 일반 모세혈관의 혈압보다 높아 원활한 여과 작용이 일어날 수 있다. 즉 혈관이 튼튼해야 사구체의 높은 혈압을 감당할 수 있다. 또한 신장은 혈액을 걸러내는 작용을 하는데, 혈액이 탁하면 신장의 중요 기능인 여과 작용에 과중한 부담을 줄 수 있다. 그러므로 혈관 강화에 좋은 비타민P, K가 함유된 식품을 섭취하는 것이 좋다.
비타민K		
항산화제		몸 속에 노폐물(과산화지질)이 많이 쌓이면 몸의 노폐물을 제거하는 신장에 영향을 주므로 산화 물질을 제거하는 항산화제를 섭취하는 것이 좋다.
매우 중요한 성분		
유산균		유산균이 장내에서 우세하면 장내 부패를 주도하는 대장균의 번식을 억제하고 사멸하여, 발암 물질인 암모니아와 독성 물질이 생성되는 것을 방지한다. 더구나 유산균이 증가하면 탄수화물을 소비하여 초산 등의 유기산을 만든다. 이것은 장내 pH를 저하시켜 병원균(병원성 대장균, 적리균, 티브스균, 콜레라균, 포도상구균)에 대하여 강한 항균 작용을 발휘하여 이들 병원균의 감염을 방지한다. 항생제를 사용하는 경우에도 필요하다.

성분	권장량	작용
비타민B6	50mg/하루 3번	수분이 체내에 정체되는 것을 막아준다.
이노시톨 (비타민B군에 속함)		체내 수분 제거에 도움이 된다.
콜린 (비타민B군에 속함)	1,000mg	콜린은 과잉의 지방이 체내에 축적되는 것을 막아 주고 간장에서 지방을 제거시켜주는 작용을 가지고 있어, 지방 대사의 이상으로 신장 기능이 저하되었을 때 효과적이다.
비타민C	2,000~4,000mg/일	비타민C는 방광염을 막아주는 효과가 있다. 세균은 산성인 소변에서는 잘 자라지 못하는데 비타민C는 소변을 산성으로 만들어 방광염을 예방하는데 도움이 된다. 또한 비타민C는 염증을 억제하며 면역력을 강화시켜서 치료에 도움이 된다.
비타민P(바이오 플라보노이드)		

중요한 성분

성분	권장량	작용
칼슘	1,500mg/일	마그네슘은 물의 흡수에 중요한 역할을 하며 칼슘과 마그네슘은 항상 인체 내에 2:1의 비율로 있어야 한다.
마그네슘	750mg/일	
민들레 뿌리		민들레 뿌리와 호박은 이뇨 작용이 있어서 신장이 사용하고 난 찌꺼기를 배출하는데 도움을 주며 신장에 도움이 된다.
호박 추출물		

도움되는 성분

성분	권장량	작용
효소		효소는 세포의 대사 기능을 활성화시켜 늙은 세포와 새로운 세포의 교체를 촉진시켜 정상적인 세포 작용을 유지시키고 항균, 항염 작용도 한다. 세균이 세포 조직의 일부에 침입하면 염증을 일으키는데 효소는 세포를 활성화시켜 염증을 소염시키고 백혈구를 끌어들여 식균 작용을 돕고 저항력을 강화시키는 작용을 한다.
아르기닌(아미노산)	500mg/하루4번	아르기닌은 간에서 대사되어 산화질소(NO, nitric oxide)가 되어 혈관 확장 작용이 있고 NK세포의 작용 강화와, T세포의 기능 강화 작용으로 박테리아, 바이러스 탐식 기능을 촉진하여 신장염 치유에 유용하다.
메티오닌		메티오닌이 결핍되면 간에서 혈중 단백질인 알부민 및 항체를 생성할 수 없고 소변을 정상 분리할 수 없어서 수종이 되고 질병에 걸리기 쉽다. 메티오닌은 간장과 신장의 세포 재생에 필요하다.

성분	권장량	작용
레시틴		레시틴은 영양 흡수 및 노폐물의 배설 등 생명의 기초대사에 관여해 신장염에 필요하다.
글리시닌		동물 실험 결과 우유 단백질인 카제인을 콩 단백질로 바꾸어 섭취하면 만성 신장염의 진행이 완만해진다는 결과가 나왔다. 글리시닌은 콩 단백질의 약 50%를 차지하는 성분으로 과잉 섭취는 제한해야 하지만 혈청 콜레스테롤 수치를 낮추는 작용이 있어 효과가 기대되는 성분이다.
무기질 복합체		무기질의 고갈은 신장염 환자에게는 흔하다. 충분한 무기질의 섭취가 필요하다.
비타민A	50~100mg/하루 2번	비타민A는 상피조직을 튼튼히 하여 요도점막의 세포 재생을 도와 세균이나 바이러스로부터 감염되는 것을 막아주고 면역력을 증강시킨다. 또한 항산화제로 치료를 돕는다.
비타민B군	25mg/하루 3번	비타민B군은 면역기능에 중요한 영양소로 세균이나 바이러스로부터의 방어력을 높여준다. 특히 항생제가 사용될 경우 비타민B군을 합성하는 유산균이 죽게 되므로 비타민B군의 섭취를 늘리는 것이 좋다.
비타민B2	600IU/일	비타민B2는 생리적으로 탄수화물, 지방, 아미노산의 산화를 진행시키는 효소작용에 참여해 간장, 신장, 심장 조직에서의 효소 작용이 활발하기 때문에 신장 기능 대사에 많은 양의 비타민B2가 필요하다.
비타민E	50mg/일	비타민E는 흉선샘의 손상을 막아주며, 백혈구와 적혈구의 세포시질의 과산화 반응에 대한 보호 작용을 함으로써 신체의 면역력을 강화시킨다.
아연		아연은 DNA나 RNA와 같은 핵산의 합성과 분해 및 안정화에 관여하고, 단백질의 대사와 합성을 조절한다. 이러한 작용으로 손상된 표피 세포를 치유하고 또한 면역력을 높이는데 관여한다.
신장과 방광장애에 도움되는 약용 식물		아욱, 파슬리, 쐐기풀, 수박씨, 호박씨, 부추, 크렌베리(북미 지역이 원산지인 진달래과에 속하는 약용 식물로 체내의 수분 환경을 순조롭게 해주고, 비뇨기계의 기능을 정상적으로 되돌리는 작용이 있는 약용 식물), 스피루리나 등

신장과 방광 장애에 도움되는 사항

고단백 식사(칼슘을 방출하는데, 칼슘이 통과되면 통증과 신장 결석의 원인이 되고, 단백질의 축적은 요독증을 유발시키고 독성 물질을 만듬), 수산이 많이 함유된 식품(시금치, 땅콩, 토란 등), 어떤 형태로든지 들어있는 염, 염소산칼륨, 소금 대체물, 유제품(백색 치즈, 버터, 우유, 요구르트 등), 대황, 근대, 차, 초콜릿, 인(청량 음료)의 섭취를 되도록 적게 한다.

3. 신부전에 좋은 성분

성분	권장량	작용
매우 중요한 성분		
식이섬유		식이섬유가 만성 신부전 환자의 혈중 요소를 감소시킨다는 보고가 있다. 이는 결장 내 세균에 의해 암모니아 생성이 억제되기 때문이다. 결국 식물 섬유는 말기 신부전을 동반한 요독증 증상을 완화하고 투석 치료를 늦추는 효과가 있다. 신부전에 효과가 있다고 해서 과잉 섭취하면 안 된다. 특히 칼륨 제한이 필요한 만성 신부전은 칼륨을 많이 함유하고 있는 식물 섬유(곶감, 말린 톳, 야채, 구근류, 콩 등)의 섭취도 제한해야 한다.
EPA		신부전으로 투석 치료를 받고 있는 사람에게서는 동맥 경화가 매우 많이 나타난다. 이런 투석 환자에게 생선 지방에 포함되어 있는 EPA가 효과적이라는 보고가 있다. 핼액의 흐름을 좋게 하는 EPA의 작용은 신부전의 위험 인자 예방에도 효과가 있다.
효소		효소는 세포의 대사 기능을 활성화시켜 늙은 세포와 새로운 세포의 교체를 촉진시켜 정상적인 세포 작용을 유지시키고 항균, 항염 작용도 한다. 세균이 세포 조직의 일부에 침입하면 염증을 일으키는데 효소는 세포를 활성화시켜 염증을 소염시키고 백혈구를 끌어들여 식균 작용을 돕고 저항력을 강화시키는 작용을 한다.

성분	권장량	작용
도움이 되는 성분		
철분 함유 녹즙		신부전증 환자는 신장에서 생성되는 에리스로포이에틴이라는 조혈 호르몬의 결핍과 소실로 적혈구 생성이 감소되어 빈혈 증상이 나오는데, 이때 혈액 생성에 효과가 있는 철분이 들어있는 식품과 녹즙을 체질에 맞게 섭취해주면 좋다.
항산화제		몸속에 노폐물(과산화지질)이 많이 쌓이면 몸의 노폐물을 제거하는 신장에 영향을 주므로 산화 물질을 제거하는 항산화제를 섭취하는 것이 좋다.
비타민A		비타민A는 상피 조직을 튼튼히 하여 요도 점막의 세포 재생을 도와 세균이나 바이러스로부터 감염되는 것을 막아주고 면역력을 증강시킨다. 또한 항산화제로 치료를 돕는다.
비타민B군	50~100mg/하루 2번	비타민B군은 면역 기능에 중요한 영양소로 세균이나 바이러스로부터의 방어력을 높여준다. 특히 항생제가 사용될 경우 비타민B군을 합성하는 유산균이 죽게 되므로 비타민B군의 섭취를 늘리는 것이 좋다.
비타민B2	25mg/하루 3번	비타민B2는 생리적으로 탄수화물, 지방, 아미노산의 산화를 진행시키는 효소 작용에 참여해 간장, 신장, 심장 조직에서의 효소 작용이 활발하기 때문에 신장 기능 대사에 많은 양의 비타민B2가 필요하다.
비타민C	4,000~5,000mg/ 하루에 나눠서	비타민C는 방광염을 막아주는 효과가 있다. 세균은 산성인 소변에서는 잘 자라지 못하는데 비타민C는 소변을 산성으로 만들어 방광염을 예방하는데 도움이 된다. 또한 비타민C는 염증을 억제하며 면역력을 강화시켜서 치료에 도움이 된다.
칼륨		결뇨일 때는 몸속의 수분을 배설시켜주는 것이 중요하므로 이뇨작용이 있는 칼륨이 함유된 식품을 섭취하는 것이 좋다.

4. 신장 결석에 좋은 성분

성분	권장량	작용
매우 중요한 성분		
마그네슘	500mg/일	칼슘의 흡수를 줄인다. 오줌 속 칼슘이 늘면 신장 결석의 위험이 높아지는데 이 칼슘의 작용을 조절하는 것이 마그네슘이다. 마그네슘은 뇨 속의 칼슘 용해도를 증가시켜서, 결석 형성을 방지한다.
비타민B6	100mg/하루 2번	마그네슘과 함께 흡수되었을 때 비타민B6는 수산염, 신장 결석에 흔한 성분인 무기염류를 감소시킨다.
도움되는 성분		
단백질 분해 효소		정상적인 소화를 도와준다.
비타민A	50,000IU	신장의 결석이 배출되면서 손상된 요관의 복구를 도와준다.
비타민C	3,000mg/하루에 나눠서	오줌을 산성화시키다. 결석은 대부분 산성에서는 형성되지 못한다.
신장 결석에 도움되는 약용 식물		은행잎 엑기스, 수박 등

신장 결석에 도움되는 사항

신장 결석이 있다면 아미노산인 L-시스테인(신장 내에서 결정화되어 거대한 결석이 됨), 칼슘, 제산제, 유제품, 수산이 함유된 식품(시금치, 땅통, 토란, 아스파라거스, 순무, 파슬리, 대황, 수영, 근대, 양배추류의 야채), 동물성 고단백, 염류, 알코올, 카페인, 초콜릿, 말린 무화과, 너트, 후추, 양고기, 후추, 홍차 등의 섭취는 줄인다.

5. 신우암, 방광암에 좋은 성분

성분	권장량	작용
매우 중요한 성분		
항산화제		몸속에 노폐물(과산화지질)이 많이 쌓이면 몸의 노폐물을 제거하는 신장에 영향을 주므로 산화 물질을 제거하는 항산화제를 섭취하는 것이 좋다.
커큐민		커큐민은 카레의 황색 색소이자 향신료로 쓰이는 심황의 뿌리 부분의 주성분이다. 이것은 강력한 항산화 물질로서 세포가 암세포로 변이되는 것을 막는다. 뿐만 아니라 암세포의 증식을 돕는 효소의 작용을 억제하는 항암 작용을 한다.
베타글루칸		베타글루칸은 버섯류에 들어있는 암 억제 작용이 있는 다당체이다. 마크로파지나 림프구의 T세포, NK세포를 활성화시켜 암세포를 파괴하고, 증식을 억제하며, 전신의 면역력을 높여서 암을 예방한다. 정상적인 소화를 도와준다.
키틴, 키토산		키틴, 키토산은 세포 면역 기능을 강화함으로써 자연 치유력을 높이고 암을 억제한다. 특히 키틴에 함유되어 있는 N-아세틸키토올리고당이나 키토올리고당은 면역 기능을 높이는 작용 외에도 암의 증식과 전이 억제, 암의 중심부 축소 등의 효과가 있어 항암제로의 이용이 기대되고 있다.
비타민D		암세포는 영양을 흡수하기 위해 계속해서 새로운 혈관을 만들어 낸다. 비타민D는 이 신생 혈관의 생성을 억제하는 작용을 한다. 결국 비타민D는 임세포의 증식을 막고, 암유전자를 회복시키며, 암을 축소시킨다.
EPA		EPA, DHA는 혈소판의 응집을 억제하여 혈액이 원활하게 흐르게 하고, 혈전을 용해하며, 혈관을 확장하는 등의 작용을 한다. 또 혈중 중성 지방을 감소시키고, 혈관 속의 혈액이 원활하게 흐르도록 한다.
DHA		

II 여성과 호르몬

1. 호르몬 변화에 따른 여자의 신체 변화

여자의 일생을 본다면 다음 다섯 단계의 시기로 나눌 수 있다. 즉 유년기, 사춘기, 성숙기, 갱년기, 노년기로 나눌 수 있는데 각 시기별로 여성만의 여러 호르몬 작용이 있다. 각 단계별로 호르몬 분비에 따른 여성의 일생은 달라진다.

1) 유년기

생식 기능이 없는 시기로 이렇다 할 남녀 차이가 없다. 유아 시절을 거쳐 초등학교에 입학할 때까지 유년기는 생리적으로 성기의 차이가 있으나 남녀간의 행동으로 나타나는 차이는 없다. 즉 소녀로서의 전체적 발육이 보이나 유방 발달이 되어 있지 않고 호르몬의 분비도 없어 몸 전체가 소년과 차이가 거의 없다.

2) 사춘기

9~10세쯤 되면 첫 배란을 맞이하기 위해서 뇌하수체에서 난소를 자극하는 호르몬의 분비가 시작된다. 이는 사춘기 어린이는 성인 여성으로 변화시키는 시기인데 지방 축적을 통한 여성스런 몸 변화, 유방 발육, 여성 성기 발육 등에 매우 중요한 역할을 하는 호르몬이 바로 에스트로겐이기 때문이다. 이는 유아기에 볼 수 없었던 현상이

다. 난소 내부에서 잠자고 있던 난포가 자극을 받아 난포 호르몬인 소위 에스트로겐을 분비하게 된다. 에스트로겐은 유방이나 생식기의 성숙을 촉진시키는 일을 하여 소녀의 몸이 갑자기 커지면서 여러 가지 변화를 나타낸다. 이 무렵을 여성의 일생 중 사춘기라고 하는데 딱 잘라 몇 살부터 사춘기인지 구분하는 것은 어렵다. 대체로 처음 월경이 있게 된 시기를 사춘기라고 하는데 그 연령이 개인에 따라 다르다. 그리고 요즈음은 옛날에 비해 첫 생리를 하는 연령이 대체로 낮아지는 경향이다. 옛날에는 대체로 14세쯤이면 첫 생리가 있었는데 최근에는 점차 낮아져 12세만 되어도 생리를 겪는다. 난소로부터 호르몬이 분비되기 시작하면 여러 가지 신체상의 변화가 나타난다. 난소는 남성의 고환과 같은 일을 하며 크기는 고환보다 약간 작고 자궁 양쪽에 위치하여 자궁과 연결되어 있다. 변화가 나타나는 신체적 특징은 다음과 같다.

· 어깨, 허리, 대퇴부에 지방이 늘고 몸 전체가 곡선을 띠게 된다.

· 유방 : 난포 호르몬의 작용으로 발육이 시작되고 젖꼭지가 돋아난다.

· 체모 : 겨드랑이와 성기 주변에 음모가 생긴다.

· 내 · 외 성기 : 외성기에는 융기와 아울러 발달한다. 자궁이 커지고 질의 벽이 두꺼워 진다.

· 골반 : 크고 넓게 발달한다.

정상적으로 발육하고 있는 경우 사춘기는 좀더 빨라지는 경향이 있지만 준비 기간은 10세 전후에서 준비되었다가 본격적으로는 12~14세에서 시작되어 18세 정도에서 끝을 맺는다. 신체적 변화에도 차이가 있지만 평균적으로는 다음과 같다.

① 초기 사춘기

유방은 아직 발육이 안 되고 음모나 겨드랑이에 털도 없다. 신체의 선도 소년의 것과 크게 다르지 않다.

② 중기 사춘기(11~16세)

얼굴에 살이 오르고 골반은 장차 아기를 낳을 수 있도록 발달하기 시작한다. 허리 둘레에 지방이 붙기 시작하고 유방의 발육이 시작되며 젖꼭지가 솟아 나온다. 성기 주위에도 음모가 나기 시작하고 내성기, 외성기가 발육하여 질벽이 두터워지고 월경이 시작된다.

③ 말기 사춘기(17~18세)

신체의 선이 부드러운 곡선을 이루고 뼈의 성장은 멎는다. 생식기는 성숙하고 월경이 규칙적으로 된다. 음성이 약간 낮아지고 혈량, 혈압 등이 상승한다. 뼈는 단단해지고 전체적인 체형 변화가 있는데 사춘기 소녀는 이 시기에 최대 신장과 최대 체중에 도달한다. 신장의 크기는 20대 초반까지 지속되는 경우도 있다. 한편, 정신적인 면에서 사춘기에서 처음 겪은 월경에 대해서 불쾌감을 갖는 것도 흔하다. 성적 성숙은 신체적 변화와 함께 이루어지며 성적 충동의 양적·질적 변화는 사춘기 소녀의 행동에 큰 영향을 준다. 유·소아기의 의존적인 면을 벗어나서 독립적이고 자율적이길 원하며 자신의 모습에 보다 예민한 관심을 기울인다. 한편, 초경을 겪는 심리적 충격과 함께 말과 행동에 모순이 나타나는 현상도 이 무렵이다.

3) 성숙기

첫 월경이 있다고 해서 곧바로 다음달에 순조롭게 주기를 맞는 것은 아니다. 사람에 따라서는 2~3개월 후에 나타나거나 심하면 반년 후에 나타나기도 하는데 3회 째도 마찬가지다. 그런데 월경을 일으키는 호르몬 계통이 안정되어 있고 생식기가 성숙되면서 차츰 규칙적으로 일어나게 된다. 생활 환경이나 정신 상태의 변화에 따라 월경이 예정보다 빠를 수 있고 또 반대로 늦을 수도 있다. 뇌하수체 황체 호르몬이 난소를 자극하면 매월 난자의 배출이 일어나고 월경이 규칙적으로 자리 잡혀가는데 여성은 성적으로 성숙기에 도달했음을 의미한다. 이 시기에 언제나 임신이 가능하다.

4) 갱년기

여성은 성적으로 성숙하면 이 기간은 약30년 동안 계속된다. 그러나 나이가 더 들게 되면 난소의 기능이 저하되고 배란이 정지되며 이어 월경이 멈추는 폐경을 맞게 된다. 이때가 노년기에 해당한다. 갱년기는 성숙기를 거쳐 노년기로 이행되는 과도기에 해당한다. 난소의 활동은 다소 개인차가 있으나 몇 살부터 몇 살까지가 갱년기에 해당한다고 말하기는 어려우나 대체로 45세 전후에서 50세 전후까지를 말한다. 일반적으로 50세 전후를 갱년기라고 봄이 무난한데 갱년기가 30대에서 시작하는 드문 경우도 있고, 늦게는 50대를 지나서 시작되는 경우도 없지 않다. 그러나 통계에 따르면 55세까지 임신할 능력을 갖고 있는 여성은 불과 5%밖에 되지 않는다.

2. 갱년기(폐경기)와 여성의 호르몬

폐경이란 문자 그대로 월경이 아주 없어지는 현상을 말한다. 이는 난자가 나오는 여성 생식기관인 난소가 노화되기 때문이다. 난소가 노화되면 배란에 장애가 오고 월경의 양상이 불규칙해지다가 결국은 월경이 아주 없어지는 상태에 이르게 된다. 난소의 노화 현상은 40대 이후에 나타나며 50세 전후가 되면 정상적인 난소 역할이 정지된다. 폐경과 동반되어 나타나는 매우 중요한 변화는 난소에서 분비되는 여성을 아름답게 만드는 호르몬의 분비가 급격히 떨어지는 현상이다. 여성 호르몬에 대해 알아보면 다음과 같다.

(1) 여성의 호르몬

여성의 호르몬하면 난소에서 생산되는 에스트로겐과 프로게스테론을 들 수 있는데 이들은 지방 호르몬들로서 부신이나 정소에서 합성되는 지방 호르몬들과 같은 경로를 통해서 합성된다. 이 중에서 에스트로겐이 여성을 여성답게 하는 대표적인 성 호르몬이다. 폐경 이전 거의 대부분의 에스트로겐은 난소에서 생산되지만, 난소가 노쇠하여 폐경이 되어도 에스트로겐 생산이 중단되는 것은 아니다. 에스트로겐 생산량은 현저히 감소하지만 난포 외의 난소 세포나 부신 등에서 생성되는 남성 호르몬이 피하지방 세포 등에서 에스트로겐으로 전환되는데 이때 생성되는 에스트로겐은 난포 등에서 생산되는 에스트로겐과 같은 종류가 아니다. 여성의 성 호르몬이 폐경과 깊은 관계가 있기 때문에 우선 성 호르몬이 어떻게 생산되고 조절되는가에 관하여 알아보면 다음과 같다.

1) 호르몬 분비 과정

성 호르몬을 생산하고, 배란시키고, 월경을 조절하는 일에 난소가 매우 중요한 역할을 하지만 난소 혼자의 힘만으로 되는 것은 아니다. 난소가 자신의 일을 제대로 하려면 신체의 다른 부위로부터 명령을 전달받아야 한다. 사람의 뇌에는 뇌하수체와 간뇌가 있다. 뇌하수체는 난소, 갑상선, 부신 등에서 분비되는 호르몬의 분비량이 어떤 때는 지나치게 많고, 어떤 때는 너무 적기 때문에 이를 균형 있게 유지할 수 있도록 조절한다. 예를 들어 난소에서는 에스트로겐이 분비되는데 이것은 뇌하수체 전엽으로부터 분비되는 난포 자극 호르몬의 작용을 받아 비로소 분비된다. 갑상선에서 분비되는 티록신도 부신에서 분비되는 부신 피질 호르몬이나 아드레날린도 모두 전엽에서 분비되는 자극 호르몬에 의해 비로소 분비가 시작될 수 있다. 그리고 뇌하수체는 뇌의 고유 중추에 의해 그 활동이 통제되는데 뇌하수체를 통제하는 곳이 간뇌의 시상하부이다. 이곳이 바로 호르몬 분비나 대사 기능을 통제하는 최고 사령부인 셈이다.

☞ 호르몬 분비를 요약하자면

몸에서 정보가 뇌로 전달된다. → 시상하부에서 뇌하수체 전엽으로 호르몬을 방출하도록 명령이 전달된다. → 명령을 받은 뇌하수체 전엽에서는 난소나 부신 등의 말초 내분비선에 각각 자극하여 호르몬을 분비하여 전달한다. → 각 내분비선에선 특유의 호르몬을 분비한다. → 이 분비된 호르몬들은 혈액을 타고, 특정 조직에 들어가 독자적인 작용을 하게 된다.

인체 내에서는 무수히 많은 호르몬이 생성되는데 각 호르몬마다 고유의 생산 분비 계통을 가지고 있다. 생체 내에서 이러한 호르몬의 조절을 자동 조절 기구라고 한다. 여성의 몸 안에서 매월 월경이 일정한 주기를 유지하는 것도 난소 호르몬이 자동 조절 기구를 거쳐 조절되기 때문이다.

2) 여성 호르몬 분비에 직접 관여하는 계통의 시상하부 – 뇌하수체 – 난소 축

① 시상하부 – 뇌하수체

시상하부에서는 성선 자극 호르몬 분비 호르몬이 생산된다. 이 호르몬이 뇌하수체를 자극하면 뇌하수체는 난포(발달 단계에 있는 아기알과 그를 둘러싼 세포들로 이루어진 것)를 자라도록 자극하는 호르몬인 난포 자극 호르몬과 황체(배란 후의 난포가 노랗게 변한 것)를 만드는 호르몬인 황체 호르몬을 분비한다. 뇌하수체에서 분비되는 이 두 호르몬을 통칭하여 성선 자극 호르몬이라 부르는데 이들 호르몬이 혈액 순환을

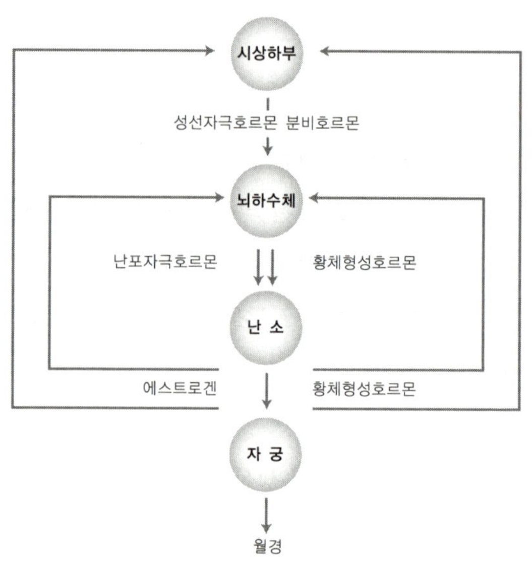

시상하부-뇌하수체-난소축의 작용

통하여 난소에 도달하면 난소를 자극하여 비로소 성 호르몬이 합성되고 분비된다.

② 난소

난소는 남성의 고환에 해당하는 생식기계 기관이다. 크기는 고환보다 약간 작고 자궁 양쪽에 위치해 있다. 난소의 주된 일은 여성 호르몬을 분비하는 일이고 난자를 배출하는 곳이기도 하다. 난소의 표면은 백색을 띠며, 어린아이에서는 매끄러운 표면을 이루고 있으나 성인에서는 배란에 의해 흠집이 나있다. 노인에서는 난소가 줄어들어 표면이 마치 복숭아씨처럼 주름이 잡혀 있다. 난소는 잘 발달된 난소인대에 의해 자궁에 부착되어 있다. 또한 난관의 끝 부분인 난관체가 난소를 감싸고 있으나 완전히 덮고 있지는 못하다. 난소의 단면을 보면 표면은 상피로 덮여 있고 내부에는 무수한 난포가 들어있다. 난포는 난소 세포들로 형성되어 있는데 출생 시 난소에는 약 40만 개 이상의 원시 난포가 들어있다. 이들 원시 난포들은 사춘기까지는 형태적인 변화는 없으나 많은 수가 퇴화되어 사춘기에는 출생기에 비해 그 수가 1/10 이하로 감소된다. 사춘기가 되면 비로소 원시 세포의 발육이 시작되며 사춘기 이후 폐경기 전의 난소에는 발육 정도가 제각기 다른 여러 단계의 난포들을 볼 수 있다.

난소에서 난포가 커지는 데에는 특히 뇌하수체 호르몬으로부터의 성선 자극 호르몬에 의한 것인데, 난포가 커지게 되면 그곳으로부터 난포 자극 호르몬이 분비된다. 일단 난포 자극 호르몬이 난소에 도달하면 난자가 성숙하기 시작하고, 성 호르몬 합성 세포들의 작용이 활발해 진다. 여기에 황체 형성 호르몬이 추가되면 난자가 성숙하여 배란이 되고 성 호르몬 분비도 현저하게 증가하는데 월경 출혈 시작 후부터 배란이 되기까지는 에스트로겐만 생산하고 배란 후부터는 에스트로겐과 프로게스테론을 함께 생산한다. 난소가 만드는 에스트로겐의 양은 월경 이후 배란 이전까지 계속 늘어난다. 배란 이후 에스트로겐의 양은 약간 줄어들고 프로게스테론이 증가하기 시작한다. 그러나 다음 번 월경이 시작될 즈음에는 두 가지 성 호르몬이 모두 급격하게 떨어진다. 이처럼 난소에서는 월경 주기와 같이 주기적인 변화가 반복되는데 난소 주기를 난포기, 배란기, 황체기로 구분한다.

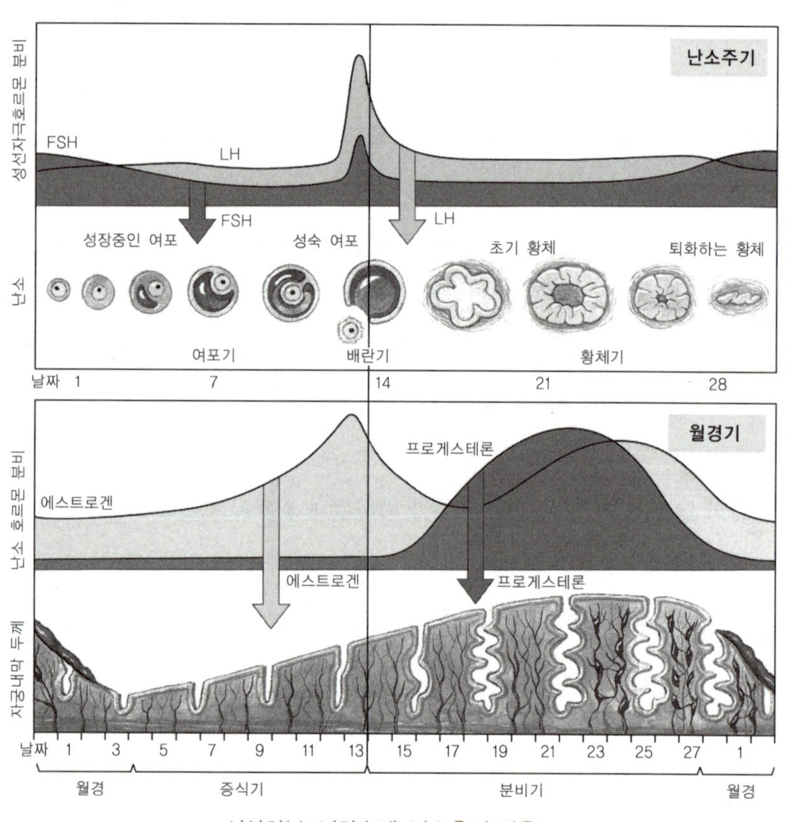

시상하부-뇌하수체-난소축의 작용

a. 난포기

발육된 난포를 성숙 난포라고 부르고 배란 이전의 기간을 말한다.

b. 배란기

이 성숙 난포로부터 난자가 배출되는데 이를 배란(기)이라고 한다. 대다수 난포는 성숙되지 않고 퇴화되고 만다. 그리고 폐경 이후 수년이 지나면 난포는 거의 사라지고 만다.

c. 황체기

난자를 배출한 후의 난포는 황체(기)로 변화한다. 전체가 누런빛을 띤다고 하여 황체라고 부른다. 황체의 기능은 황체 호르몬인 프로게스테론을 분비하여 자궁 내막에 수정된 난자가 뿌리를 내리기 좋게 부드럽게 해줌으로써 자궁이 수축되지 않고 유산이 되지 않도록 보호해 준다.

한편 황체 호르몬과 난포 호르몬이 서로 협력 작용을 하여 유방이 커진다. 황체의 기능이 멈추면 월경이 되고 황체의 기능이 계속되면 월경이 멈추게 된다. 임신이 되면 월경이 멈추고 임신과 더불어 유방이 커지는 것은 황체 호르몬 때문이다.

요약하면 원시 난포가 성숙하면 배란에 이르고 배란 후에는 황체를 형성 여성 생리에 많은 변화를 가져다 준다. 즉 난소의 주기적 변화는 난포, 배란, 황체 형성 등의 과정을 거치면서 변화하게 된다.

95

3) 여성에 영향을 미치는 호르몬

호르몬 중에서도 여성의 몸에 큰 영향을 미치는 호르몬은 다음의 네 가지이다. 난포 자극 호르몬, 황체화 호르몬, 난포 호르몬, 황체 호르몬이다. 이 네 가지 호르몬을 여성 호르몬이라고 한다. 이 네 가지 호르몬의 분비량과 분비하는 시기는 시상하부에서 통제 관리한다. 이에 따라 여성의 건강 상태가 좌우된다.

① 뇌하수체 전엽에서 분비되는 호르몬

뇌하수체는 뇌의 일부로서 중앙에 위치하고 있는 간뇌의 아래쪽에 위치한다. 직경은 1~1.5cm, 무게 0.5g 정도의 내분비선이다. 이 조그만 내분비 기관에서는 여러 종류의 호르몬이 분비되는데 특히 주로 '자극 호르몬' 이 분비됨으로써 갑상선, 부신, 난소에서 분비되는 호르몬을 통제하게 된다.

a. 난포 자극 호르몬

뇌하수체 전엽에서 분비되는 호르몬인 난포 자극 호르몬은 난소를 자극해서 그 안에 들어 있는 난포를 성숙시켜 난포 호르몬(에스트로겐)을 분비시킨다.

b. 황체화 호르몬

뇌하수체 전엽에서 분비되는 호르몬으로서 황체 형성 호르몬이라고도 한다. 성숙된 난포에 작용하여 난자를 배출(배란)시키고, 이어 황체를 형성시켜 황체 호르몬을 분비시킨다.

② 난소로부터 분비되는 호르몬

난소는 자궁의 뒤쪽에 있으며 여기서 분비되는 호르몬은 전신에 작용하여 여성다움을 띠게 한다.

a. 난포 호르몬

유방과 생식기를 자극·성숙시켜 여성의 성적 특성을 발휘케 한다. 또 자궁 내막을 증식시킨다.

☞ **난포 호르몬(에스트로겐)의 종류**

난포 호르몬은 난소에서 분비되기 때문에 붙여진 이름이다. 난포 호르몬을 말하는 에스트로겐은 반드시 난포에서만 분비되는 것은 아니다. 천연 에스트로겐은 약간의 구조식만 다른 세 가지가 있는데 에스트라디올, 에스트론, 에스트리올 등이 있다.

· 이 가운데에 가장 강력한 에스트로겐은 에스트라디올인데 임산부의 요나 태반으로 분리된다. 남자의 고환에서도 볼 수 있는데 아무튼 발정 작용이 가장 강력한 여성 호르몬이다.

· 에스트론은 이에 비하면 발정력은 좀 약한데 부신에서도 분비된다.

· 에스트리올 역시 발정 작용은 약하나 자궁 비대 작용을 억제하는 항 에스트로겐 작용이 있는 것으로 알려진다.

여성 호르몬인 에스트로겐의 본거지는 어디까지나 난소이지만 태반과 부신피질에서도 분비된다. 에스트라디올 뿐만아니라 에스트론과 에스트리올도 다량 분비된다.

97

부신에서도 여성 호르몬이 분비되는데 에스트론은 반드시 여성에게만 작용하는 것이 아니라 여자와 남자 모두에게 필요하며 전신 작용을 하고 있다

b. 황체 호르몬

자궁 내막에 작용하여 수정란이 착상하기 쉽도록 상태를 만든다. 임신이 성립하여 수정란이 착상하게 되면 자궁 전체에 작용하여 분만까지의 과정을 무사하도록 조정하는 역할을 한다.

4) 성 호르몬의 작용

에스트로겐을 포함한 성 호르몬은 여성을 여성답게 만드는데 결정적인 역할을 하는 매우 중요한 호르몬이다. 이 호르몬들 중 특히 에스트로겐은 신체 어느 특정 부위에만 작용하는 것이 아니고 그 작용 범위가 전신적이다. 사춘기는 어린이를 성인 여성으로 변화시키는 시기인데 이때 눈에 띄는 변화인 지방 축적, 유방 발육, 여성 성기 발육 등에 매우 중요한 역할을 하는 호르몬이 바로 에스트로겐이다. 즉 제2차 성장을 발현시키는 주된 호르몬이 바로 에스트로겐이다. 이러한 제2차 성장 발현을 유도하는 것뿐만 아니라 전신의 기질적 변화 또는 신진 대사에 중요한 작용을 한다. 중요한 몇 가지 기능을 살펴보면 다음과 같다.

① 에스트로겐의 작용

· 여성 생식기에 대한 작용은 전적으로 에스트로겐에 의존한다. 외음부를 탄력 있고 유연하게 하고, 질 점막을 튼튼하고 탄력 있게 하며 분비물을 생산하여 성 생활에

불편을 겪지 않게 하는 등 외부 생식기의 구조와 기능을 젊게 유지하도록 하여준다. 만약 에스트로겐이 부족하면 외부 생식기가 위축되어 성교 시 통증을 느끼게 됨은 물론 저항력이 약해져 염증이 자주 발생한다.

· 자궁 안쪽을 싸고 있는 자궁 내막에 작용하여 주기적 월경을 유도하고 자궁 근육을 두텁고 튼튼하게 하며 자궁의 수축력을 증가시켜 자궁 본래의 기능을 유지시켜 줄 뿐만 아니라 자궁 입구의 분비물을 변화시켜 임신에 중요한 역할을 하게 한다.

· 나팔관의 근육층과 분비물을 조절하고 수축을 증가시켜 나팔관에서 임신의 첫 단계인 수정 현상(난자와 정자가 만나는 현상)과 수정란 이동에 중요한 역할을 한다.

· 비뇨기 계통에도 중요한 작용을 한다. 여성 호르몬은 요도와 방광을 탄력 있고 튼튼하게 하는데 폐경 이후처럼 성 호르몬이 신체 내에서 부족해지면 비뇨기 계통이 위축, 퇴화되어 소변을 자주 보게 되고, 방광에 염증이 흔히 발생한다.

· 지방을 축적시키고 유두를 탄력성 있게 하고 유두와 그 주위에 색소를 침착시켜 아름다운 유방의 모양을 유지시켜 줄뿐만 아니라 유즙 분비에 없어서는 안 될 통로를 발육시켜 원활한 기능을 유지하게 한다.

· 뼈의 성장과 뼈를 튼튼하게 유지하는데 막대한 영향을 준다. 사춘기에 관절 부위 뼈 말단의 성장을 조절하여 골 대사를 원활하게 하여 골 밀도를 건강하게 유지시켜 준다.

· 전신 작용으로 혈액 내에 특이한 단백질 양을 증가시켜 신진 대사를 원활하게 하고 혈관의 건강을 유지시켜 주고, 시상하부, 뇌하수체, 갑상선, 부신 등 각종 내분비샘의 기능을 원활하게 유지시키는데 영향을 주는 등 여러 가지 중요한 기능을 발휘한다.

② 프로게스테론의 작용

에스트로겐은 마치 디자이너나 엔지니어처럼 여성 몸 전체가 건강하도록 설계도 하고 조정도 하며 세포수를 늘리고 튼튼하게 하지만 프로게스테론은 몸의 일부에만 작용하고 세포수는 증가시키지 못하지만 세포의 성질을 부드럽게 변화시킨다.

· 프로게스테론은 주로 자궁과 유방에 작용한다. 자궁 특히 자궁 내막에 수정된 난자가 자리를 잡아 임신을 건강하게 유지시키는데 알맞은 조건이 되도록 해준다. 하지만 에스트로겐 없이는 이런 작용이 불가능하여 프로게스테론은 에스트로겐 의존성 호르몬이라 한다. 프로게스테론은 유방 발육에도 일조를 한다. 모유를 만드는 유선이라는 샘을 발육시켜 원활한 유방의 작용을 유지하도록 하는데 중요한 역할을 한다.

i 갱년기 증후군

1. 갱년기란?

　갱년기란 폐경을 전후한 10년 정도의 기간을 일컫는 말로써 세계보건기구(WHO)에서는 갱년기(폐경)을 '난소의 기능 상실로 여성 호르몬의 분비가 없어져 더 이상 임신할 수 없는 시기'라고 정의하고 있다. 즉 성년기가 끝나고 노년기로 가는 과도기를 의미한다. 폐경의 시기는 보통 50세 전후이며 40세 이전에 폐경이 되는 경우는 조기 폐경이라 한다. 폐경기를 전후로 해서 신체적 자각 증상들이 많이 나타나는데 이를 갱년기 증상이라고 한다. 얼마 전까지만 하더라도 갱년기에 대한 연구가 활발하지 않았으나, 여성들의 평균 연령이 현재 78세로 인생의 1/3이상이 폐경기 이후의 삶이고, 이 시기에 적절한 치료를 하면 좀 더 삶의 질을 높일 수 있다는 사실이 밝혀지면서 연구가 활발하게 이루어지고 있다.

☞ 폐경이란?

　난소의 기능 소실로 나타나는 마지막 월경을 의미하지만, 흔히 우리가 폐경이라고 하는 것은 한 시점이 아니라 폐경과 더불어 신체에 나타나는 여러 증상들이 발현되는 기간을 모두 의미하며 다른 말로 흔히 갱년기라고도 한다.

☞ **폐경 연령**

정상적인 여성의 폐경 연령은 45세부터 55세이며 우리나라 여성의 평균 폐경 연령은 47.6세로 보고 있다. 1년 동안 월경이 없으면 완전 폐경으로 보며, 대개 50세 전후로 폐경이 오나, 여성 10명 중 1명 정도는 40세 이전의 젊은 나이에 조기 폐경기가 오기도 한다. 따라서 일률적으로 몇 살부터 몇 살까지가 갱년기 및 폐경기라고 정할 수는 없다.

흡연을 하는 여성의 경우 1.5년 폐경이 앞당겨지며, 영양 상태가 좋지 않은 여성, 마른 여성, 고산 지대에 사는 여성, 과거 자궁 적출술을 받았던 여성들에게는 폐경기가 빨라질 수 있다.

2. 갱년기 증후군의 원인

갱년기 장애를 일으키는 원인은 단 한 가지로 요약할 수 없다. 증상이 다양한 것처럼 그 원인도 다양하다. 가장 먼저 떠오르는 원인은 난소 기능의 쇠퇴로 인한 것, 자율 신경이 불안정한 것(교감신경과 부교감신경의 부조화), 심인성을 꼽을 수 있다. 갱년기 장애와 호르몬의 관계는 인정되지만 호르몬 중에서도 어떤 호르몬이 갱년기 장애를 일으키는지에 대해서는 학설이 분분하다. 관계되는 호르몬은 난소 호르몬, 갑상선 호르몬, 부신피질 호르몬 등이다. 이들 중에서도 난소 기능의 저하로 난소 호르몬의 분비 저하가 가장 특징이라고 할 수 있는데 그 영향이 갑상선 기능에도 나타난다. 다만 부신의 경우는 갱년기가 되어도 그 기능이 쇠퇴에 이르지 않는다. 난소 기능이 쇠퇴하면 그 대신 부신피질에서 성 호르몬이 나온다. 갱년기 장애의 원인별 학설을 소개하면 다음과 같다.

① 노화에 따른 난소 호르몬의 결핍설

갱년기 장애는 노화에 따른 부분적 현상이라고 설명될 수 있다. 이는 폐경기 전후로 갱년기 장애가 일어난다는 사실에서 난소 기능의 쇠퇴가 바로 갱년기 장애를 일으킨다고 추론하고 있다. 난소의 기능이 활발해지는 시기인 초경 무렵에는 양측 난소에 약 30만~40만 개의 난자를 가지고 있는데, 매 월경 주기마다 배란이 되기 때문에 이로 인해 일련의 난자가 소멸된다. 또 자연 소멸 등으로 인해서 40대 후반이 되면 초경 무렵에 가지고 있던 수십만 개의 난자가 난소 내에서 거의 없어지게 된다. 이렇게 난소 내의 난자 소멸은 여성을 여성답게 만드는 호르몬인 에스트로겐의 감소를 가져와서 갱년기가 시작되고 월경이 없어지는 폐경기를 맞이하게 된다고 보고 있다.

② 성선 자극 호르몬 과잉설

여성이 나이가 들면서 난소의 기능이 약화되어 성 호르몬 분비가 감소되면, 반동으로 이를 촉진시키기 위해 촉진 호르몬, 즉 뇌하수체의 성선 자극 호르몬과 항체 호르몬 분비가 증가하게 된다. 이러한 현상을 되먹이 기전이라고 하는데, 노화 난소에도 적용이 된다. 난소가 노화하여 에스트로겐 생산과 분비가 감소하면 에스트로겐에 의한 억제 작용이 약화되어 뇌하수체 성선 자극 호르몬 특히 난포 자극 호르몬의 생산과 분비가 증가하게 된다. 이처럼 난포 자극 호르몬이 증가하면 얼마 남지 않은 난포들의 성숙을 촉진시켜 난자 소실 현상을 가속화시킨다. 40대에 이르면 뇌하수체에서 분비되는 성선 자극 호르몬이 급증해지고 40대 후반에 이르면 약 2배로 늘어난다. 이러한 사실에 입각해서 성선 자극 호르몬의 과잉이야말로 갱년기 장애의 원인이라고 보고 있다.

③ 호르몬 불균형에 의한 남성 호르몬의 과잉설

남성 호르몬은 여성에도 있어 남녀 모두 20세쯤에서 최고 절정을 이른다. 남성 속의 남성 호르몬은 여성보다 10배나 더 많다. 여성이 30~60mg/dℓ인데 반해 남성은 450~900정도가 정상이다(폐경기 여성이 30이하의 수치가 나오면 문제다). 30~60세까지는 이렇다할 변동이 없다. 다만 급격한 감소는 25세 경과 65세 경이다. 25세 경의 감소는 이렇다 하게 표면에 나타나지 않으나 65세 경에 이르면 급격히 감소하게 된다. 이렇게 볼 때 갱년기에 있어서 남성 호르몬의 변동은 심하지 않는 것으로 이해된다. 그런데 갱년기 장애 환자는 발병하지 않는 사람에 비해 남성 호르몬이 증가되어 있는 경우가 많기 때문에 이 호르몬의 증가가 갱년기 장애의 원인이라고 보고 있다. 지나친 남성 호르몬은 생리 불순이나 불임, 체중 증가, 특히 몸이 사과형처럼 생기는 비만, 식후 부종, 피곤, 감정의 급격한 변화, 피부병, 모발 손상, 안면 수염 등을 유발하는데 에스트로겐 과다증과 유사하기 때문에 구별하기가 쉽지만은 않다.

④ 갑상선 호르몬의 이상설

갱년기 장애의 증상으로서 흔히 볼 수 있는 심계항진, 땀 흘림(발한), 상기되는 증세 등은 갑상선 기능 항진증일 때 볼 수 있는 증상들이다. 또 부어오르는 부종, 피로감, 비만 등은 갑상선 기능의 저하에서 볼 수 있다. 이들 증상을 모두 합한 증상이 곧 갱년기 증상이라 할 수 있으므로 갱년기 장애의 원인을 갑상선 기능의 이상으로 설명하려는 견해가 있다. 또한 갑상선의 기능 중 하나가 프로게스테론의 합성에 도움을 주는 것인데 이 기능이 약하면 프로게스테론 또한 생성이 잘 안 된다.

자율 신경 실조증은 생체 리듬이 불균형이 된 상태인데 몸의 각 기관과 장기에 있는 교감심경과 부교감신경 사이에 조화를 잃게 되어 생긴다. 자율 신경의 기능 장애는 손과 발의 혈관이 발작적으로 확장하거나 수축하여 갱년기 증상이 나타난다. 피로감, 요통 등 여성의 생리 현상과 관계된다. 교감신경은 혈관을 수축시키는 작용을 함으로써 열감으로 상기되게 하고 심한 두통을 유발하기도 한다. 이와는 달리 부교감신경은 혈관을 이완시키는 작용을 함으로서 냉증을 유발한다. 교감신경과 부교감신경을 합해 자율 신경계라고 하는데 양자가 균형을 유지하고 있을 때는 아무런 탈이 없으나, 어느 한 쪽을 지나치게 기울 때는 탈이 생긴다. 그리고 자율 신경계는 의식적으로 조절되는 것이 아니라 무의식적으로 조절되는 특징을 갖는데 호르몬의 영향이 크다.

갱년기가 되어 난소 기능이 저하되고 이에 따라 에스트로겐의 분비량이 줄어들게 된다. 이때 뇌의 시상하부에서는 뇌하수체에 지령을 내려 난포 자극 호르몬을 더 많이 분비하도록 촉구한다. 정상적으로 난소의 기능이 활발하면 난포 자극 호르몬이 있게 되고 곧바로 난소 호르몬의 분비가 촉진되는데 아무리 자극이 와도 분비 기능이 작동되지 않는 경우가 있다. 이처럼 호르몬의 조절 센터가 제대로 작동이 안 되면 곧바로 시상하부에 있는 자율 신경의 조절 센터에도 영향을 미치게 된다. 자율 신경을 구성하는 교감신경과 부교감신경이 균형을 유지하면 별 탈이 없는데 호르몬 분비의 영향을 받아 균형이 깨지게 되면 여러 가지 갱년기 증상을 일으키게 됨으로서 호르몬의 영향을 받을 수 있다.

심리적 원인으로 인해 신체상 어떤 증상을 일으키는 질환을 의학용어로 심신증이라고 부른다. 가령 걱정 근심이 심해 식욕 부진이 일어날 때 이를 위장병이라 하기 전에 심신증으로 진단하게 된다. 이 말은 그 원인이 심리적 문제에 있기 때문에 이의 제기가 선결이라는 점이다. 심인성으로 인한 갱년기 장애는 전체에서 약 10% 정도를 차지하고 있는 것으로 분석도 있다. 그런데 심리적 갈등으로 일어나는 신체적 증상이기 때문에 환자 자신이 그 원인을 정확히 모르게 된다. 따라서 환자는 내과, 산부인과, 정형외과 등을 찾아다니게 된다. 자율 신경 실조증과 심인성 원인과의 차이점은 자율 신경 실조증은 그 배경이 호르몬 분비와 밀접한 관계가 있기 때문에 약물 요법으로 치료가 되지만 심인성으로 인한 갱년기 장애는 약물 요법으로는 치료가 어렵다는 차이가 있다.

106

3. 갱년기 증후군의 증상

(1) 초기 증상

1) 안면 홍조(혈관 운동 증상)

갱년기가 오면 가장 먼저 나타나는 증상은 안면 홍조이다. 갑자기 얼굴이 화끈거리고 오한과 식은땀이 나는데 이를 안면 홍조(혈관 운동 증상)라 한다. 처음에는 주로 얼굴에서 시작하여 작열감이 어깨와 가슴까지 퍼지게 된다. 이는 휴식 중이나 수면 중에 나타나기도 하고, 수 십 회씩 오는 경우도 있어서 심하면 불면증으로 이어지기도 한다. 안면 홍조는 시상하부에 있는 에스트로겐 수용체의 숫자에 의존한다. 그 수용체가 충분한 에스트로겐을 받아들이지 못할 때 혈관 반응을 일으키는 화학 물질을 분비하므로 인해 안면 홍조 증상이 나타난다. 폐경 후 약 5년 정도 지속되며, 경중의 차이는 있지만 폐경기 여성의 50%에서 나타난다. 따라서 갑상선 기능 항진증이나 당뇨병, 알코올 중독증 등과의 감별도 필요하다.

2) 비뇨 생식계의 위축 증상

안면 홍조에 이어 폐경 3~4년이 되면 질의 소양증, 통증과 함께 빈뇨가 오고, 방광 조절 기능이 저하되어 요실금이 나타난다. 비뇨 생식기는 에스트로겐의 영향으로 발달되고 유지되는 기관이므로 결핍이 되면 질과 요로 방광이 위축을 일으켜서 질과 요로계의 상피 세포가 얇아지고 건조해지며 위축된다. 또 쉽게 손상이 오고 질염, 방광 요도염, 요실금 같은 증상이 나타난다. 실제로 70세 이후 여성의 45%가 요실금을 호소한다는 통계가 있다. 이런 증상은 성교 시 통증과 출혈을 일으키게 되어 고통스럽게 만들어서 성 생활을 기피하는 원인이 된다. 비뇨 생식계 뿐만 아니라 피부의 탄력이 없어지고 윤기를 잃는 것도 모두 에스트로겐의 결핍으로 오는 것이다.

3) 자율 신경 실조증

자율 신경이란 무의식적으로 움직이는 신경계를 말하는데 이를테면 혈관이 확장되고 좁혀지고 심장의 박동이 빨라지고 늦어지고 하는 것은 모두 자율 신경의 작동으로 이루어진다. 또 사람들 앞에서 창피를 당해 얼굴이 붉어지는 것도 자율 신경의 작용으로 혈관이 확장되어서 일어난다. 공포에 떨어 새파랗게 질릴 때는 혈관이 갑자기 수축되어 일어나는 현상이다. 이런 현상들은 모두 자율 신경계의 작용으로 일어난다. 이와 같은 현상이 갱년기 증상의 하나로서 일어난다. 자율 신경이 스스로 조절 작용을 해야 함에도 제대로 작동이 안 되면 손발의 혈관이 수축되어 차디찬 냉증을 보이는 예를 볼 수 있다. 이 밖에 숨이 차거나 두근거리는 현상도 일어나는데 이는 심장 리듬의 변조 탓이며 자율 신경의 장애로도 일어난다. 자율 신경의 변조로 심하게 울렁거리고 숨이 끊어질 듯 차오르는 증상이 일어난다. 이런 증상 때문에 불면증이 있거나 어지럼증이 따라붙기도 한다. 이처럼 자율 신경 장애, 즉 자율 신경 실조증에는 여러 가지 증상이 있게 된다. 이렇게 다양한 증상이 곧 갱년기 장애의 특징이기도 하다.

또 다른 특징의 하나는 그 증상이 이쪽저쪽으로 왔다 갔다 하는 점이다. 두통이 심했다가 얼마쯤 후에는 어깨가 아프다고 호소하기도 한다. 그 이동성 때문에 갱년기 장애의 정도를 판독하기가 어려운 점이 있다.

4) 월경의 변화

갱년기가 되면 흔히 월경이 불규칙하게 된다. 불규칙해지는 원인은 에스트로겐의 생산량이 감소하고 성선 자극 호르몬의 분비가 증가하는 현상과 직접 관련이 있다. 규칙적인 월경이 갑자기 없어지는 경우는 드물고 월경 주기가 불규칙해지거나 출혈이 반복되는 경우가 허다하다. 몇 달 월경이 없다가 갑자기 많은 양의 출혈이 있을 수도 있고 이제 폐경이구나 생각하면 소량의 출혈이 보이는 현상이 반복되기도 한다.

(2) 말기 합병증

폐경기가 진행되면서 골 밀도가 감소하여 쉽게 골절되는 골다공증이 초래되며 폐경 후 여성의 사망 원인 중 첫 번째 원인인 뇌졸중, 심장병, 고혈압 등 심 혈관 질환의 위험도가 폐경 전보다 상당히(2~3배) 높아진다.

☞ **심장 질환**

　폐경 전 여성은 동일 연령의 남성에 비해 심 질환의 빈도가 거의 4배나 낮다. 이는 바로 에스트로겐이 보호 역할을 하기 때문으로 폐경 후 에스트로겐의 분비가 감소하면서 몸에 이로운 콜레스테롤 수치는 낮아지는 반면 몸에 해로운 콜레스테롤 수치가 높아지게 되는데 이러한 콜레스테롤 수치의 변화로 인해 폐경 후 심장 질환의 빈도는 남성과 거의 비슷한 수준으로 증가한다. 심장 질환은 중요한 사망 원인의 하나로써 폐경기 후 여성들 가운데 암으로 인한 사망보다 거의 두 배나 많다.

4 갱년기 증후군의 식이요법 핵심포인트

1. 갱년기 증후군의 원인 질환이 있는 경우 치료가 우선되어야 한다. 갱년기와 폐경은 한마디로 에스트로겐 분비의 감소 때문이므로, 여성 호르몬의 재료가 되는 천연 성분을 충분히 섭취해 주는 것이 중요하다. 이소플라본은 여성 호르몬과 비슷한 역할을 하는 성분으로 갱년기 특유의 흥분을 완화시키고, 골다공증을 개선하는 작용을 하므로 이소플라본이 함유되어 있는 칡, 석류, 콩류, 두부, 청국장, 된장 등을 적당히 섭취하는 것이 좋다.

※ 난소 제거술, 자궁 적출술, 흡연 등의 이유로 조기 폐경(40세 이전의 폐경)을 맞이한 경우에는 조기 폐경으로 오는 부작용을 막기 위해 올바른 섭생과 적절한 치료를 받아야만 한다. 그 이유는, 폐경을 맞으면 난소에서 생성되는 호르몬이 줄어들면서 신체 기능에 영향을 미쳐 여러 가지 폐경기 증상들을 나타내기 때문이다.

2. 갱년기 증후군에서는 비만을 개선하는 것이 중요하다. 여러 원인 중에서 호르몬의 불균형으로 인한 갱년기 증후군은 주로 비만인 경우에 많이 나타난다. 비만이 되어 체내에 지방 조직이 많아지면 호르몬의 불균형이 생기기 쉬운데 이는 호르몬이 콜레스테롤로부터 만들어지기 때문이다. 따라서 이때에는 비만을 예방, 치료하는 것이 우선이다.(비만 식이 참조)

3. 갱년기 증후군에서는 튼튼한 혈관과 신경계와 호르몬의 원활한 대사가 중요하다. 교감신경과 부교감신경을 합해 자율 신경계라고 하는데 양자가 균형을 유지하고 있을 때는 아무런 탈이 없으나, 어느 한 쪽으로 지나치게 기울 때는 탈이 생겨 갱년기 증세를 보일 수 있다. 그리고 자율 신경계는 의식적으로 조절되는 것이 아니라 무의식적으로 조절되는 특징을 갖고 있으며 호르몬의 영향을 받는다. 그러므로 신경계와 호르몬의 원활한 상호 작용을 위한 충분한 영향 섭취가 중요하다. 신경의 작용을 증강시키는 성분들을 섭취하는 것이 좋다. 칼슘은 뇌와 흥분된 신경을 안정시키는 작용

을 하고, 비타민 B군은 신경을 튼튼히 해주는 비타민이며, 특히 비타민B1(티아민), 비타민B6(피리독신), 비타민B12(코발아민)은 신경의 작용을 증강시키는 성분들이다. 또한 호르몬에 대한 영양에는 우선 성 호르몬의 재료가 되는 콜레스테롤의 적당한 섭취가 중요한데, 동물성은 비만을 유발시킬 수 있으므로 식물성 콜레스테롤이 좋다. 피토스테롤이란 성분은 테스토스테론을 활성 형태로 바꾸는 효소의 양을 줄여주는 역할을 하며, 이 성분이 많이 함유되어 있는 곳이 콩류이다. 또한, 비타민E는 뇌의 시상하부에 작용해 황체 호르몬과 난포 호르몬의 교체를 원활하게 하는 작용을 한다. 그러므로 위의 성분들이 함유된 식품을 적당히 섭취하는 것이 좋다.

4. 갱년기 증후군에서는 골다공증이 발병하기 쉬우므로 골다골증에 대한 예방을 해주는 것이 중요하다. 먼저, (동물성)단백질의 과잉 섭취는 요 중 칼슘 배출량이 많아지고 결핍되면 칼슘 흡수가 나빠진다. 그러므로 적당한 단백질 섭취가 중요한데, 단백질의 섭취는 양질의 식물성 단백질을 섭취해 주는 것이 좋다. 그러므로 양질의 식물성 단백질인 효소, 효모, 화분, 콩류, 발효식품 등이 함유된 식품을 섭취해 주는 것이 좋다.

또한, 적당한 운동을 규칙적으로 하는 것도 중요하다. 갱년기 여성에게 가벼운 운동(각 체질에 맞는 운동)은 골절에 적당한 스트레스를 주어서 골다공증을 예방해준다. 그러나 지나친 운동은 오히려 해가 되므로 운동 시작 전에 자신의 건강 상태를 정확히 파악한 후에 계획을 세워야 한다. 단, 운동은 각 체질에 맞되 땀나지 않게 40분~1시간 정도로 꾸준히 해주는 것이 좋다.

그리고 골다공증에 필요한 성분을 적당히 섭취해주는 것이 중요하다. 칼슘은 뼈와 치아를 형성 유지시켜 주고, 마그네슘은 뼈 속의 칼슘 결정을 만드는데 필요한 효소와 비타민D를 활성화시켜주며, 비타민K는 칼슘을 결합시키는 역할을 하는 단백질의 합성에 관여한다. 그리고 장내에서 칼슘의 흡수를 촉진하는 것은 CPP, 비타민D 등이 좋으므로 위의 성분이 함유된 식품을 섭취하는 것이 좋다. 또한 콜라겐은 뼈에 탄력을 주어 쉽게 부러지지 않게 하는데, 비타민C는 콜라겐의 생성에 작용하므로 같이 섭취해 주는 것이 좋다.

5. 갱년기 증후군에서는 유사 호르몬 교란 물질을 피해주는 것이 중요하다. 성 호르몬 대신에 유사 호르몬 물질이 정상적인 성기의 성장이나 성 기능 작용을 방해할 수 있는데, 이러한 화학 물질을 호르몬 교란 물질이라 부른다. 호르몬 교란 물질은 두 종류로 구분된다. 하나는 디디티(DDT) 따위의 살충제이고, 다른 하나는 다이옥신이나 다염소화 비페닐(PCB)처럼 플라스틱이나 종이와 같은 생활 필수품을 생산하는 과정에서 원료로 쓰이거나 부산물로 생기는 산업용 제품이다. 50종이 넘는 것으로 확인된 호르몬 교란 물질은 대부분이 유기 염소 화합물이다. 유기 염소는 독성이 강할 뿐 아니라 잘 분해되지 않는다. 유기염소는 에스트로겐을 흉내내기 때문에 모체가 이에 노출되면 태아가 성인으로 자라나는 과정에서 생식 기능의 발달에 치명적인 타격을 받을 수 있다. 그러므로 유사 호르몬 교란 물질에 노출되지 않는 환경을 만들어 주는 것이 중요하고, 이러한 물질들이 많이 들어 있는 인스턴트 식품의 섭취는 줄이는 것이 좋다.

※ 일회용 용기에 들어있는 라면, 깡통에 들어있는 음료수나 통조림, 플라스틱 용기에 들어있는 음료수나 음식에는 환경 호르몬이 녹아있을 가능성이 많고, 특히 뜨겁게 가열되거나 기름기 있는 음식의 경우에 그 가능성은 더 높다.

6. 갱년기 질환에서는 갑상선 기능 이상이 있을 시는 원인 질환부터 치료를 해주어야 한다. 갑상선 기능 저하 시는 자율 신경이 둔해져 맥박이 천천히 뛰고 위장 운동이 느려져 변비가 생기기도 하고, 정신 활동에도 장애가 생겨 말이 느려지며 기억력 감퇴 현상이 나타나는 등 여러 갱년기 증상이 나타난다. 그러므로 갑상선 기능이 이상이 있을 시는 치료를 해주어야 한다.(갑상선 질환 참조)

7. 갱년기 증후군에서는 몸을 따뜻하게 하는 것이 중요하다. 자궁이 차지면 자궁 근육이 수축되어 자궁 근육의 혈액 순환이 원활히 되지 않아 산소 공급이 제대로 이루어지지 않게 되어 자궁에 여러 가지 문제가 생길 수 있다. 또한 자궁이 차지면 자궁에 세균 및 바이러스가 침투하기가 쉽고 이는 곧 여러 가지 자궁 질환으로 이어지게 될

수 있다. 따라서 생리통, 생리전 증후군에서는 자궁이 차지 않게 하는 것이 중요하다. 그러기 위해서는 냉기, 찬 음식(찬물, 찬술, 찬 음료수 등)은 피하는 것이 좋고 몸을 따뜻하게 하는 것이 좋다.

수 있다. 따라서 생리통, 생리전 증후군에서는 자궁이 차지 않게 하는 것이 중요하다. 그러기 위해서는 냉기, 찬 음식(찬물, 찬술, 찬 음료수 등)은 피하는 것이 좋고 몸을 따뜻하게 하는 것이 좋다.

5. 갱년기 증후군의 증상별 식이요법

1. 안면 홍조

☞ 이때에는 전체적인 식이요법을 잘 지켜주는 것이 중요하고, 몸을 따뜻하게 해주는 것이 중요하다. 또한 안면 홍조의 원인은 에스트로겐의 수용체의 감소가 주원인이므로, 여성 호르몬의 재료가 되는 천연으로 된 성분을 충분히 섭취해 주는 것이 중요하며, 뇌를 활성화시켜 주는 것이 좋다. 또한, 호르몬에 대한 영양을 해주는 것이 좋다. 그러므로 이소플라본은 여성 호르몬과 비슷한 역할을 하는 성분으로 갱년기 특유의 흥분을 완화시키고, 골다공증을 개선하는 작용을 하므로 이소플라본이 함유되어 있는 칡, 석류, 콩류, 두부, 청국장, 된장 등을 적당히 섭취하는 것이 좋다. 뇌를 활성화 시켜주는 성분에는 효소와 DHA, EPA 등이 좋다. 또한, 호르몬 영양에는 우선 성 호르몬의 재료가 되는 콜레스테롤의 적당한 섭취가 중요한데, 동물성은 비만을 유발시킬 수 있으므로 식물성 콜레스테롤이 좋다. 또한, 비타민E는 뇌의 시상하부에 작용해 황체 호르몬과 난포 호르몬의 교체를 원활하게 하는 작용을 한다. 그러므로 위의 성분들이 함유된 식품을 적당히 섭취하는 것이 좋다.

2. 비뇨 생식기계의 위축 증상(소양증, 빈뇨, 요실금)

☞ 이때에는 위의 식이요법과 동일하다.

(요실금, 방광염 증상이 나왔을 때는 요실금, 신장질환 식이 참조)

3. 자율 신경실조증, 손발의 냉증, 숨참, 두근거림, 울렁거림, 불면증, 어지럼증

☞ 이때에는 전체적인 식이요법을 잘 지켜주는 것이 중요하고, 자율 신경의 이상으로 생긴 원인인데 자율 신경계는 호르몬의 영향을 받는다. 그러므로 신경계와 호르몬의 원활한 상호 작용을 위한 충분한 영향섭취가 중요하다. 신경의 작용을 증강시키는 성분들을 섭취하는 것이 좋은데, 칼슘은 뇌와 흥분된 신경을 안정시키는 작용을 하고, 비타민 B군은 신경을 튼튼히 해주는 비타민이며, 특히 비타민B1(티아민), 비타민B6(피리독신), 비타민B12(코발아민)은 신경의 작용을 증강시키는 성분들이다.(호르몬

은 윗부분(1번) 호르몬에 대한 영양 참조)

4. 월경의 변화

☞ 이때에는 위의(1번) 식이요법과 동일하다.(월경 증후군 참조)

5. 골다공증, 뇌졸중, 심장병, 고혈압(심 혈관 질환)

폐경기가 진행되면서 골 밀도가 감소하여 쉽게 골절되는 골다공증이 초래되며 폐경 후 여성의 사망 원인 중 첫 번째 원인인 뇌졸중, 심장병, 고혈압 등 심 혈관 질환의 위험도가 폐경 전보다 상당히(2~3배) 높아진다. 이는 바로 에스트로겐이 보호 역할을 하기 때문으로 폐경 후 에스트로겐의 분비가 감소하면서 몸에 이로운 콜레스테롤 수치는 낮아지는 반면 몸에 해로운 콜레스테롤 수치가 높아지게 되는데 이러한 콜레스테롤 수치의 변화로 인해 폐경 후 심장 질환의 빈도는 남성과 거의 비슷한 수준으로 증가한다.

☞ 이때에는 전체적인 식이요법을 잘 지켜 주는 것이 중요하고, 호르몬에 대한 영양을 해주고(1번 참조) 골다공증인 경우에는 골다공증에 필요한 성분을 적당히 섭취해 주는 것이 중요하다. 칼슘은 뼈와 치아를 형성 유지시켜 주고, 마그네슘은 뼈 속의 칼슘 결정을 만드는데 필요한 효소와 비타민D를 활성화시켜주며, 비타민K는 칼슘을 결합시키는 역할을 하는 단백질의 합성에 관여한다. 그리고 장내에서 칼슘의 흡수를 촉진하는 것은 CPP, 비타민D 등이 좋으므로 위의 성분이 함유된 식품을 섭취하는 것이 좋다. 또한 콜라겐은 뼈에 탄력을 주어 쉽게 부러지지 않게 하는데, 비타민C는 콜라겐의 생성에 작용하므로 같이 섭취해 주는 것이 좋다.(고혈압, 심장병, 뇌졸중은 심 혈관 질환 식이 참조)

ii 골다공증

1. 골다공증이란?

골다공증은 노령화에 따른 골격 대사 이상 또는 뼈 칼슘 대사의 불균형으로 인한 질환 중 가장 전형적인 것으로, 뼈의 30% 이상이 감소되었을 때 나타나는 증상이다. 골조소증 또는 골취약증이라고도 한다. 골다공증은 뼈의 화학적 조성은 크게 변하지 않으나 뼈의 골밀도가 감소됨으로써 나타나는 증후군을 말한다.

골다공증에 있어서 골격 대사 이상이라 함은 뼈의 생성과 용해간의 불균형으로, 뼈의 용해량이 뼈의 생성량을 초과함으로써 골 질량의 절대량이 감소된 것을 말한다.

골감소증이란 것이 있다. 이 상태는 미네랄과 기질이 감소한 상태이나 골절을 일으킬 만큼은 아니다. 골다공증의 전 단계 정도로 이해하면 될 것이다.

2. 골다공증의 원인과 위험 인자

우리나라의 경우 아직 정확한 통계자료가 없으나 골다공증의 발생 빈도에 영향을 미치는 요인은 매우 다양하고, 요인 상호간에 복합적으로 영향을 미침으로써 불분명한 점이 많으나 골다공증의 원인이나 위험 인자를 요약해보면 다음과 같다.

(1) 폐경

여성의 경우 폐경이 되면 골다공증의 발생이 갑자기 증가한다. 원인은 에스트로겐이라는 여성 호르몬이다. 에스트로겐은 뼈를 보호하는 역할을 하는데 폐경으로 이 호르몬 생성이 중단되기 때문이다. 한편 갱년기 동안에는 뼈 손실이 그렇게 많이 일어나지는 않는다. 비록 에스트로겐 생성 농도가 높았다가 낮았다가 하지만 그래도 정상적인 수치 이상으로 존재하기 때문이다. 그러므로 갱년기 동안은 충분한 칼슘 섭취만 해도 좋은 효과를 낸다.

(2) 노화에 따른 내분비 호르몬 분비의 불균형

뼈의 칼슘 함량은 체내 여러 가지 호르몬 분비의 조절 기능에 의해서 유지되는데, 대표적 호르몬으로서 혈중 칼슘 농도 조절 호르몬인 부갑상선 호르몬, 칼시토닌, Vit D3와 성 호르몬인 에스트로겐을 들 수 있다. 부갑상선 호르몬은 뼈에서의 칼슘 용출량 증가, 신장에서의 칼슘 재흡수 증가, Vit D3의 활성화를 통한 혈중 칼슘 농도를 증가시키는 기능을 한다. 또한 칼시토닌은 혈청 칼슘을 뼈에 침착 및 용출 억제와 신장에서 칼슘의 재흡수를 감소시켜 혈중 칼슘 농도를 저하시키는 역할을 한다. 에스트로겐은 골격에 대한 부갑상선 호르몬의 작용을 억제하고 칼시토닌의 작용을 억제함으로써 뼈 용해량을 감소시키고 칼슘 평형을 개선시킨다고 한다. 골다공증에 대한 호르몬의 관여에 대해서는 불분명한 점이 많으나 결론적으로는 노령화에 따라 상기 호르몬들의 분비의 불균형에 원인이 있다고 본다.

(3) 성별

여성이 골다공증이 흔하다. 여성 호르몬의 영향, 운동 부족, 다이어트로 인한 영양 결핍 등의 복합적인 요소가 원인이 된다. 남성의 경우 신체 골격 형성 과정에서 더 튼튼히 형성되며, 활동량이 여성보다 많은 편이다. 그리고 폐경과 같은 호르몬 중단이 일어나는 신체 과정이 없기 때문에 뼈 손실의 기회가 더 없는 편이다.

(4) 질병

여러 가지 질병 상태가 골다공증과 관련이 깊다. 신장 질환, 간질환, 갑상선 기능 항진증, 부갑상선 기능 항진증, 부신 질환 등에서 골다공증을 항상 고려하여야 한다.

(5) 생활 습관(흡연, 음주, 카페인)

알코올 중독 환자는 현저하게 골 질량이 감소되는데, 이것은 알코올이 직접 골아 세포에 작용하여 뼈의 생성을 억제하고 소장에서의 칼슘 흡수를 저해하며, 요 중 칼슘 배설량을 증가시키기 때문이라고 설명하고 있다. 특히 알코올 중독 환자는 넘어질 위험이 높기 때문에 골절률은 더욱 증가한다. 흡연은 골격 대사에 좋지 않은 영향을 미치는데 첫째, 난소 기능을 퇴화시켜 폐경 연령을 빠르게 한다. 둘째, 니코틴 성분이 내분비 신경계에 영향을 미쳐서 에스트로겐 분비를 저하시키며 에스트로겐의 대사를 촉진시켜 혈중 농도를 낮춘다. 또 대부분의 흡연 여성은 지방 조직이 감소되어 에스트로겐 생성이 저하된다. 이상의 이유로 흡연 여성들의 골절률은 비흡연 여성에 비해 높게 나타난다. 카페인 섭취량은 칼슘 흡수와는 음(−)의 상관 관계를, 대변 및 소변의 칼슘 배설량과는 양(+)의 상관 관계를 나타낸다. 따라서 과다한 카페인 섭취는 칼슘의 흡수량 감소와 배설량 증가를 유발하여 뼈 손실을 초래한다.

(6) 약물

항응고제(헤파린), 항경련제, 갑상선 호르몬, 부신피질 호르몬 같은 치료제들은 골다공증을 일으킨다. 그러므로 이러한 약제를 먹는 사람들은 골다공증에 대한 예방 치료가 필수적이다.

(7) 섭취

칼슘, 비타민D 섭취가 낮은 경우, 카페인, 알코올 섭취가 많은 경우 골다공증이 흔하다.

(8) 이전의 골절 경험

이전에 경미한 외상으로 뼈, 특히 골반, 손목, 척추의 뼈가 부러진 적이 있다면 이미 뼈가 약해져 있을 수 있다. 이런 경우, 다른 뼈가 골절되거나, 또는 같은 뼈가 다시 골절된 가능성이 증가한다.

(9) 운동 부족

신체적 활동은 뼈 형성 세포를 자극함으로써 뼈 재생을 촉진시키고, 활동 제한은 골질량을 감소시킨다. 근육이 사용하지 않으면 약해지는 것과 마찬가지로, 강하고 건강한 뼈를 위해서는 어느 정도의 운동이 필요하다. 침대나 휠체어에만 앉아 지내는 사람이나, 매우 비활동적인 생활 습관을 가진 사람은 골다공증에 걸릴 위험성이 더 높다.

(10) 가족력

어머니나 할머니가 골다공증에 걸렸다면 본인도 골다공증에 걸릴 위험성이 높아진다. 더구나 골다공증은 분명한 자각 증상이 없이 몇 년이 지날 수 있으므로 부모나 친척 중에 골다공증이 있지만 알지 못하는 사람이 있을 수도 있다. 또는, 경미한 외상에 의해 골절이 된다든가, 등이 굽는다든가, 신장이 줄어드는 것과 같은 골다공증의 특징적인 징후들을 가진 친척이 있을 수도 있다

(11) 저 체중

다른 사람보다 유난히 호리호리한 여성은 골다공증에 걸릴 위험성이 더 높다. 폐경 후에는 지방 조직에서 에스트로겐이 공급되기 때문에 마른 여성에게서 골절 발생률이 높다.

3. 골다공증의 증상

허리 통증, 키 감소, 활동 감소, 골절 등을 호소하게 된다. 가장 치명적인 골절이 일어나면 통증이 생긴다. 대부분 2~3개월이 되면 통증이 완화되면서 치유되지만 허리의 경우 통증이 평생 갈 수도 있다. 이는 척추가 휘어지기 때문이다.

☞ 골절이 잘 일어나는 부위는 다음과 같다.

(1) 척추

체중에 의한 압박 골절이 잘 일어난다. 압박 골절이 생기면 허리 통증이 생기며 이로 인해 자세가 변형된다. 그리고 척추의 높이가 감소되므로 점차 키가 작아진다. 폐

경기 때 적절한 치료 등을 하지 않으면 평균 6~7cm 정도 키가 줄어들 수 있다.

65세 이상이 되면 무려 50% 이상에서 척추 압박 골절을 경험하지만 이중 2/3는 모른 채 살아간다. 척추 중에서도 골절이 가장 잘 일어나는 위치는 흉추 12번에서 요추 3번까지이다.

(2) 대퇴골의 머리

대퇴골의 머리는 골반 뼈와 연결되는 부분으로 엉치뼈 부위라고도 한다. 엉치뼈 골절의 80%는 골다공증 때문이다.

이 부위에 골절이 일어나는 경우 사망률이 매우 높다. 골절이 노인에서 주로 일어나는 원인도 있지만 치료를 위한 수술도 대수술이기 때문이다. 보고에 따르면 엉치뼈 골절이 일어난 환자에서 15~20%가 골절과 그 합병증으로 3개월 이내에 사망한다. 그리고 1년 정도 경과를 지켜본 결과 반수 정도가 생존했다고 한다. 그리고 치료를 한다고 해도 또한 움직임이 불편한 등의 심한 후유증이 남는다.

미국의 통계를 보면 매년 30만 명 이상의 여성에서 엉치뼈 골절이 일어나며, 4만 명 이상이 이로 인해 사망한다고 되어 있다.

(3) 손목뼈

넘어질 때 짚으면서 손목뼈가 잘 부러진다.

(4) 이빨

골다공증이 심하면 이빨이 잘 빠진다.

4. 골다공증의 식이요법 핵심포인트

1. 골다공증에서는 원인 질환이 있는 경우 치료가 우선되어야 하고, 균형 잡히게 골고루 섭취하는 것이 중요하며, 골격 구성에 필요한 영양소를 적당히 섭취해주는 것이 좋다. 칼슘은 뼈와 치아를 형성 유지시켜 주고, 마그네슘은 뼈 속의 칼슘 결정을 만드는데 필요한 효소와 비타민D를 활성화시켜주며, 비타민K는 칼슘을 결합시키는 역할을 하는 단백질의 합성에 관여한다. 그리고 장내에서 칼슘의 흡수를 촉진하는 것은 CPP, 비타민D 등이 좋으므로 위의 성분이 함유된 식품을 섭취하는 것이 좋다. 또한 콜라겐은 뼈에 탄력을 주어 쉽게 부러지지 않게 하는데, 비타민C는 콜라겐의 생성에 작용하므로 같이 섭취해 주는 것이 좋다.

※ 항응고제(헤파린), 항경련제, 갑상선 호르몬, 부신피질 호르몬 같은 치료제들은 골다공증을 일으킨다. 그러므로 이러한 약제를 먹는 사람들은 골다공증에 대한 예방치료가 필수적이다.

2. 동물성 단백질이나 지방의 과잉 섭취는 피하는 것이 좋다. 동물성 단백질에는 단백질, 철분, 아연, 인 등이 많이 함유되어 있어 칼슘의 흡수를 저해한다. 또한 동물성 단백질에는 칼슘과 인의 비율이 약 4:190으로 50배 정도의 차로 들어있어 과잉 섭취를 하게 되면 혈중 산도를 높인다. 이를 중화시키기 위해 뼈에서 칼슘과 미네랄을 동원하게 되며 포화 지방은 칼슘의 흡수를 방해한다고 한다. 또한, 과잉의 지방 섭취는 장관 내에서 칼슘과 지방이 결합하여 배설되므로 칼슘의 흡수율을 저하시킨다. 그러므로 동물성 단백질과 지방은 적게 섭취해주는 것이 좋다.(튀김류도 동물성 단백질과 같다.)

3. 인스턴트 식품 및 탄산음료 등의 섭취는 적게 해 주는 것이 중요하다. 칼슘과 인의 비율은 적어도 2:1의 비율을 유지하는 것이 바람직하며 인이 지나치게 많으면 칼슘의 흡수를 방해한다. 그러므로 인스턴트 식품, 탄산 음료 등은 인이 많이 함유 되어

있어 인이 과잉 섭취될 우려가 있으므로 적게 섭취해 주는 것이 중요하다.

4. 골다공증에서는 적당한 운동을 해주는 것이 중요하다. 가벼운 운동은 칼슘이 뼈에 침착 되는 것을 촉진시켜준다. 운동은 실내 운동보다는 실외 운동을 해주는 것이 좋다. 햇빛은 피부에서 칼슘 흡수를 증가시키는 비타민D를 만들어 내게 하기 때문에 실내 운동보다는 야외에서 햇빛에 노출된 상태로 운동하는 것이 좋다. 그러므로 실외 운동을 통해 평소에 햇빛을 쪼여주는 것도 좋다. 단 운동은 체질에 맞고 땀나지 않게 40분~1시간 정도 해주는 것이 좋다.

5. 골다공증에서는 스트레스를 받지 않는 것이 중요하다. 스트레스를 받으면 초기에는 아드레날린이 분비되고, 긴장이 지속되면 부신피질 스테로이드의 일종인 알도스테론이 나오며, 이 알도스테론은 인체 안의 칼슘 성분을 몸 밖으로 배출시키며, 이렇게 되면 혈액 중의 칼슘 성분이 정상 치 이하로 떨어지게 되고, 이로 인해 다시 부갑상선 호르몬의 작용으로 뼈를 녹여 모자라는 칼슘 성분을 보충하게 된다. 그러므로 스트레스를 받지 않도록 하는 것이 좋다.

6. 골다공증에서는 원활한 호르몬의 대사가 중요하다. 뼈의 칼슘 함량은 체내 여러 가지 호르몬 분비의 조절 기능에 의해서 유지되는데, 대표적 호르몬으로서 혈중 칼슘 농도 소설 호르본인 부갑상선 호르몬, 칼시토닌, Vit D3와 성 호르몬인 에스트로겐을 들 수 있는데 이러한 호르몬의 조절이 원활하지 않으면 뼈의 칼슘 함량에 영향을 미칠 수 있다. 그러므로 호르몬에 영양을 해주는 것이 좋은데 호르몬에 대한 영양에는 우선 성 호르몬의 재료가 되는 콜레스테롤의 적당한 섭취가 중요하며, 동물성은 비만을 유발시킬 수 있으므로 식물성 콜레스테롤이 좋다. 또한, 비타민E는 뇌의 시상하부에 작용해 황체 호르몬과 난포 호르몬의 교체를 원활하게 하는 작용을 한다. 그러므로 위의 성분들이 함유된 식품을 적당히 섭취하는 것이 좋다.

7. 골다공증에서는 생활 습관에서 알코올이나 흡연이나 지나친 카페인의 섭취는 피

하는 것이 좋다. 알코올 중독 환자는 현저하게 골질량이 감소되는데, 이것은 알코올이 직접 골아 세포에 작용하여 뼈의 생성을 억제하고 소장에서의 칼슘 흡수를 저해하며, 요중 칼슘 배설량을 증가시킨다. 특히 알코올 중독 환자는 넘어질 위험이 높기 때문에 골절률은 더욱 증가한다. 흡연은 골격 대사에 좋지 않은 영향을 미친다. 또 대부분의 흡연 여성은 지방 조직이 감소되어 에스트로겐 생성이 저하된다. 또한 카페인 섭취량은 칼슘의 배설량을 증가시킨다. 따라서 과다한 카페인 섭취는 칼슘의 흡수량 감소와 배설량 증가를 유발하여 뼈 손실을 초래한다. 그러므로 알코올이나 흡연, 지나친 카페인의 섭취는 피하는 것이 좋다.

iii 여성 호르몬에 관련된 질환에 좋은 성분

1. 갱년기 증후군 · 폐경기에 좋은 성분

성분	권장량	작용
매우 중요한 성분		
이소플라본(콩류, 석류, 퓨에라리라)		이소플라본은 여성 호르몬과 비슷한 역할을 하는 성분으로 갱년기 특유의 흥분을 완화시키고, 골다공증을 개선하는 작용을 한다. 구미의 여성에 비해 한국이나 일본의 여성이 비교적 가볍게 갱년기를 극복하는 이유로 대두 제품을 들 수 있으며 이는 세계의 주목을 받고 있다. 이소플라본은 콩류, 석류, 퓨에라리아에 많이 함유되어 있다.
칼슘	2,000mg/일	칼슘과 마그네슘은 뇌와 흥분된 신경을 안정시키는 작용을 하고, 자극에 대한 민감성을 완화시켜준다.
마그네슘	1,000mg/일	
비타민B군(B1, B5, B6, B12)	100mg/하루 3번	비타민B군은 신경을 튼튼히 하고 신경 작용을 안정시킨다.
비타민B1		비타민B1은 수족의 말초 혈관을 확장하고, 혈액의 흐름을 좋게 하여 갱년기 장애의 여러 가지 증상에 효과를 발휘한다. B2, 나이아신 등 비타민B군류도 같은 작용을 하므로 병행하여 섭취하면 더욱 효과적이다.
비타민B5	100mg/하루 3번	판토텐산은 부신을 자극하여 부신피질 호르몬 생성량을 증가시킨다. 이는 스트레스에 저항할 수 있는 힘과 인내력을 증가시킨다. 비타민B5는 항스트레스 비타민으로 불리며 신체가 스트레스를 받을 때 부신 호르몬에 의해 필요하다.
비타민B6	50mg/하루 3번	비타민B6는 수분의 적체를 최소화시켜주며 증상을 완화시켜준다.
콩류		성 호르몬의 재료가 되는 콜레스테롤의 적당한 섭취가 중요한데, 동물성은 비만을 유발시킬 수 있으므로 식물성 콜레스테롤이 좋다. 피토스테롤이라는 성분은 테스토스테론을 활성 형태로 바꾸는 효소의 양을 줄여주는 역할을 하는데 이 성분이 많이 함유되어 있는 곳이 콩류이다.

성분	권장량	작용
비타민E	400~1,600IU/일	갱년기 장애로 인한 불쾌한 증상은 난소 기능의 쇠퇴에서 오는 호르몬의 불균형이 원인이다. 비타민E는 호르몬 분비를 조절하여 노화를 방지한다. 이는 비타민E가 황체 호르몬의 재료가 되기 때문이다. 또 혈액의 흐름을 좋게 하고 두통, 어깨 결림, 냉증에도 효과가 있다. 열감이 줄어들 때까지 천천히 증가시켜서 먹는다. 질부분이 가려우면 비타민E 캡슐을 깨서 도포하면 효과적이다.
효소		세포 활성화에 도움을 주고 단백질 공급원이다.
비타민C	3,000~10,000mg/일	비타민C는 스트레스를 경감시켜주는 아드레날린 호르몬을 생산하는 것을 도와주어 스트레스에 대한 방어력을 높여준다. 또한 열감에 효과가 있다.
레시틴		레시틴은 비타민E의 흡수를 도와주는 작용을 한다.
감마 리놀렌산		감마리놀렌산은 생리 활성 호르몬인 프로스타글란딘의 전구 물질로서 조직 세포를 활성화시키고, 염증을 제거하며 혈행을 개선시키고 에스트로겐의 합성에 중요하다.

매우 중요한 성분

성분	권장량	작용
게르마늄	60mg/하루2번	불편함을 완화시켜주는데 도움을 주며 조직에 산소가 더 공급되도록 한다.
CPP(카세인 포스포 펩티드)		CPP는 우유 단백질인 카제인이 체내에서 분해되면서 생성되는 여러 가지 펩타이드 중의 하나로 장내에서 칼슘의 흡수를 촉진하는 성분이다. 비타민D 또한 칼슘의 흡수를 도와준다.
비타민D		
라이신(아미노산의 일종)	500mg/일	필수 아미노산의 하나인 라이신은 칼슘의 흡수를 도와 성장 및 뼈의 생성에 관여하며, 체내에서 질소의 균형을 유지시킨다.
비타민 복합체		정상적인 호르몬의 생산과 기능을 돕는다.
미네랄 복합체		
구리		구리의 결핍으로 라이실-산화효소의 형성이 저하되면 콜라겐과 엘라스틴의 교차 결합에 이상이 생겨서 골격의 이상이 나타나 골다공증이 생길 수 있다.
불소		불소는 칼슘, 인 등과 결합하여 보다 완벽한 골격의 결정 구조를 형성한다. 불소는 골격과 치아에 매우 강한 친화력을 갖고 있다. 불소의 결핍은 골격의 결

성분	권장량	작용
		정 구조를 약화시켜 노인이나 폐경기 여성의 경우 골다공증의 위험이 높아진다. 하지만 불소의 보충이 골다공증의 치료에는 뚜렷한 치료 효과를 나타내지는 않는 것으로 나타났다.
셀레늄	200mcg/일	셀레늄은 강력한 항산화제로 노화를 방지하며 갑상선 호르몬의 생성에 관여하여 정상적인 호르몬의 균형을 유지시킨다.
칼륨	99mg/일	심한 열감과 오한에 효과가 있다.
갱년기 증후군, 폐경기에 도움되는 약용식		감초(에스트로겐 합성을 자극), 인삼(에스트로겐 합성과 우울증을 경감시키는 데 도움), 복분자, 승마

갱년기 증후군, 폐경기에 도움되는 사항

· 유제품, 설탕, 고기류, 카페인 등은 홍조 현상을 일으키므로 적게 섭취해야 한다.

2 골다공증에 좋은 성분

성분	권장량	작용
필수적인 성분		
칼슘	1,00~2,00mg/일	칼슘은 뼈를 이루는 가장 중요한 성분이다. 칼슘의 섭취가 부족하면 골격의 석회화가 불충분하여 뼈 조직의 구성과 성장이 위축된다.
마그네슘	1,000mg/일	마그네슘은 칼슘이나 인과 복합체를 이루어 골격과 치아를 구성한다. 마그네슘의 결핍은 골격 성장의 중지와 조골 형성 작용의 감소 및 뼈 골절을 유발한다.
비타민D		비타민D는 칼슘 흡수를 도와주며 치료에 필요하다. 비타민D 결핍 시에는 소장의 칼슘 결합 단백질의 생성이 느려져 칼슘의 흡수에 지장을 초래한다. 심지어 식사 중의 칼슘이 적절할 때조차도 칼슘은 흡수되지 않고 장을 빠져나간다. 따라서 비타민D의 결핍 증세는 칼슘의 결핍 증세와 같다.

성분	권장량	작용
규소		칼슘의 흡수와 연결 조직의 치료에 필요하며 봄철의 속새가 좋은 공급원이다.
인		인은 칼슘과 함께 골격을 이루는 주성분인다. 인의 결핍은 골격의 형성에 지장을 주어 뼈의 석회화가 지연된다. 뼈에서 인의 상대적인 부족은 칼슘이 많아져서 오히려 골의 연화를 촉진시킬 수 있어 골연화증이 발생할 수도 있다. 심해지면 골다공증으로 발전할 수 있다.
황		칼슘의 흡수에 필요하고 뼈와 결합 조직을 더 강화시켜 준다. 유황이 많이 들어있는 식품으로는 계란, 양파, 마늘, 아스파라거스 등이다.
비타민C 콜라겐	3,000mg이상/일	비타민C는 콜라겐 합성에 관여한다. 콜라겐은 소위 기초 단백질에 속하며 피부의 탄성 조직 및 지지 결합 조직의 기초 물질이며 생물의 골격 물질의 기초 물질이다. 특히 뼈와 뼈를 이어주고 있는 연골의 50%가 콜라겐으로 구성되어 있다. 비타민C가 결핍되면 뼈와 뼈 사이가 50%의 콜라겐으로 구성되어 있는 연골이 너무 약해져서 이들 미네랄류를 붙들어 둘 수 없으므로 미네랄류를 골격 내에 비축해 둘 수 없게 된다. 이로 인해 뼈가 희박성을 가지고 깨지기 쉽고 탄성과 강도를 잃는다. 그러한 골격은 쉽게 골절된다. 또한 항염증 효과로 염증을 제거하는데 도움이 되며 통증을 완화시킨다.

매우 중요한 성분

성분	권장량	작용
망간		여성들은 폐경기 이후 뼈가 약해지면서 골다공증 상태로 되기 쉽다. 망간과 다른 미량 무기질들은 여성들의 골 밀도를 증가시키는 역할을 한다. 망간과 칼슘을 함께 섭취하지 말 것.
페닐알라닌		뼈의 통증 완화에 도움을 준다. 비타민B6, C와 함께 섭취하되 고혈압과 임신 중일 때는 먹지 않는다.
라이신		라이신은 칼슘의 흡수를 도와 성장 및 뼈의 생성에 관여하며, 체내에서 질소의 균형을 유지시킨다.
아르기닌		뼈 및 조직 손상의 복구를 촉진한다.
효소 복합체		칼슘과 모든 양분의 흡수에 필요함.
비타민A		비타민A는 뼈와 치아의 정상 성장과 발육에 필요하

성분	권장량	작용
		다. 뼈의 형성과 성장 과정은 조골세포라는 특수 세포의 기능이며 비타민A는 뼈의 연골 성장판을 석회질화 할 수 있는 건강한 조골 세포의 발달에 필요한 것으로 알려져 있다. 지금까지의 연구 결과는 비타민A가 미성숙 세포를 조골 세포와 뼈 용해에 관련하는 효소를 방출하는 파골 세포로 전환시키는데 관여하는 것으로 보고 있다.
아연	50mg	칼슘의 흡수와 면역 기능의 향상을 위해 필요하다.
비타민 복합체		비타민과 무기질의 충분한 공급은 치료에 기본이다.
무기질 복합체		
붕소	3mg/일. 양을 초과하지 않는다.	칼슘의 흡수를 도와준다.

골다공증에 도움 되는 사항

· 칼슘은 잠자기 전에 가장 흡수가 잘 되며 수면을 도와준다.

· 칼슘의 흡수를 저해하는 식품 – 수산기가 많은 음식(통곡물(곡물의 껍질), 아몬드, 사탕무, 근대, 시금치 등), 인산염이 많이 들어있는 탄산음료, 카페인이 많이 들어있는 음식(커피나 홍차 등), 고단백질의 동물성 식품(채식주의자인 여성은 대략 7%의 골 손실을 경험하며, 육류를 소비하는 여성들은 35%의 골 손실을 경험한다), 알코올, 신맛의 과일(토마토 등) 등의 섭취는 적게 하는 것이 좋다.

· 칼슘의 공급원으로 좋은 음식-메밀, 치즈, 버터, 밀크, 민들레 잎, 켈프, 해초류, 견과류, 요구르트, 브로콜리, 케일, 슈무 잎, 정어리, 연어(연어에서 발견되는 호르몬이 골다공증이 진행을 느리게 함) 등은 칼슘 흡수에 좋은 공급원이다.

III 월경

1. 월경이란?

일정한 간격을 두고 주기적으로 반복하는 자궁 내막으로부터의 출혈. 성숙기의 정상적인 여성에게 생기는 생리 현상이다. 월경이란 '매월 경과할 때마다 일어나는 현상' 이라는 뜻이며, 속어인 멘스menses의 어원은 역월曆月을 뜻하는 것이다. 난소에는 매월 한 번씩 1개의 난자를 만들어내는 작용이 있다. 이것이 배란 작용이며, 이 작용이 없으면 보통 월경은 일어나지 않는다.

2. 월경의 생리

여성은 사춘기가 되면, 제 2차 성장으로 초경을 맞이하게 된다. 여성만이 가지는 신체 기관으로 난소와 난관, 자궁, 질이 있다. 난소 속에는 수만 개의 난포가 들어있어 하나씩 난자를 발육하며 자라게 된다. 자궁 점막은 월경 전이 되면 두터워지고 부드러워져서, 월경 때에는 그 점막이 파괴되어 출혈을 일으킨다. 월경 후에는 벗겨진 자리에 다시 새로운 점막이 생겨서 차차 두꺼워지는 주기적인 변화를 한다. 월경 전에 자궁 점막이 두터워지고 부드러워지는 현상은 수정된 난자가 부착하기 쉽게 하기 위한 준비이다. 이것에는 여성 호르몬(난포호르몬과 황체호르몬)이 관계하고 있다. 즉, 월경 주기의 전반에는 난소 안의 난포(난자를 싸고 있는 주머니)가 발육하여 난포호르몬을 분비하고 이것이 자궁내측의 점막을 증식시킨다. 그러나 난포가 성숙하여 난자를 배출하여 배란이 되면, 난자를 배출한 난포는 황체라고 하는 황색의 조직이 되고 황체호르몬을 분비하게 된다. 이것은 월경 주기의 후반에 해당하는데, 자궁 점막을 두텁게 하고 혈관의 발달을 촉진시켜서 유연하게 하여 수정한 난자가 착상(임신)하기 쉬운 상태로 변화시키는 작용을 한다. 그러나 수정이 되지 않는 경우에는 황체는 쇠퇴하여 황체호르몬을 분비하지 않게 되고, 증식한 자궁 점막이 벗겨져서 출혈을 일으키게 된다. 이것이 월경이다. 만일 수정한 난자가 자궁 점막에 착상하면, 황체는 임신 황체라고 하는 조직이 되어 임신 상태를 순조롭게 유지하기 위하여 계속 호르몬을 분비한다. 즉, 임신하게 되면 월경이 멎게 되므로 월경이 있으면 임신하지 않은 것이 된다. 이와 같이 월경은 난소 기능으로 일어나는 자궁 점막 변화의 한 증후이다. 첫 월경을 초조初潮 또는 초경初經이라고 한다. 초조가 일어나는 연령은 나라에 따라 다르지만, 기후·문화 정도·환경 등에 따라서도 달라진다. 초조의 연령은 점차 당겨져서 한국에서는 보통 12~15세에 시작한다.

3. 월경 주기와 호르몬의 변화

신생아 소녀의 난소는 약 2백만 개의 난모세포를 갖는다. 이 난모세포는 난포라는 부위 속에 들어있다. 사춘기에 이를 때까지 난모세포와 난포의 수는 약 4십만 개로 감소한다. 이 난모세포 중 약 400개만이 여성의 생식 기간 중 배란하고 나머지는 죽는다.

월경 과정이 시작되는 세포인 1차 난모세포는 제1차 난포 속에 들어있다. 난포자극호르몬의 자극에 의하여 난모세포와 난포는 더 커지고 2차 난포로 성숙된다. 2차 난포가 지속적으로 성장하면 성숙여포(그라프여포)가 된다. 보통 월경 첫날 후 10~14일까지 하나의 여포만이 계속해서 성장하여 완전히 성숙한 성숙여포가 된다. 다른 제2차 난포는 퇴화하고 폐쇄된다. 성숙난포는 파열하여 난모세포를 난관으로 방출시키는데 이 과정을 배란이라 한다. 배란 후 난소의 변화는 계속된다. 난포는 황체형성 호르몬의 작용에 의해 구조적 그리고 생화학적 변화를 거쳐 황체가 된다. 에스트로겐만을 분비하는 여포와 달리 황체는 에스트로겐과 프로게스테론을 분비한다. 수정이 일어나지 않으면 황체는 퇴화하여 비기능적인 백체가 된다. 수정이 일어나면 황체는 황체를 유지하고 계속 기능을 하게 된다.

월경 주기의 지속 기간은 약 28일이다. 월경은 주기적으로 일어나는 현상이기 때문에 시작과 끝이 없고 점진적인 변화가 일어난다. 난소는 월경 첫날부터 배란날까지의 여포기에 놓여진다. 배란 후 다음 첫 월경까지는 황체기가 된다.

(1) 여포기

월경은 평균 주기의 첫 날부터 4~5일에 걸쳐 지속된다. 이 시기 중 난소는 제 1차 여포만을 갖는다. 월경 주기의 1일부터 약 13일에 걸쳐 지속되는 난소의 여포기 중 약간의 제 1차 여포는 성장하여 제 2차 여포가 된다. 더 성숙하여 이중 한 개의 여포가 성숙여포가 된다. 여포가 성숙하면서 여포의 막을 이루고 있는 과립막세포에서 에스트로겐의 한 종류인 '에스트라디올'을 분비한다. 이는 배란 2일 전에 최고조에 이른다. 여포의 성장과 에스트라디올의 분비는 뇌하수체 전엽에서 분비되는 난포자극호르몬에 의해 자극을 받는다. 이 난포자극호르몬은 과립막세포의 난포자극호르몬 수용체 생산을 촉진함으로써 난포는 난포자극호르몬에 더욱 민감해진다. 또한 민감도는 에스트라디올에 의해 더욱 증폭되고 에스트라디올은 여포 내의 새로운 난포자극

호르몬 수용체 생산을 자극한다. 여포기 말기 무렵에는 난포자극호르몬과 에스트라디올은 성숙여포 내 황체형성호르몬 수용체의 생산을 자극한다. 에스트라디올은 더욱 황체형성 호르몬의 분비를 자극한다. 황체형성호르몬의 분비는 배란 24시간 전에 시작하고 배란 16시간 전에 최고조에 이른다. 이 황체형성호르몬의 작용으로 배란이 일어난다.

(2) 배란기

난포자극호르몬의 자극에 의해 성숙여포가 성장하고 에스트라디올 분비의 급속한 증가를 동반한다. 에스트라디올 분비 증가는 약 13일째 황체형성호르몬 분비를 자극한다. 결국 황체형성호르몬 분비는 약 14일째 성숙여포의 벽을 파열시킨다. 이때 배란이 일어나고 이 배란은 난포자극호르몬과 황체형성호르몬의 지속적인 효과에 의해 일어나는 것이다.

(3) 황체기

배란 후 비어있는 난포는 황체형성호르몬에 의해 황체가 되는데, 성장 단계의 난포는 에스트라디올만을 분비하는 반면 황체는 에스트라디올과 프로게스테론을 모두 분비한다. 배란 전 프로게스테론 수준은 아주 낮지만 황체기 중 급속히 최고 수준으로 증가한다. 황체기 중 에스트라디올과 함께 고농도의 프로게스테론은 난포자극호르몬과 황체형성호르몬의 분비를 억제한다. 이는 새로운 여포의 발생을 지연시켜 월경 주기 동안 더 이상의 배란이 일어나지 않게 하기 위해서이다. 그러나 새로운 여포는 다음 주기 준비를 위해 주기 말 무렵 발생하기 시작한다. 에스트라디올과 프로게스테론 수준도 황체기 끝 무렵(주기 시작 후 약 22일경)에 감소하는데 그 이유는 황체가 퇴화하여 기능을 하지 못하기 때문이다. 황체 기능의 저하와 함께 에스트라디올과 프로게스테론은 주기 28일째 되는 날 매우 낮은 수준으로 감소한다.

(4) 월경기

수정이 되어서 임신이 되면 황체는 소멸하지 않고 남아서 호르몬 분비의 역할을 하지만 수정이 되지 않으면 황체는 뿌연 백체로 변하여 난소에서 흡수된다. 월경은 황체기 말기에 난소호르몬 분비의 감소로 일어난다. 세포괴사와 자궁 내막 기능층이 탈락하는 것은 코일모양의 혈관 수축에 의한 것이다. 이 혈관 수축 때문에 월경 시 출혈을 하게 된다. 이 모든 과정을 도표로 본다면,

134

월경의 호르몬 작용관계

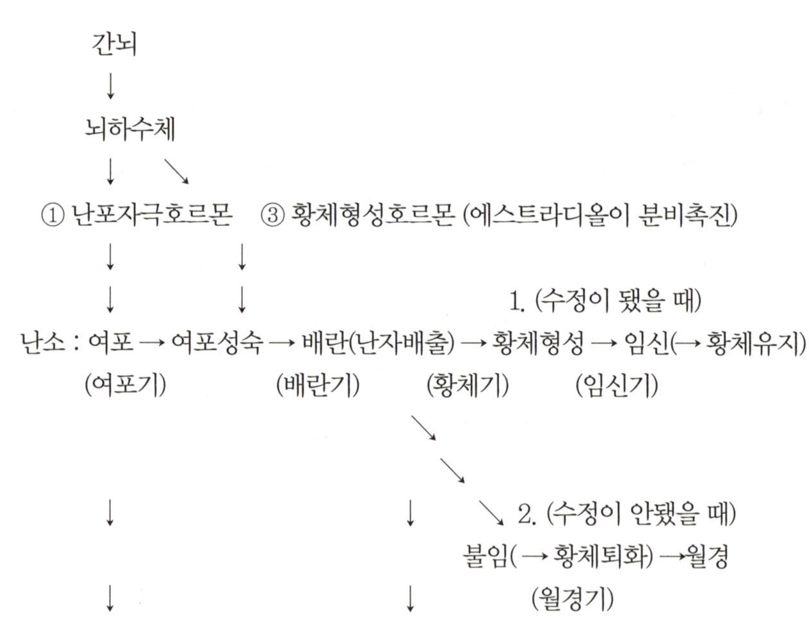

② 에스트라디올 분비
· 자궁벽 두껍게
· 난포자극호르몬 분비 억제
· 황체형성호르몬 분비 유도

④ 에스트라디올, 프로게스테론 분비
· 자궁벽 더욱 두껍게
· 난포자극호르몬, 황체형성호르몬 분비 억제
· 배란 억제

여성의 성주기에서 호르몬분비의 순서는 ① 난포자극호르몬 → ② 에스트로겐(에스트라디올*) → ③ 황체형성호르몬 → ④ 프로게스테론(황체호르몬)의 호르몬 작용 순으로 여포기 → 배란기 → 황체기 → 월경기의 과정을 거친다.

4. 생리 혈

생리 혈의 구성 성분은 배란 전후 두껍게 자란 자궁 내막이 벗겨져 나간 세포들, 혈액의 구성 성분인 적혈구, 백혈구, 염증 전달 물질인 프로스타글란딘 등이다. 프로스타글란딘은 자궁을 수축시켜 피를 몸 밖으로 내보낸다. 생리통을 느끼는 것은 자궁이 생리 혈을 밖으로 보내기 위해 수축되기 때문이다. 생리 때 나는 냄새는 주로 적혈구 속에 있는 철분으로 인한 것이며 흔히 금잔디 또는 비린내가 난다. 만약 생선 썩는 냄새가 난다면 질염이 생긴 경우다. 생리 혈의 색깔은 암적색 또는 갈색. 자궁근종이나 물혹 등으로 인한 생리 과다일 때는 선홍색이 나타날 수 있다. 생리로 하루에 배출되는 양은 25~50cc 정도며 자궁 내막이 두꺼울수록 출혈량도 많아지고 기간도 길다.

5. 정상적인 생리 주기

월경 주기란 월경이 시작되는 날부터 다음 월경이 나타날 때까지의 기간을 말한다.

---

* 에스트라디올

흔히 말하는 에스트로겐은 천연적으로 존재하는 에스트론 · 에스트라디올 · 에스테트롤과 이들과 같은 생물 활성을 지닌 합성 에스트로겐으로 분류된다. 에스트라디올은 여성 호르몬인 에스트로겐 중 분비량이나 생물 활성이 가장 높은 형태이다.

28일 형과 30일 형이 있는 데 보통 30일 전후다. 보통 26~32일의 주기를 정상으로 보고 있다. 건강한 여성은 보통 28일 주기로 월경이 반복된다. 즉 건강한 여성의 성주기는 28일이다. 첫 출혈이 시작되고 13~15일 째에 난자가 배출되고, 이 때에 임신이 가장 잘된다. 생리 주기가 정상적인 여성은 극히 소수에 불과하다. 원론적으로 월경은 28일 만에 한 번씩 찾아와서 5일간 지속되며 30cc 가량의 출혈이 있다고 하지만, 여러 과학적인 조사 결과 월경 주기가 정상적인 여성들 가운데도 편차가 상당히 있다는 사실이 드러났다. 월경 기간도 짧게는 2일에서 길게는 18일에 이르기까지 다양하다. 물론 그 중에서 5~6일 동안 지속되는 경우가 가장 일반적이다. 10일 이상 많은 양의 출혈이 계속될 때에는 의사의 진단을 받아 보아야 한다.

가장 '정상적' 이라고 일컬어지는 28일 주기를 갖고 있는 여성은 전체의 약 12% 정도에 불과하다. 월경 주기가 21일보다 짧은 때를 다월경, 35일보다 드물게 오면 빈월경이라 하여 정상을 벗어난 것으로 볼 수 있으나 생리학적으로 이상이 없으면서도 이런 월경 주기를 갖는 경우도 드물게 있다. 생리 기간도 다양해서 개인에 따라 차이가 날 수 있다. 일반적으로 사춘기 때 생리 기간이 가장 길고, 폐경이 가까워지면 다시 길어진다. 약 43세 무렵에 가장 짧다. 여성에게 초경이 시작되는 나이는 약 13세 전후이고, 폐경은 약 46~48세 정도에 일어난다.

i 생리 전 증후군

1. 생리 전 증후군이란?

생리 전 증후군이란 여성에서 생리가 있기 1~2주전부터 나타나는 일련의 신체적, 정신적 증상들로 생리가 시작되면 대부분 없어지지만 어떤 여성들에서는 그 증상이 특히 심하여 정상적인 사회 활동을 방해하기도 한다. 대개 배란성 주기(정상적인 배란이 일어나는 주기)에서 일어나지만 때로는 무배란성 주기(배란이 일어나지 않아 황체가 형성되지 않음)에서도 일어날 수 있으며 20~30대에 흔히 나타난다.

2. 생리 전 증후군의 원인

생리 전 증후군의 원인은 많은 가설이 제시되고 있으나 아직 정확히 밝혀지지는 않았으며 현재까지 제시된 요인들로는 내분비문제(난소 호르몬, 고프로락틴혈증, 갑상선호르몬), 체액저류, 프로스타그란딘, 비타민B6 결핍, 심신기능 장애 혹은 정신 질환적 성품, 식습관, 환경적 요인, 사회학적 요인, 심리학적 요인, 성호르몬의 변화, 뇌에서 분비되는 신경 전달 물질의 변화, 정서적 기분에 영향을 미치는 물질인 오피오이드 펩타이드라는 물질의 변화 등도 원인으로 추정되고 있다.

3. 생리 전 증후군의 증상

약 80% 정도의 여성에서 생리 전 증후군의 일부 증상이 나타나지만 생활에 지장을 줄 정도의 생리 전 증후군은 약 10% 정도의 여성에서 나타난다.

경련성이나 진통처럼 아랫배가 아프고, 허리가 아래쪽으로 묵직하게 빠지는 듯(요선총)하며 다리로 뻗치는 듯한 방산통이 나타나기도 한다. 환자의 50% 이상에서 골반동통과 한 가지 이상의 전신 증상을 동반하는데 월경량이 많아지면서 통증은 소실된다. 또 생리의 색이 검고, 덩어리가 많아지기도 한다. 보통 생리 수일 전부터 시작되고 생리 시작 2일째면 통증이 완화되는 경우가 많다.

* 증상의 양상에는 4가지 형태가 있다.

· 월경 전 4~7일간 지속되다가 월경 시작과 함께 완전히 없어지는 형

· 월경 전 2주간 계속되다가 월경 시작과 함께 완전히 없어지는 형

· 배란기에 2~3일간 나타났다가 일단 없어진 후, 2~3일 만에 다시 나타나 월경과 함께 사라지는 형

· 월경 전 2주간 지속되어 월경이 끝날 때까지 계속되는 형

(1) 육체적인 증상

하복부 팽만감이나 불쾌감, 부종, 체중 증가, 유방통이나 유방에 응어리가 생기는 증상, 두통, 우울증, 다리 부종, 여드름, 변비, 불면증

(2) 정신적인 증상

우울증, 신경과민, 기억력, 인지력 장애, 식욕 증가, 쉽게 화를 잘 내고 남을 헐뜯거

나 비난하는 행동, 졸도, 자살 충동이나 폭력성이 나타남.

　많은 증상순으로는 하복통, 오심, 구토, 피로, 요통, 어지러움, 설사, 식욕부진, 두통 등으로 나타난다.

ii 생리통

1. 생리통이란?

생리통은 자궁이 생리혈을 배출하기 위해 근육 수축 운동을 하는 도중 자궁 근육으로 가는 혈류가 차단되며 이 때 원활한 산소 공급을 받지 못한 말단 조직이 자극을 받아 생기는 증상이다. 생리통은 생리를 하는 여성의 약 50% 이상에서 나타난다.

2. 생리통의 종류 및 원인

생리통은 자궁에 이상이 없이 발생하는 기능적 원인(원발성. 1차적 생리통)에 의한 것과 자궁이나 난소에 이상이 있어서 발생되는 기질적 원인(속발성. 2차적 생리통)에 의한 것이 있다.

젊은 여성의 생리통은 기능적인 이상이 많아 진찰을 해 보아도 자궁이나 난소에서 이상이 발견되지 않는 것이 보통이다. 일차 생리통은 대개 초경이 있고 난 후 1~2년 이내에 나타나는데 이 시점은 무배란 월경이 끝나고 배란성 월경이 확립된 시점이다. 주로 젊은 여성에서 있으나 40대까지 계속될 수 있다. 이차 생리통은 초경 후 수년이 경과한 후에 생기며, 무배란성 월경에서도 생긴다.

(1) 기능적 원인 – 1차적 생리통

1) 호르몬의 불균형으로 인한 기능 이상

호르몬의 불균형으로 인하여 정상적인 월경에 문제가 생길 수 있다. 특히 가장 문제가 되는 것은 비만이다. 비만이 되면 성호르몬에 문제가 생기게 되기 쉽다. 여성 호르몬인 에스트로겐은 지방 조직에 있는 콜레스테롤이 그 전구체로 작용하기도 하고 또한 지방 조직은 혈중의 안드로겐이란 호르몬을 에스트로겐으로 변화시키는 물질을 분비하기도 하는데 이러한 지방 조직이 늘어나면 혈중 에스트로겐은 그 양이 늘어나게 되고 과도한 에스트로겐은 자궁 내막을 비후하게 하고 자궁 내막증 같은 질환을 초래할 수도 있다. 자궁 내막이 두꺼워지면 출혈량도 많아지고 자궁 수축 시 생리통이 더 심할 수 있다.

2) 자궁 온도의 하강에 의한 기능 이상

자궁의 온도의 하강으로 자궁이 수축되면 자궁 근육으로 가는 혈류의 흐름이 원활하지 않아 산소 공급을 받지 못한 말단 조직이 자극을 받아 생리통이 생길 수 있다. 이것은 냉기가 원인이 되는 것으로 냉기는 여성의 자궁에 큰 영향을 미치고 자궁의 온도가 정상보다 낮을 경우 불임이 되기도 한다. 일반적으로 자궁 내의 온도가 35℃이면 생명체를 키울 수 없고, 36℃가 되면 수태는 가능하나 신생아가 충실하지 못하며, 37℃ 이상이 되어야 정상 수태가 가능하고, 출생아도 건강하다. 월경 주기에서 황체형성호르몬의 분비가 증가하기 시작할 때는 체온이 약간 내려가며 체온이 떨어졌다가 0.5℃ 정도 상승할 때 정자가 들어오면 수정될 확률이 높아지는데 그때의 온도가 37℃ 정도 된다.

3) 혈관과 혈액의 문제로 인한 기능 이상

자궁 근육으로 가는 혈관과 혈액에 문제가 생겨 자궁으로 산소와 영양분의 공급이 제대로 안되는 경우에 말단 조직이 자극을 받아 생리통이 생길 수 있다. 그렇게 되면 자궁의 원활한 혈액순환이 되지 않고 어혈이 생길 수 있고 자궁의 원만한 수축과 이완에 문제가 생길 수 있어 생리통이 생길 수 있다.

4) 근수축 · 이완 영양소 부족에 의한 기능 이상

자궁은 평활근 조직이므로 수축과 이완을 한다. 근육의 수축과 이완에 관여하는 영양소의 섭취 부족으로도 자궁 근육이 원활히 수축, 이완하는데 문제가 생길 수 있으며 이로 인해서 생리통이 생길 수 있다. 근육의 수축과 이완에 관여하는 영양소는 칼슘, 마그네슘, 나트륨, 칼륨 등이 관여한다.

5) 프로스타글란딘으로 인한 기능 이상

자궁 내막에서 분비되는 프로스타글란딘*의 과다로 생리통이 생길 수 있다. 프로스타글란딘 f2α라는 호르몬은 자궁 근육을 수축시키는데 이로 인해 혈액 공급이 제대로 되지 않아 국소빈혈이 생겨서 생리통이 유발될 수 있다. 정신적 불안증, 신경증적 소질이 있는 사람에게서 빈도가 높게 나타난다.

① 면역계

프로스타그란딘은 통증, 발열, 염증 과정 등을 촉진한다. 프로스타글란딘 합성을 억제하는 약물은 이러한 증상을 완화시킨다.

---

* 프로스타글란딘

프로스타글라딘은 초기에는 정액이나 전립선에서 발견되었지만, 그 뒤, 폐, 뇌, 근육, 갑상선, 부신, 타액선 등에 넓게 분포하고 있는 것을 알았다. E, F, A, B, D, I 등의 종류가 있다. 호르몬의 일종으로 인체에서는 여러 가지 생리 작용을 한다.

② 생식 기계

프로스타글란딘은 난소의 배란 및 황체 기능 그리고 자궁 수축에 중요한 역할을 한다. 종류 중에 PGE2는 평활근을 이완하고 PGF2α는 평활근을 수축시킨다. PGE2와 PGI2의 과다 생산은 조기 진통, 자궁 내막증과 월경 곤란 등을 일으킨다.

③ 소화 기계

위와 장에서 생산된 프로스타글란딘은 위액 분비를 억제하고 장 운동에 영향을 준다. 프로스타글란딘이 위액 분비를 억제하기 때문에 프로스타글란딘 생산을 억제하는 약물은 소화성 궤양을 일으킬 수 있다.

④ 호흡기계

어떤 프로스타글란딘은 혈관 수축을 일으키는 반면 다른 프로스타글란딘은 폐와 세기관지 평활근의 혈관을 이완시킨다. PGF2는 천식 증상을 일으킨다. 기관지 수축을 일으킨다.

⑤ 순환기계

어떤 프로스타글란딘은 혈관 수축 물질이지만 다른 것은 혈관 이완 물질로 작용한다. PGI2는 혈액 응고에 작용한다. 태아에서 PGE2는 동맥관의 이완을 촉진한다. 출생 후 동맥관은 신생아의 호흡으로 산소가 증가하면서 보통 폐쇄된다.

⑥ 비뇨기계

신장수질에서 생산된 프로스타글란딘은 혈관 이완을 일으켜서 신장의 혈류증가와 소변 속에 수분과 전해질의 과다한 배설을 일으킨다.

(2) 기질적 원인 – 2차적 생리통

속발성 생리통의 경우 자궁 근종, 월경 과다와 월경 곤란증, 자궁 내막종, 자궁 경관 협착이나 자궁 내 피임 장치를 했을 때 자궁에 경련이 일어나 이차적으로 생리통이 오는 경우가 있다. 또한, 골반 내 장기에 만성염증이 있거나 자궁이 심하게 후굴되어 생긴 결과로 속발성 생리통이 오는 경우도 있다.

3. 생리통의 증상

생리통의 주요 증상은 생리 전후 또는 전 기간에 걸쳐 나타나는데 하복통, 불쾌감, 피로감, 요통, 식욕 부진, 소화 불량, 두통, 유방통, 변비와 설사 등 다양하게 나타난다. 또 노이로제·우울증 등의 정서 장애를 일으키기도 한다.

그 증상은 통계에 의하면,

하복통 : 90%

오심, 구토 : 89%

피로 : 85%

요통 : 60%

어지러움, 설사 : 60%

식욕 부진, 두통 : 45%으로 나타난다.

iii 생리 전 증후군, 생리통의 식이 요법 핵심 포인트

생리통, 생리 전 증후군의 원인 질환이 있는 경우 원인 질환의 치료가 우선되어야 한다.

비만 개선

비만을 개선하는 것이 중요하다. 여러 원인 중에서 호르몬의 불균형으로 인한 생리통은 주로 비만의 경우에서 많이 나타난다. 비만이 되어 체내에 지방 조직이 많아지면 호르몬의 불균형이 생기기 쉬운데 이는 호르몬이 콜레스테롤로부터 만들어지기 때문이다. 몸에 지방이 많으면 에스트로겐이 많이 만들어져 혈중 에스트로겐은 그 양이 늘어나게 되고 과도한 에스트로겐은 자궁 내막을 비후하게 하고 월경 이상을 초래하기도 하고 그로 인해 생리통이 생길 수가 있다. 따라서 이때에는 비만을 치료하는 것이 우선이다. 또한 비타민E는 뇌의 시상하부에 작용해 황체 호르몬과 난포 호르몬의 교체를 원활하게 하는 작용을 하여 생리통에 효과가 있는데 비타민E 함유 식품의 섭취도 보충해 주는 것이 도움이 된다.〈비만 참조〉

갑상선 이상 체크

증후군이 있는 많은 여성들은 갑상선 기능에 이상이 있는 경우가 많아 갑상선 기능의 이상 유무를 확인해봐야 한다.

보온

몸을 따뜻하게 하는 것이 중요하다. 자궁이 차지면 자궁 근육이 수축되어 자궁 근육의 혈액순환이 원활히 되지 않아 산소 공급이 제대로 이루어지지 않게 되어 자궁에 여러 가지 문제가 생길 수 있다. 또한 자궁이 차지면 자궁에 세균 및 바이러스가 침투하기가 쉽고 이는 곧 여러 가지 자궁 질환으로 이어지게 될 수 있다. 따라서 생리통, 생리 전 증후군에서는 자궁을 차게 하지 않는 것이 중요하다. 그러기 위해서는 냉기, 찬 음식(찬물, 찬 음식, 찬술, 찬 음료수 등)은 피하는 것이 좋고 몸을 따뜻하게 하는 것이 좋다.

혈액 및 혈관 개선

자궁으로 가는 혈관에 문제가 생기거나 혈액이 탁하거나 하면 자궁에 원활한 산소와 영양분을 공급할 수 없게 되고 이는 정상적인 월경의 이상, 생리통을 유발할 수 있다. 따라서 생리통, 생리 전 증후군에서는 혈액, 혈관을 개선하여 자궁에 혈액 순환이 원활하게 될 수 있도록 하는 것이 중요하다. 혈액을 개선하여 피를 맑게 하는 데는 항산화제 영양소, EPA, DHA 등의 성분이 좋고, 혈관을 개선하여 혈관을 튼튼하게 하는 데는 비타민K, 비타민P 등이 좋다. 이러한 영양소가 함유된 식품을 충분히 섭취하는 것이 좋다.

충분한 무기질 섭취

자궁 근육의 수축과 이완을 원활하게 해주기 위해서 근수축, 이완에 관여하는 무기질의 충분한 섭취가 중요하다. 이러한 성분의 부족한 섭취 시에는 자궁 근육의 원활한 수축과 이완이 되지 않아 생리통이 유발될 수 있다. 근육의 수축과 이완에 관여하는 무기질은 주로 나트륨, 칼륨, 칼슘, 마그네슘 등인데 칼슘은 근육의 수축에 관여하고 나트륨, 칼륨, 마그네슘은 이완에 관여한다. 이러한 무기질 성분이 부족 되지 않게 평소에 충분히 섭취하는 것이 좋다.

프로스타글란딘 억제

프로스타글란딘은 우리 몸의 생리 활성 물질이지만 생리통이 있는 경우 프로스타글란딘 F2α라는 물질은 자궁근육을 수축시켜 생리통을 유발하는 원인으로 작용하기 때문에 이 경우에는 프로스타그란딘을 억제해주는 것이 좋다. 비타민B6는 자궁 평활근을 느슨하게 해서 생리통을 막는 프로스타그란딘 E2를 만든다. 따라서 비타민B6가 함유된 식품을 충분히 섭취해 주는 것이 좋다. 또한 마그네슘의 흡수를 높여 생리 전 증후군에 효과를 발휘한다. 비타민B6가 함유된 음식을 많이 섭취한다.

자궁의 원활한 혈액순환을 위하여 장마사지 운동

아랫배를 천천히 손바닥으로 문지르는 운동은 속을 따뜻하게 하고 혈액순환을 촉진시키는 효과가 있어 도움이 된다.

신경 안정 성분이 함유된 식품을 충분히 섭취

이 시기에는 불안감, 초조함 등의 심리 상태가 많이 나타난다. 이럴 때는 신경을 안정시켜주는 성분이 함유된 식품을 충분히 섭취해주면 도움이 된다. 신경을 안정시키는 작용을 하는 비타민B군, 칼슘, 마그네슘 성분이 함유된 식품을 충분히 섭취하는 것이 좋다. 술이나 설탕 등은 전해질손실을 초해할 수 있으므로 되도록 피하는 것이 좋다.

저염식

월경 기간 중에는 소금이 많이 함유된 식사를 할 경우 부종이 나타날 수 있으므로 되도록 소금의 섭취는 적게 하는 것이 좋고, 카페인이나 육류, 가공식품, 패스트푸드, 낙농품, 담배 같은 식품은 혈액순환과 신경 작용을 방해하기 때문에 되도록 피하는 것이 좋다.

수분대사를 조절

생리 혈의 흐름을 원활히 하기 위해 생리 전 일주일부터 증류수를 많이 마시는 것이 좋다.

iv 생리통, 생리 전 증후군에 좋은 성분

1. 생리통 · 생리 전 증후군에 좋은 성분

성분	권장량	작용
매우 중요한 성분		
비타민E		비타민E는 뇌의 시상하부에 작용해 황체 호르몬과 난포 호르몬의 교체를 원활하게 하는 작용을 하여 생리통에 효과가 있는데 특히 생리 전 증후군에 나타나는 유방의 부종과 통증에 좋다. 산소를 이용하는 능률을 높이고 활성산소로 인한 손상을 최소화한다.
비타민B6	50mg씩/하루 3번	비타민B6는 수분의 적체를 줄여준다. 난포호르몬의 대사에 작용하여 불쾌한 증상을 완화시켜 준다. 마그네슘의 흡수를 높여 자궁 평활근을 느슨하게 해서 생리통을 막는 프로스타그란딘 E2를 만들어서 월경 전 증후군에 효과를 발휘하며, 임신 초기에 나타나는 입덧에도 효과가 있다. 특히 에스트로겐이 많아서 발생되는 불안형의 생리 전 증후군에 도움이 된다.
칼슘	1,500mg	경련, 통증(허리통), 민감성을 완화시켜준다. 칼슘은 불안을 잠재우고, 신경을 안정시키는 작용이 있고 혈액의 흐름을 좋게 하고 증상의 개선에도 도움이 된다.
마그네슘	1,000mg	마그네슘은 월경 전에 얼굴이 붓고 체중이 늘어나는 증상에 효과적이다.
비타민B군	100mg씩/하루 3번	비타민B군은 신경의 작용을 안정시켜 자궁이 수축되는 것을 느슨하게 해준다.
중요한 성분		
항산화 영양소		
원소 항산화제		이 중에 비타민C가 생리통 완화에 효과가 크다.
게르마늄, 셀레늄, 크롬 등		

성분	권장량	작용
고분자 항산화제		
SOD, 글루타치온, 카탈라제 등		
저분자 항산화제		
비타민C, 비타민E, 비타민B1, 베타카로틴, 이소플라본, 카테킨, 폴리페놀, 키토산, 플라보노이드 등		
혈액 개선 성분		**EPA, DHA, 콜린, 이노시톨**
EPA (에코사 펜타엔산)		혈전을 용해시키고 혈관을 확장해 혈액의 흐름을 좋게 한다.
DHA (도코사 헥사엔산)		몸에 해로운 콜레스테롤을 줄이고 유용한 콜레스테롤을 늘리는 작용을 한다.
콜린	1g	신경 전달 물질인 아세틸콜린과 인지질인 레시틴 등 생체 화합물의 중요한 구성 성분으로 신경 전달을 도와주며 혈액을 개선시키고 에스트로겐과 연관된 암을 방지한다.
이노시톨	1g	레시틴의 생성을 촉진해 지방 대사를 돕고 혈중 콜레스테롤을 감소시키며 동맥의 지방성 경화를 예방한다.
칼륨		칼륨은 이뇨작용이 있는 무기질로 조직의 과도한 수분을 제거하여 부종에 효과가 있다.
옥수수 수염		칼륨 함량이 많아 조직으로부터 과도한 수분을 제거시켜준다.
비타민B5	100~200mg	비타민B5는 스트레스를 줄여주며 또한 부신 호르몬선에도 필요하다.
비타민B12	200mcg씩/하루 2번	비타민B12는 스트레스를 줄여준다.
도움되는 성분		
크롬	200mcg/일	크롬이 결핍되면 콜레스테롤 합성을 조절하는 효소의 대사에 이상이 생겨 혈중 콜레스테롤과 중성지질

성분	권장량	작용
		수준이 증가하거나 동맥에 혈전이 생기는 등 지질 대사에 이상이 오고 인슐린과 세포막 사이의 교량 역할을 하여 세포막에 인슐린이 쉽게 결합하게 하는데 크롬이 부족되면 내당능의 저하, 인슐린 저항의 감소, 중추 및 말초신경계의 장애로 인해 불임 및 생리통이 유발될 수 있다.
철		철이 부족해 헤모글로빈 형성을 위한 철분 요구량에 미치지 못하게 되면 적혈구의 조혈작용이 줄어들어, 철 결핍성 빈혈이 발생되고 그로 인해 얼굴이 창백한 피부나 두근거림, 의욕 상실 등의 여러 증상이 나타나는데 생리 혈의 과다 출혈 증상도 나타날 수 있다.
혈관 강화 성분		**비타민P, 비타민K**
비타민P(바이오 플라보노이드)		불편함을 완화시켜주고 젖가슴이 부풀어 오르는 것을 막아준다. 면역계를 강화시켜주고 또한 혈관을 강화시키는 작용으로 출혈에 도움이 된다.
비타민K		비타민K는 혈관을 강화시키는 작용으로 출혈에 도움이 된다.
티로신	500mg씩/ 하루 2번	뇌의 기능을 도와 근심, 걱정, 우울증 상태를 완화시킨다.
망간		망간은 정상적인 골격 형성 및 성장, 지질 대사, 생식 기능 및 신경의 자극 감수성을 정상적으로 조절 유지하기 위해 필요하다.
생리통 · 생리전 증후군에 좋은 약용 식물		당귀(통증, 부종, 질건조, 우울 등의 증상에 효과), 엉경퀴, 복분자, 인삼 및 홍삼, 포도씨유, 토복령 등

Ⅳ 임신

1. 임신이란?

수정란이 자궁 내막에 착상하여 모체로부터 영양을 공급받으면서 태아로 발육을 계속하는 현상.

2. 임신의 과정

임신은 남성의 정자와 여성의 난자와의 수정이 되어야 이루어진다. 성교 중 남성이 여성의 질 내에 사정을 하게 되면 정자가 여성의 질 속으로 들어가 자궁을 거쳐 난관을 타고 가서 배란된 난자와 만나면 수정이 된다.

(1) 수정

여성이 월경을 시작하면 보통 14일 정도에 난모 세포가 난소에서 떨어져 나오는 배란을 겪는다. 배란된 난자는 난관(나팔관)으로 들어가서 이곳에서 정자를 기다린다. 이때 사정에 의하여 배출된 정자는 자궁 내에서 편모 운동을 하여 매분 1~4mm씩 난자가 기다리고 있는 난관 팽대부를 향하여 약 1시간에 걸쳐 이동한다. 정자는 난자와 만나고 이때 정자 머리 부분의 효소에 의하여 난자의 바깥 부분의 막을 녹여서 정자가 난자 속으로 들어가게 된다. 첫 정자가 난자 속으로 들어가면 다른 정자가 들어오지 못하도록 변화가 일어난다. 이로 인해 단 하나의 정자만이 수정할 수 있다. 난자 속으로 들어간 정자는 난자의 중앙으로 이동하고 정자의 정핵과 난자의 난핵이 합쳐져 접합핵을 이루게 되는데 이 과정을 수정이라고 한다. 이때 생성된 것이 수정란이다. 배란된 후 수정되지 않은 난자는 12~14시간 내에 백혈구에 의해 제거된다. 정자는 여성의 생식기 안에서 3일 동안 살 수 있다. 따라서 배란 전 3일 이내에 성교를 하면 수정이 가능하다.

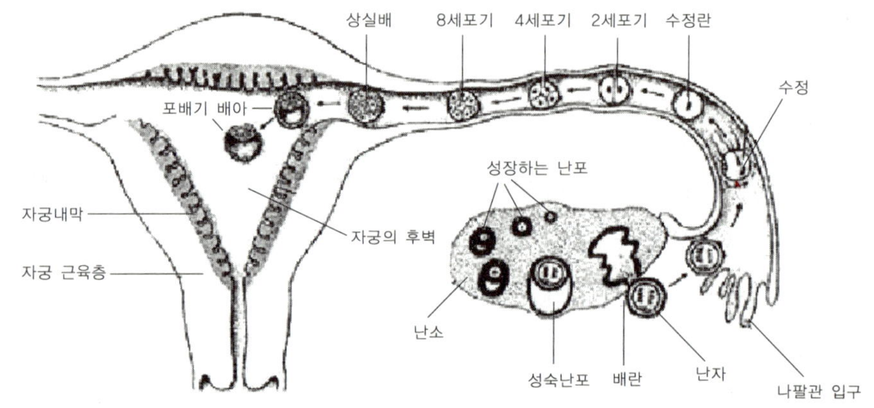

(2) 난할과 포배 형성

수정 직후 약 30~36시간쯤 지나고 난할이라는 분열 과정을 통해 더 작은 두 개의 세포로 분열된다. 일차 난할이 끝나고 수정 후 약 40시간 후에 두 번째 난할이 일어나서 4개의 세포를 만든다. 수정 후 약 50~60시간쯤에는 세번째 난할이 일어나고 8개의 세포로 된다. 수정 후 약 72시간쯤(3일)에는 16개로 분할되고 '상실배'가 된다. 지속적인 난할에 의해 수정 후 약 4일째에 32~64개의 세포로 된 상실배가 된다. 배는 다음 2일간 자궁벽에 부착하지 않은 채 형태적 변화를 겪으면서 포배를 만든다. 포배는 두 부분으로 구성되는데 태아가 되는 내세포괴와 태반의 일부가 되는 융모막이다. 융모막을 형성하는 세포가 영양 세포막 세포이다.

(3) 착상

수정 후 6일째에 포배는 자궁벽에 붙는다. 이것을 착상이라고 하며 자궁 내막은 수정란이 착상하기에 알맞도록 팽창되어 있고 분비물이 충만하여 혈관도 풍부해진다. 이 시기에 배낭의 외면에 있는 영양 세포가 분화를 개시하여 단백질 분해 효소를 다량 분비하므로 자궁 내막 조직을 소화, 파괴한다. 동시에 파괴된 조직을 탐식하여 구멍을 내고 배낭이 그 속에 들어가며 영양 세포는 더욱 증식하여 자궁 내막을 넓혀 태반을 형성한다.

※ 자궁 외 임신

수정란이 자궁 이외에 착상되는 경우가 있는데 이를 자궁 외 임신이라고 한다. 자궁 외 임신 장소로는 난관 임신, 난소 임신, 자궁경관 임신 등이 있다 자궁 외 임신의 95% 정도는 만성 난관염에 의한 난관강의 협착으로 유발되는 난관임신으로 대부분 팽대부에 착상한다.

(4) 태반의 형성

태반은 모체와 태아 사이의 신진 대사에 관여하는 물질을 교환하거나 흡수하여 태아를 성장하게 하며, 착상 후 태아는 모체의 자궁 내에서 성장 발육하는데 폐와 소화기의 활동이 없으므로 산소나 영양 물질을 모체의 혈액으로부터 받으며 이산화탄소나 노폐물을 혈액을 통하여 모체에 되돌려 보낸다. 그 혈액을 교환하는 장소가 자궁벽에서 만들어진 태반이다. 태반은 원반상을 이루며 임신 3주에는 자궁 내막 전 표면의 1/15에 불과하지만 임신 2개월 말경에는 무려 1/3을 차지할 정도가 되며 태반의 완성은 4개월 말이 된다. 분만 시 태반은 자궁벽에서 박리되어 모체외로 나오며 배출되는 태반의 크기는 보통 15~20cm, 두께 3~4cm, 무게는 약 500g 정도가 된다.

(5) 태아의 성장

태아 발생은 난자와 정자의 결합으로 수정란의 접합핵이 자궁 내에서 발육 성장한 후 체외로 분만될 때까지를 말하며 그 기간을 임신 지속 기간이라고 한다. 임신 지속 기간은 260~270일 사이가 된다. 실제의 착상 일시는 정확히 알 수 없으나 착상 전의 월경 개시 일부터 착상 개시까지 2주간으로 볼 때 10일에서 14일을 가산하면 280일이 된다. 그래서 임신기간을 280일로 산정하며 4주를 1개월로 하여 편의상 10개월로 부르고 있다.

(6) 분만과 출생

수정란이 착상된 후 정상 임신부의 경우 39~40주가 되면 태아 및 태반의 발육이 한계점에 달하게 된다. 한계점에 달한 태아는 출생을 하게 된다. 태아의 성장으로 인해 자궁벽에 대하여 점점 압력을 가하게 되면 자궁근이 신장하게 된다. 자궁은 격심한 율동적 수축이 일어나면서 격심한 동통이 수반하게 되는데 이를 '분만진통' 이라고 한다. 태아의 팔다리 굴신운동(태동)도 자궁 벽에 대한 기계적 자극 요인이 될 수 있으며 자궁 수축 증대의 요인이 된다.

이와 같은 자극이 지속되는 동안 분만이 시작되기 2~3주전부터 태반으로부터 프로게스테론의 혈중 농도가 감소된다. 이때부터 자궁근의 수축을 증대시키는 에스트로젠의 분비가 서서히 증가하다가 분만 직전에는 평상시의 수배에 달할 정도로 증가된다. 또한 프로게스테론의 감소가 계기가 되어 뇌하수체 후엽에서는 자궁 수축제 역할을 하는 옥시토신 호르몬의 분비가 증가되면서 분만을 촉진하게 된다. 분만이 개시되어 태아의 머리가 자궁경부에 압박을 하게 되면 자궁경이 이완되면서 자궁경부를 열리게 한다. 이때 자궁경의 이완수용기가 자극을 받아 자궁근에 강력한 수축을 일으키는 반사 작용이 생겨 태아를 아래로 밀게 하며 자궁경부를 더욱 넓혀준다. 이와 같은 결과가 연쇄적으로 연결되면서 강력한 주기적 자궁수축이 되풀이 된다. 자궁의 수축은 점차 증가되어 복부의 압력을 수반하게 된다.

분만의 진행은 3단계로 구분된다.

① 제1단계(개구기)

개구기는 자궁 수축이 미진통에서 강진통으로 이어지면서 아랫배가 팽대해지고 혈성대하가 나오는 시기로 진통이 계속되는 동안 자궁구가 10cm 정도 열리면서 양수가 터져 나온다. 시간은 초산부의 경우 12~16시간, 경산부의 경우 6~8시간이 걸린다.

② 제2단계(만출기)

만출기는 태아의 머리가 질 밖으로 나오는 시기로 정상 분만 시 머리, 어깨, 가슴,

다리순서가 되며 진통이 최대로 강화되기 때문에 태아가 위험하게 된다. 이때 골반이 작다든지 열리지 않을 경우 자궁 파열까지 오게 되며 진통은 1분 간격으로 단축되기 때문에 일명 발작기간이라고도 한다. 머리가 나올 때 진통에 따라 전진과 후퇴가 되풀이된다. 이때 산모의 회음이 팽윤되고 항문이 벌어지고 소량의 분변도 있을 수 있다. 시간은 초산부의 경우 2~3시간, 경산부의 경우 1~2시간이 걸린다.

③ 제3단계(후산기)

후산기는 질구로부터 태반, 양막, 자궁 내막이 유출되는 시기로 유출 시 혈액을 수반하게 된다. 시간은 초산부의 경우 15~30분, 경산부의 경우 10~20분이 소요된다.

이렇게 하여 수정부터 출생의 모든 단계가 끝나게 되고 한 생명이 태어나게 되는 것이다.

임신 기간별 태아와 모체의 변화

	태아의 발달	모체의 변화
임신 1~2개월	· 태아의 신장 : 약 2cm · 체중 : 4g · 태아는 이미 성별 피부색 머리카락 모양 등 대부분의 유전 형질이 결정되어 있는 상태 · 뇌와 척수의 기초가 되는 신경관, · 이어서 혈관계와 순환기계가 발생하여 혈액을 보내기 시작	· 자궁의 크기가 달걀 정도에서 거위 알 크기로 증가함 · 생리가 멎음 · 나른하고 열이 있어 마치 감기가 걸린 듯함 · 3주말 무렵부터 입덧 증상이 있을 수 있음
임신 3개월	· 태아의 신장: 약 9cm · 체중 : 20g · 손발의 모양이나 머리 부위와 몸통의 구별이 확실해짐 · 성기 형성되어 남녀 구별이 확실함 · 전체 얼굴 윤곽이 드러남 · 신장이 형성되어 소변을 양수로 보냄	· 자궁의 크기가 어른의 주먹 만해 방광과 직장을 압박해 소변이 자주 마렵고 가스가 많이 나오면서 변비 증세가 나타남 · 3개월 초에 구토 증상이 심함 · 생리 전처럼 감정의 기복이 심해짐 · 자주 졸리고 나른함
임신 4개월	· 태아의 신장 : 약 16~18cm · 체중 : 110g · 뇌에 기억력과 관련된 기관이 생기기 시작 · 하품을 하고 기지개를 켬 · 손가락 발가락이 생김	· 입덧 증상이 없어짐 · 자궁이 커지고 양수도 늘어나 몸무게가 늘고 유방이 커짐 · 배가 커짐으로 해서 허리가 아프고 자주 피곤함 · 잦은 소변은 줄어들고 변비가 생김 · 정신이 산만해져 잘 잃어버림
임신 5개월	· 태아의 신장 : 약 20~25cm · 체중 : 300g · 손발과 전신 운동이 활발함 · 머리카락이 자라기 시작 · 청각이 완성되고 엄마, 아빠의 소리를 기억 · 근육과 뼈 발달	· 자궁의 크기가 어른 머리 크기 정도 · 태동이 느껴짐 · 식욕이 늘어나고 초유 분비가 있음 · 얼굴과 복부에 피부 착색 · 복대를 하는 시기
임신 6개월	· 태아의 신장 : 약 28~30cm · 체중 : 650g · 머리카락 색이 짙어지고 속눈썹, 눈썹도 분명해짐 · 손가락을 빨기 시작	· 골반 내 혈액순환이 활발해짐에 따라 질 분비물 양이 증가 · 커진 자궁으로 인해 정맥류, 치질 등이 발생 · 심장이 뛰고 소화불량, 헛배부름 증세

	태아의 발달	모체의 변화
	· 6개월쯤 눈꺼풀을 움직이기 시작하여 눈을 뜬다. · 뼈와 근육이 발달하고 튼튼해 짐	· 아랫배가 많이 불러오고 자궁을 받치는 복부의 인대가 늘어나 가끔 통증을 느낌 · 유방 마사지 유두 교정 시작 · 임신성 고혈압 주의
임신 7개월	· 태아의 신장 : 35cm · 체중 : 1000g · 차츰 머리를 아래로 향한 자세를 취하기 시작 · 엄마가 말을 하면 태아의 심장 박동수가 빨라짐	· 배의 크기가 두드러지게 불어나 균형을 잡기 위해 뒤로 젖히는 자세를 취함 · 배와 유방 주위에 임신선이 생김. 가려움 · 요통 및 다리부종, 다리에 쥐가 자주남 · 호흡이 가빠짐
임신 8개월	· 태아의 신장 : 40cm · 체중 : 1500g · 자궁을 꽉 채우게 되는 태아는 이때부터 위치와 자세를 일정하게 잡음 · 엄마가 슬퍼하는 것, 기뻐하는 것을 알아차림	· 요통이 더 심해짐 · 다리에 쥐가 자주 난다. · 복부가 가렵고 배꼽이 튀어나온다. · 변비, 치질이 심해짐
임신 9개월	· 태아의 신장 : 약 45~46cm · 체중 : 2300~2600g · 전신의 균형이 성숙한 태아의 모습으로 되어 10개월 말의 태아에 비해 신장과 체중이 약간 미달되고 손톱이 손가락 끝까지 나와 있지 않다는 것이 다를 정도임	자궁의 높이가 명치끝 가까이 올라가고 위·심장·폐가 압박되어 식사량이 줄게 되고 가슴이 답답하며 숨쉬기가 힘듬
임신 10개월	· 태아의 신장 : 50cm · 체중 : 3000g · 아기의 머리는 몸의 1/4을 차지하고 몸 전체에 근육이 생김 · 머리뼈는 머리 속을 보호할 수 있을 정도로 굳어짐	· 등이 통증이 심해짐 · 자궁구, 질이 부드러워지고 분비물이 늘어남 · 자궁의 높이는 9개월 시 보다 내려감

i 불임

1. 불임이란?

불임증이란 피임을 하지 않고 부부가 정상적인 성관계를 1년 이상 하였음에도 불구하고 임신이 되지 않는 경우를 말하는데, 부부가 모두 정상이면 자연 임신이 1년 내에 80~90%가 되기 때문에, 1년이 지나도 임신이 되지 않는 부부는 임신에 문제가 있다고 할 수 있다. 참고로 나이에 따른 불임률을 본다면 16~20세에 결혼한 여성에서는 불임률이 약 4.5%로 95%이상에서 임산할 수 있으나, 35~40세에 결혼하면 임신하지 못할 확률이 약 32%로 증가되고, 40대에 결혼하게 되면 불임률이 약 70%로 30%만이 아이를 가질 수 있는 확률이 나타난다.

2. 불임의 원인

불임의 원인은 여성과 남성 양측 모두 있다. 여성의 원인이 남성보다는 복잡다단하다고 말할 수 있다. 불임 부부 중 40%는 여성에게 불임의 원인이 있으며, 다른 40%는 남성에게 있다. 대략 20% 내외의 경우 원인 불명이지만, 최근에는 점점 그 원인이 밝혀지고 있다.

(1) 여성의 원인

여성에 의한 불임의 원인은 크게 배란 장애, 나팔관(난관) 이상, 자궁 이상, 자궁 경관 이상, 그리고 복강 내 이상 등의 다섯 가지로 분류된다.

1) 배란 장애

〈배란 장애가 올 수 있는 경우〉

A. 뇌의 손상이나 뇌하수체 호르몬 분비가 약한 경우

뇌가 충격을 받거나 또는 뇌질한(뇌종양), 격렬한 운동, 스트레스 등이 있을 때 뇌하수체에서 나오는 호르몬이 변화를 일으켜서 배란에 장애를 가져올 수 있다. 수험생들이 월경이 없거나 불규칙적인 출혈이 계속되는 것은 시험에 대한 압박감으로 인한 스트레스가 뇌하수체 호르몬의 장애를 일으켜서 무배란이 초래되고 월경이 없어지며 잘못된 출혈이 생기는 경우이다. 뇌종양 특히 시상하부나 뇌하수체 부위에 종양이 있는 경우 호르몬을 분비하는 뇌하수체 기능 손상으로 인해 배란 장애로 불임이 올 수 있다. 여성의 생식 주기는 몸 속의 여러 기관에서 분비되는 호르몬에 의해 조절된다. 뇌의 밑 부분에 있는 대뇌 시상하부에서는 성선자극 호르몬 분비 호르몬이 분비된다. 이 호르몬은 시상하부 바로 밑에 있는 또 다른 분비선인 뇌하수체를 자극한다. 이 뇌하수체는 생식에 중요한 역할을 하는 성선자극 호르몬인 난포자극 호르몬과 황체화 호르몬을 분비하고, 이 호르몬들이 월경주기 동안 난소에 직접적인 영향을 미치고 임신을 가능, 유지하는 역할을 한다. 이러한 호르몬의 분비에 문제가 생기면 배란 장애가 올 수 있다.

B. 유즙분비호르몬의 증가

뇌하수체 호르몬 중의 하나인 유즙분비 호르몬이 증가된 경우에는 유방에서 유즙
이 분비되거나 배란이 잘 되지 않아 월경이 없어질 수도 있다. 유즙분비 호르몬은 출
산한 여성들에게서 모유가 분비되도록 자극하는 호르몬이다. 이 호르몬은 난포자극
호르몬과 황체형성호르몬의 분비를 방해하기 때문에 유즙분비 호르몬이 과다하게 분
비되면 정상적인 월경 주기가 중단될 수 있다. 유즙분비 호르몬을 증가시키는 요인으
로는 양성 종양을 이루는 세포들이 과다한 유즙호르몬을 분비하는 경우, 뇌하수체에
서 유즙분비 호르몬을 분비하는 일부 세포가 과활성화되어 유즙분비 호르몬의 수치
가 약간 올라갈 수 있다. 진정제, 환각제, 진통제, 술, 드물게는 피임제 같은 약물이나
신장 및 갑상선의 질환도 유즙분비 호르몬의 수치를 올릴 수 있다.

C. 내과적 질환

갑상선 질환이나 간 질환 등이 있을 경우에는 신체 내의 호르몬 변화를 일으켜 배란
이 억제될 수 있으며, 한약이나 호르몬 약을 무분별하게 복용하는 경우에도 체내의
호르몬 상태를 교란시켜서 배란이 잘 일어나지 않을 수 있다.

D. 난소 자체의 이상

뇌하수체에서 분비되는 호르몬의 영향을 받아 난소 내의 난포가 커지면서 난포 안
의 난자가 성숙되는데 난소가 없다든지, 항암제 치료나 방사선 치료 등으로 난소 기
능이 망가진 경우, 조기 폐경 등으로 난소 내의 난자가 전부 소멸되어 없어진 경우에
는 배란이 되지 않는다. 20대나 30대에도 폐경이 나타날 수 있는데, 이를 조기 폐경

이라고 한다.

2) 나팔관 이상

나팔관은 자궁 양쪽에 위치해 있는 가느다란 관으로서 자궁과 난소를 연결해 주는 관이다. 나팔관은 남성의 정자가 이 관을 통과하여 난자와 만나서 수정이 이루어지는 장소일 뿐만 아니라 수정된 난자가 다시 자궁 쪽을 향해 이동하게 하는 데 중요한 통로 역할을 한다. 나팔관이 막힌 경우에는 남성의 정자와 여성의 난자가 만나지 못하므로 임신을 할 수 없게 된다. 나팔관 이상에 의한 불임은 전체 불임의 약 25% 정도이며 염증성 질환의 증가와 더불어 증가하고 있는 추세이다.

〈나팔관 장애를 일으킬 수 있는 경우〉

A. 성병이나 생식기 내의 염증성 질환

성병이나 생식기 내의 염증성 질환에 대한 후유증, 유산이나 부인과적인 개복수술 후 합병증으로 발생한 염증으로 인해서 나팔관 폐쇄가 되는 경우가 많다.

B. 흡연

담배에 들어있는 독성 물질은 나팔관을 둘러싸고 있는 첩모(난자를 나팔관으로부터 자궁으로 밀어내는 아주 작은 털)의 활동에 영향을 미쳐 난자를 난소에서 자궁으로 운반하는 것을 방해한다. 남성의 경우는 흡연을 많이 할수록 사정되는 정액의 양이 감소한다. 또한 흡연은 정액 속의 백혈구를 증가시키는데 이는 정액이 난자를 침투할 수 있는 능력을 저하시키고 생식 능력을 떨어뜨리며(임신이 되기 위해서는 정자가 정상적으로 움직여야 하는데 흡연은 정자의 운동 능력을 저하시키므로 정자 수는 비록 정상이라도 정자의 움직임에 이상이 있어 생식 능력이 떨어지게도 한다) 정자수를 감소시켜 불임의 원인이 될 수 있다. 그리고 흡연은 정자의 형태를 변화시켜 비정상 형태의 정자는 유산과 선천성 기형이 발생하는 것과 관련될 수 있다.

C. 나팔관 수술의 경력

과거에 피임을 목적으로 많이 시행한 배꼽수술(난관결찰술)은 나팔관을 폐쇄시켜서 임신을 하지 못하게 하는 피임 방법이다. 이러한 경우도 인위적이기는 하지만 나팔관 장애에 의해 임신이 안 되는 경우라 하겠다. 또 다른 이유로 자궁 외 임신 등으로 인한 수술 후에도 나팔관 장애가 나타날 수 있다.

3) 자궁 이상

자궁은 나팔관에서 수정된 난자가 계속 분열하면서 나팔관으로부터 자궁 속으로 들어와 자궁 안쪽의 부드러운 막인 자궁 내막에 심어져서 10달 동안 태아를 성숙시키는 아기집의 역할을 하는 장기이다. 아이의 형태를 갖기 전의 세포 덩어리를 배아라고 하며 이 배아가 자궁 내막에 심어지는 것을 착상이라고 한다. 그러나 배아가 착상할 자궁 내막의 발육이 안 되거나 자궁 내막 자체가 심한 손상을 받은 경우, 자궁의 앞벽과 뒷벽이 서로 엉겨 붙어 배아가 성숙할 공간이 없어진 경우에 착상하지 못하거나 착상이 되었다 하더라도 곧바로 유산되는 경우가 많다. 자궁 자체의 이상으로 인해 임신할 수 없는 경우는 약 9% 정도로 보고 있다.

〈자궁 이상이 올 수 있는 경우〉

A. 자궁 유착

자궁 이상에 의한 불임의 원인 중 가장 흔한 원인은 자궁 내 유착이다. 자궁 내 유착이란 과거에 유산을 목적으로 소파 수술(자궁의 내막을 기계로 긁어내는 수술)을 한 경우나, 염증에 의해 자궁 내막이 서로 붙은 경우를 말한다.

B. 자궁 내 종양

자궁 안에 근종이나 폴립이 있을 경우에도 자궁 형태의 변형을 초래하여 불임이나 유산의 원인이 될 수 있다.

C. 선천성 자궁 이상

선천적으로 자궁 성숙이 불량하거나 기형이 있는 경우에도 불임이나 잦은 자연 유산의 원인이 될 수 있다.

D. 호르몬 이상

종종 난소에서 분비되는 난포 호르몬이나 임신을 유지하게 하는 황체 호르몬이 부족한 경우에도 자궁 내막의 발육이 안 되어서 착상이 이루어지지 않게 된다.

4) 자궁 경관 이상

자궁 경관이란 자궁의 입구를 말하며, 질 내에 사정된 정액 속의 정자가 가장 먼저 통과하는 장소이다. 자궁 경관을 통과한 정자는 자궁벽을 지나 나팔관으로 이동하여 나팔관의 끝부분(팽대부)에서 수정이 이루어지게 된다. 임신이 되기 전의 자궁 경관은 바늘이 들어갈 정도의 아주 작은 관으로 이 관은 주로 끈끈한 점액으로 채워져 있으나 배란 무렵이 되면 난소에서 나오는 호르몬(난포호르몬)에 의해 물처럼 연한 점액으로 변하여 정자가 통과되기 좋게 된다. 그러나 소파 수술이나 염증의 후유증으로 자궁 경관이 손상되거나, 호르몬의 부족으로 인해 자궁 경관 점액의 생산이 감소된 경우에는 점액의 상태가 좋지 않게 된다. 이처럼 자궁 경관 점액의 상태가 좋지 않아 끈끈해지면 정자의 운동성을 억제하게 된다. 이것이 불임의 원인이 된다.

〈자궁 경관 점액의 이상이 올 수 있는 경우〉

A. 소파 수술 후 경관 손상

소파 수술을 하는 과정에서 자궁 경관 벽이 손상될 경우, 자궁 경관 벽에서 분비되는 점액이 나오지 못하게 된다. 이러한 점액의 불충분한 분비는 불임의 원인이 된다.

B. 자궁 경관의 염증으로 인해 점액의 질이 나쁜 경우

배란 무렵에는 점액의 점도가 물처럼 묽어져야 하는데 자궁 경관에 염증이 있을 경우에는 점액의 상태가 끈끈하고 혼탁해져서 정자가 헤엄쳐 자궁 안쪽으로 진입할 수 없게 된다.

C. 호르몬 부족에 의해 점액의 생산이 적은 경우

배란 무렵이 되면 난소의 난포에서 생산되는 난포 호르몬이 증가되어 점액의 양을 증가시키고 점액의 점도도 물처럼 연하게 하여 정자가 쉽게 자궁 속으로 헤엄쳐 들어

가게 한다. 그러나 이러한 난포 호르몬이 부족한 경우에는 점액의 양도 적을 뿐만 아니라 점액의 상태도 끈끈해서 정자가 쉽게 자궁 속으로 진입할 수 없게 된다.

D. 점액 내에 정자에 대한 항체가 있는 경우

경관 점액 내에 정자의 운동성을 억제하는 항체나 정자를 서로 응집시키는 항체가 있어서 정자가 자유롭게 자궁 속으로 진입하는 것을 방해한다.

5) 복강 내 이상

복강이란 자궁, 나팔관, 난소가 위치하고 있는 하복부의 공간을 말하는데 복강 내에 이상이 있는 경우에는 난소로부터 배란된 난자가 나팔관으로 들어가는 과정을 방해하여 수정을 못하게 하거나, 나팔관의 운동성을 변화시켜 정자나 수정란의 이동을 방해하여 임신할 수 없게 된다.

〈복강 내 이상이 올 수 있는 경우〉

A. 자궁 내막증

복강 내 이상의 가장 대표적인 질환이 자궁 내막증이다. 자궁의 안쪽 벽에만 존재하여야 할 자궁 내막 조직이 자궁 내부가 아닌 자궁 외부의 난소나 나팔관, 복강 내의 다른 장기에 존재하여서 월경 때마다 자궁 주위의 유착을 일으켜 생리통이나 불임을 일으키는 질환으로 완치가 어려운 질환이다. 자궁 내막증은 자궁 뒤쪽, 자궁과 직장 사이의 공간에 가장 잘 생기며, 그밖에 난소, 자궁의 표면, 자궁을 차지하는 광인대 등에도 잘 생긴다. 자궁 내막증을 가지고 있는 여성의 약 50%가 임신이 안 되며, 전체 불

＊ 자궁 내막증의 원인

정확히 밝혀지지는 않았으나 몇 가지 가설이 있다. 가장 우세한 설은 월경 혈 역류설이다. 그 외에 면역계 이상설, 유전적 요인 등이 있다.

임 여성의 약 30%가 자궁 내막증에 의한 것으로 알려져 있다. 골반강 내에는 면역 작용을 주로 하는 거식 세포가 자리잡고 있다. 자궁 내막증에 걸려 자궁 내막 세포가 골반강 내로 흘러 들어가면 이것을 정화하기 위해 거식 세포의 활동력이 왕성해지게 된다. 활동력이 왕성해진 거식 세포는 흘러 들어온 자궁 내막 세포뿐만 아니라 사정된 정충까지도 잡아먹어 불임을 야기시키기도 한다. 또 염증 반응이나 유착으로 인해 나팔관의 움직임이 제약을 받아 난소에서 난자가 배란되기 어려운 경우도 생긴다. 따라서 자궁 내막증이 치료되면 임신율도 증가한다.

※ 자궁 내막증의 원인

ⓐ 월경 혈 역류설

자궁 내막 세포는 자궁에서 증식하여 월경 때 혈이 되어 흘러나온다. 내막 세포와 섞인 월경 혈이 역류하여 난관을 통해 난소나 복강 내 공간으로 퍼져 자궁 내막 세포가 난소나 복강 내 어느 공간으로든 이동하여 증식할 수 있다는 이론이다. 난관이나 난소, 복강 내 등으로 이동 후 증식하여 유착을 일으켜 정자, 난자가 이동하는 통로를 막아서 수정이 어려울 수 있다는 것이다. 이 이론을 지지하는 증거로써 월경 혈을 정상적으로 바깥쪽으로 배출하는 통로에 이상이 있는 여성에게 자궁내막증의 발생률이 더 높다는 보고가 있다. 그러나 월경의 역류가 있어도 자궁 내막증으로 결코 생기지 않는 여성도 있다.

ⓑ 면역계 이상설

월경 혈의 역류가 생기면 난관이나 난소, 복강 내에 침투한 자궁 내막 세포를 제거하도록 면역계가 자극을 받게 된다. 면역계가 이상이 생기면 면역 반응이 떨어져 면역 반응이 제대로 일어나지 않게 되고 그로 인해 자궁 내막 세포가 이동하고 증식하는 것이 수월해져 자궁 내막증이 생긴다는 설이다. 연구자들은 자궁 내막증이 있는 여성에게서 면역계와 관련된 세포들과 화학물질들이 상당히 나타난다고 보고하고 있다.

ⓒ 유전적 요인

자궁내막증이 있는 누이나 어머니가 있는 여성에게선 발생률이 더 높다. 이런 이유로 유전적인 요소가 관련되었을 가능성도 배재하지 않고 있다.

B. 골반 내의 염증

나팔관이나 나팔관 주위의 염증으로 인해서 주변의 난소나 장간막, 대장 등과 유착을 일으켜서 배란 과정의 장애를 가져와 불임을 일으킬 수 있다.

C. 골반 내 유착

맹장염의 수술이나 기타 복강 내의 수술 후, 또는 골반 내 염증의 후유증 등으로 주위의 유착을 일으켜서 불임을 유발할 수 있다.

(2) 남성의 원인

남성의 고환은 여성의 난소와 같은 역할을 하는 장기이다. 뇌하수체에서 분비되는 성선자극호르몬에 의해서 정자가 생성되고 남성 호르몬이 생산된다. 고환에서 생산된 정자는 부고환에서 성숙된 후 정관, 전립선을 통하여 밖으로 배출된다. 그러나 뇌하수체 호르몬의 분비가 부족하여 고환에서 정자 형성이 이루어지지 않거나, 선천적으로 고환에서 정자를 형성시키는 세포가 없는 경우, 고환에서 생산된 정자가 통과하는 관이 염증으로 막힌 경우에 정자가 여성의 생식기 내로 들어갈 수 없어서 남성 불임을 일으키게 된다.

1) 내분비 장애

뇌하수체의 성선자극호르몬이 부족하거나 고환에서 생산되는 남성 호르몬인 테스토스테론이 부족한 경우에 정자 형성에 장애를 가져온다.

2) 고환 손상, 수술

수술이나 기타의 원인으로 고환이 손상된 경우에 고환 내에서 정자를 생성시키는 세포가 장애를 일으킬 수도 있고, 염증으로 인해 고환 기능이 손상될 수도 있다.

3) 볼거리의 병력

볼거리를 일으키는 바이러스가 고환염을 일으키기도 하여 무정자증의 원인이 될 수도 있다.

4) 열

고환 부위의 온도가 약간만 상승해도 정자 형성에 해로운 영향을 끼치게 된다. 사우나와 같은 온수 목욕을 과도하게 한다거나, 장시간 앉아 있어야 하는 직업인, 제철소처럼 온도가 높은 직장에서 일하는 경우에는 고환 내의 온도가 상승하고 그로 인해 고환 기능이 약화되므로 수정 능력이 저하될 수 있다. 정자는 체온보다 2~4도 정도

＊ 온도와 정자 생성 : 정자는 고환에서 만들어지는데 체온보다 약간 낮은 온도에서 활발히 진행되며 몸 밖으로 나와 있는 음낭이 고환의 온도 조절에 결정적인 역할을 하고 있다. 음낭벽을 구성하고 있는 근층은 고환을 보호하는 동시에 고환의 온도 조절에 도움이 된다. 보통 덥게 느끼면 고환이 하강하여 차가워질 수 있도록 음낭은 반사적으로 길어지고, 이에 반해 춥게 느끼면 고환은 상승하여 따뜻해지도록 음낭벽의 근육이 수축한다.

낮은 온도에서 가장 잘 생성된다. 고환이 외부로 돌출되어 있는 것도 온도를 약간 낮게 유지하기 위해서이다.

5) 술, 흡연, 약물

과음은 정자 수 및 남성 호르몬인 테스토스테론의 저하를 초래할 수 있으며, 흡연은 정자의 운동성을 저하시킨다. 일부 약물은 정자의 수 및 성질에 영향을 끼치는 것도 있다.

6) 잠복 고환, 정류 고환, 정계 정맥류

고환이 음낭 속으로 들어와 있지 않은 잠복 고환이나 정류 고환, 고환 주위의 정맥이 확장되어 있는 경우에는 고환 손상이나 발육 불량을 초래하여 정자 생성이 되지 않는 경우가 많다.

7) 선천적 고환 이상

선천적인 염색체 이상으로 인해 고환 발육이 되지 않는 경우가 있다.

ⅱ 불임증의 식이 요법 핵심 포인트

1. 여성의 경우

여성 불임증에서는 불임증의 원인이 되는 질환이 있는 경우 먼저 원인 질환의 치료가 먼저 이루어져야 한다.

자궁 내막증 치료

여성 불임증에서 가장 큰 기질적 원인은 자궁 내막증이다. 자궁 내막증으로 인해서 임신에 문제가 있는 경우에는 자궁 내막증을 치료하는 것이 우선이다. 자궁 내막증에서는 월경 혈의 역류가 하나의 원인이 되는데 월경 혈에 섞여있는 자궁 내막 세포가 다른 곳으로 이동하여 증식하여 자궁 내막증을 발생시키고 이는 수정, 착상을 방해하여 불임을 일으키기도 한다. 월경 혈의 역류를 방지하고 개선하기 위해서는 월경 혈의 원활한 배출이 이루어져야 한다. 월경 혈이 원활하게 배출되게 하기 위해서는 혈액순환이 잘되어야 하는데, 몸을 따뜻하게 하는 것과 혈액순환을 개선하는 성분 함유 식품의 섭취 등이 중요하다. 또한 자궁 내막증에서 내막 세포의 증식을 촉진하는 에스트로겐의 과다를 막기 위해 에스트로겐 과다의 원인인 비만을 주의해야 한다.

적당한 동물성 지방 섭취

동물성 지방을 너무 기피하는 것 역시 좋지 않다. 동물성 지방은 모든 성호르몬의 기본이 되는 콜레스테롤을 만들어주므로 지나친 채식주의는 황체화호르몬의 분비를 줄이고, 임신을 방해하는 결과를 가져올 수 있다.

보온

여성 불임증에서는 몸을 따뜻하게 하는 것이 중요하다. 자궁이 차지면 수축하게 되고 자궁내의 혈액순환이 잘 안되게 되어 충분한 영양 공급과 신진 대사가 이루어지기 어렵게 되고 이로 인해 착상이 어렵게 되어 불임이 될 수 있다. 또한 임신이 되더라도 태아가 자라기 어렵게 되어 유산이 되는 경우가 많다. 또한 차지면 세균 및 바이러스가 침투하기 쉬워져서 염증이 생기게 되고 이것이 난관 조직의 유착을 일으켜 통로를 막아 수정, 착상이 이루어지기 어렵게 한다. 따라서 여성 불임증에서는 몸을 따뜻하게 하여 자궁 내 혈액순환과 신진 대사가 원활하도록 하는 것이 중요하다. 그러기 위해서는 찬 공기, 찬 음식(찬물, 찬술, 찬 음료수 등)은 되도록 피하는 것이 좋고 음식은 따뜻하게 먹으며 몸을 따뜻하게 하는 것이 좋다. 또한 평소 생식기를 청결하게 하여 외부 감염을 방지하는 것이 중요하다.

편안한 복장

꽉 끼는 옷은 하복부로의 혈액순환을 원활하지 못하게 하여 생식선의 기능을 저하시킬 수 있기 때문에 꽉 끼는 옷은 피하고 편한 옷으로 입도록 한다.

호르몬 균형

여성 불임증에서는 호르몬의 불균형을 바로 잡아주는 것이 중요하다. 호르몬의 불균형을 야기시키는 신체적 질환이 있는 경우 우선 질환을 치료하는 것이 우선이다. 호르몬의 불균형은 배란 장애를 유발하는데, 특히 비만이 있는 경우 호르몬의 불균형은 심해진다. 비만하면 인체에는 체지방이 많아지게 되고 많아진 체지방으로 인해 각종 호르몬의 불균형이 일어난다. 성호르몬은 콜레스테롤이 재료가 되어 만들어지는데 지방이 많을수록 많이 만들어지게 된다. 비만 여성의 경우 여성 호르몬(에스트로겐)은 물론 남성 호르몬(테스토스테론)까지 증가, 월경 불순, 배란 장애, 불임을 초래할 수 있다. 여성호르몬의 불균형이 동반되면서 난소의 기능이 떨어지고 여러 개의 낭종이 생기는 다낭성난소증후군이 생기기도 한다. 특히 에스트로겐이 증가하게 되는데 이 에스트로겐은 자궁 내막증이 있을 경우 자궁 내막 조직을 성숙시키는 작용을 하기 때문에 비만을 주의해야 한다. 비만을 부르는 것은 과식이다. 따라서 불임증에서 비만이 있는 경우는 호르몬의 불균형을 바로 잡아주기 위하여 비만을 치료하는 것이 중요하기 때문에 과식을 피하고 소식하여 정상 체중을 유지하는 것이 중요하다.

심한 운동 금지

심한 운동이나 스트레스 등은 호르몬 분비의 균형을 깨트려 뇌에서 엔돌핀이라는
호르몬을 증가시켜서 배란 장애를 가져올 수 있다.

균형 잡힌 식사

여성 불임증에서는 영양을 골고루 섭취하는 것이 중요하다. 중요한 것은 기미론적,
영양학적, 형태학적의 균형 있는 영양을 섭취하는 것이 좋고 특정 영양소가 결핍되지
않도록 한다. 특정 비타민이 결핍되면 불임이 되는 경우가 있다. 비타민E는 성호르몬
을 조절하는 비타민으로 결핍되면 불임이 발생한다. 비타민B6(피리독신)는 착상과 임
신의 유지에 중요한 호르몬인 황체호르몬을 조절하는데 필요하기 때문에 불임 여성에
서 필요하다.

173

흡연, 음주, 카페인의 섭취는 되도록 피해야

담배에 들어있는 독성 물질은 나팔관을 둘러싸고 있는 첩모(난자를 나팔관으로부
터 자궁으로 밀어내는 아주 작은 털)의 활동에 영향을 미쳐 난자를 난소에서 자궁으로
운반하는 것을 방해한다. 또한 알코올은 난자의 노화를 촉진시키고 또한 뜨거운 욕조
욕, 사우나는 배란에 변화를 줄 수 있고, 과량의 카페인 섭취도 불임을 유발시킬 수 있
다. 이런 기호 식품은 되도록 피하는 것이 좋다.

괄약근 운동

성기능 향상을 위해 항문을 천천히 조였다 푸는 '괄약근 운동' 과 누워서 양다리를
세우고 전후 또는 좌우로 움직이는 '교차운동' 을 하는 것이 도움이 된다.

중금속 중독

납이나 환경호르몬 등의 중금속 중독은 배란에 영향을 주며 모발 검사는 중금속 중
독 여부를 진단할 수 있게 한다.

2. 남성의 경우

남성 불임증에서는 불임증의 원인이 되는 질환이 있는 경우 먼저 원인 질환의 치료가 먼저 이루어져야 한다.

비만

남성 불임증에서는 호르몬의 불균형을 바로 잡아 주는 것이 중요하다. 호르몬의 불균형을 야기시키는 신체적 질환이 있는 경우 우선 질환을 치료하는 것이 우선이다. 특히 남성도 비만하면 체내 지방의 과다로 성호르몬의 불균형을 초래하여 생식선의 기능이 저하된다. 남성의 비만은 발기 부전을 유발할 수도 있고 정자수의 감소와 수태 능력의 감소가 나타날 수 있다. 그러므로 남성 불임증에서 비만이 있는 경우 호르몬의 균형을 바로 잡아 주기 위하여 비만을 치료하는 것이 중요한데, 비만을 부르는 과식을 피하고 소식하여 정상 체중을 유지하는 것이 중요하다.

정자 생성 증진

남성 불임증에서는 정자의 생성을 증진하는 것이 중요하다. 남성의 정자는 고환에서 만들어지는데, 고환의 온도가 높으면 정자의 생성 능력은 저하되고 생명력도 약해진다. 보통 정자는 체내 온도보다 2~4도 정도 낮은 온도에서 가장 잘 생성된다. 고환이 외부로 나와 있는 것도 온도를 낮게 유지하기 위한 것이다. 특히 꽉 끼는 옷은 고환의 온도를 높여서 정자의 생산을 억제하므로 통풍이 잘 되는 옷을 입는 것이 좋다. 정자의 생성을 증진시켜 주는 영양소의 섭취를 충분히 하는 것이 좋은데, 아연은 남성 호르몬과 정자를 만드는데 필수적이고, 비타민C는 정액 중에 많이 포함되어 있어 정자의 신진 대사에 도움을 준다. 비타민E는 성호르몬을 조절하는 비타민으로 결핍되면 불임이 발생한다. 또한 정자 형성과 밀접한 관계가 있고 호르몬을 산화로부터 보호하며 생식 능력에도 밀접한 관계가 있다. 따라서 남성 불임증에서는 정자의 생성을 증진하기 위해 영양을 골고루 섭취하고 특히 아연, 비타민C, 비타민E가 함유된 식품의 섭취를 충분히 하는 것이 좋다.

흡연, 음주는 되도록 피해야

흡연은 정자수를 감소시키고 심한 음주는 남성 호르몬인 테스토스테론 수치를 낮추어 정자수를 감소시켜 불임을 유발할 수도 있다. 따라서 남성 불임증에서는 건강한 정자의 생성을 위해서 흡연, 음주는 되도록 피하는 것이 좋다.

175

흡연, 음주는 되도록 피해야

흡연은 정자수를 감소시키고 심한 음주는 남성 호르몬인 테스토스테론 수치를 낮추어 정자수를 감소시켜 불임을 유발할 수도 있다. 따라서 남성 불임증에서는 건강한 정자의 생성을 위해서 흡연, 음주는 되도록 피하는 것이 좋다.

iii 불임에 좋은 성분

성분	권장량	작용
필수적인 성분		
비타민E	400~1,000IU	비타민E는 성호르몬을 조절하는 비타민으로 결핍되면 불임이 발생한다. 또한 정자 형성과 밀접한 관계가 있고 호르몬을 산화로부터 보호하며 생식 능력에도 밀접한 관계가 있다.
아연	80mg	아연은 정자꼬리부 형성에 필요한데, 정자의 단백질을 합성하는 효소는 아연이 없으면 작용하지 못한다. 아연이 결핍하면 정자 수가 감소될 뿐 아니라 이상 정자를 증가시켜 정자 생존율이 떨어지게 된다. 이로 인해 저정자 분비증, 성기능 부진 등이 나타난다.
칼슘		칼슘은 정자의 운동성을 증가시킨다. 정자 주위에는 다른 세포와 마찬가지로 1만 배나 되는 대단히 농도 짙은 칼슘이 있다. 이처럼 높은 농도로 인해 세포는 외부로부터의 신호를 받을 수 있고 활동을 시작할 수 있는 것이다. 만일 칼슘의 섭취가 적으면 이 농도를 유지할 수 없게 되어 정자의 움직임이 둔해진다.
중요한 성분		
비타민C		비타민C는 정액 중에 많이 포함되어 있어 정자의 신진대사에 도움을 준다.
비타민B6	50mg씩/하루 3번	비타민B6(피리독신)는 프로게스테론의 농도에 관여하는 것이어서 불임과 더욱 관계가 깊은 비타민이다. 임신과 수유 시기에는 필요량이 증가한다.
옥타코사놀		옥타코사놀은 소맥, 쌀, 사탕수수 등의 배아와 사과, 포도 등의 껍질에서 발견되는 천연의 포화고급 지방족 알코올의 일종이다. 호르몬 생산에 도움이 된다.
혈액순환 개선 물질		**자궁 내 혈액순환 촉진(레시틴-엽록소)**
레시틴		지방의 축적을 막는다. 혈관 벽에 흡착되어 혈액

성분	권장량	작용
		순환을 저해하는 콜레스테롤을 혈전 용해하여 막히거나 좁아진 혈관 벽을 청소한다. 또한 모든 세포에 충분한 혈액이 공급되게 하며, 몸에 좋은 고밀도 콜레스테롤(HDL)을 증가시킨다. 비타민E는 레시틴의 흡수를 빠르게 해준다.
이노시톨		체내에서 레시틴의 생성을 촉진한다. 레시틴이 간에서 세포로 지방의 이동을 도와주는데, 이노시톨도 함께 지방 대사를 돕고 혈중 콜레스테롤을 감소시켜 동맥의 지방성 경화를 예방하고 혈액순환을 돕는다.
콜린		콜린은 지방과 트리글리세라이드의 수준을 낮춰주고 아미노산인 메티오닌이 대사 과정 중 일부가 시스테인으로 바뀔 때 부산물인 호모시스테인이 생기지 않도록 조절한다. 호모시스테인은 동맥경화증의 원인 물질로 원활한 혈액순환을 방해한다. 이 호모시스테인을 다시 메티오닌으로 원위치시키는 데도 콜린이 필요하다.
엽록소		콜레스테롤을 낮추고 말초 혈관을 확장시켜 혈액순환을 증진시키고 강한 세포를 만든다. 또한 면역 체계를 강화시킨다. 엽록소는 녹색 식물의 잎에 많다.

비만에 좋은 성분	**호르몬의 불균형 방지 (식물섬유-김네마산)**	
식물섬유		섭취량이 많으면 위에 머무르는 시간이 길어져 만복감을 준다. 식물 섬유는 에너지가 매우 낮아 다이어트에 매우 효과적이며, 콜레스테롤을 배출하거나 변통을 조절하는 작용을 한다.
캡사이신		고추의 매운 성분인 캡사이신은 체내에 들어오면 교감 신경을 자극해서 혈액의 흐름을 원활하게 한다. 그러면 체온이 상승되며 체내의 지방이 그대로 에너지로 소모된다. 또 요리에 고추를 넣으면 염분을 적게 넣어도 맛있게 먹을 수 있으며, 비만인 사람에게는 고혈압 예방에도 효과가 있다.
김네마산		김네마산은 인도와 동남아시아에서 자생하는 김네마 실베스타라고 하는 덩굴식물의 잎에서 추출된 성분으로 장관에서 당분이 흡수되는 것을 막아준다. 당질은 에너지원이라 흡수가 억제되면 에너지가 적

성분	권장량	작용
		어진다. 또한 혈당치의 상승을 억제하는 작용이 있어서 당뇨병 환자에게도 좋은 성분이며, 과잉 섭취에 대한 우려도 없다. 인도의 전통 의학 '아유르베다' 에서는 오래 전부터 이 성분이 사용되어 왔다.

도움 되는 성분

성분	권장량	작용
티로신	500mg씩/ 하루 2번	스트레스 경감과 기분 유지에 도움이 된다.
단백질 분해 효소		음식의 분해, 양분의 흡수를 촉진한다.
비타민A	15,000IU	비타민A가 결핍하면 동물의 생식 기능이 손상된다. 비타민A 결핍은 스테로이드 합성에 필요한 효소를 감소시킴으로서 프로게스테론을 비롯한 성호르몬의 생성을 저하시키는 것 같다. 또한 비타민A가 결핍하면 생식선의 세포들이 변화하며 부신 조직이 쇠퇴되는 경향을 보인다.
베타카로틴	15,000IU	
비타민B군	50mg	생식 호르몬의 기능에 중요하다.
비타민B1		임신을 하게 되면 비타민B1의 필요량이 증가한다. 비타민B1의 결핍은 불임을 초래할 수 있다.
비타민B2		호르몬 균형과 난포의 성숙에 영향을 주므로 건강한 임신을 위해 결정적인 역할을 한다. 비타민B2가 결핍되면 불임, 사산, 배아흡수, 태아의 심각한 기형이 초래된다.
비타민B12		부족하면 불임이 될 수도 있다.
PABA(파라 아미노 벤조익산)		뇌하수체를 자극하여 임신을 도울 수 있는데 이 영양소가 결핍되면 불임이 되기도 한다.
불임에 좋은 약용 식물		당귀 등

V 생식기의 구조

1. 남성 생식기의 구조와 기능

남자 생식기는 정자를 생성하는 정소, 정자를 저장하고 운반, 배출하는 부정소, 정관, 사정관 및 요도, 정자에 분비물을 첨가하여 정액을 형성하는 정낭, 전립선, 요도구선의 부속선으로 구성된다.

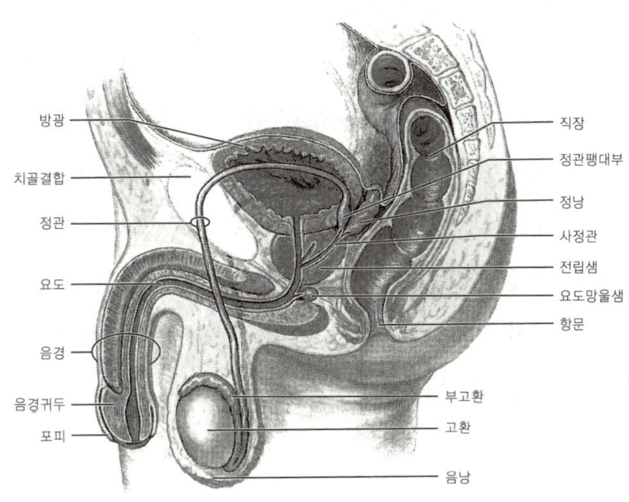

(1) 고환(정소)

고환(정소)는 길이 3~5cm, 넓이 2~3cm로 2개의 음낭 안에 있는데, 대개 왼쪽 고환이 오른쪽 고환보다 약간 낮게 달려 있다. 주요 기능으로는 테스토스테론 등 남성호르몬의 생성, 분비와 정자 발생의 기능이 있다. 고환(정소)은 백막에 의해 둘러싸여 있으며 약250개의 소엽으로 구성되어 있는데 각 엽에는 1~3개의 미세하게 꼬여진 정세관이 있다. 정세관은 지지세포인 Sertoli세포와 정자 형성 세포가 있어 정자를 형성한다. 정세관의 사이사이에는 Leydig의 간질 세포가 있으며 혈액 내로 테스토스테론을 분비한다.

(2) 음낭

음낭은 복부 골반강 밖에 매달려 있는 피부 주머니이다. 음낭은 체모로 덮혀 있고 다른 신체 부위보다 더 많이 착색되어 있다. 한 쌍의 난형인 정소는 음낭 안에 매달려 있다. 중간에 위치하는 중격은 음낭을 좌우로 1/2로 나누고 각 정소에 칸막이를 만들어 준다. 정자는 체온(36.2℃)에서 생성되지 않기 때문에 3도시 정도 온도가 낮은 몸 바깥에 있는 음낭내에서 생성된다. 그리고 음낭은 온도 변화에 반응하여 날씨가 추울 때 정소는 당겨지고 음낭은 수축되어 주름이 져서 열 손실을 줄이고 날씨가 더워지면 음낭 피부가 늘어나서 표면적을 넓히고 정소는 다시 아래로 내려간다. 음낭의 이러한 변화는 음낭 내부의 온도를 일정하게 유지시킨다.

☞ 정자의 배출 경로

생성된 정자는 직세관, 수출관, 수출소관, 정관을 거쳐 정관 팽대부에 저장되어 있다가 사정할 때 전립선을 관통하여 요도에 개구되는 사정관을 경유, 요도를 통해 배출된다. 정관 팽대부에 저장되어 있는 동안에 정자 대사는 계속되며, 다량의 CO_2가 형성되어 주위 액체 속으로 분비되어 pH가 산성으로 기울고 이는 저장 기간 동안 정자의 활동성을 억제시킨다. 그러나 정자가 체외로 유리될 때 정자는 다시 운동 능력을 갖게 된다. 정자는 배출되는 동안 정낭, 전립선 및 요도구선에서 분비되는 분비물을 받아 정액을 형성한다.

〈정액의 분비물 배출 기관과 기능〉
정낭, 전립선 및 요도구선에서 분비되는 분비물을 받아 정액을 형성한다.

A. 정낭

정낭은 정액을 만드는 곳으로써 정관에서 파생되어 확장된 낭선이며, 오른쪽과 왼쪽에 각각 한 개의 정낭이 있고, 사정 시 정자와 알칼리성의 끈끈한 용액을 혼합하여 배출한다. 배출된 용액은 과당(프락토즈), 비타민C(아스코르빈산), 응고 인자 및 프로스타글란딘*으로 구성된다. 정액 생성 초기에는 1쌍의 정낭이 과당(프락토즈)을 분비한다. 과당은 정자의 에너지원으로 이용된다. 또한 프로스타글란딘은 근육 수축을 일으킨다. 아마도 이 신호 물질이 성적 활동 동안 효과를 나타내어, 여성의 생식관 내에서 수축을 유도하며 정자 운동을 도와주는 것으로 추정된다.

B. 전립선

전립선 분비물은 정액의 약 1/3을 차지하며 약산성의 액체로 fibrinolysin이나 acid

* **프로스타글란딘** : 동물에서 호르몬 같은 다양한 효과를 지닌 생리 활성 물질.
프로스타글란딘은 20개의 탄소로 이루어진 지방산 유도체로서 5개의 탄소로 이루어진 고리를 포함하고 있다. 이 물질은 1935년에 스웨덴의 생리학자 울프 폰 오일러가 인간의 정액에서 발견했는데, 그는 이 물질이 전립선에서 분비된다고 생각하여 프로스타글란딘이라 명명했다. 현재는 동물의 조직 내에 널리 존재하며, 여기에서 다불포화지방산으로부터 형성되어 재빨리 대

phosphatase와 같은 효소를 함유하고 있고, 정자를 활성화시키는 역할을 하고 있다. 전립선 분비물은 사정 시 전립선의 평활근이 수축할 때 전립선 요도로 들어간다. 전립선의 분비물은 정액의 고유한 점성도, 색, 냄새 등을 만들어 주는 약 산성 분비물(전립선 액의 평균 pH는 약6.6)을 분비한다.

a. 전립선의 기능

· 이 액체는 또한 정액의 pH를 높임으로써 정자의 운동을 활성화시킨다.

· 질 속의 산성 성분(pH.4~5)을 중화시켜서 정자를 보호하는 역할을 한다.

· 정액의 일부를 만든다.

· 전립선 액에는 세균에 대한 살균 능력이 있다. 전립선 액이 요도 안에 분비됨으로써 요로 감염을 어느 정도 예방할 수가 있는 것이다.

b. 전립선의 구조

전립선은 관포상의 선 조직과 그 사이의 지지 조직인 근 조직과 결합 조직으로 구성되어 있다. 선 조직은 외선과 내선이라고 불리어지는 두 종류의 분비선으로 되어 있다. 이 외선이 원래의 전립선이고 내선은 방광경부선에 해당한다. 전립선암의 발생 근원지가 외선이고 전립선 비대증이 발생하는 근원지는 내선이다. 보통 선이라는 말은 분비액을 만들어서 그것을 밖으로 내보내는 장소를 나타내고 있다. 이 선이라는 조직은 선 세포뿐 아니라 평활근이라는 어떤 종류의 근육 세포나 이들 세포를 지탱하는 간질이라고 불리는 세포군으로 이루어져 있다. 이와 같은 이유로 전립선 속에도 근육이 존재한다. 이 근육은 자신의 의지로 수축, 이완할 수 없는 불수의근이다. 자율

사된다고 알려져 있다. 프로스타글란딘류는 효력이 매우 강해 어떤 것들은 체중 1kg당 0.1mg 정도의 소량으로도 혈압에 영향을 미치며, 이들의 작용 역시 다양하다. 프로스타글란딘은 그 형태에 따라 평활근 수축을 자극할 수 있으며, 일부 동물에서는 혈압을 낮추거나 높이고 혈액의 응집력을 감소시키거나 증가시킨다.

신경의 작용으로 전립선의 근육이 긴장한 상태가 되면 전립선 속에 있는 요도가 주위로부터 점점 더 눌려버려서 결과적으로 배뇨 곤란이 더 강해진다는 것이다. 이 전립선의 긴장 상태는 앞서 말했듯이 자율 신경 안에서도 교감신경의 작용으로 생긴다.

C. 요도구선의 분비물

전립선 다음에는 쿠퍼선이 한 쌍 있는데, 이 요도구선은 알칼리성 분비물을 분비하여 정자의 운동성을 보호하고, 사정 시 요도 내면을 축축하게 하여 정액의 유출을 원활히 하며, 성교 시에 윤활제 작용을 한다.

〈정액〉

정액은 정자에 영양분을 제공해주며 정자를 보호하고 활성화시키며 운동을 도와주는 화학물질을 함유하고 있다.

※ 정액의 기능

· pH7.2~7.6인 정액의 알칼리성은 여성의 질(pH3.5~4인 산성 환경)을 중화시켜주는 역할을 하여 미세한 정자를 보호하고 운동성은 증가시켜 준다. pH6인 산성 조건에서는 정자의 운동이 매우 느리다. 사정 시 남성의 정액의 양은 상당히 적지만 (2~5ml), 1ml 당 5000~1억 개의 정자가 포함되어 있다.

· 또한 성자는 항생 화학 물질을 가지고 있어서 박테리아를 죽일 수 있다.

(3) 부고환(부정소)

‘쉼표’ 모양으로 고환 뒤에 붙어 있는데, 꼬여 있는 관으로 풀어서 펴놓았을 때는 5~7m나 되고 고환에서 만들어진 정자는 부고환을 통과하는 동안에 성숙해진다. 부고환은 위치에 따라 머리, 몸통, 꼬리로 나뉘는데 머리와 몸통은 주로 정자의 성숙에 관여하며 소량의 정액을 생성한다. 꼬리는 정자의 저장 기능을 지니고 고환에서 직접 배출된 정자는 수정 능력이 없다. 부고환을 통해 이동되는 약 6주 동안에 성숙되어 수정 능력을 얻게 된다. 정자는 부정소 내에서 수개월간 저장될 수 있다. 만약 오랫동안 머물러 있게 되면 부정소의 상피세포의 식 작용에 의해 없어진다.

(4) 정관

부고환의 마지막 부분에서 시작되는 정관은 길이가 30~40cm이고 굵기는 가는 국수 정도이거나 이보다 조금 더 굵은 정도이고 정자는 이 관을 거쳐 정관 말단 팽대부에 도달하여 이곳에 저장되어 있다가 사정과 함께 밖으로 배출된다.

(5) 사정관

사정관은 정낭관과 정관이 합쳐진 2cm 길이의 관으로 전립선과 연결되며 정관에서 온 정자를 요도로 배출시킨다.

(6) 요도

배출관의 마지막 부위로 길이가 약 20cm 정도 되고 남성의 요도는 전립선의 중앙을 통과하고 있어 전립선이 확장되면 요도의 출구가 좁아져서 오줌이 통과하기 힘들어지고 똑똑 떨어지거나 약하게 흘러나오게 한다.

i 전립선염

1. 전립선염의 정의

일생 중 성인 남성의 약 50%가 한번은 전립선염으로 고통 받는다고 하며 비뇨 생식 기계 문제로 외래를 방문하는 환자의 25% 정도가 전립선염 때문이라 한다. 전립선에 염증이 발생하는 이 질환은 청장년 층에서 가장 흔하며, 성 관계와는 무관하다. 또한 불임이나 태어날 자녀에게 또는 전립선암으로 발전하는 일은 거의 없다.

2. 전립선염의 원인

요도염이 전립선 요도를 통하여 직접 전염되거나 종기, 편도선염, 충치, 골수염과 같은 염증이 혈관을 통해 전이되어 생길 수 있고, 치질이나 대장염과 같은 염증이 임파관을 파괴, 전염, 바이러스 감염, 트리코모나스*와 같은 원충류 감염, 소변의 역류 등에 의해 생길 수 있다.

원인균

대장균이 대부분 원인이 되고 녹농균도 주원인으로 알려져 있다. 가끔 포도상 구균이나 연쇄상 구균이 발견된다. 또한 전립선염은 과로, 음주, 방종한 성생활, 감기 등 인체의 저항력이 떨어지면 자주 재발하게 되고, 스트레스에 의해서도 심해지는 경향

---

* 트리코모나스 : 편모충강 트리코모나스목 트리코모나스과에 속하는 원생동물의 한 속.

이 있다.

3. 전립선염의 증상

증상으로 골반통이 가장 심하고 음경, 음낭, 고환, 회음부 통증이 흔한 증상이며 빈뇨, 폐색증상 사정 전후에 통증을 느낄 수 있다.

ii 전립선 비대증

1. 전립선 비대증이란?

전립선 질환 중 가장 많이 발생하는 것이 전립선 비대증이며 전체 전립선 질환의 80%를 차지한다. 전립선 비대증은 전립선 세포의 증식에 의해 전립선의 크기가 커지는 노화 과정이다. 전립선의 비대로 인해 요도를 압박하여 배뇨 장애를 수반한다.

2. 전립선 비대증의 원인

전립선이 비대해지는 것은 노화로 인한 호르몬의 균형이 깨지는 것을 들 수 있다. 일종의 노화 현상으로 나이를 먹으면 누구나 비대해지는 경향이 있다. 나이를 먹음에 따라 남성 호르몬 분비가 감소되면서 남성 호르몬과 여성 호르몬의 균형이 깨진다. 정소에서 남성 호르몬인 테스토스테론이 전립선 증식에 관계가 되어 있는 것으로 본다. 전립선 조직 내에서 5알파 리닥터제라는 효소에 의해 활성형 5알파 데히드로 테스토스테론(DHT)이 되고 또 다시 5알파 DHT와 5알파 DHT리셉터와 결합하여 복합체가 핵 안으로 들어가 전립선이 커진다.

☞ 양방치료

양방에서는 남성 호르몬을 치료 수준으로 낮추는데 몇 가지 방법을 쓰고 있다. 양측

고환 적출술로 불리는 고환의 제거이고, 또 다른 하나는 에스트로겐을 투여하는 것이
다. 부작용이 있을 수 있다.

☞ 전립선에서의 신경계의 작용

정상적인 사정의 기능은 자율 신경과 체 신경계 모두가 연관되어 동시에 역할을 발
휘하며, 성 행위 중의 누정*과 사정의 기능은 밀접한 연관을 가지고 있다. 사정이 일
어나기 직전의 누정 현상은 T10~L$_3$ 원심성 교감신경 섬유를 통하며, 처음 전립선의
평활근 수축으로 전립선액이 분비되고 이어서 정관의 원위부와 정낭이 수축하게 된
다. 누정 직후에는 교감신경의 지배 하에 방광경부가 닫히기 시작한다.

3. 전립선 비대의 주 증상 3가지 유형

① 전립선 비대증의 제1기

빈뇨 현상

즉 소변이 자주 마려운 현상이다. 보통 의학적으로 남자는 하루에 1500ml, 여자는
1200ml를 방출하는 것이 정상으로 하루에 2000ml 이상 혹은 500ml 이하가 되면 소
변량 이상이라고 한다. 방광은 일정량 즉, 300ml만 모이면 자율 신경이 배뇨 작용 명
령을 내려서 방뇨하지만 200ml만 모이면 약간의 뇨의를 느낀다. 민감한 사람은 여기
서 소변을 보게 된다. 배뇨 횟수는 정상적인 사람은 하루 몇 차례(5~6차례)에 그친다.
나이를 먹으면 소변이 잦아진다. 2시간마다 혹은 3시간 걸러서 화장실에 간다. 특히
야간에 소변 횟수가 2회 이상 되기 때문에 야간 빈뇨가 특징적이라 하겠다.

---

* **누정** : 부고환과 정관의 수축으로 시작되며 이 수축성 파동이 성숙된 정자를 후부 요도로 밀
어 짜내는 현상이다. 사정은 전립선의 율동적 수축과 사정 근육의 강력한 수축으로 정액덩어리
가 체외로 힘차게 사출되는 현상이다.

② 전립선 비대증의 제 2기

잔뇨

제 1기 증상이 조금 강해지는 것을 말한다. 배뇨 곤란의 예로 배에 힘을 주지 않으면 소변이 잘 나오지 않는 복합 배뇨라는 상태가 되거나 소변이 전부 다 나오지 않고 방광 속에 잔뇨가 고이는 등의 문제가 일어난다. 제 1기와 다른 점은 잔뇨가 생긴다는 것이다. 정상적인 배뇨란 방광 속에 전혀 소변이 남지 않는 이른바 잔뇨가 제로인 상태가 되지만 제 2기가 되면 이것이 50ml, 80ml, 100ml로 서서히 늘어난다. 또한 이 단계에서 나타나기 시작하는 증상은 뇨폐가 있다. 뇨폐는 배뇨 곤란의 증상 중에서는 최악으로 소변을 보고 싶어서 못 견딜 정도인데 한 방울도 나오지 않게 되는 심각한 증상이다. 원인은 확실치 않은 경우도 있지만 술을 마신 후 장시간 앉은 채 정력을 쏟아서, 일을 한 후 극도의 긴장을 했을 때, 혹은 소변을 너무 많이 모아두고 있었을 때 등에 일어나는 경우가 있다.

③ 제 3기 비대증

방광 확장기

제 3기는 방광 확장기 혹은 만성 뇨폐기라고 한다. 이때에는 배뇨가 보다 곤란해져서 항상 대량의 소변이 방광 속에 남아버린다. 이 상태가 진행되면 방광의 수축력이 약해져서 쾌변이라는 느낌에서 거리가 멀어진다. 몸의 다른 장기에도 악 영향을 미치는 것이 제 3기이다. 비대한 전립선이 방광을 아래쪽으로부터 들어올려 신장에서 소변을 방광으로 흘려보내는 요관 하단(방광의 출구)이 눌리거나 좁아져, 방광의 위 부분 즉 신장이라던가 요관에 소변이 고이는 상태가 되는 것이다. 심한 경우에는 요독증이 되는 경우도 있다. 즉, 제 3기는 신장 기능에 문제가 생기는 시기이다.

　☞ 전립선 암의 발생 근원지는 바로 외선이고, 전립선 비대증이 발생하는 근원지는
내선이다.

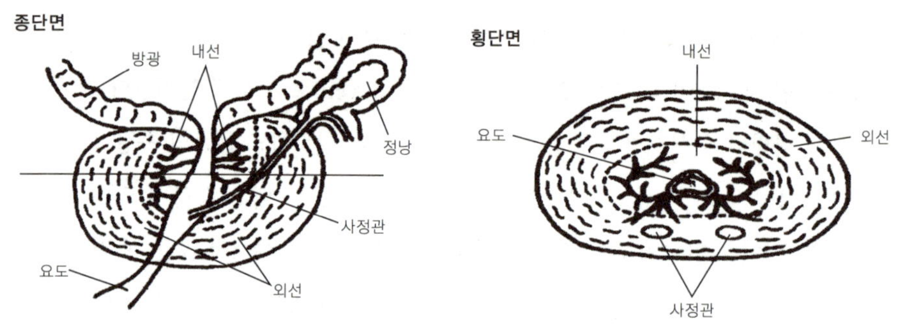

190

4. 합병증

① 혈뇨

지나치게 커진 전립선은 혈관이 굵게 확장되어 있는 상태이다. 때문에 약한 자극에
도 혈관의 충혈 현상이 심해져 소변에 피가 섞여 나오는 혈뇨증이 생길 수 있다.

② 요로 감염

전립선 비대증에 의한 잔뇨는 자연히 감염의 원인이 된다. 감염에 의해 소변이 나오
는 길인 요로가 감염되기 쉽고, 잔뇨 현상이 지속되면 소변이 신장 쪽으로 거꾸로 흘

러가기 때문에 방광염, 신장염까지 생기기도 한다.

③ 신장 기능 장애

비대증이 초기일 때는 거의 영향을 받지 않지만 전립선 조직이 점차 비대해지면서 방광을 압박한다. 그 압력이 심해지면 방광 벽 근육이 두꺼워지고 소변이 제대로 나오지 못하기 때문에 신장 기능이 떨어지면서 신장염, 신부전증이 발생하기 쉽다.

iii 전립선암

1. 전립선암이란?

전립선암은 전립선의 주변으로부터 시작되는 악성 종양이다. 이 종양이 자라면서 전립선의 내부까지 종양이 퍼질 수 있는데, 다른 암들과 마찬가지로 뼈나 폐 등 중요 장기까지 전이될 수 있다. 전립선암은 어느 정도 진행된 후 진단이 되는 경우가 많다. 이때는 이미 척추나 뼈로 암세포가 전이되어 그 부위의 통증을 호소하는 경우도 있고 암 덩어리가 커진 경우 전립선암의 진단에 직장 초음파 검사가 유용하고 손가락으로 직접 전립선을 촉지하여 돌출 되고 딱딱하게 만져지는 경우 암을 의심해야 한다.

2. 전립선암의 원인

활성산소에 의한 노화, 인종, 호르몬의 영향, 가족력, 고지방 식이, 음식 및 식이 습관과 직업 등이 있다.

(1) 활성산소에 의한 노화

정상적인 대사 과정에서 부수적으로 생성되는 여러 가지 활성산소들에 의하여 생체 구성 성분들이 산화적 손상을 받게 되고 이러한 손상들이 축적되어 노화와 죽음에 이르게 된다는 것이다. 활성산소들에 의한 손상들은 생체가 가지고 있는 방어 능력으로 대처되고 있지만, 방어가 100% 완전치 못하므로 일부의 활성산소에 의한 유해 작용을 받게 된다. 이 유해 작용은 천천히, 경우에 따라서 수년 내지는 일생을 통하여 만성적으로 일어나 누적되어 세포나 조직의 기능을 저하시키고, 이것이 곧 암 및 노화의 원인이 된다.

(2) 인종

백인 남성보다 흑인 남성에게서 전립선암의 발병률이 높다. 전립선암의 발병률을 인종별로 보면 흑인, 백인, 황인 순이다. 원인으로는 유전적인 원인으로 보고 있다.

(3) 호르몬

전립선암은 남성 호르몬(안드로젠)의 양에 영향을 받는다. 전립선 암세포는 남성 호르몬을 먹고 자라기 때문에 암세포 성장을 촉진시키는 것으로 보고 있다.

(4) 가족력

아버지나 형제가 전립선암에 걸린 적이 있었던 경우, 그렇지 않을 때보다 전립선암이 생길 위험이 높아지게 된다.

(5) 고지방 식이(동물성 지방)

동물성 지방이 많이 함유된 식품이나 인스턴트 식품은 적게 섭취해 주는 것이 좋다. 고지방은 발암된 암세포를 촉진하는 인자로 작용할 수 있으므로 적게 섭취해 주는 것이 좋다. 육류에 함유된 유황계 아미노산은 장에서 분해되어 유해 물질로 바뀐다. 암 유전자는 이들 발암 물질의 자극을 받아 활성화하여 암세포로 변모해간다.

암 유전자는 보통 때는 얌전하게 잠자고 있다가 이니시에터라 불리는 발암을 초래하는 물질에 의해 활성화된다. 이로 인해 정상 세포는 잠정적인 종양 세포로 바뀌는데 이 단계까지는 아직 암이 아니다. 암의 싹이 생겼을 뿐이다. 이것을 진짜 암세포로 바꾸는 것은 프로모터라 불리는 발암 촉진 물질이다. 프로모터에 의해 암이 된 세포는 그 성질이 완전히 돌변하여 무질서하게 증식을 계속한다. 이처럼 발암까지는 두 가지 과정을 거치며 각각의 과정에서 두 종류의 발암 물질이 관여한다. 무서운 것은 이런 발암 물질이 우리 생활 어디에나 존재하고 있다는 사실이다. 담배에 함유된 타르나 니코틴, 육류나 생선 탄 것, 아질산과 2급 아민이 반응하여 생기는 니트로사민, 알코올이 분해될 때 생기는 아세트알데히드, 산화한 기름의 과산화지질 등은 이니시에터로서 발암의 계기를 만든다. 프로모터로 작용하는 것은 벤츠피렌 같은 화학 물질이나 담배 속의 타르, 자동차 배기가스 등이다. 암 유전자는 발암 물질의 자극을 받아 활성화하여 암세포로 변모해간다.

(6) 유해 화학 물질에의 노출

카드뮴에 노출될 수 있는 작업 환경(용접 공정, 전자 도금 공정, 배터리 제조 공정 등), 고무 제조 공정에서 일하는 남성들의 전립선암 발생률이 일반적인 발생률보다 높은 것으로 나타났다. 따라서 이러한 공정에서 일하는 경우 안전 수칙을 철저히 지켜서, 유해 물질에 노출되는 것을 예방하여야 하겠다.

3. 전립선암의 진행 상태

전립선암은 그 진행 상태에 따라서 정도가 가벼운 A부터 무거워지는 D까지 4단계로 나눠진다.

(1) A단계

촉진을 해도 전혀 모른다. 전립선 속에 아주 작은 병소가 있을 뿐인데 전립선 비대증으로 진단하고 수술을 했을 때에 우연히 암세포를 현미경으로 볼 수 있는 경우다.

(2) B단계

직장진*을 하면 작지만 조금 딱딱한 부분을 느낀다. 그래서 암이 아닐까 의심해 보고 발견하는 단계를 말한다.

(3) C단계

전립선 피막을 넘어서 주변 조직 등에 조금씩 침습해 있는 단계이다.

(4) D단계

암세포가 림프절이라든가 뼈라든가 다른 장기에 전이해 있는 단계이다.

4. 전립선암의 증상

전립선암은 크기가 작고 초기 암일 경우에 대부분 증상이 거의 나타나지 않는다. 그러나 이미 전립선암이 상당히 진전되었거나, 또는 암과는 별도로 전립선 비대증이 동

---

* 직장진 : 항문으로 손가락을 넣어서 전립선을 접촉하여 전립선의 크기나 암 여부를 조사하는 방법.

반된 경우에는 배뇨곤란, 빈뇨, 혈뇨, 배뇨 시 통증, 배뇨 시 약한 오줌 줄기 또는 배변 시 불편한 증세들이 나타난다. 또한 전립선암이 기타 장기, 특히 골반 뼈나 척추 뼈에 전이가 될 경우에는 심한 골 통증이 나타나며 심한 경우 하반신 마비 등이 동반될 수 있다.

iv 전립선의 식이요법 핵심 포인트

1. 전립선 질환은 양방의 치료와 전신의 건강 영양 상태를 유지하기 위한 섭생법이 중요하다.

2. 전립선 질환에서는 지나친 성 생활을 피하는 것이 중요하다. 과다한 성 관계는 남성 호르몬인 테스토스테론의 분비를 증가시키는데 이는 전립선 비대증, 전립선암 등을 촉진시키기 때문에 과다한 성 생활을 피하고 균형 있는 성 생활을 유지하는 것이 중요하다.

3. 전립선 질환에서는 정액의 충분한 양을 생성하는 것이 중요하다. 정액이 줄면 그에 비례해서 전립선이 비대해진다. 그러므로 정액의 생성을 증진시켜 주는 영양소의 섭취를 충분히 하는 것이 좋은데, 아연은 전립선에 가장 많이 분포되어 있으며 정액의 분비에 관여한다. 비타민C는 정액 중에 많이 포함되어 있어 정자의 신진 대사에 도움을 준다. 비타민E는 정자 형성과 밀접한 관계가 있고 호르몬을 산화로부터 보호하며 생식 능력에도 밀접한 관계가 있다. 또한 아르기닌이라는 아미노산과 레시틴은 남성의 정액을 이루는 구성 성분이다. 따라서 전립선 질환에서는 정액의 생성을 증진하기 위해 정액 생성 관여 영양소인 아연, 비타민C, E, 아르기닌, 레시틴 등이 함유된 식품을 충분히 섭취하는 것이 좋다.

4. 전립선 질환에서는 전립선 근육의 수축과 이완이 원활하게 작용되는 것이 중요하다. 여기에는 교감신경과 내요도 괄약근의 작용이 중요하다. 실제로 사정 때에는 교감신경의 흥분에 의해 전립선 전체를 강하게 수축시켜 전립선액, 정낭액 및 정자를 요도내로 방출하는 것이다. 동시에 전립선 피막과 연속되는 내요도 괄약근도 수축함으로써 방광경부가 폐쇄되어 사정 때에는 정액이 방광 안으로 역류하는 것을 방지한다. 그러므로 전립선 근육의 수축과 이완을 원활하게 하기 위해서는 신경 작용의 원활한 전달과 근육의 수축과 이완 작용을 촉진시키는 것이 중요하다. 신경 작용을 개

선하는 비타민B군(특히 B1, B2, B5, B6)과 근육의 수축과 이완에 관여하는 칼슘, 칼륨, 마그네슘 등이 함유된 식품을 충분히 섭취하는 것이 좋다.

5. 전립선 질환에서는 스트레스를 받지 않도록 하는 것이 중요하다. 스트레스를 받으면 교감신경이 자극되어 방광과 요도 등이 수축되며, 이 때문에 살균 작용이 있는 전립선 액이 방광으로 역류해 요로 부분으로 가지 못하고 요로 부분에 감염이 쉽게 되어 염증을 일으킬 수 있다. 그러므로 스트레스를 받지 않도록 하는 것이 중요하다. 스트레스에 도움이 되는 항스트레스 영양소인 비타민C가 함유된 식품을 섭취하는 것이 도움이 된다.

6. 전립선염에서는 몸이 차지 않도록 하는 것이 중요하다. 전립선염은 세균에 의한 원인이 가장 큰데 몸이 차지면 전립선에 세균이나 바이러스가 증식하기가 쉬워서 감염이 일어날 수 있다. 따라서 전립선염에서는 찬물, 찬술, 찬 음료수, 찬 빙과류 등은 되도록 피하는 것이 좋고 음식은 따뜻하게 먹고 몸을 따뜻하게 하는 것이 좋다.

7. 전립선의 울혈을 막기 위해서는 전립선에 혈액의 흐름을 원활하게 유지시켜주는 것이 중요하며, 담배와 술은 아연의 소모를 촉진하므로 금하는 것이 좋다. 그러므로 모세혈관을 확장시키고 튼튼히 하여 혈액 순환을 촉진시키는 비타민B3(나이아신), 비타민E, 비타민C, 비타민P 등이 함유된 식품과 혈액 순환을 개선시키기 위해서 감마리놀렌산, EPA, DHA 등이 함유된 식품의 섭취를 하는 것이 좋다.

8. 동물성 지방이 많이 함유된 식품이나 인스턴트 식품은 적게 섭취해 주는 것이 좋다. 고 지방은 발암된 암세포를 촉진하는 인자로 작용할 수 있으므로 적게 섭취해 주는 것이 좋다.

Ⅴ 발기 부전

1. 발기 부전이란

일반적으로 성행위 때 발기가 되지 않는 것을 말한다. 보통 성교에 충분한 정도의 발기가 이루어지지 않거나 유지되지 못하는 질환으로 정상적인 성생활 조건에서 4번 시도하여 1번 이상 성교에 실패하는 경우를 말한다. 우리나라의 경우 20세 이상의 성인 남성 중 약 10%인 2백 만 명 내외가 발기 부전인 것으로 추정되고 있다.

(1) 발기란?

음경의 비대와 경직으로 일어나는 발기는 발기 조직 내의 혈류가 증가해서 일어난다. 남성이 성적으로 자극 받지 않은 때에는 발기 조직에 공급되는 세동맥은 수축하고 음경은 느슨해진다. 그러나 성적인 흥분 상태에서는 부교감신경 반사가 시작되어 신경 전달 물질인 산화질소*를 방출하여 세동맥을 확장시키는 혈관의 평활근을 이완시킴으로써 혈류가 증가하게 된다. 결과적으로 발기체의 관강이 혈액으로 채워지게 되고 음경이 확장되고 곧게 일어서게 한다. 음경의 팽창은 정맥을 압박하여 혈액의 방출을 차단하며 계속해서 충혈 되도록 한다. 음경이 발기하는 것은 부교감신경이 세동맥을 조절하는 예 중의 하나이다.

*** 산화질소(나이트릭 옥사이드) :** 필수 아미노산의 일종인 알기닌과 산소의 결합으로 생기는 산화질소는 해면체 주위의 근육을 이완시켜 해면체로 피를 끌어들이는데 결정적인 역할을 하는 물질이다.

(2) 남성의 수정 능력

사정시마다 배출되는 정액의 양은 약 1.5~5.0ml이고 45~80%는 정낭에 의해서 그리고 15~30%는 전립선에 의해서 만들어진다. 사정액 ml당 약 6천만에서 1억5천만의 정자가 방출된다. 정자수가 ml당 약 2천만 개 이하인 것을 과소정자증이라 하고 이는 수정 능력을 감소시킨다.

2. 발기 부전의 원인

발기 부전의 원인은 정신적 스트레스가 그 원인이 되는 심인성(정신적인 것)과 몸에 어떤 질환이나 해부학적인 문제가 있는 기질성(신체적인 것)으로 나눌 수 있다. 불과 10여 년 전까지만 해도 발기 부전의 원인 90% 이상이 심인성인 것으로 생각되었으나, 남성 발기의 생리적, 생화학적 기전이 밝혀지면서 과거에 심인성이나 원인 불명으로 생각되었던 많은 환자가 기질성 발기 부전증으로 판명되고 있다. 현재는 전체 발기 부전 환자의 절반 이상이 기질적 원인에 의한 것으로 진단되며 50세 이상의 고령에서는 기질적 원인의 빈도가 더욱 높다. 많은 경우 심인성 원인과 기질성 원인이 함께 나타나기도 한다.

(1) 정신적인 원인에 의한 분류(심인성 발기 부전)

1) 내성적이고 소심한 사람

어렸을 때 성에 대해 지나치게 부정적으로 교육을 받았다거나 억압당하면 나이가 들어 성 행위에 대해 불안과 죄의식에 사로잡혀 발기 장애를 일으킬 수 있다.

2) 섹스파트너로 인한 경우

여성이 젊었을 때의 매력을 잃고 비만해졌다든지, 신경질적이 되었다든지 하면 성적 충동을 못 느끼게 되어 발기 부전이 생길 수 있다.

3) 스트레스를 많이 받는 사람

사회가 고도로 산업화되면서 그에 따른 사람들의 스트레스도 많아졌다. 스트레스는 남성들의 성 욕구를 떨어뜨리는 요인으로 성 행위 자체에 흥미를 잃게 된다.

4) 그 외에 여러 가지 공포감

일상 생활에 굳이 느낄 필요가 없는 공포감도 발기 부전의 한 원인이 된다. 예컨대 정관수술을 받으면 성기능을 상실케 될지 모른다는 쓸데없는 두려움으로 인해 발기 장애가 생기는 남성이 의외로 많다.

(2) 육체적인 원인에 의한 분류(기질적 발기 부전)

1) 동맥성 원인(충만 장애)

동맥경화증 등으로 음경해면체 내로 혈액의 유입이 불충분하여 발기 장애를 일으키게 된다. 동맥경화증을 유발하여 페니스의 혈관 순환 장애를 일으키는 위험 인자로는 고혈압, 당뇨병, 고지혈증, 관상동맥 질환 등이 있다.

2) 신경인성 원인(유도 장애)

중추 신경 질환(척추 손상, 다발성 경화증) 또는 말초 신경 질환(당뇨병, 골반수술)등에 의해 발기 유도 장애가 일어난다. 말하자면, 어떤 신경계 질환이라도 발기 부전증을 일으킬 수 있다는 것이다. 즉, 발기 신경이나 섬유에 손상을 받으면 발기 신경의 말단에서 발기를 위한 화학 물질의 분비가 원활하지 않아 발기 메시지를 음경에 전달할 수가 없어 생기는 장애이다. 기질적 발기 부전의 20%를 차지하는 신경인성의 가장 흔한 원인은 당뇨병으로 알려져 있는데, 당뇨병의 합병증으로는 말초 신경 질환이 있으면 성적 흥분의 자극이 신경을 통해 전달되지 않음으로써 발기 부전이 되는 것이다.

3) 정맥성 원인(저장 장애)

음경해면체에 해부학적으로 섬유 조직이 증식되거나 평활 근육 질환, 교원질 변화의 복합 작용에 의한 결과로 이 중 한 개 이상에 결함이 있으면 정맥의 폐쇄 기능이 장애를 일으켜 해면체 내 혈액을 저장하지 못하게 되므로 발기 장애가 나타난다. 음경의 발기 조직(음경해면체 평활근)이 손상 받거나 페이로니씨* 질병, 당뇨병, 심한 동맥 허혈 등이 있으면 섬유성 증식을 일으켜 발기 조직의 팽창을 억제하고 음경 정맥의 폐쇄기능에 장애를 일으킨다.

4) 호르몬성 내분비계통 장애

남성을 작동시키는 내분비축은 시상하부-뇌하수체-고환으로 이루어지는데, 테스토스테론이라는 고환 호르몬이 바로 이 축을 작동시키는 동력이라 할 수 있다. 이 내분비축에 이상이 생기면 성기능 장애가 일어나게 된다.

---

* 페이로니씨 : 음경의 백막이 섬유화되어 탄력이 없어지다 보니 발기 시 한쪽으로 구부러지는 것이다.

3. 발기 부전의 증상

① 처음부터 전혀 발기가 되지 않는다.

② 발기는 되었으나 유지가 되지 않는다. 즉, 관계 도중 사정을 하기 전에 발기가 소실된다.

③ 발기는 되지만 예전과 같지 않게 강직도(딱딱한 정도)가 현저히 감소한다.

4. 발기 부전 식이요법 핵심 포인트

1. 혈액의 원활한 순환과 혈관이 건강해야 한다. 성적인 자극을 받으면 해면체가 부풀어 오르면서, 그곳에 평소의 7배나 되는 피가 쏠리게 된다. 이때 음경 정맥은 확장된 해면체에 눌리므로 해면체로 들어온 피가 빠져나가지 못하고 갇히게 된다. 흔히 정력이라 말하는, 딱딱하게 팽창한 것의 실체가 바로 피인 것이다. 따라서 정력은 곧 혈액의 순환이라고 정의할 수 있으며, 평소의 7배나 되는 피가 순식간에 해면체로 몰려올 수 있을 만큼 혈관이 충분히 건강하고 탄력성이 있어야 돌처럼 딱딱한 발기상태가 유지된다. 그러므로 원활한 혈액 순환을 위해 꾸준한 운동과 혈액 순환에 좋은 항산화제, EPA, DHA, 비타민E 등과 혈관을 튼튼하게 하는 비타민 P, K 등이 함유된 식품을 섭취해 주는 것이 좋다.

2. 발기 부전에서는 신경 전달이 원활하게 되는 것이 중요하다. 중추 신경 질환(척추 손상, 다발성 경화증) 또는 말초 신경 질환(당뇨병, 골반수술) 등에 의해 발기 유도 장애가 일어난다. 말하자면, 어떤 신경계 질환이라도 발기 부전증을 일으킬 수 있다는 것이다. 즉, 발기 신경이나 섬유에 손상을 받으면 발기 신경의 말단에서 발기를 위한 화학 물질의 분비가 원활하지 않아 발기 메시지를 음경에 전달할 수가 없어 생기는 장애이다. 그러므로 신경 작용을 개선하는 비타민 B군(특히 B1, B2, B5, B6)과 칼슘 등이 함유된 식품을 충분히 섭취하는 것이 좋다. 그리고 기질적 발기 부전의 20%를 차지하는 신경인성의 가장 흔한 원인은 당뇨병으로 알려져 있다. 이와 같이 당뇨병이 있을 시에는 당뇨병을 치유하는 것이 우선이다(당뇨병 식이 섭생법 참조).

3. 발기 부전에서는 호르몬성 내분비 계통의 정상적인 균형이 중요하다. 남성을 작동시키는 내분비축은 시상하부—뇌하수체—고환으로 이루어지는데, 테스토스테론이라는 고환 호르몬이 바로 이 축을 작동시키는 동력이라 할 수 있다. 이 내분비축에 이상이 생기면 성 기능 장애가 일어날 수 있다. 단백질, 지방, 비타민E, C, B군 또는 모든 영양소의 어느 것이든 심하게 결핍하면 뇌하수체선과 생식선에서 이들 호르몬들

을 적정량으로 생산할 수 없게 된다. 그러므로 단백질, 지방, 비타민E, C, B군 등이 함유된 식품을 골고루 섭취해 주는 것이 좋다.

4. 적당한 성 생활을 유지해주는 것이 중요하다. 불충분한 성 생활로 인해 발기 기둥이 오랫동안 빈혈 상태가 되면 발기 기둥의 산소 분압이 떨어지고 산소 농도가 감소되면 발기 유발 화학 물질인 산화질소의 생산율이 줄어들어 발기 부전을 초래할 수 있다. 그러므로 적당한 성 생활을 해주는 것이 중요하다.

5. 성적 능력을 높이는 비타민, 미네랄류를 섭취해주는 것이 좋다. 그러므로 전립선에 함유되어 있으며 성 호르몬의 합성에 관여하여 정자가 왕성하게 만들어지게 하는 아연과 성호르몬의 분비를 좋게 하는 비타민E, 신경의 작용을 원활히 해주는 비타민B군 등이 함유된 식품을 섭취해 주는 것이 중요하다.

6. 스트레스를 받으면 뇌하수체에서 프로락틴이라는 호르몬이 분비되고 이것이 남성 호르몬의 분비를 억제하기 때문에 성욕이 떨어지게 된다. 또한 스트레스를 받으면 우리 몸의 부신피질과 신경 말단에서 노에피네프린이라는 신경 전달 물질이 방출되는데 이는 강력한 발기 억제 물질이어서 남성이 오그라들게 된다. 그러므로 스트레스를 받지 않도록 하는 것이 좋고 스트레스에 좋은 것은 충분한 수면과 비타민C 등이 함유된 식품을 섭취해주는 것이 좋다.

7. 약물의 부작용으로 인해 성 기능 장애가 있을 수 있기 때문에 과도한 약물 복용은 피하는 것이 좋다.

8. 성 기능 장애를 일으키는 약물 : 개개인에 따라 차이가 있지만, 혈압 강하제, 이뇨제, 신경 안정제, 항우울제, 항암제 등이다.

vi 남성 생식기 질환에 좋은 성분

1. 전립선 비대에 좋은 성분

성분	권장량	작용
필수적인 성분		
아연	80mg/일	아연은 근육, 뼈, 간장, 전립선에 함유되어 있으며 성호르몬의 합성에 관여하여 정자가 왕성하게 만들어지게 한다. 섭취하면 성적 능력이 높아진다고 하여 섹스 미네랄이라고 불린다. 아연이 결핍되면 사춘기의 경우 성숙이 늦어지고, 성인의 경우는 생식 능력이 쇠퇴하여 아이를 만들기 어려워진다. 아연의 결핍은 전립선 비대, 전립선염, 전립선암과 관련이 있다.
비타민E	600IU	비타민E는 정자 형성과 밀접한 관계가 있고 호르몬을 산화로부터 보호하며 생식 능력에도 밀접한 관계가 있다. 또한 강력한 항산화제로 세포 손상을 방지하여 전립선에 암세포가 자라는 것을 억제한다.
비타민C	1,000~5,000mg/일	비타민C는 정액 중에 많이 포함되어 있어 정자의 신진대사에 도움을 준다. 비타민C를 섭취하면 소변을 산성으로 바꾸어 만성/급성 박테리아성 전립선염의 주 원인인 대장균의 성장을 막으므로 이를 섭취하는 것도 도움이 된다. 또한 비타민C는 면역계를 강화시키고 염증을 억제하므로 치료를 도와준다.
비타민B군		비타민B군은 모든 세포의 기능에 필요하고 면역력을 증가시키고, 스트레스에 대한 방어력을 높여준다.
비타민B6	50mg/하루 2번	뇌에서 분비되는 호르몬 중 프로락틴이라는 호르몬이 40대 이후에 증가되면 전립선암 발생 위험이 높아진다. 비타민B6는 프로락틴의 이런 부작용을 억제하여 전립선암을 예방해 준다.
레시틴		레시틴은 체내 세포의 구조와 적절한 기능을 위해 필요한 필수적 원료가 되는데, 전립선 세포의 보호에 좋다. 전립선 비대에 효과가 있다. 또한 레시틴은 남성의 정액을 이루는 구성 성분이다.
매우 중요한 성분		
마그네슘, 칼슘		전립선 질환에서는 전립선 근육의 수축과 이완이 원

성분	권장량	작용
		활하게 작용되는 것이 중요한데, 이때 칼슘과 마그네슘은 근육의 수축 작용에 효과적이며 전립선의 기능을 향상시키는 무기질로 전립선염에 효과가 있다.
아르기닌		아르기닌은 간에서 대사되어 산화질소(NO, nitric oxide)가 되어 혈관 확장 작용에 의해 발기 부전을 치료하는데 도움을 준다. 또한 아르기닌은 정자의 구성성분으로 정자의 수와 전체적인 정자의 활동을 증가시킨다.
화분		생식선을 자극하는 다량의 호르몬 물질, 항생 성분의 침투력을 높여주는 비타민의 작용 그 외에 아미노산과 효소 작용에 의해 전립선의 기능을 향상시키면서 저해 요인을 제거시켜 준다. 적은 양으로부터 시작해서 차츰 늘려간다.
비타민A	25,000IU	비타민A는 상피 조직을 튼튼하게 하는 영양소로 건강한 상피 조직의 유지는 박테리아와 바이러스의 침입을 막는데 도움이 된다. 또한 면역력 강화에 도움이 되며 강력한 항산화제로 전립선암을 예방한다.
베타카로틴	15,000IU	비타민A의 전구 물질이며 자체로도 항산화 작용이 있다.

매우 중요한 성분

성분	권장량	작용
혈관강화 성분 비타민B3, 비타민E, 비타민C, 비타민P		모세혈관을 확장시키고 튼튼히 하여 혈액 순환을 촉진시켜 전립선의 혈액 순환에 도움을 준다.
필수지방산	오메가3 : EPA, DHA 오메가6 : 리놀레산, 감마 리놀렌산, 아라키돈산	필수 지방산들은 호르몬처럼 작용하는 생리 활성 물질인 프로스타글란딘의 원료라는 점이다. 프로스타글란딘은 인체의 면역 기능에 대단히 중요하여, 염증을 치료하거나 혈전 물질들을 없애거나 통증을 없애는 등 성인병의 치료와 예방에 주로 작용한다. 특히 불포화 지방산은 각 장기에 활력을 주고 혈액을 통해 세포, 조직, 기관의 산소 공급을 도와주므로 인체 호흡에 대단히 중요하고, 인체 분비선의 구조물로 정상적인 선의 기능을 유지시켜 전립선, 뇌, 신장 등에 영향을 미칠 수 있다. 그러므로 전립선의 기능에 매우 중요하다.
마늘 캡슐		천연 항생 물질로 세균의 감염 방지에 도움이 되고

성분	권장량	작용
		전립선염의 염증 제거에 도움이 된다.
알라닌		정상적인 전립선 기능의 유지에 필요하다.
글리신		전립선 세포의 소실을 억제하여 건강한 전립선을 유지한다.
맥주효모		아연의 효율적인 공급원이다.
호박씨		
해초류		전립선의 기능을 향상시키는 무기질의 효율적인 공급원이다.
전립선 비대에 도움되는 약용		식물부추, 옥수수수염, 파슬리, 유근피, 피지움(pygeum : 아프리카에서 자라는 상록수에서 추출되는 물질로 많은 나라에서 전립선 확장증과 전립선염에 탁월한 치료와 예방 효과를 나타냄이 밝혀졌음), 인삼 등

전립선 비대에 도움되는 사항

① 맥주, 포도주와 같은 술, 커피, 홍차와 같은 카페인 음료, 염소나 불소 처리된 수돗물, 많은 양의 지방식, 인스턴트 음식, 토마토 음식을 반드시 피해라. 또한 살충제, 오염균에 신체 노출을 피해라.

② 운동은 중요하나 자전거는 전립선에 압력을 가하게 되므로 타지 않는 게 좋고, 지나친 성교는 좋지 않으며, 전립선 부근의 혈액 순환을 도와주는 데 하루에 1~2회 15~30분간 따뜻한 물에 좌욕을 하거나 복부와 골반에 온수와 냉수를 번갈아 뿌려주면 좋고, 너무 추운 외기에 노출시키지 않는 것이 좋다.

③ 만일 전립선 비대증에 걸렸다면 OTC 감기약이나 알레르기 치료약을 조심해야 한다. 이런 약에는 염증을 악화시키고 요폐증을 유발하는 성분이 들어있다.

2. 전립선염, 전립선암에 좋은 성분

성분	권장량	작용
필수적인 성분		
아연	50~100mg/일. 이 양을 초과하지 않는다.	아연은 근육, 뼈, 간장, 전립선에 함유되어 있으며 성호르몬의 합성에 관여하여 정자가 왕성하게 만들어지게 한다. 섭취하면 성적 능력이 높아진다고 하여 섹스 미네랄이라고 불린다. 아연이 결핍되면 사춘기의 경우 성숙이 늦어지고, 성인의 경우는 생식 능력이 쇠퇴하여 아이를 만들기 어려워진다. 아연의 결핍은 전립선 비대, 전립선염, 전립선암과 관련이 있다.
셀레늄	200mcg/일	셀레늄은 글루타치온 과산화 효소의 구성 성분으로 세포를 활성산소의 공격으로부터 보호하여 전립선의 DNA 손상을 막고 암세포로의 변이를 저해한다.
코엔자임 큐10	100mg/일	코엔자임 큐10은 세포벽의 지방산 및 LDL들이 과산화지질로 변질되지 않도록 산화를 막아준다.
SOD		강력한 항산화제로서 활성산소를 파괴하여 암세포로의 변이를 저해한다.
비타민A	하루 50,000~100,000IU /10일 동안.	비타민A는 상피 조직을 튼튼하게 하는 영양소로 건강한 상피 조직의 유지는 박테리아와 바이러스의 침입을 막는데 도움이 된다. 또한 면역력 강화에 도움이 되며 강력한 항산화제로 전립선암을 예방한다.
베타카로틴	10,000IU/일	
비타민E	1,000IU이상/일	강력한 항산화제로 세포 손상을 방지하여 전립선에 암세포가 자라는 것을 억제한다.
비타민C	5,000~20,000mg/ 하루에 나눠서	비타민C를 섭취하면 소변을 산성으로 바꾸어 만성/급성 박테리아성 전립선염의 주 원인인 대장균의 성장을 막으므로 이를 섭취하는 것도 도움이 된다. 또한 비타민C는 면역계를 강화시키고 염증을 억제하므로 치료를 도와준다.
비타민P(바이오 플라보노이드)		비타민C의 효과를 높여준다.
글루타치온		글루타치온은 활성산소의 생성을 막아주고, 세포들에 대한 활성산소의 공격을 막아준다. 특히 흡연, 방사선, 암에 대한 방사선 요법, 알코올 등으로 인체를 보호한다. 중금속과 약물들을 해독시키므로 혈액 및

성분	권장량	작용
		간장 질환의 치료에 이용된다.
비타민B군	100mg/일	정상적인 세포의 분열과 적혈구 세포를 구성하고 순환을 증진시키는데 비타민B군이 필요하다.
비타민B6	100mg/일	뇌에서 분비되는 호르몬 중 프로락틴이라는 호르몬이 40대 이후에 증가되면 전립선암 발생 위험이 높아진다. 비타민B6는 프로락틴의 이런 부작용을 억제하여 전립선암을 예방해 준다.

중요한 성분

성분	권장량	작용
칼슘	1,500mg/일	전립선 질환에서는 전립선 근육의 수축과 이완이 원활하게 작용되는 것이 중요한데, 이때 칼슘과 마그네슘은 근육의 수축 작용에 효과적이며 전립선의 기능을 향상시키는 무기질로 전립선염에 효과가 있다.
마그네슘	750~1,000mg/일	
송이버섯	4,000~8,000mg/일	송이버섯에 들어있는 MAP라는 물질은 암세포를 집중 공격하기 때문에 항암제의 대안으로 떠오르고 있다. 양성 종양의 번짐과 성장을 억제하고 면역 반응을 증진시킨다.

도움되는 성분

성분	권장량	작용
유산균		인체의 항균성 효과를 갖는다.
마늘		천연 항생 물질로 면역 기능에 영향을 끼친다.
미네랄 복합체		충분한 무기질과 비타민의 섭취는 치료에 기본이다. 철이 함유되지 않은 종합 비타민을 선택하라.
비타민 복합체		
효소 복합체		소화에 도움을 주고 세포의 대사기능을 활성화시켜 늙은 세포와 새로운 세포의 교체를 촉진시켜 정상적인 세포작용을 유지시킨다.
화분		생식선을 자극하는 다량의 호르몬 물질, 항생 성분의 침투력을 높여주는 비타민의 작용 그 외에 아미노산과 효소 작용에 의해 전립선의 기능을 향상시키면서 저해 요인을 제거시켜 준다. 적은 양으로부터 시작해서 차츰 늘려간다.
시스테인		시스테인은 글루타치온의 재료가 되고 해로운 물질을 해독시키고, 방사선으로부터 보호한다. 메티오닌은 소화를 촉진하고, 독성 물질의 해독과 배설을 촉진, 납과 같은 중금속의 배설을 촉진한다. 인체에 독성 물질이 증가하면 메티오닌은 글루타치온의 전구
메티오닌		

성분	권장량	작용
		물질인 시스테인으로 전환한다.
카르니틴		카르니틴은 비타민E, 비타민C같은 항산화제의 효과를 증진시킨다. 이 물질은 항산화제와 협동하여 특정 효소를 만들어서 노화 과정을 느리게 하여주는 역할을 한다. 또한 정자의 운동성을 향상시킨다.
칼륨	99mg/일	이뇨 작용에 좋다.
타우린		백혈구 속의 가장 풍부한 아미노산인 타우린은 백혈구의 자가 파괴로부터 보호한다. 타우린이 적게 공급되면 백혈구 세포는 공격을 중단하여, 면역시스템을 약화시킨다.
상어연골		면역력을 증강시키고 새로운 혈관의 성장을 방해하여 전립선암에 효과가 있다.
전립선염 · 전립선암에 도움되는 약용 식물		부추, 민들레, 감초, 파슬리, 피지움 등

전립선염 · 전립선암에 도움되는 사항

① 신선한 야채, 과일 주스(특히 당근과 양배추 쥬스)를 매일 마시고, 아연 성분이 많은 음식(버섯, 호박씨, 해산물, 시금치, 해바라기씨, 곡식 등), 암 예방에 효과적인 음식(견과류, 씨, 현미, 브로콜리, 당근, 호박, 얌, 양배추, 사과, 딸기 종류, 체리, 포도, 서양자두 등), 필수지방산이 들어있는 음식(참깨, 해바라기씨, 올리브유 등), 여성 호르몬 전조 물질(이소플라본)이 들어있는 음식(콩, 식류, 퓨에나리아 등), 식물성 단백질(콩식품 : 콩식품에는 암과 싸우는 단백질로 불리는 물질인 제니스테인을 많이 함유하고 있어 암조직에 영양을 공급하는 세혈관의 성장을 막고, 암조직의 성장을 억제해 전립선암에 효과적임, 화분, 효모 등) 등의 음식을 많이 섭취하여야 한다.

② 전립선에 주의해야할 음식 : 고지방과 저식이 섬유식(고지방의 소비가 테스토스테론과 다른 호르몬의 농도를 높여 전립선을 자극하고, 암 발생 요인을 증가시키기 때문), 유제품(버터), 술, 카페인이 들어있는 차(커피, 홍차 등), 인스턴트 식품, 소금, 설탕, 흰밀가루, 인공감미료, 오염된 물, 암을 유발할 수 있는 환경이나 음식 등은 철저히 피한다.

③ 전립선염에는 반드시 증류수나 정수된 물을 많이 마신다.

3. 발기 부전에 좋은 성분

212

성분	권장량	작용
아연		아연은 근육, 뼈, 간장, 전립선에 함유되어 있으며 성호르몬의 합성에 관여하여 정자가 왕성하게 만들어지게 한다. 섭취하면 성적 능력이 높아진다고 하여 섹스 미네랄이라고 불린다. 아연이 결핍되면 사춘기의 경우 성숙이 늦어지고, 성인의 경우는 생식 능력이 쇠퇴하여 아이를 만들기 어려워진다.
비타민B군		비타민B군은 서로 협력하여 에너지를 공급하고 노폐물의 대사에 작용한다. B군이 충족되면 정신 상태도 안정된다. 심신이 건강하면 자연스럽게 성적 능력도 높아지고 발기 부전 증세도 회복된다.
비타민E		비타민E는 노화를 예방할 뿐만 아니라 성 호르몬의 분비를 좋게 하여 생식 기능의 쇠퇴를 막기도 한다. 비타민E 섭취로 성적 능력이 저하된 사람의 기능이 회복된 예를 많이 볼 수 있다. 젊음을 유지하고 노화를 방지하기 위해 하루 100~300mg 정도를 적극적으로 섭취하는 것이 좋다.
아르기닌		아르기닌은 간에서 대사되어 산화질소(NO, nitric oxide)가 되어 혈관 확장 작용에 의해 발기 부전을 치료하는데 도움을 준다. 또한 아르기닌은 정자의 수와 전체적인 정자의 활동을 증가시킨다.
비타민C		발기 부전에서는 호르몬성 내분비 계통의 정상적인 균형이 중요하다. 남성을 작동시키는 내분비축은 시상하부-뇌하수체-고환으로 이루어지는데, 테스토스테론이라는 고환호르몬이 바로 이 축을 작동시키는 동력이라 할 수 있다. 이 내분비축에 이상이 생기면 성 기능 장애가 일어날 수 있는데, 비타민C는 뇌하수체 조직에 가장 많이 분포되어 있다.
비타민B5 (판토텐산)		비타민B5는 성적 능력을 높이는 비타민으로 스트레스에 대항하는 부신피질 호르몬의 합성을 촉진하여 몸의 저항력을 높여 준다.
화분 로얄젤리		생식선을 자극하는 다량의 호르몬 물질, 항생 성분의 침투력을 높여주는 비타민의 작용 그 외에 아미노산과 효소 작용에 의해 전립선의 기능을 향상시키면서 저해 요인을 제거시켜 준다. 적은 양으로부터 시작해서 차츰 늘려간다. 화분은 식물의 생식 세포

성분	권장량	작용
		로 수정할 때 엄청난 생명력을 발휘한다. 이틀만에 약 2만 배 정도까지 성장한다. 화분은 전립선 질환 및 발기 부전에 여러 임상 효과가 인정되고 있다. 로 얄젤리 또한 성기능 강화에 효과가 있다.
혈액 개선 성분 EPA, DHA 감마 리놀렌산		원활한 혈액 순환을 위해 필요하다.
항산화 성분 SOD 등		원활한 혈액 개선과 혈액순환을 위해 필요하다.

4. 조루증에 좋은 성분

성분	권장량	작용
중요한 성분		
아르기닌		아르기닌은 간에서 대사되어 산화질소(NO, nitric oxide)가 되어 혈관 확장 작용에 의해 발기 부전을 치료하는데 도움을 준다. 또한 아르기닌은 정자의 수와 전체적인 정자의 활동을 증가시킨다.
비타민E	400~1,000IU	비타민E는 노화를 예방할 뿐만 아니라 성 호르몬의 분비를 좋게 하여 생식 기능의 쇠퇴를 막기도 한다. 비타민E 섭취로 성적 능력이 저하된 사람의 기능이 회복된 예를 많이 볼 수 있다. 젊음을 유지하고 노화를 방지하기 위해 하루 100~300mg 정도를 적극적으로 섭취하는 것이 좋다.
아연	80mg	아연은 근육, 뼈, 간장, 전립선에 함유되어 있으며 성호르몬의 합성에 관여하여 정자가 왕성하게 만들어지게 한다. 섭취하면 성적 능력이 높아진다고 하여 섹스 미네랄이라고 불린다. 아연이 결핍되면 사춘기의 경우 성숙이 늦어지고, 성인의 경우는 생식 능력이 쇠퇴하여 아이를 만들기 어려워진다.
칼슘 마그네슘		칼슘과 마그네슘은 근육의 수축과 이완을 조절하는 미네랄이다.

성분	권장량	작용
매우 중요한 성분		
비타민C	3,000~6,000mg	정액이 응집되는 것을 막아주며 정자가 운동성 있게 해준다.
중요한 성분		
옥타코사놀		옥타코사놀은 소맥, 쌀, 사탕수수 등의 배아와 사과, 포도 등의 껍질에서 발견되는 천연의 포화 고급 지방족 알코올의 일종이다. 또한 비타민E의 천연 공급제이며 호르몬 생산에 좋다.
도움이 되는 성분		
티로신	500mg/하루2번	아드레날린 및 노르아드레날린, 도파민과 같은 스트레스의 방어에 작용하는 신경 전달 물질의 전구체이다. 스트레스 감소와 기분이 차분해지게 한다.
단백질 분해 효소		음식물의 소화를 증가시켜 양분의 흡수를 돕는다.
비타민A	15,000IU	비타민A가 결핍하면 동물의 생식 기능이 손상된다. 비타민A결핍은 스테로이드 합성에 필요한 효소를 감소시킴으로서 프로게스테론을 비롯한 성호르몬의 생성을 저하시키고 또한 생식선의 세포들이 변화하며 부신 조직이 쇠퇴되는 경향을 보인다.
베타카로틴	15,000IU	베타카로틴은 비타민A의 전구 물질이다.
비타민B군	50mg/하루 3번	정상적인 세포의 분열과 적혈구 세포를 구성하고 순환을 증진시키며 건강한 신경계 유지에 도움이 된다.
조루증에 도움되는 약용 식물		인삼, 고투 콜라(수 천년 동안 인도와 파키스탄에서 인기 있는 약초였으며 정맥과 모세관을 강화시키고 뇌의 기능을 높이는 효과가 있음), 로얄젤리, 화분, 호박씨, 요힘빈 등

조루증에 도움 되는 사항

과격한 운동, 뜨거운 사우나 목욕 등은 정자수의 감소를 가져오고 흡연이나 스트레스는 모세혈관을 손상시켜 발기 부전을 유발할 수 있다. 술은 남성에게서 여성의 폐경기와 같은 현상을 나타내고, 위궤양 치료제(잔탁이나 타가메트 등)는 정자수를 줄이고 발기 부전을 유발할 수 있으며, 동물성 지방이나 튀김 요리, 설탕, 인스턴트 식품 등은 혈관 내 동맥경화증을 유발시켜 혈액 순환을 방해하여 기능을 저해할 수 있으므로 섭취를 줄인다.

VI 귀

1. 귀의 구조

귀는 외이, 중이, 내이의 세 부분으로 구성되어 있다.

(1) 외이

이개와 외이도로 이루어진다.

1) 이개

불규칙한 모양의 탄력 연골로 되어 있으며 소리를 모아 외이도로 전달하는 기관이다. 이곳으로부터 약 2.5cm의 외이도가 이어지며 고막과 경계를 이룬다.

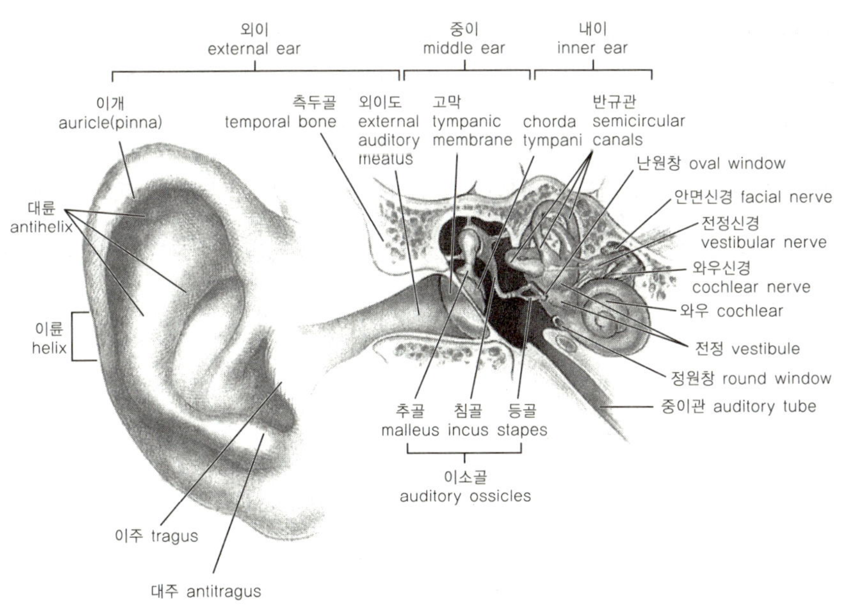

2) 외이도

외이도는 소리의 통로이며, 길이 2.5cm, 넓이 0.6cm정도의 짧고 좁은 에스자형 관으로 이개에서 고막까지의 통로를 형성한다. 외이도의 바깥쪽 1/3은 탄력 연골로 되어 있으며, 안쪽 2/3는 측두골 내부에 형성되어 있다. 외이도의 벽을 이루는 피부에는 털, 피지선 및 이구선이 분포되어 있다. 이구선은 땀샘이 변형된 것으로써 끈적하며, 갈색에 가까운 노란색 분비물인 귀지를 분비하는데 외이도는 털과 귀지가 곤충과 같은 이물질의 유입을 방지해 준다. 또한, 단순히 소리를 전달하는 통로의 역할만 하는 것이 아니라 공명기의 역할을 하여 소리가 더 크게 들릴 수 있게 한다.

(2) 중이

중이는 외이도에서 오는 소리를 골진동으로 바꾸어 내이에 전달하는 장치이다. 중이는 고막 안쪽에 위치하는 고실과 고막, 이소골, 중이의 두 골격근, 이관 등으로 구성되어 있다.

1) 고실과 고막

고실의 바깥쪽 벽을 고막이라 하는데 고막은 외이와 중이의 경계막이 되며 가로가 9mm, 세로가 8mm, 두께는 0.1mm로 생체에서는 진주 모양의 광택을 나타내는 엷은 막이다. 고막의 구조는 3층으로 구성되는데 외층은 외이도의 피부에서 계속되는 층이고, 중간층은 섬유 결합 조직으로 되어 있으며, 내층은 단층입방상피로 이루어진 점막층이다. 이러한 점막의 연속은 비강과 인두로부터 중이로 염증이 전파되는 경로가 될 수도 있다.

2) 이소골

중이에는 세 개의 조그만 뼈, 즉 이소골이 있다. 추골, 침골, 등골이며 이들 사이에는 활액 관절이 형성되어 있다. 이소골을 지나면서 소리는 약 22배 증가하는데 이것은 청력에 약 40~60 데시벨의 소리를 더 보태는 셈이 된다. 이소골은 또 방어 기능도 갖고 있다. 귀에 손상을 줄만큼 큰 소리가 들어오면 이소골은 소리를 전하는 진동 형태를 수평으로 바꾸어 소리를 줄임으로써 청각 신경을 보호한다. 즉, 물결과 반대 방향으로 파문을 일으켜 물결의 크기를 줄이는 역할을 한다. 중이와 내이의 경계가 되는 벽에는 두 개의 닫혀진 구멍인 난원창과 정원창이 있다. 난원창은 전정창이라고도 불리며, 등골의 바닥 부위에 의해 막혀져 있다. 또한 정원창은 와우창이라고도 불리며 제2고막이란 얇은 막에 의해 닫혀 있다. 구조적으로 추골은 고막과 연결되어 있고, 등골은 난원창과 연결되어 있기 때문에 고막이 진동하면 추골, 침골, 등골이 차례로 진동함으로써 난원창을 두드리게 된다. 그 결과 내이에 있는 액체가 진동되어 그 내부의 청각수용체를 자극하게 되는데 이로서 소리가 신경계로 전달된다. 따라서 이소골은 외이와 내이를 연결하는 다리의 역할을 한다고 할 수 있다.

3) 이관

이관(유스타키오)은 코와 연결돼 있기 때문에 공기가 드나들 수 있어서 고막 안팎은 같은 기압을 유지할 수가 있다. 만약 외부 기압과 중이 내의 압력이 다르면 고막의 양쪽 면이 받는 압력이 달라져 고막의 진동이 제대로 되지 않기 때문에 소리의 전달이 잘 되지 않는다. 이관은 보통은 닫혀 있으나 하품을 할 때나 누워서 삼킬 때는 열린다. 비행기 등을 타거나 하여 갑자기 높은 곳을 올라가면 고막 안팎의 기압이 달라지는데 고막 밖의 기압은 떨어져서 고막이 부풀게 된다. 심하면 아픔을 느낄 정도인데 이때 침을 삼키거나 하품을 하게 되면 이관이 열려 중이의 공기가 빠져나가게 되며 고막 안팎은 기압이 같아져 불쾌감을 없앨 수 있다. 어른에게는 수직에 가까운 이관이 어린이에게는 완성이 덜 된 상태로 수평에 가깝다. 이 때문에 코에 잡다한 균들이 중이로 퍼지기 쉽다. 어린이에게 중이염이 잘 생기는 이유는 이 때문이다.

4) 중이관

중이관은 중이를 목구멍에 연결시켜 주는 관이다. 이 관은 공기가 몸 밖에서 입과 목구멍을 통해 고실로 드나들 수 있게 하여 준다. 0.1mm 두께인 고막이 파열되지 않는 것은 고막의 양쪽 면에서 공기압을 동일하게 유지하기 때문이며 그 역할은 중이관을 통해 이루어지고 있다.

(3) 내이

내이는 청각 기관의 구실뿐 아니라, 신체의 평형 상태를 유지하는 감각 기관이기도 하다. 또한 전달된 진동(공기 진동)을 신경 흥분으로 전환하는 수용기와 머리의 위치를 알아내는 수용기가 있는 가장 중요한 곳이다. 내이는 그 구조가 복잡하여 미로라고 불리며 측두골 깊숙한 곳에 위치하고 있어 내부의 섬세한 청각 수용체가 보호될 수 있다. 내이는 골성미로와 막성미로로 이루어져 있다. 골성미로는 뼈로 이루어진 관이며, 이 내부에 막으로 형성된 막성미로가 위치한다. 골성미로와 막성미로 사이에는 뇌척수액과 조성이 유사한 외림프가 채워져 있다. 반면 막성미로 내부에는 내림프가 채워져 있는데 내림프에는 고농도의 K^+ 이온과 저농도의 Na^+ 이온이 함유되어 있으며, 외림프와는 그 조성이 다르다. 골성미로는 청각을 담당하는 와우관, 균형 감각을 담당하는 반규관 및 청각과 균형감각의 기능 모두를 담당하는 전정으로 구성되어 있다.

내림프와 외림프의 화학 성분 비교   (mM)

성분	내림프	외림프
K^+	144.8	4.8
Na^+	15.8	150.3
Cl^-	107.1	121.5

* 내이의 모식도

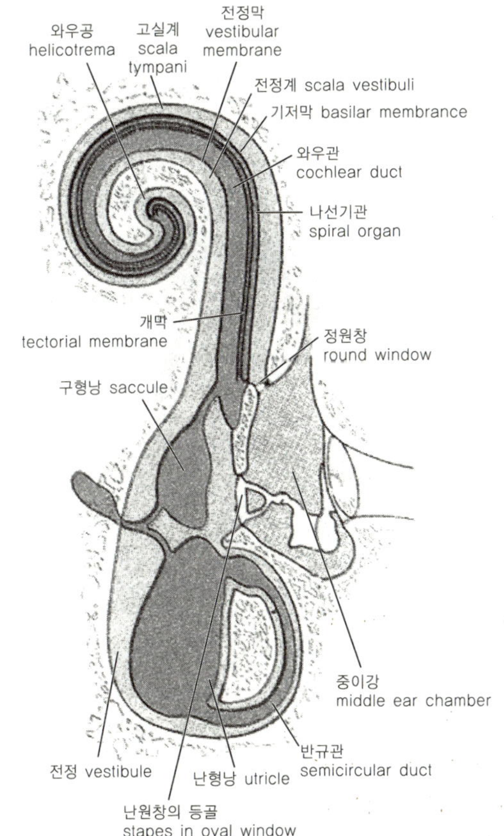

1) 와우관

달팽이 모양을 한 와우는 내이의 가장 앞부분에 위치하며, 와우축이라는 뼈로 된 기둥을 중심으로 두 바퀴 반 정도 감겨 있다. 골성미로인 와우의 내부는 막성미로인 와우관이 있는데 와우관 바닥에는 청각 수용체인 코르티기관이 위치해 있다. 와우의 단면도는 위쪽을 전정계, 아래쪽을 고실계라 한다. 전정계와 고실계 내부에는 외림프가 채워져 있으며, 이들 외림프는 와우첨에 있는 조그만 구멍들인 와우공을 통해 교통한다. 와우관의 천장을 이루는 막을 전정막이라 하며, 이는 와우관과 전정계의 경계가 된다. 와우관의 바닥을 이루는 막은 기저막과 고실계의 경계가 되며 이들 기저막 위에 코르티 기관이 위치한다. 코르티 기관은 지지세포와 와우유모세포로 구성되어 있다. 와우유모세포는 청각 수용체 세포로서 한 줄의 내유모세포와 세 줄의 외유모세포

220

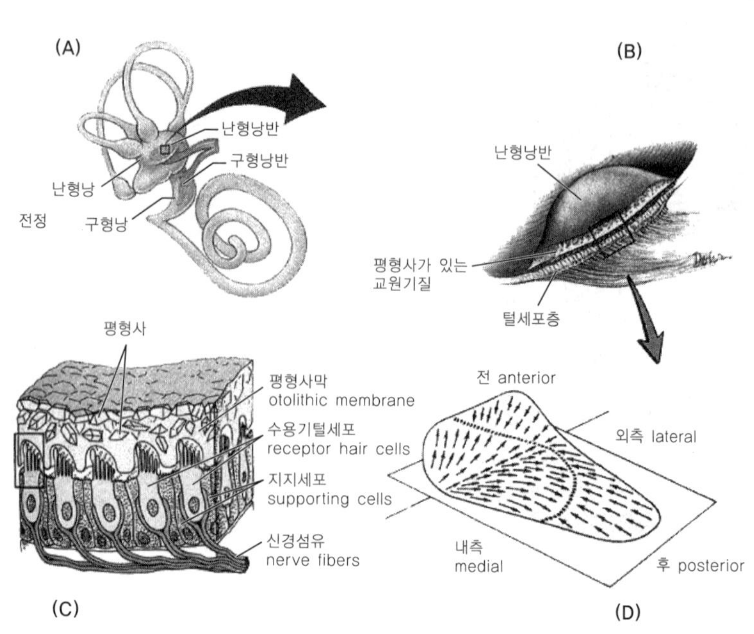

A : 난형낭과 구형낭
B : 난형낭 바닥에 있는 난형낭반
C : 교원 기질과 평형사가 있는 털 세포를 덮고 있는 평형 사막
D : 난형낭에 있는 대부분의 털 세포는 운동 섬모의 가장 윗줄을 향해 전후로 향한다.

로 되어 있다. 유모 세포에 나있는 딱딱한 섬모 위에는 젤과 같은 형태의 개막이 덮여 있으며, 유모 세포의 바닥에는 제VIII 뇌신경인 와우 신경이 분포되어 있다. 난원창 근처에 있는 기저막은 딱딱하고 짧은 섬유로 이루어져 있으나, 와우첨 가까이 갈수록 점차 길고 연한 섬유로 이루어져 있다. 이러한 구조적인 차이에 의하여 각 부분의 기저막은 각기 다른 주파수에 반응을 하는데, 난원창 부근의 기저막은 고 주파수 파동에 반응하며, 와우첨 부근의 기저막은 저주파수 파동에 반응한다. 청각 수용체인 코르티 기관과 와우 신경이 기저막에 위치하기 때문에 기저막의 구조는 청각에 매우 중요하다.

2) 전정 기관

전정 감각은 머리 위치의 움직임이나 변화를 감지하는 감각으로, 내이의 전정 기관에서 일어나게 된다. 내이의 중앙에 위치한 전정 기관은 계란처럼 생긴 구조물로서 와우의 뒤쪽에 반규관의 앞쪽에 위치한다. 골성미로인 전정의 내부에는 막성미로로 된 두 개의 공간인 구형낭과 난형낭이 있는데, 구형낭은 와우와 난형낭은 반규관과 연결되어 있다. 구형낭과 난형낭의 상피 조직 중 직경 2~3mm의 크기로 감각 상피 세포가 모여 있는 곳을 평형반이라 한다. 여기에는 인체의 위치 및 움직임을 감지하는 수용체가 있다. 이들 수용체는 운동의 방향과 속도가 직선상으로 진행될 때 즉, 선형가속에 반응하지만, 회전 운동에 대해서는 반응하지 않는다. 평형반은 지지 세포와 유모 세포로 구성되어 있으며, 유모 세포에는 여러 개의 부동 섬모와 하나의 긴 운동 섬모가 나 있다. 섬모들의 끝은 섬모 위에 덮여 있는 납작한 막에 박혀 있는데, 이 막을 평형 사막이라 한다. 평형 사막은 젤리 형태의 막이며, 탄산칼슘으로 형성된 평형 사라는 모래와 같은 것이 박혀 있기 때문에 무게를 가지게 된다. 따라서 머리의 위치가 변하면 평형 사막은 무게에 의해 특정한 방향으로 미끄러지게 되고, 그 결과로 아래에 있는 섬모가 비틀려 구부러진다. 전정 감각은 눈을 감고 있을 때도 머리가 반듯한지 아니면 기울어졌는지를 느끼는 감각이다. 이 기관에 이상이 있으면 두 가지 다른 반응을 보이게 된다. 어떤 아이들은 전정 자극에 너무 민감하여, 일상적인 운동(그네를 타거나, 미끄러지기, 뛰어들기, 몸 기울이기 등)에 대해 공포 반응을 보이게 된다. 또한 층계나 경사진 길을 기어오르거나 내려오는 것이 잘 배워지지 않고, 평평하지 않거나 불안정한 면 위에서 걷는 것을 걱정스러워 한다. 따라서 공간에 대해 두려워하는 것처럼 보이고, 일반적으로 어설퍼 보인다. 다른 한 쪽의 아이들은 아주 심하게 몸을 심하게 움직이거나 뛰어다니는 등, 더욱 강한 감각 자극을 찾곤 한다. 이 경우는 전정 감각계가 자극에 과소 반응함으로써, 계속해서 전정 감각계를 자극하려고 하는 것이다.

222

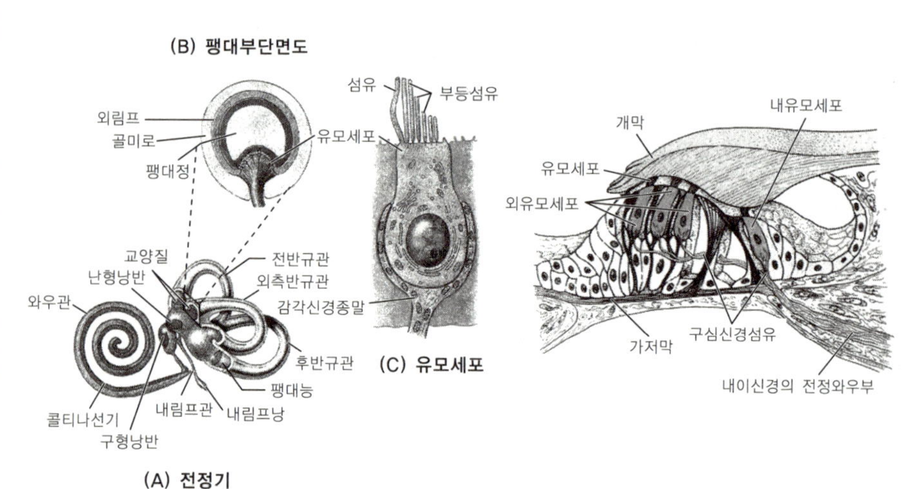

나선관 단면도   내이와 유모 세포

3) 반규관

반규관은 3개의 아주 미세한 반원형의 도관이 서로 결합되어 있는 것으로써 이것이 몸에 상하 운동, 전진 운동, 좌우 운동을 감지해 몸의 균형을 잡도록 유도하고 있으며, 나이가 많으면 이 평형 기관의 기능이 약해지는 경우가 있다. 그래서 사람은 똑바로 걸어도 남이 보면 비틀거리면서 걷는 것처럼 보인다. 전정의 후상부에 있는 3개의 반원 현상으로 서로 직각으로 만나며 3개의 반규관(전 반규관, 후 반규관은 수직으로 서 있고, 외측 반규관은 수평으로 누워있다)은 모두 전정과 연결되어 막성미로 내이림프가 서로 연락되어 있다. 각 반규관은 전정의 연결부 가까운 곳에 한 개씩의 팽대부가 있고, 여기에는 유모 세포와 이들 세포의 털이 젤라틴으로 뭉쳐서 만들어진 소모(팽대정)가 관의 림프액 내에 떠있다. 머리가 회전하면 반규관은 머리와 함께 회전하지만 그 속에 들어있는 림프액은 그 자체의 관성 때문에 회전 방향과 반대 방향으로 기울게 된다. 수평면 내에서의 머리의 운동 즉 전진, 후퇴 또는 수평 회전 등은 외측 반규관 내의 소모(팽대정)가 가장 크게 기울며 머리의 상하 운동에서는 다른 반규관(전 반규관, 후 반규관)의 소모(팽대정)의 기울기가 커진다. 이때 소모가 기울면서 유모 세포를 자극하여 흥분이 일어나 전정 신경을 거쳐 중추로 전달됨으로써 운동 방향이나 회전 방향의 감각이 일어난다. 외측 반규관의 유모 세포 중 운동 섬모는 난형낭 쪽에 있으므로 소모가 난형낭 쪽으로 구부러지면 구심성 신경의 흥분 발사 빈도가 증가한다. 즉 머리를 왼쪽으로 회전하면 좌측 반규관에서의 흥분은 증가하고 후 반규관에서 나온 구심성 섬유의 흥분은 감소하게 된다. 전 반규관에서는 소모가 난형 안에서 반대 방향으로 구부러졌을 때 흥분이 증가한다. 두 내이 안에서 각각 직각으로 면하고 있는 6개의 반규관으로부터 출발한 각 구심성 섬유의 흥분들은 중추 신경계에서 분석

종합되어 머리의 전후 운동, 좌우 운동 그리고 회전 운동 등이 머리에 가해진 각 가속에 대한 정보가 추출된다. 그러므로 반규관의 기능은 난형낭과 구형낭에 있는 감수체 세포가 중력의 방향과 가속에 반응하여 머리의 위치 정보를 전달한다. 한편 관의 양끝 난형낭과 연결하고 있는 3개의 반규관 팽대부에 있는 감각 세포는 머리의 운동과 운동 속도, 즉 속도에 대한 정보를 받아들이는 기구로 해석된다. 빠른 회전에 의하여 반규관이 강하게 자극을 받으면 어지러움, 구토증, 안구의 동요가 생긴다. 차멀미나 배멀미도 반규관에 대한 이상 자극이 원인이 되나 운전사나 선원의 경우 같은 자극을 되풀이하여 받게 되면 평형 감각 기관이 자극에 대해 익숙해져서 차멀미나 배멀미를 하지 않게 된다.

(4) 소리 전달 과정

외부의 소리 → 귓바퀴에서 소리가 모아짐 → 외이도(귀 구멍)을 통해 고막을 진동시킴 → 진동된 소리가 중이의 세 개의 뼈(추골, 참골, 등골)를 통해 내이의 달팽이관의 외모 세포를 자극 → 자극된 외모 세포에 의해 전기가 발생되어 청신경을 통해 대뇌로 전달 → 소리를 인지

i 중이염

1. 중이염이란?

중이염이란 일반적으로 귀에 염증이 생긴 상태를 말하는데 반드시 세균에 감염되어 있는 상태를 가리키는 것은 아니며, 여러 가지 원인으로 고막 안쪽에 물이 고여 있는 상태도 중이염이라고 한다. 특히 중이에는 '이관'이라는 관이 있어서 중이와 코를 연결하고 있는데 이관은 귀속의 공기 환기와 분비물 배출 등 중요한 일을 하는 기관으로 이곳에 이상이 생기면 여러 가지 병이 생기게 된다. 소아의 경우 성인의 이관에 비해 작고 짧으며 수평으로 위치해 있어 상기도 감염 시 이관을 타고 염증이 중이로 파급되기 쉽다.

2. 중이염의 종류와 원인

중이염은 중이 내에 생기는 염증을 이야기하며 급성 중이염, 삼출성 중이염, 만성 중이염 등으로 나눈다.

(1) 급성 중이염

1) 급성 중이염이란?

급성 중이염은 고막 안쪽의 세균이 이관을 통해서 중이 속으로 침범하여 염증을 일으키는 것으로 급성 회농성 중이염이라고 한다. 보통 열, 재채기, 콧물, 목 아픔, 기침 등의 감기 증상 후에 귀가 심하게 아프고 보채며 고열로 진행되는 경우도 있다.

2) 급성 중이염의 증상과 합병증

적절한 치료가 이루어지지 않는 경우 귀 뒤쪽에 압통을 호소하는 유양돌기염으로 진행되기도 하며, 합병증으로 뇌막염, 어지러움증, 또는 안면 신경 마비 등이 나타나는 경우도 있다.

(2) 삼출성 중이염

1) 삼출성 중이염이란?

감염된 이관이 농을 자연적으로 배출 못하고 농과 점액이 중이에 그대로 머무는 경우가 있는데 이런 경우를 삼출성 중이염이라 한다. 고막은 뚫려있지 않으나 고막 속의 귀에 삼출성 액체가 차있는 경우를 말한다. 고인 액체의 특성에 따라 맑은 액체이면 장액성, 끈적끈적하면 점액성, 고름이면 화농성으로 구분한다.

2) 삼출성 중이염의 증상과 합병증

삼출성 중이염은 고막 속에 액체가 고여 잘 듣지 못하게 되는 청력 장애가 생기며, 유·소아의 경우 TV 볼륨을 높이거나 TV에 가까이 앉고, 불러도 돌아보지 않는 등의 행동으로 나타날 수 있다. 또한 귀가 먹먹한 느낌이나 자기 음성이 크게 울려 들리는 자가강청 및 이명(귀울음) 등이 있을 수 있다. 심한 통증이나 발열 등의 급성 증상이 없어 부모님이나 선생님도 발견하지 못하는 경우가 많아 세심한 주의를 기울이지 않으면 발견을 못하고 지나치기도 한다.

초기에 적절한 치료를 받지 않아서 고막 안에 만성적으로 물이 차 있으면 나중에 고막이 안쪽으로 밀려들어가게 되거나, 심하면 고막이 안쪽으로 들러붙게 되어 소리를 전달해주는 이소골의 손상으로 난청이 발생될 수도 있으며 더욱 진행되면 만성 중이염으로 진행될 수도 있으므로 초기에 적절한 치료가 중요하다.

3) 급성 중이염과 삼출성 중이염의 원인

급성 중이염이나 삼출성 중이염은 유·소아에서 많이 발생한다. 이유는 유·소아 이관(귓속과 코의 뒤쪽을 연결하여 기압을 조절해 주는 관)의 모양이 어른에 비해 짧고 넓으며 수평에 가깝기 때문에 감기가 있을 때 균이 이관을 타고 귀로 쉽게 올라간다. 이외의 이관 주위에 임파 조직(편도선과 아데노이드)이 염증으로 부으면 이관이 쉽게 막히게 되기 때문이다.

이관이 막히는 원인은 감기나 상기도 감염 외에도 알레르기, 아데노이드 비대증, 만성 부비동염(축농증), 구개열/구개수열(언청이), 비강 내 종양, 급격한 기압 변화 등이 있다. 또한 유·소아는 어른에 비해 면역 반응이 약하여 염증이 쉽게 걸리는 것도 원인이 된다. 일단 감기나 상기도 감염에 걸리면 이관 주위가 부어 막히거나 콧물 같은 점액이 이관 입구를 막을 수 있다. 이 때문에 이관이 열리지 못해 귓속의 압력을 유지하지 못하게 되고 고막 속에는 물이 고인다. 바이러스나 세균이 중이 속으로 들어가면 염증 세포들에 의해 제거되면서 고름이 생기게 된다. 이관이 막히면 중이강 속의 공기가 흡수되면서 압력이 외부 기압보다 떨어지고 이로 인해 주위 조직으로부터 스며 나온 액체가 밖으로 나가지 못하여 중이 속에 고이게 된다. 급성 중이염이 완치되지 않고 액체가 고인 채로 지속되어 삼출성 중이염으로 진행되는 경우도 있다.

(3) 만성 중이염

1) 만성 중이염이란?

만성 중이염은 고막 천공이 있고 귀에서 농이 나오며 청력이 떨어지는 질환이다. 대부분 성인에서 관찰할 수 있고 급성 중이염이나 삼출성 중이염이 적절히 치료되지 않아 생기는 것으로 알려져 있다.

2) 만성 중이염의 분류(화농성, 비화농성)

만성 중이염은 화농성과 비화농성으로 분류할 수 있다.

① 만성 화농성 중이염

염증에 의해 고막이 터지고(고막천공) 중이 속과 귀 뒤쪽 뼈인 유양동의 만성적인 염증에 의해 이루(귀의 고름)가 나오는 경우를 말한다. 진주종성 중이염과 비진주종성 중이염으로 분류한다. 진주종이란 귓구멍에서 뚫어진 고막 안쪽으로 피부 조직이 자라 들어가 중이 속과 유양동에 비정상적인 피부 주머니를 만들어 주위의 골 조직을 파괴하는 특성을 가지고 있는 질환이다. 비진주종성 중이염은 만성 염증에 의한 육아종 형성이 주된 병변을 이루는 중이염이다.

② 만성 비화농성 중이염

고막 천공과 이루가 없는 경우로써 유착성 중이염, 중이 무기증, 고막 위축 등으로 세분되기도 한다.

3) 만성 중이염의 증상

① 만성 화농성 중이염

만성 화농성 중이염의 특징적인 증상은 통증이 없는 이루(귀의 고름)와 난청이다. 대개 2~3 개월 간 지속되는 맑은 물이나 고름이 뚫어진 고막(고막천공)을 통해 나오는 경우에는 만성 중이염을 짐작할 수 있다. 난청은 고막 천공의 크기와 위치, 이소골(소리를 전달하는 귓속의 3개의 뼈) 상태와 운동성 등 여러 요인이 복합되어 나타나는데 소리 전달 경로의 장애에 의한 전음성 난청이 대부분이다. 그러나 만성 화농성 중이염에서 통증이나 심한 난청과 현기증 등이 동반되는 경우에는 합병증이 의심되므로 정밀 진단이 요구된다.

② 만성 비화농성 중이염

만성 비화농성 중이염은 중이염의 후유증으로 발생한다고 생각되는 질환으로, 심하면 고막이 빨려 들어가 고막 안쪽 벽에 붙기도 하며(유착성 중이염) 진주종을 형성할 수도 있고 난청이 주된 증상으로 나타난다.

4) 만성 중이염의 원인

가장 흔한 경우는 어릴 때 반복적으로 급성 중이염을 앓았던 경우이다. 급성 중이염은 중이 내에 세균 감염이 있어 고름이 고이는 것으로 심한 경우 고막을 터뜨리고 고름이 귀 밖으로 흐르는 경우가 있는데, 이 경우 적절한 치료를 받지 못하면, 고막의 천공이 급성 중이염이 치유된 후에도 남아있게 된다. 또한 삼출성 중이염으로 인해 고막이 매우 얇아져 부분적으로 천공이 생기는 경우, 고막염으로 인해 고막이 녹는 경우, 외상으로 인해 고막이 터지는 경우 등이 있다. 최근에는 삼출성 중이염 환자의 치료 목적으로 시행한 환기 튜브 후 고막에 천공이 남는 경우도 있다.

ii 중이염의 식이요법 핵심 포인트

1. 급성 중이염이나 삼출성 중이염에서는 면역력을 향상시키고, 몸을 차게 하지 않는 것이 중요하다. 급성 중이염이나 삼출성 중이염은 유 · 소아에서 많이 발생한다. 이유는 유 · 소아 이관의 모양이 어른에 비해 짧고 넓으며 수평에 가깝기 때문에 감기가 있을 때 균이 이관을 타고 귀로 쉽게 올라가고, 이외의 이관 주위에 임파 조직(편도선과 아데노이드)이 염증으로 부으면 이관이 쉽게 막히게 되기 때문이다. 이관이 막히는 원인은 감기나 상기도 감염 외에도 알레르기 등이 있다. 또한 유 · 소아는 어른에 비해 면역 반응이 약하여 염증이 쉽게 걸리는 것도 원인이 된다. 따라서 신체의 면역력을 향상시키고, 염증이 발생하지 않도록 세균이나 바이러스에 대한 방어력을 높이는 것이 중요하다. 면역력을 향상시키기 위해서는 면역력을 향상시켜주는 효소, 비타민A, B 등과, 항산화제로서 면역력을 향상시켜주는 비타민C, E 등이 함유된 식품을 골고루 섭취해 주는 것이 좋고, 세균이나, 바이러스는 37도 이하에서 활성을 띄므로 몸을 항상 따뜻하고 청결하게 해주는 것이 좋다. 몸을 차게 하는 주원인인 찬물, 찬술, 찬 음료수, 빙과류 등은 피한다.(면역 기능 저하 참조)

2. 중이염에서는 말초 혈액 순환과 신경계의 원활한 작용이 중요하다. 귀에 세균이 들어가면 신경이 감지해서 즉시 항생 물질을 만들고 혈액에 섞여 균이 있는 부분으로 보낸다. 그런데 그쪽으로 가는 혈관이 막혀있다면 혈액이 원활하게 갈 수가 없다. 그러므로 말초 조직에 대한 혈액의 원활한 공급이 잘 이루어져야 한다. 또한, 중이염은 신경과도 관계가 있다. 귀를 담당하는 신경이 경추를 통해서 귀 뒷부분을 통해서 가는데, 신경계에 이상이 생기면 원활한 신경의 전달이 되지 않아 정상적인 신경 작용에 이상이 생길 수도 있다. 그러므로 말초 혈액 순환을 원활히 해주고 혈관 강화에 좋은 비타민B3(나이아신), 비타민E(토코페롤), 비타민P, K 등이 함유된 식품을 충분히 섭취하는 것이 좋다. 또한 혈액을 깨끗이 해주는 EPA, DHA, 감마 리놀렌산, 비타민C, 항산화제 등이 함유된 식품을 섭취하는 것이 좋다. 또한, 신경에 대한 영양을 해주는 것이 중요한데 비타민 B군은 신경을 튼튼히 해주는 비타민이며, 특히 비타민B1(티

아민), 비타민B6(피리독신), 비타민B12(코발아민)은 신경의 작용을 증강시키는 성분들이다. 목뼈(경추)의 틀어짐으로 인해서 신경이 눌릴 수도 있는데 이것으로 인해서도 신경 작용에 문제가 생길 수 있다. 목뼈(경추)가 형태학적으로 틀어진 경우는 교정을 통한 형태학적인 치료를 먼저 해주는 것이 중요하다. 또한 중이염의 합병증으로 안면 신경 마비가 올 수 있다. 이때에는 안면 신경 마비의 식이 섭생법을 병행하도록 한다.(안면 신경 마비 참조)

3. 중이염에서는 담배를 피하는 것이 중요하다. 집안에서 담배를 피우면 간접 흡연으로 인하여 아이의 섬모 운동이 둔화되기 때문에 그만큼 중이염에 잘 걸린다. 그러므로 담배는 금연해 준다.

iii 중이염의 주 증상별 식이요법

1. 이통

주로 급성 중이염에 동반되어 나타나며 구강에 급성 염증이 있는 경우에 반사적으로 나타날 수 있다.

☞ 이때에는 전체 식이요법을 지켜주는 것이 중요하고, 입속의 구성 성분이자 구내균에 대한 저항력을 키워주는 비타민B군(B2, B6, 니아신), A 등이 함유된 식품을 섭취해 주는 것이 좋다.

2. 난청

급성·만성 중이염 모두 난청을 동반할 수 있으며 외상에 의한 고막 천공이나 삼출성 중이염 같이 중이강 내 소리의 전달 과정을 막는 병변이 있으면 중이강의 증폭 기능이나 전음 장애로 청력 감소가 동반된다. 그러나 내이에 장애가 있는 경우는 오히려 크게 들릴 수도 있다.

☞ 이때에는 전체 식이요법을 지켜주는 것이 중요하고, 혈관을 확장시켜 혈액의 응고를 막고 뇌와 귀의 혈액 흐름을 원활하게 해주는 EPA와 뇌를 비롯한 신경 조직의 발육과 기능에 중요한 역할을 하는 DHA 등이 함유된 식품을 섭취해 주는 것이 좋다.

3. 이명(귀울림)

대부분의 이명은 내이나 청신경, 청각 중추의 이상에 의하여 발생하나 고막 천공이나 중이염에서도 발생할 수 있다. 이때는 내이 질환으로 발생하는 난청에 비하여 저음의 이명이 오며, 만성 중이염을 적절히 치료하지 않은 경우에는 독소가 내이로 들어가 이명을 일으킬 수 있다.

☞ 이때에는 전체적인 식이요법을 지켜주는 것이 중요하고, 혈관을 확장시켜 혈액의 응

고를 막고 뇌와 귀의 혈액 흐름이 원활하게 해주는 EPA와 뇌를 비롯한 신경 조직의 발육과 기능에 중요한 역할을 하는 DHA 등이 함유된 식품을 섭취해 주는 것이 좋다.

4. 현기증(어지럼증)

중이염에 의하여 발생한 심한 어지러움은 대부분 합병증으로 인한 것으로 귀의 전정 기관에 기인한 현기증은 대부분 주위의 사물이나 천정 등이 빙빙 도는 느낌을 주며 자세를 유지하기 힘들다.

☞ 이때에는 전체적인 식이요법을 지켜주는 것이 중요하고, 신경 세포와 근육, 내장이 정상적으로 작용하게 해주며, 몸 전체의 저항력을 높여 주는 비타민B1과 혈관을 확장시켜 혈액이 원활히 흐르게 하는 EPA와 피로를 풀어 주고 정신을 안정시켜 주는 비타민C 등이 함유된 식품을 섭취해 주는 것이 좋다.

5. 이루(귓물)

급성 중이염의 경우에는 심한 이통 후에 농성 이루가 발생하며 이루가 나오고 나면 이통이 많이 감소한다. 만성 중이염에 의한 이루는 가장 흔한 증상이며 오염된 물이 들어가거나 상기도염에 동반되어 반복적으로 나타나며 이차 감염이 동반되면 악취를 동반한다.

6. 안면 신경 마비

안면 신경은 대뇌에서 나오는 12신경 중 7번째 신경으로 내이와 중이를 통과하여 안면부 근육으로 들어간다. 대부분 중이염에 의한 안면 마비는 합병증이 발생한 것을 의미한다.

☞ 이때에는 전체적인 식이요법을 지켜주는 것이 중요하고, 신경에 대한 영양을 해주는 것이 중요하다. 비타민B군은 신경을 튼튼히 해주는 비타민으로 특히 비타민B1(티아민), 비타민B6(피리독신), 비타민B12(코발아민)은 신경의 작용을 증강시키는 성분들이므로 비타민

B1(티아민), 비타민B6(피리독신), 비타민B12(코발아민) 등이 함유된 식품을 섭취해 주는 것
이 좋다.

iv 귀와 관련된 질환에 좋은 성분

1. 중이염에 좋은 성분

성분	권장량	작용
매우 중요한 성분		
망간	10mg/일	망간의 부족은 면역 기능을 약하게 한다. 체내에서 박테리아 같은 외부의 침입자들을 없애기 위해서는 대식 세포, 식 세포, 과립 세포 등의 기능이 정상화되어야 한다. 이때 이들 세포의 기능을 위해서도 망간이 필요하다. 결핍이 될 경우 귀의 감염이 잘 생길 수 있다.
비타민C	3,000~7,000mg/ 하루에 나눠서	비타민C는 백혈구 막을 산화 손상으로부터 보호하며 인터페론 형성을 증가시키고, 바이러스를 격멸하는 등의 작용으로 면역력을 증강시키는 작용을 한다. 또한 칼슘이나 아연에 대한 완충 역할을 한다.
아연	10mg/하루 3번 5일 동안	아연은 정상적인 면역 기능에 관여하여 감염을 예방한다. 아연이 부족하면 적과 싸우는 T세포의 형성과 흉선의 기능이 저하되어 면역력이 저하된다.
효소		효소는 세포를 활성화시켜 염증을 소염시키고 백혈구를 끌어들여 식균 작용을 돕고 면역력을 강화시키는 작용을 한다.
비타민A	50,000IU	비타민A는 건강한 상피 조직의 유지에 중요한데, 건강한 상피 조직의 유지는 박테리아와 바이러스의 침입을 막는데 도움이 된다. 또한 면역 기능에 관여하여 면역력을 높여준다.
비타민E	600IU	비타민E는 흉선샘의 손상을 막아주며, 백혈구와 적혈구의 세포지질의 과산화반응에 대한 보호 작용을 함으로써 신체의 면역 방어계에도 관여한다.
비타민B군 (B1, B6, B12)	50mg/하루 3번 50mg/일	비타민B군은 신경을 튼튼히 해주고 신경의 작용을 증강시켜 스트레스에 대한 방어력을 높여주고 면역 기능에 필수적이다. 귀의 압력을 줄인다. 비타민B6는 면역 기능에 중요한 백혈구 형성에 필수적이다.

중이염에 도움되는 사항

술, 설탕, 카페인, 초콜릿, 염분, 포화 지방 등은 귀의 염증 및 귀지를 생성할 수 있으므로 섭취를 가급적 줄이고, 많은 양의 마늘, 켈프, 해초류, 신선한 파인애플 등은 염증을 감소시키는 효과를 낸다.

2. 청력 손실, 이명, 난청에 좋은 성분

성분	권장량	작용
중요한 성분		
코엔자임 큐10	30mg/일	강력한 항산화제로서, 면역계의 효율성 증가에 중요한 역할을 하며, 귀로의 혈액 순환을 촉진시킨다.
망간	10mg/일	귀의 질병은 망간 결핍과 관련이 있는데, 망간의 결핍은 이명, 청각 이상이 나타난다.
칼륨	99mg/일	칼륨은 신경계를 건강하게 유지시켜주고, 신경 전달에 필수적이다. 신경 세포막에서 칼륨은 나트륨과 전압 차이를 형성하는 데 중요하다. 나트륨이 세포 안으로 들어오고 칼륨이 세포 밖으로 나감으로써 일정한 세포막 전압차가 형성되어 신경의 자극이 인접 세포로 전달된다. 충분한 칼륨이온이 있어야만 신경 작용 전달이 원활하다.
비타민B군		비타민B군은 스트레스에 대한 방어력을 높여주고 면역 기능에 필수적이다. 또한 귀의 압력을 낮추어주므로 치료에 필수적이다. 의사의 감독 하에 주사하는 것이 가장 좋으나 여의치 않으면 설하정도 좋다.
비타민C	3,000~6,000mg/일	비타민C는 백혈구 막을 산화 손상으로부터 보호하며 인터페론 형성을 증가시키고, 바이러스를 격멸하는 등의 작용으로 면역력을 증강시키는 작용을 한다. 또한 항염증 작용이 있어 염증의 치료에 효과적이다.
비타민P(바이오 플라보노이드)	50mg/하루 3번 50mg/일	비타민 C가 기능을 충실히 수행하는데 아주 중요한 역할을 한다. 이것은 산화되기 쉬운 비타민 C 의 파괴를 막아주며, 감염에 대한 저항력을 기르는 작용을 한다.
시스테인		귀에 과도한 양의 체액이 저류되지 못하도록 한다.

성분	권장량	작용
필수 지방산	오메가3 : EPA, DHA 오메가6 : 리놀레산, 감마 리놀렌산, 아라키돈산	과도한 귀지 생성을 막는다.

도움이 되는 성분

성분	권장량	작용
비타민 복합체		모든 다른 영양소와의 균형을 맞추어 준다.
무기질 복합체		
비타민A	15,000IU/일. 임산부는 10,000IU를 초과하지 않는다.	비타민A는 건강한 상피 조직의 유지에 중요한데, 건강한 상피 조직의 유지는 박테리아와 바이러스의 침입을 막는데 도움이 된다. 또한 면역 기능에 관여하여 면역력을 높여준다.
베타카로틴	15,000IU/일	베타카로틴은 비타민A의 전구물질이다.
비타민D	400IU/일	비타민D는 면역 조절 세포의 증식과 분화의 조절에도 관여하여 면역력을 증강시킨다.
비타민E	600IU/일	비타민E는 흉선샘의 손상을 막아주며, 백혈구와 적혈구의 세포 지질의 과산화 반응에 대한 보호 작용을 함으로서 신체의 면역 방어계에도 관여한다. 또한 말초 혈액 순환을 증가시킨다.
아연	50mg/일	아연은 정상적인 면역 기능에 관여하여 감염을 예방한다. 아연이 부족하면 적과 싸우는 T세포의 형성과 흉선의 기능이 저하되어 면역력이 저하된다.
EPA		EPA는 혈관을 확장시켜 혈액의 응고를 막고 뇌와 귀의 혈액 흐름이 원활하지 않아서 생기는 이명과 난청의 예방에도 도움이 된다. 혈액 응고를 억제하는 작용은 대체로 DHA보다 EPA가 강하다.
DHA		DHA는 EPA와 마찬가지로 혈소판이 응고되는 것을 억제하여 혈액이 굳어지는 것을 막아 준다. 뇌를 비롯한 신경 조직의 발육과 기능 유지에도 중요한 역할을 하고 있기 때문에 이명, 난청의 예방에 효과가 있다.
징코라이드		징코라이드는 은행의 뿌리와 잎에 함유되어 있는 성분으로 유럽에서는 그 엑기스를 혈액 흐름 장애와 노인성 치매증의 치료약으로 사용하고 있다. 징코라이드는 뇌에 작용해서 말초 혈관의 확장을 촉진하

성분	권장량	작용
		고, 혈액의 점도를 낮춰 주며, 혈액 흐름 장애에 큰 효과를 발휘한다. 이명과 난청에 효과를 나타낼 뿐만 아니라 두부와 뇌의 혈류를 원활하게 하는 효과도 있다. 흔히 고령자에게서 많이 볼 수 있는 이명과 난청의 원인은 아직 확실히 밝혀지지는 않았지만 대부분 뇌의 혈류를 개선하는 치료를 하면 귀의 장애도 개선할 수 있다.
청력 손실에 도움되는 약용 식물		월계수 나무껍질, 우엉, 서양산사자, 은행잎 추출액, 카모밀, 생강, 심황, 마늘기름 등

청력 손실에 도움 되는 사항

① 귀지를 제거하기 위해선 과산화수소나 식초를 물과 1:1의 비율로 섞어서 면봉에 적셔 제거하면 좋다.

② 평균 100데시벨이 되는 록 음악 콘서트장이나 시끄러운 비디오 게임방, 소리가 큰 스테레오는 30분만 그런 환경에 노출될 경우 청력에 이상을 유발할 수 있다.

VII 배뇨기전

1. 배뇨

사구체 및 세뇨관에서 만들어진 오줌은 집합관을 거쳐서 신우에 모인다. 이 오줌은 수뇨관의 연동에 의하여 방광에 보내지며 방광에 모여진 오줌을 몸 밖으로 배출하는 것을 배뇨라고 한다. 신장에서 형성된 오줌은 매초 20~30mm의 속도로 방광 쪽으로 이동된다. 방광은 평활근에 둘러싸여 있는 주머니로 오줌을 일시 축적하는 곳이다. 축적된 오줌 량이 일정량에 도달하면 방광벽이 평활근 수축에 의하여 배출되는데 자율신경계의 지배를 받는다. 배뇨는 방광과 내외요도괄약근과 천수와 뇌간의 뇌교의 배뇨반사중추 및 대뇌의 배뇨중추와의 상호작용을 통해서 이루어지며, 배뇨 기전*은 요저장기와 요배출기의 두 단계로 구성된다.

2. 배뇨의 과정

(1) 요 저장기

방광 내에 요가 차게 되면 방광압이 서서히 증가하기 시작하여 방광벽의 신전수용체가 자극을 받고 그 구심성 정보는 골반신경을 경유하여 척수와 뇌교의 배뇨반사중추에 전달된다. 뇌교는 이 정보를 종합하여 적절한 척수반사를 유발한다. 그 결과 음부신경이 흥분되어 외요도괄약근이 수축하고 흉·요수의 교감신경이 활성화되어 내

---

* 기전 : 방광 내 요의 저장 → 방광벽의 신전 수용체가 자극 → 구심성 자극이 골반신경과 척수 거쳐 뇌교의 배뇨반사 중추에 전달 → 외요도 괄약근의 수축 → 흉요수의 교감 신경계가 촉진되어 내요도 괄약근의 수축과 요로폐쇄압이 증가되어 요의 누출 방지

요도괄약근의 수축력이 항진되며 요도폐쇄압이 증가되고 요의 누출을 막는다. 요 저장기는 뇌간과 대뇌피질에 의해 조절되는 교감신경 주도기이다.

(2) 요 배출기

방광 용적이 250~300ml정도 차게 되면 방광벽의 신전수용체가 흥분하여 천수의 배뇨반사중추를 통해 대뇌의 배뇨중추로 감각 정보가 상행하여 요의를 감지하게 된다. 하지만 일반적으로 이때 대뇌의 배뇨중추는 감각억제 정보를 내려 보내 천수의 배뇨반사중추로 하여금 배뇨반사를 억제하도록 시킨다. 그러다가 방광의 최대 용적까지 요가 방광에 충만하게 되면, 이의 구심성 자극이 교와 대뇌피질에 계속적으로 강한 강도로 전달된다. 그렇게 되면 대뇌는 천수의 배뇨중추에 대한 억제를 해제시키고 뇌교는 천수배뇨중추를 활성화시킬 뿐만 아니라 음부신경을 억제시켜 외요도괄약근의 긴장도를 감소시킨다. 그 결과 먼저 외요도괄약근을 포함한 골반 근육이 이완되고 내요도괄약근이 이완된다. 이어서 방광배뇨근 수축이 발생하여 방광경부가 깔대기 모양으로 변화되며 요류가 형성된다. 이와 같은 배뇨근 수축은 요가 완전히 배출될 때까지 지속적으로 유지된다. 요배축기의 시작은 천수의 배뇨반사중추가 중요한 역할을 한다. 그러나 배뇨를 시작한 후 끝까지 방광의 배뇨근을 수축시키고 내외요도괄약근을 이완시킴으로써 잔료량을 100ml 이하로 유지시키고 소변의 역류를 방지하는 기능은 뇌교에 의해 조절된다. 방광이 비워지면 배뇨근은 다시 이완되며 내외요도괄약근의 저항도 다시 상승된다.

* 기전 : 요의 충만 → 구심성 자극이 뇌교와 대뇌피질에 전달 → 대뇌로부터의 천수배뇨 신경에 대한 억제가 해제 → 뇌교는 천수 배뇨중추활성화, 음부신경 억제 → 외요도괄약근의 긴장 감소 → 외요도괄약근 포함 골반근육이 이완, 내요도괄약근 이완 → 배뇨근 수축, 방광경부가 종적으로 수축하면서 깔때기 모양으로 열리고 요류가 형성 → 배뇨근 수축은 요가 완전 배출될 때까지 지속

(3) 배뇨를 원활하게 하기 위한 조건

① 방광의 용적이 적절해야 한다.

② 요가 방광에 축적될 동안은 방광이 계속 이완하고 방광에 요가 충만된 후에 비로소 방광이 수축해야 한다.

③ 내외요도괄약근은 방광에 요가 축적될 동안에는 계속 수축되어 있어야 하고, 방광이 수축하는 동안에는 계속 이완 상태를 유지해야 한다. 즉, 방광배뇨근과 요도괄약근의 수축과 이완이 균형을 이루어야 한다.

④ 뇌와 척수 및 방광 사이에서 신경회로가 정보를 정확하게 전달할 수 있어야 한다.

⑤ 골반 근육은 방광과 요도괄약근을 수축 상태로 유지할 수 있을 만큼 충분히 강력해야 한다.

⑥ 감각 운동 능력이 원활하여 화장실을 찾아가고, 옷을 벗고, 변기를 찾는 일이 가능해야 한다.

ⅰ 야뇨증

1. 야뇨증이란?

어린이들은 대개 30개월쯤 되면 오줌을 누고 싶다는 표현을 하고, 3살에는 혼자 화장실에 가며, 5세 이후에는 대다수가 오줌을 가리게 된다. 그러나 5세가 지나서도 밤에 잠을 자면서 무의식적으로 배뇨하는 병증을 야뇨증이라 한다. 다른 말로 오줌싸개라고도 한다.

2. 야뇨증의 원인

야뇨증을 가진 소아들은 정상 소아와 비교해 보면 신체적으로나 정신적으로 기본적인 차이가 없다. 단지 수면 중 방광이 충만 되어도 깨어나지 못하는 경우가 많다. 야뇨증의 정확한 원인은 현재까지 명백히 밝혀지지 않았으나 다음의 여러 가지 원인들이 복합적으로 작용하고 있는 것으로 알려져 있다. 유전, 수면 시 각성 장애, 야간다뇨, 심리적 요소, 방광기능 이상, 기질적 질환, 변비, 음식물(초콜릿, 우유 제품, 카페인 포함 음료) 등이 복합적으로 작용하여 야뇨증을 일으킨다.

(1) 유전적 소인

양쪽 부모가 모두 야뇨증이었던 경우 대략 자녀의 약 77%에서, 한쪽 부모가 야뇨증

---

* **야뇨증 유전의 염색체** : 1995년 상염색체 우성으로 유전되는 야뇨증의 유전자인 ENUR1이 13번 염색체의 장완(13q)에 존재하는 것이 밝혀졌으며 그밖에도 12번 염색체의 장완(12q), 8번 염색체의 장완(8q)에 있는 유전자들이 연구되고 있으나 그 어느 유전자도 한 가지 야뇨증을 전부 설명하지 못하며 다양한 유전 양상을 보이는 것으로 알려져 있다.

이었던 경우 자녀의 약 44%에서 야뇨증이 발생한다. 부모가 모두 정상이었던 경우라도 자녀에게서 야뇨증이 나타날 확률은 약 15% 정도가 된다. 일란성 쌍생아에서는 약 68%, 이란성 쌍생아에서는 약 36%가 야뇨증이 발병한다. 야뇨증 어린이의 약 75%는 부모 형제 중 적어도 한사람에서 야뇨증의 가족력을 가지고 있다.

(2) 수면 시 각성 장애

야뇨증 어린이의 수면 양상은 정상아와 차이가 없으며 오히려 악몽이나 수면 중단 등의 수면 장애는 정상아보다 적고 보다 양질의 수면을 취하는 것으로 알려 졌다. 정상적인 경우에는 방광에 소변이 가득 차게 되면 그것이 뇌를 자극하여 깊은 잠에서 얕은 잠으로, 다시 완전히 잠에서 깨어나 소변을 보러 화장실로 가게 된다. 그러나 야뇨증 어린이는 방광의 자극에 의해서 뇌가 깨어나는 각성의 기전에 이상이 있으며 이러한 각성 기전의 이상이 야뇨증을 일으키는 가장 중요한 기전의 하나로 생각된다.

(3) 야간 다뇨

야뇨증 어린이가 자면서 방광이 가득 차게 되는 이유는 야간에 소변의 양을 감소시키지 못하기 때문이다. 정상아에서는 야간에 혈액 내의 **항이뇨호르몬(ADH)***이 증가하여 소변의 생산을 감소시키는데 반하여 대부분의 야뇨증 환아들은 이러한 정상적인 항이뇨호르몬의 증가가 수면 시 관찰되지 않는다. 따라서 그 결과는 정상아에 비해서 야간에 요량이 많아지게 된다.

＊ 항이뇨호르몬 기전 : 항이뇨호르몬(바소프레신)은 뇌하수체의 위쪽에 위치한 시상하부의 시상핵과 실방핵이라는 부위의 신경세포에서 만들어져서 뇌하수체후엽으로 이동된 후 저장되어 있다가 수분이 부족하게 되어 혈액의 삼투압이 올라가게 되면 분비된다. 이 혈액의 삼투압을 감지하는 것은 시상하부에 위치하는 삼투수용체의 작용으로 그 정보를 시상하부의 시상핵과 실방핵으로 보내 항이뇨호르몬의 생성과 분비를 촉진시키게 된다. 이 호르몬은 혈액을 타고 신

1) 수분 부족일 때

대뇌 자극 → 갈증 유발 → 수분 섭취

수분 부족 → 혈액의 삼투압 증가 → 시상하부의 삼투수용체에서 감지 → 뇌하수체 후엽에서 항이뇨호르몬 분비 증가 → 신장(집합관)에서 수분 재흡수 촉진 → 오줌 량 감소 → 정상 회복

수분 부족을 신장에서만 채우기에는 부족하기 때문에 갈증중추가 작용하여 능동적으로 수분을 섭취하게 하여 조절한다.

2) 수분 과다일 때

수분 과다 → 혈액의 삼투압 감소 → 시상하부의 삼투수용체에서 감지 → 뇌하수체 후엽에서 항이뇨호르몬분비 감소 → 신장(집합관)에서 수분 재흡수 억제 → 오줌량 증가 → 정상 회복

잠자고 있는 야뇨증 어린이의 혈액 속에는 항이뇨호르몬이 존재하기는 하나 정상아처럼 야간에 그 값이 상승하지 않는다. 따라서 정상아 같이 소변을 농축시켜 요량을 감소시키는 대신 낮과 비슷한 정도로 소변을 많이 만들게 된다. 이러한 야간 다뇨는 아침이 되기 훨씬 전에 방광을 가득 채우게 되고 깊은 잠에서 깨어나는 각성 기전이 아직 미숙하거나 이상이 있는 경우 이부자리에 오줌을 싸게 된다.

(4) 방광 기능 이상

야뇨증 어린이는 방광 크기가 작을 것이라는 이론이 가장 중요한 원인으로 생각되

장으로 가서 작용한다. 신장의 집합관에서는 소변의 마지막 농축 과정이 일어나는데 항이뇨호르몬은 이때 작용하게 된다. 항이뇨호르몬은 집합관의 벽에 있는 구멍을 열어서 수분이 소변으로부터 주위 신장조직으로 빠져 나가고 다시 혈관 속으로 들어가도록 한다. 이 집합관 벽에 있는 구멍들을 '아콰포린' 이라고 부르며 좀더 정확하게 설명하면, 집합관 벽을 구성하는 상피세포를 뚫고 지나가는 수도관 같은 구조이다. 항이뇨호르몬이 하는 일은 소변으로부터 수분이 아

어 왔으나 마취 상태에서 비교해 본 결과 방광 크기는 차이가 없는 것으로 나타났다. 따라서 해부학적 방광 크기의 감소보다는 기능적 방광 크기의 감소가 더 큰 역할을 한다고 할 수 있다.

그 이유는 자율신경 중에서 교감신경이 자기 할 일을 잘 못하기 때문이다. 방광을 이완된 상태로 유지하는 것은 교감신경의 책임이지만 전 인구의 약 10%에서는 교감신경이 그 책임을 다하지 못한다. 기전은 아직 확실히 밝혀져 있지 않으나 유전적일 것으로 추측되고 있다.

(5) 심리적 요소

부모의 강압적인 배뇨 훈련에 대한 반항, 이사, 전학, 입학 등의 환경의 변화, 동생의 출생, 부모의 가정불화, 부모의 이혼 혹은 사망, 격리, 정서 불안 등이 원인이 되기도 한다.

(6) 기질적 원인

당뇨병, 요붕증, 대뇌발육부전, 요추손상, 폐쇄성요로질환, 만성신부전, 포경, 뇌염, 비뇨기기형, 요추손상, 방광염, 방광결석 등의 질환으로 인해 야뇨증이 나타날 수 있다.

(7) 변비

변비가 있는 경우 숙변, 장내 가스로 인해 복압이 상승되면 방광을 자극하여 소변을

콰포린 수도관을 통해 간질조직으로 빠져나가고 이어서 혈관 속으로 들어가게 하는 것이다. 그러면 집합관 속의 소변은 농축되고 따라서 방광으로 배설되는 소변의 양은 적어지게 된다. 혈액 속에 항이뇨호르몬이 낮아지면 아콰포린 수도관은 닫히게 된다. 그러면 소변이 농축되지 못하므로 많은 양의 소변이 만들어지게 된다.

자주 보게 될 수가 있다.

(8) 음식물(카페인, 알콜 포함 음료)

카페인이나 알코올 등은 이뇨작용이 있어 이러한 식품의 과다 섭취로 소변을 자주 보게 될 수가 있다.

3. 야뇨증의 종류

야뇨증은 크게 원발성(일차성)과 속발성(이차성)으로 크게 나눌 수 있다.

(1) 원발성(일차성) 야뇨증

원발성 야뇨증이란 배뇨를 시작한 이후 한차례도 야간에 소변을 가리지 못했던 경우를 말한다. 다시 복잡성 야뇨증과 비복잡성 야뇨증으로 나눌 수 있다.

1) 복잡성 야뇨증

원발성 야뇨증일 때 선천적으로 신장, 요관 및 방광의 기능과 형태에 이상에 있어서 발생하는 것을 복잡성 야뇨증이라 한다.

2) 비복잡성 야뇨증

기능과 형태에 이상이 없을 때 나타나는 것을 비복잡성 야뇨증이라고 한다. 보통 야뇨증이라고 하는 말은 일차성 비복잡성 야뇨증을 뜻하며 가장 흔하다.

(2) 속발성(이차성) 야뇨증

속발성은 최소한 6개월 이상 소변을 가리던 시기가 있다가 어느 시점에서 소변을 가리지 못하게 되는 경우를 말한다. 속발성 야뇨증은 대체로 정신과적인 질병 혹은 이유에서 발생한다고 생각되어지고 있고 흔하지 않다.

ⅱ 야뇨증의 식이 요법 핵심 포인트

신장 · 방광 치료

야뇨증에서는 야뇨증을 일으키는 기질적 질환이 있는 경우 원인 질환의 치료가 우선되어야 한다. 특히 신장과 방광에 이상이 있을 경우가 많으므로 바로 잡아주는 것이 중요하다. 신장과 방광에 이상이 있을 경우 원인 질환의 치료를 병행하도록 한다.〈신장 · 방광 부분 참조〉

뇌신경세포와 신경 전달 경로의 기능을 개선하는 것이 중요

야뇨증 어린이는 방광의 자극에 의해서 뇌가 깨어나는 각성의 기전에 이상이 있는 경우가 많다. 방광에 오줌이 찼는데도 이 신호가 뇌로 전달되는 것에 문제가 있거나 뇌가 신호를 인식하지 못하여 깨지 못하게 된다. 또한 야뇨증 어린이에서는 야간에 항이뇨호르몬의 분비가 부족한 경우가 많다. 항이뇨호르몬은 뇌의 시상하부에서 분비되는데, 뇌에 문제가 있으면 호르몬의 분비에 이상이 있게 된다. 이러한 문제의 원인은 뇌와 신경의 기능 저하 때문인 것으로 신경 신호 전달을 활성화시키는 것과 뇌신경세포를 활성화시키는 것이 중요하다. 이때에도 역시 뇌신경세포의 기능을 활성화시키는 것이 중요하다. 비타민B군(특히 B1, B2, B5, B6)은 신경의 작용을 안정시키는 작용이 있어 신경 신호 전달을 활성화시키고 효소는 뇌신경세포를 재생하는 작용을 하고 DHA는 뇌를 활성화시키는 물질로서 야뇨증에서 뇌기능의 개선에 도움이 된다. 따라서 야뇨증에서 뇌기능의 저하, 신경 작용의 저하로 인한 원인일 때는 이러한 성분이 함유된 식품을 충분히 섭취하는 것이 좋다. 또한 신경 기능의 개선은 교감신경의 기능 저하로 인한 방광 기능의 이상을 개선하는 데 도움을 준다.

정신적 치료 병행

야뇨증 아이는 갑작스런 환경의 변화에 의한 심리적 불안, 불만 등에 의해서 오줌을 가리지 못하는 경우가 많다. 이러한 경우가 원인일 때는 그러한 환경적 원인을 변화시켜줌으로써 야뇨증 아이가 심리적으로 안정을 찾을 수 있도록 유도해 나가는 것이 중요하다. 또, 아이로 하여금 '오줌을 싸면 안되겠구나' 라고 느낄 수 있게 동기를 유발시켜 주는 행동치료법을 병행해 주는 것이 좋다.

이뇨작용이 있는 식품의 섭취는 되도록 피해야

저녁 시간에 물, 음료수 등을 많이 마시는 것은 방광에 소변을 축적시키므로 피하는 것이 좋다. 초콜릿, 콜라, 커피, 청량음료, 각성제 등의 카페인 함유 식품과 음주는 저녁 시간에는 피하는 것이 좋다. 카페인은 신혈관의 이완을 통해 사구체 여과율을 증가시킴으로써 이뇨를 유발시킨다. 알코올은 항이뇨호르몬의 분비를 감소시켜 이뇨작용을 한다. 또한 이뇨작용이 있는 영양소인 칼륨이 함유된 식품도 저녁에는 피하는 것이 좋다.

250

방광 근육의 수축과 이완 조절 중요

방광은 평활근으로서 배뇨가 일어나려면 방광 근육이 수축되어야 한다. 따라서 방광 근육의 수축을 되도록 적게 일어나도록 하고 충분히 이완시키는 것이 좋다. 근육의 수축 성분인 칼슘이 함유된 식품을 적게 섭취하고 근육 이완 성분인 마그네슘 함유 식품을 충분히 섭취하는 것이 좋다. 또한 야뇨증에서 외요도괄약근의 힘이 약해지면 소변이 쉽게 흘러나올 수가 있다. 외요도괄약근을 강화하기 위해 괄약근 조여 주기 운동을 하는 것이 도움이 된다.

몸을 따뜻하게

몸이 차지면 근육이 수축하게 되는데 방광도 평활근육조직으로 수축된다. 수축 되면 이뇨를 촉진시키게 된다. 따라서 야뇨증에서는 찬 공기, 찬 음식(찬물, 찬 술, 찬 음료수 등)은 피하고 음식은 따뜻하게 먹고 몸을 따뜻하게 하는 것이 좋다.

야뇨증에 좋은 약용 식물

부추, 옥수수 껍질, 귀리줄기, 파슬리, 질경이 등

* 변비가 있는 경우에는 변비 치료를 하도록 한다.

* 우유, 탄산수, 초콜릿, 정제한 탄수화물, 색소를 포함하는 음식, 인스턴트식품은 피하는 것이 좋다.

iii 야뇨증에 좋은 성분

성분	권장량	작용
매우 중요한 성분		
단백질		방광 근육을 강하게 해준다.
중요한 성분		
칼슘	500mg/일	칼슘과 마그네슘은 근육의 수축과 이완에 관여하는 중요한 무기질이다. 칼슘은 근육을 수축시키고 마그네슘은 이완시킨다. 두 무기질 중 하나만 결핍되어도 근육 경련이 일어난다. 이 복용량은 6~12세의 아이를 위한 것으로 다른 이에게는 변화를 주어야 한다.
마그네슘	250mg/일	
DHA, EPA		뇌를 활성화시키는 물질로서 야뇨증에서 뇌기능의 개선에 도움이 된다.
나트륨		나트륨이온은 신경세포에서 신호를 전달하는 과정에서 중요한 역할을 한다. 나트륨 결핍으로 신경의 신호 전달 과정에 문제가 생기면 원활한 신경 전달 작용이 저하되고 나트륨 이온은 근육에서 화학적 자극을 전달하므로 정상적인 근육의 흥분성과 과민성을 유지한다.
도움이 되는 성분		
비타민B군(B1, B2, B5, B6)		비타민B군은 신경의 작용을 안정시키는 작용이 있어 신경 신호 전달을 활성화시키고 B군의 조효소 작용은 뇌신경세포를 재생하는 작용을 하여 스트레스를 줄이고 필요한 영양소를 제공한다.
무기질 복합체, 칼륨		몸의 나트륨과 칼슘의 균형을 맞추는 것을 돕는다.
비타민A		비타민A, E는 방광 근육의 정상적인 기능을 유도한다. 비타민A는 세포가 분열할 때 필요한 성분이다. 특히 표피 점막 세포 분열에 필수 성분이다. 그러므로 신장, 방광, 기관지, 폐, 요도 등 모든 점막을 튼튼히 하여 준다. 비타민E는 근육의 세포막을 보호해주어 퇴화를 방지하고, 모든 근육의 효과적인 활동에 유익한 작용을 하며, 근육을 유리기로 인한 피해를 줄여 힘을 저장해준다. 또한 근육의
비타민E	6~12세 : 100IU일 성인 : 600IU/일S	

성분	권장량	작용
		색조를 보전하고, 근육 속에 축적된 젖산을 배출함으로써 염증의 통증을 완화시켜 주며, 산소를 혈관 내에 보존함으로써 근육의 내구력을 증대시킨다. 또한 적절한 칼슘과 마그네슘의 물질대사를 위해 필요하다.
아연		방광기능을 향상시키고 면역체계를 활성화시킨다.

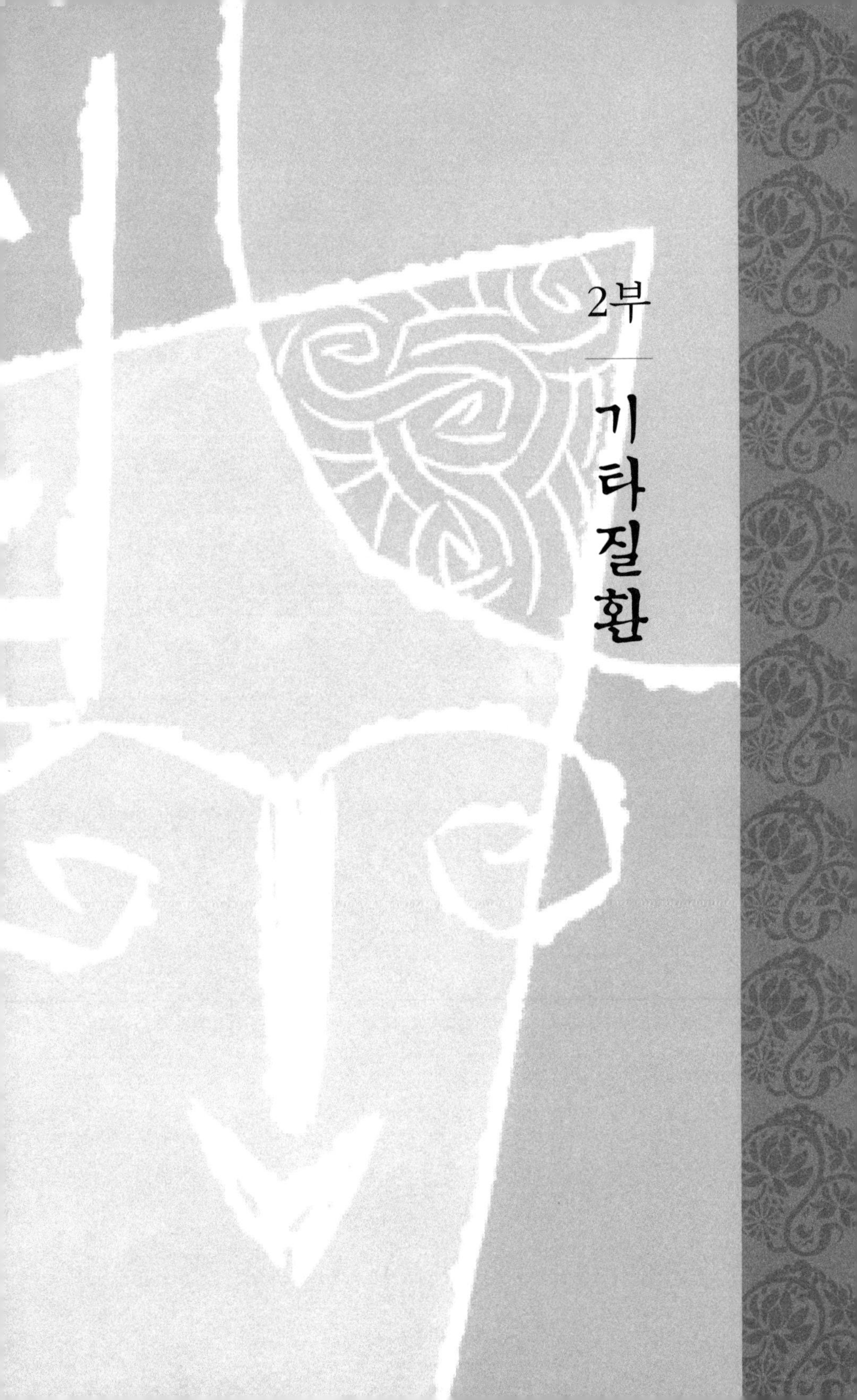
2부

기
타
질
환

Ⅰ 감기

1. 감기란?

코 · 목구멍 · 기관지 등 호흡기 점막의 급성 염증성 질환이나 알레르기성 질환의 총칭으로써 의사들이 사용하는 병명에 따르면, 급성 비염 · 급성 인두염 · 급성 후두염 · 급성 편도염 · 기관지염 · 인플루엔자, 그 밖의 바이러스성 상기도감염증 등이 포함된다. 이들 질환은 콧물 · 재채기 · 기침 · 발열이나 목이 아픈 증세 등 감기 증후군이라고 할 수 있는 공통점이 많아 이들을 통틀어 '감기'라고 한다. 그러나 의학의 발달에 따라 원인이 확실한 것은 인플루엔자, 알레르기성 비염 등과 같이 독립된 병명으로 부르게 되었다. 또 증세가 약간 특이한 것은 급성 비염 · 급성 인두염 · 급성 후두염 · 급성 편도염 · 인두 결막염 · 기관지염 등과 같이 주로 아픈 부위에 의한 병명으로 부르는 경향이 생겨, 현재 감기라고 하면 좁은 의미의 감기, 즉 보통 감기(인플루엔자 외의 바이러스성 감기)를 뜻하게 되었다.

※ 인플루엔자

인플루엔자는 유행성 독감을 말한다. 환절기 및 겨울철에(대개 11월~3월) 유행하는 유행성 독감(인플루엔자)은 감기와는 달리 인플루엔자 바이러스에 의해 발병하는 전염병으로 증상이 아주 심하고 전염성이 강하여 단시일 내에 유행하는 병이다. 다른 호흡기 바이러스에 비해 발열, 근육통, 두통 등의 전신 증상과 복통, 설사, 구토 등의 위장관 증상이 동반되는 경우가 많다. 보통 일반적인 감기보다 증세가 심하여 피로감이 동반된 고열이 40℃ 이상, 약 2~3일 간 오르내리고, 심한 두통과 오한, 닿기만 해도 아픔을 느낄 정도의 근육통에 시달리게 되며 어린 소아 및 영아에서는 성인에서보다 비특이적인 질환을 일으키며 다른 호흡기 바이러스들과의 감별이 불가능한 경우가 많다.

2. 감기의 원인

여러 종류의 바이러스·세균에 의한 감염, 한랭이나 먼지 등의 자극, 체온 분포의 불균형, 알레르기원 등이 원인이 된다. 이들 중 한 가지만 원인이 되는 감기는 적고, 대부분은 한랭이나 먼지의 자극, 체온 분포의 불균형 등이 유인되어 바이러스의 감염이 일어나 주된 역할을 한다.

※ 바이러스

현재까지 밝혀진 감기 바이러스는 약 100여종으로 알려지고 있다. 감기를 일으키는 바이러스는 리노 바이러스, 아데노 바이러스, 파라인 플루엔자 바이러스, RS 바이러스 등이 있으며 그 중 리노 바이러스가 일으키는 '코감기' 가 가장 흔하다. 감기가 겨울에 유행하는 것은 감기 바이러스가 온도, 습도가 낮은 겨울철에 더 오래 생존하며, 겨울에는 많은 시간 실내에서 거주하게 되어 환기 부족으로 감염의 기회가 증가되고, 추위로 인해 호흡기 점막의 저항력이 감소되기 때문이다.

3. 감기의 전염 경로

대부분 호흡기 감염이다. 감기 환자의 기도분비물이 기침 등을 통하여 대기 중에서 물방울형태로 되고, 그 속에 바이러스나 세균이 존재하고 있다가 이를 다른 사람이 흡입하면 감기에 걸린다. 또 병원균이 여러 가지 물건들의 표면에 부착되어 있어 건강한 사람들이 이 물건을 만지면 손에 균이 오염되어, 이 오염된 손으로 눈이나 코 등을 비비게 되면 균이 감염되어 감기가 발병한다.

4. 감기의 증상

감기의 증세는 서로 비슷하나, 침범된 부위나 원인에 따라 특징이 있고, 또 연령이나 그 사람의 저항력 등에 따라 차이가 있다.

(1) 코감기

감기 증상이 코에서 주로 나타나는 것을 '코감기' 라고 한다. 코감기는 감기의 가장 대표적인 증상이며 여러 형태의 감기 중 가장 많은 이유는 코가 호흡기 통로의 입구라서 외부 공기와 처음 맞닿는 부위이기 때문이다. 코감기의 가장 근원적인 원인은 체외의 찬 기운 때문이며 직접적인 요인은 콧속점막의 가온·가습능력에 따른 변화로 볼 수 있다. 증상으로는 코점막 충혈·팽창·부종·종창, 코 막힘, 콧물 등이 나타난다. 관련 질환으로는 급성 비염, 만성 비염, 알레르기 비염, 부비강염, 비중격 만곡증 등이 있다.

(2) 기침감기

감기 증상이 기침이나 가래의 형태로 나타날 때 '기침 가래형 감기' 라고 한다. 코감기 다음으로 빈발하여 코감기와 함께 감기의 주류를 이루는 대표적인 증세로 치료를 소홀히 할 경우 기관지나 폐가 손상되기 때문에 다른 유형의 감기에 비하여 더욱 세심한 주의가 필요하다. 기침의 원인은 찬 공기, 세균, 바이러스, 자극성 물질의 흡인, 알레르기원의 흡인 등이 있다. 증상으로는 기침, 가래, 혈담, 각혈, 흉통 등이고 관련 질환으로는 급성 기관지염, 만성 기관지염, 천식, 폐기종, 천식성 기관지염, 만성 폐쇄성 폐질환, 폐렴, 폐결핵, 기관지 결핵 등이 있다.

(3) 목감기

호흡기 중 목안에서 발생하는 감기 증후를 '목감기' 라고 한다. 외기의 찬 공기에 대한 1차적 가온이 코에서 이루어진 다음에 목을 통과하는데 이때 발생하는 외사로 인한 목의 손상과 장애 현상이 '목감기' 가 된다. 원인으로는 찬기온, 바이러스, 세균, 다른 호흡기의 염증전도, 몸의 허약 등이다. 증상으로는 인통, 연하통, 성중, 변성, 실음, 오한, 발열, 가래, 이물감, 호흡곤란, 입 냄새 등이다. 관련 질환으로는 급성 편도염, 만성 편도염, 급성 후두염, 만성 후두염, 인후염, 편도 비대증 등이 있다.

(4) 몸살감기

몸살감기란 풍한서습이 외사에 의한 감기가 몸살을 주증상으로 발생한 질환을 말한다. '몸살' 이란 외기나 지나친 운동, 과로, 식사 등에 의하여 피부나 근육, 관절 등 신체 여러 곳에 통증을 일으키는 병을 말한다. 원인은 찬 공기에 노출로 인하여 피부와 근육이 위축·경색되거나 또는 전신이 한랭해져서 바이러스 등의 침입으로 발생하게 된다. 증상으로는 근육통, 지절(몸살)통, 피부통, 두통, 요통, 슬통, 견비통, 복통, 오한·발열 등이다.

(5) 발열감기

발열감기란 발열 증세가 다른 감기 증세보다 현저히 심한 감기를 말한다. 감기에 있어서 발열은 주로 콧물, 기침, 오한 등 다른 증세와 겸하여 나타나지만 주증세가 발열일 때, 이를 발열감기라고 본다. 원인은 체내 열이 높은 사람은 감기의 대응 방법도 '열'로써 조정 치유하고자하는 경향을 가지게 되며, 이것이 감기 발생 시 '열'이 발생하는 원인이라고 본다. 증상으로는 주로 발열과 오한 등이다.

(6) 한열감기

한열감기란 오한과 발열이 교차하는 즉 한열이 왕래하는 감기를 말한다. 발열과 오한이 동시에 나타나는 것이 아니라, 말 그대로 오한이 끝나면 발열이 나타나는 반복 교대 현상이다.

한열 왕래가 발열·오한과 다른 점은 발열·오한이란 체온이 오르면서 동시에 추위를 느끼는 것이다. 한열 왕래는 열이 오르고 내리는 것을 반복하는 것으로 발열 시에는 추위를 느끼지 않고 덥게 느끼며, 열이 내렸을 때는 오한을 느끼거나 발열의 느낌이 없는 현상이다. 증상으로는 한과 열의 교차, 입이 쓰고 마르고 눈앞이 아득하거나 흉협고만*의 증세가 함께 나타나기도 한다.

---

* 흉협고만
명치에서 양 옆구리까지 긴장감과 압통이 있어 답답한 상태

(7) 혼합감기

혼합감기란 감기의 여러 증상이 비슷한 정도로 혼재되어 나타나는 감기를 말한다. 주요 증상이 한두 가지 두드러진 것이 아니라 여러 가지 증상이 비슷하게 어우러져 나타날 때 주증상이 뚜렷하지 않고 그 정도가 비슷하게 여러 가지 증상이 복합적으로 혼재되어 단순히 어느 하나의 감기로 특징지어 표현하기가 어려울 때 '혼합감기'라고 한다. 찬 공기, 바이러스, 세균 등이 원인이다. 증상으로는 감기의 전체적인 증상이 뒤섞인다.

(8) 소화기형 감기

소화기형 감기란 일반 감기 증세와 소화기계 이상 증세가 겸하여 나타나는 것을 말한다. 소화기 장애가 곧 내상이므로 보통 '내상감기'라고 하며, 감기를 일으킨 사기가 비위나 장에 영향을 준다고 하여 '감모협식'이라고도 한다. 주요 원인은 체표 온도의 하강과 소화기 내의 체열 감소이다. 증상으로는 콧물이나 기침, 오한, 발열 등 일반 감기 증세와 겸하여 설사, 구토, 복통, 소화 불량 등 소화 장애 증세가 함께 나타난다.

i 감기의 식이요법 핵심 포인트

1. 감기의 가장 큰 원인은 차고 건조한 것이다. 감기 바이러스는 차고 건조한 환경에서 가장 활성을 나타내는데, 가을과 겨울에 특히 많은 것이 이러한 이유에서이다. 몸이 차지면 감기 바이러스의 활동이 현저히 증가한다. 감기는 몸을 따뜻하게 해주고 코 속의 환경을 약간 습하게 해주는 것이 가장 중요하다. 몸을 차지게 하는 가장 큰 요인은 찬 공기의 흡입, 찬 음식(찬물, 찬술, 찬 음료수, 빙과류 등)을 먹는 것과 과식이다. 몸 속의 체온이 37도 이하가 되면 세균이나 바이러스가 급증할 수 있는 조건이 형성된다. 그러므로 찬 공기, 찬 음식, 과식은 피하는 것이 좋고 가습기, 마스크를 이용하여 적절한 습도를 유지해주는 것이 좋다.

2. 감기에 걸리면 체온이 상승하는 만큼 에너지 소비량이 늘어나므로, 충분한 에너지의 공급이 중요하다. 에너지의 균형을 이루는 것이 가장 중요한데, 이러한 균형을 맞추려면 골고루 먹어주고 에너지원(탄수화물, 단백질, 지방)이 인체 내에서 에너지화가 원활히 될 수 있도록 에너지화를 시켜주는 비타민, 미네랄, 효소, 발효 식품 등의 성분들이 부족하지 않도록 해주는 것이 중요하다. 이러한 비타민, 미네랄, 효소 등이 많이 들어있는 곳은 식물 종자의 배아부분이므로 곡물류(통 곡식)를 많이 먹어주는 것이 좋다.

3. 감기는 바이러스 감염에 의해 발생하므로 바이러스를 억제하는 기능을 가진 영양소를 섭취해주는 것이 좋다. 이러한 기능을 가진 영양소가 비타민류인데, 가장 대표적인 항바이러스 영양소는 비타민C이다. 비타민C가 함유된 음식을 많이 섭취해 주는 것이 좋다.

단, 체질에 맞는 음식을 섭취해야 한다.

4. 감기 바이러스의 침투를 막기 위해서는 호흡기 점막을 튼튼히 해주는 것이 중요하다. 담배의 연기는 호흡기 점막을 약하게 만들므로 흡연은 피하는 것이 좋다. 호흡

기 점막을 튼튼하게 해주어 바이러스의 침투를 막아주는 영양소가 비타민A인데 비타

민A가 함유된 음식을 많이 섭취해주는 것이 좋다. 단, 체질에 맞게 먹도록 한다.

264

ⅱ 감기 증상별 식이요법

1. 콧물, 코 막힘, 코 점막 충혈 · 팽창 · 부종 · 종창

호흡기 감염이 있는 경우, 콧물은 기침과 함께 병원체 등 침입체를 몸 밖으로 내보내는 역할을 한다. 따라서 기침과 콧물은 몸에 이상이 있다는 신호이기도 하지만 병을 이겨내기 위한 생체 방어기전 중의 하나이기도 하다. 코 막힘은 찬 공기를 차단하기 위한 인체 방어기전의 과정이다. 코를 막음으로써 이물질의 흡입을 최소화하기 위한 작용이다. 바이러스가 침입하면 곧 호흡기 상피 세포 내에 침습 번식하면서 호흡기 상피 세포의 병리적 변화인 염증을 일으키게 되는데 이러한 염증이 코에서 나타날 때 코 점막의 충혈, 팽창, 부종, 종창 등을 동반한다.

☞ 이때에는 코 속의 환경을 따뜻하게 해주는 것이 중요하다. 코 속의 환경은 따뜻하고 적당한 습도를 유지해야 최적의 상태가 된다. 찬 공기가 들어오면 감기 바이러스가 증식하여 감기의 진행을 가중시킬 수 있으므로 몸을 따뜻하게 해주는 것이 가장 중요하다.

찬 공기의 흡입을 막는 마스크를 착용해주는 것이 좋다. 또한 공기가 건조하면 기관지 점막액과 섬모 운동이 좋지 않으므로 가습기를 사용해서 기도 점막을 부드럽게 해주는 것이 좋다. 코가 너무 막혀있을 때는 식염수를 서너 방울 콧구멍에 넣어주는 것이 좋다.

2. 발열

열이 나는 것은 인체 내의 온도를 높여서 신진대사를 촉진시키고 바이러스, 박테리아를 억제시키며 태워버리는 자연 치유 과정의 하나이다.

☞ 이때에는 열이 허열인지 실열인지를 파악하는 것이 중요하다. 감기 초기의 열은 허열(겉은 뜨겁고 속은 찬)로 차가워진 몸을 따뜻하게 만들어 바이러스를 퇴치하는 반응이지만 감기가 더 진행이 되면 바이러스가 만든 독성 물질이 뇌의 시상하부의 열조절중추 기능을 마비시켜 인체의 열조절이 안되어 실열(겉과 속이 다 뜨거움)이 발생하게 된다.

실열이냐 허열이냐에 따라 항바이러스 영양소인 비타민C가 함유된 실열 식품과 허열 식품을 섭취해 주는 것이 좋다.

허열과 실열의 경우

※ 허열인 경우는 몸이 차므로 모든 외부 환경을 따듯하게 만들어주어야 한다. 먹는 음식도 따듯하게 먹어야 좋다.

실열인 경우는 몸이 뜨거우므로 차갑게 해주어야 한다. 먹는 음식도 차갑게 먹는 것이 좋다.

1) 신맛 나는 음식

허열 : 시고 따뜻한 것 – 보리순, 올보리순, 유자, 레몬, 부추

실열 : 시고 찬 것 – 탱자, 귤, 키위, 파인애플, 깻잎

성질이 평한 것 : 딸기, 완두콩 삶은 것

2) 쓴맛 나는 음식

허열 : 쓰고 따뜻한 것 – 갓, 냉이, 쑥, 도라지

실열 : 쓰고 찬 것 – 파슬리, 케일, 녹차, 자몽, 상추, 은행, 셀러리 홑잎나물(생)순채

성질이 평한 것 : 쑥갓, 근대

3) 단맛나는 음식

허열 : 달고 따뜻한 것 – 다래, 풋대추

실열 : 달고 찬 것 – 시금치, 감, 고구마, 참외

성질이 평한 것 : 연근, 둥글레

4) 매운맛 나는 음식

허열 : 맵고 따뜻한 것 – 붉은 고추(건), 피망, 고추, 고추 잎, 무청, 달래, 마늘

실열 : 맵고 찬 것 – 배추, 파

5) 짠맛 나는 음식

 허열 : 짜고 따뜻한 것 – 밤, 함초

 실열 : 짜고 찬 것 – 김, 미역, 파래, 우뭇가사리, 다시마

6) 떫은맛 나는 음식

 허열 : 떫고(담백) 따뜻한 것 – 화분, 콩나물

 실열 : 떫고(담백) 찬 것 – 아욱, 고사리, 오이

 성질이 평한 것 : 양배추, 감자, 토마토

3. 기침, 가래

 기침은 공기가 드나드는 통로인 기도 안쪽에 있는 기침 신경의 발단부가 자극될 때 생기는 신경 반사이다. 특히 기침을 할 때 생기는 공기의 흐름이 기도 내부의 가래나 먼지 등과 같은 이물질을 몸 밖으로 배출시켜 기관지와 폐를 보호해주는 역할을 하며 또한 몸에 이상이 생겼다는 신호이기도 하다. 감기 바이러스 및 세균의 침투로 호흡기 점막에 염증이 생기면 인후가 자극이 되어 기침이 유발될 수 있으며, 기관지도 간접적으로 자극을 받아 기침이 유발될 수 있다. 가래가 나오는 이유는 기관지나 폐에 독성 물질이나 세균, 바이러스, 이물질을 밖으로 몰아내게 하기 위한 한 방법으로, 인체의 자정 작용으로 일어나는 것이다. 가래가 끓는 것은 감기 등에 의하여 기관지의 분비물이 증가되어 나타난다. 가래는 보통 저절로 배출되는데 기침 등으로 밖으로 나오거나 삼키게 된다.

 ☞ 이때에는 가습기를 사용해서 적당한 습도를 유지하고 기도 점막을 부드럽게 해주는 것이 도움이 된다. 그러나 가습기를 계속 사용하면 몸이 젖어 감기가 더 걸릴 수 있다. 과도한 가습기의 사용은 오히려 가래 배출 능력을 떨어뜨린다.

 수분 부족이 있으면 가래가 진해져서 잘 안 나오므로 따뜻한 물을 먹어 가래를 묽게 해주면 배농을 수월하게 한다. 손바닥을 모아 등을 두드려서 가래를 뱉거나 삼키도록 하는 것이 좋고 몸을 엎드리거나 옆으로 하는 등 자세를 자주 바꾸어 주면 가래가 더 잘 빠진다.

4. 목의 통증

외기의 찬 공기에 대한 1차적 가온이 코에서 이루어진 다음에 목을 통과하는데 이때 발생하는 외사로 인한 목의 손상으로 염증이 발생하여 통증이 올 수 있다.

☞ 이때에는 목이 부어있으므로 찬 음식과 딱딱한 음식물의 섭취는 피하는 것이 좋다. 그 대신 따뜻하고 부드러운 음식을 먹고 염증을 가라앉혀주는 비타민C 나프로플리스가 함유된 식품을 섭취하는 것이 좋다.

5. 몸살

몸살이란 외기나 지나친 운동, 과로, 식사 등에 의하여 피부나 근육, 관절 등 신체 여러 곳에 통증을 일으키는 병을 말한다. 원인은 찬 공기에 노출되어 피부와 근육이 위축·경색되거나 또는 전신이 한랭해져서 바이러스 등의 침입으로 발생하게 된다. 증상으로는 근육통, 지절통, 피부통, 두통, 요통, 슬통, 견비통, 복통, 오한·발열 등이다.

☞ 이때에는 몸 전체를 따뜻하게 해주는 것이 중요한데 온열 목욕을 해주는 것이 좋다. 거기에 열을 내는 식품을 섭취해 주면 더욱 좋다.

6. 설사, 구토

체표 온도의 하강과 소화기 내의 체열 감소로 인해 소화기가 차게 되어 설사, 구토가 발생되기도 한다.

☞ 이때에는 몸을 따뜻하게 해주고 설사를 유도하는 지방 식품, 장의 연동 운동을 활발하게 하는 섬유소가 많은 식품은 피하는 것이 좋고 따뜻한 성질을 가지면서 지사 작용이 있는 식품을 섭취해주는 것이 좋다. 매실(木), 쑥(火), 대추(土), 돌미나리(土) 등이 설사에 좋다.

iii 감기, 독감(유행성 감기 · 인플루엔자)에 좋은 성분

성분	권장량	작용
필수적인 성분		
비타민C	5,000~10,000mg/ 하루에 나눠서	비타민C가 가지는 면역과 항균 기능을 보면 백혈구의 이동을 증가시키고, 세포 내에서의 에너지 생성을 촉진하며, 백혈구 막의 산화 손상을 보호하고 인터페론 형성을 증가시키는 기능을 가진다. 이러한 작용으로 감기 바이러스를 억제하여 치유를 빠르게 해 준다. 또한 비타민C는 스트레스를 경감시켜주는 아드레날린 호르몬을 생산하는 것을 도와주어 스트레스에 대한 방어력을 높여준다.
비타민A	15,000IU/일	점막의 염증 치료를 돕고, 면역 체계를 강하게 해준다. 비타민A가 결핍되면 야맹증이나 호흡기계 감염에 걸리기 쉬워질 뿐만 아니라 식욕 저하, 위액 분비 저하 등의 증상이 나타난다. 또한 소화관과 장의 점막이 약해지거나 필요한 영양분이 보충되기 어려워지며 감기도 잘 낫지 않는다.
베타카로틴	15,000IU/일	체내에서 비타민A로 작용한다. 그 밖에도 세포 분화의 정상화, 항산화 작용 및 몸의 세포를 활성화하여 병에 걸리지 않게 하거나 치유를 빠르게 하는 역할도 한다.
아연		아연에 체내에서 비장, 흉선, 림프구의 기능과 관계가 깊으며, 이들의 기능이 저하될 때 면역력에 영향을 미친다.
중요한 성분		
렉틴		렉틴은 체내에서 세포의 표면에 있는 당 단백질이나 당 지질과 연결되어 세포를 활성화시키는 작용을 한다. 그 결과 감기 바이러스나 세균에 손상을 입혀 증식을 막는다. 어떤 렉틴은 이 작용에 의해 암세포의 증식을 억제하기도 한다. 자주 감기가 걸리는 사람은 적극적으로 섭취할 것을 권장한다. 주로 콩류(강낭콩, 작두콩, 대두 등), 감자류에 함유되어 있다.
시스타틴		시스타틴은 세균 내 단백질 분해 효소의 작용을 저해하는 성분이다. 병원체의 외부 공격으로부터 몸을 보호하고 인플루엔자 등의 바이러스에 감염되는 것

성분	권장량	작용
		을 막아준다. 시스타틴은 계란, 우유, 쌀 등에 함유되어 있는데 그 중에서도 달걀흰자의 시스타틴이 특히 효과가 좋다는 실험 결과가 있다.
프로폴리스		꿀벌이 자신의 생존과 번식을 위해 여러 식물에서 뽑아낸 수지(樹脂)와 같은 물질에 자신의 침과 효소 등을 섞어서 만든 물질로 꿀벌은 벌집의 틈이 난 곳에 프로폴리스를 발라 병균이나 바이러스로부터 스스로를 보호하고, 말벌이나 쥐와 같은 적의 침입을 막는다. 천연 항생제로 세균이나 바이러스에 감염되는 것을 막아 준다.
마늘 캡슐		천연 항생제이며 면역 체계 활성제이다.
단백질(아미노산)		외부에서 침투한 세균으로부터 신체를 보호하는 항체는 단백질로 구성되어 있으며, 항원과 결합하여 이를 제거하는 역할을 한다. 특정 항원에 특정한 항체가 결합되므로 항체의 종류는 매우 많고, 항체 합성에는 상당량의 단백질이 요구된다. 정상적인 상태에서는 항체의 농도가 낮고, 세균이나 이물질이 침입하는 경우에는 항원의 종류에 따라서 항체가 신속하게 합성된다. 그러므로 새로운 항체의 신속한 합성에 필요한 아미노산의 공급이 가능할 때 적절한 면역 반응이 이루어진다.

도움되는 성분

성분	권장량	작용
유산균		유아와 아이들에게 유용하다. 감기에 걸리면 위장의 운동이 약해지고 위산 분비가 적어지게 되어 소화력 및 살균력이 저하되게 된다. 소화가 되지 않은 음식물이 대장으로 가게 되면 건강할 때는 문제가 없던 유해균이 급격히 증가하게 되어 장내의 독소, 유해 물질을 대량으로 생산하면서 설사를 하게 된다. 따라서 유산균을 먹게 되면 장내 균의 밸런스가 유지되어 감기로 인한 소화불량, 설사 등을 완화시켜준다.
무기질 복합체		비타민과 무기질의 충분한 공급은 치료에 기본이다.
비타민 복합체		
해초류		무기질의 효율적인 공급원이다.
비타민B군	50~100mg/하루 3번	비타민B군은 모든 세포와 효소기능에 필요하고 스트레스에 대한 방어력을 높여준다. 또한 정상적인 면역 체계 유지에 중요하다.

성분	권장량	작용
비타민B1		비타민B1이 결핍되면 쉽게 피곤해지거나 스태미나 저하, 식욕 저하 등의 증상이 나타난다. B1은 면역력을 증가시켜 감기에 잘 걸리지 않게 해 주거나 빨리 낫게 해준다.
비타민B2		비타민B2는 체내에서 지질과 당질을 에너지로 이용한다. 또 면역력을 높이고 세포의 재생을 촉진하며 위와 장의 리듬을 정비하여 소화력을 높여 준다.
감기 · 독감에 도움 되는 약용식물		오미자, 매실, 도라지, 갈근, 생강, 함초, 시호, 유근피 등

감기 · 독감에 도움 되는 사항

손을 자주 씻고, 감기나 독감이 자주 생기는 사람은 갑상선 기능을 조사해 보아야 한다.

II 갑상선

1. 갑상선의 구조

갑상선은 적갈색 또는 황갈색을 띠는 조직의 매우 단단한 내분비선으로서 후두 바로 아래에 위치하며, 좌, 우 두 개의 엽으로 구성되어 있고 갑상선 협부에 의해 연결되어 있다. 성인의 갑상선은 무게가 약 15~25g에 이르고, 각엽의 너비는 약 2.0~2.5cm , 길이는 약 4cm 정도로 내분비선 중에서 가장 크다. 갑상선은 갑상선소포라는 수많은 구형의 낭으로 구성되어 있다. 그리고 이 소포는 티록신을 합성하는 소포 세포로 구성된 단순한 입방 상피 세포(옆면이 사각형으로 짧은 프리즘 모양을 한 세포)와 연결되어 있다. 소포의 내부는 고단백질 갑상선 콜로이드를 갖고 있다. 티록신을 분비하는 소포 세포 이외에 갑상선은 또한 칼시토닌 호르몬을 분비하는 부여포 세포를 갖고 있다.

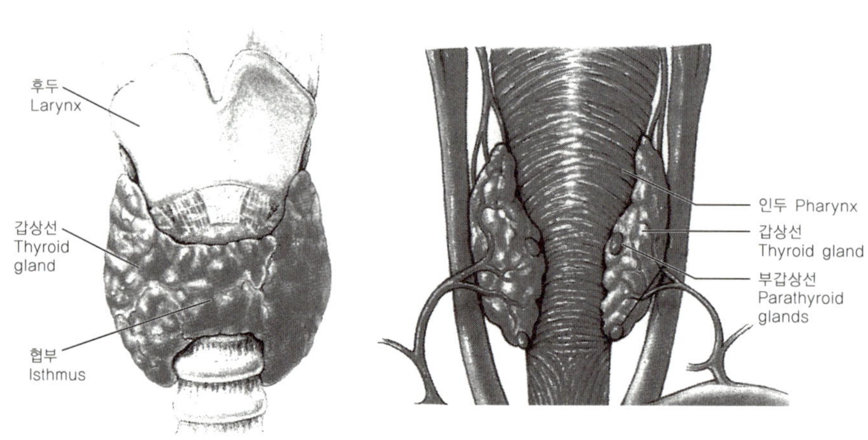

갑상선과 부갑상선

2. 갑상선 호르몬

(1) 티록신과 트리요오드티로닌

1) 생성

갑상선 소포는 혈액으로부터 요오드를 활발하게 축적하여 콜로이드로 분비한다. 요오드는 콜로이드 속의 티로글로불린 단백질 중의 티로신 아미노산에 결합하게 된다. 요오드 하나가 결합하면 모노요오드티로신이 되고 두 개가 결합하면 디요오드티로신이 된다. 두 분자의 디요오드티로신이 결합하여 티록신(T_4)이 되고 하나의 모노요오드티로신과 디요오드티로신의 결합은 트리요오드티로닌(T_3)을 형성한다. 이 시점에서 T_3와 T_4는 아직도 티로글로불린 단백질에 결합되어 있다. 뇌하수체에서 분비된 갑상선자극호르몬(TSH)에 의한 자극을 받으면 소포 세포는 티로글로불린에서 T_3와 T_4를 가수분해하여 유리된 호르몬을 혈액으로 분비한다.

2) 분비

갑상선에서 분비되는 티록신과 트리요오드티로닌 두 갑상선 호르몬의 비율은 10:1 정도인데, 하루에 체내에서 소비되는 갑상선 호르몬 양은 티록신이 약 80mg, 트리요오드티로닌이 약 20~30mg이고, 그 비율은 3:1 내지 4:1 정도가 된다. 그러므로 갑상선에서 분비되는 T_4, T_3의 분량과 사실상 매일 사용되고 있는 T_4, T_3의 분량과는 두 종류의 갑상선 호르몬 비율이 상당히 다른 것이다. 그것은 갑상선에서 분비된 상당한 분량의 티록신이 간장, 기타의 세포에서 트리요오드티로닌으로 변화되었기 때문인 것이다. 따라서 하루에 여러 가지 세포에 들어가는 갑상선 호르몬에 있는 티록신과 트리요오드티로닌과의 비율은 3:1 내지 4:1인데, 세포에 들어간 티록신의 대부분도 세포 속에서 요오드가 하나 빠져 트리요오드티로닌이 되고 이것이 세포핵에 들어가 기능을 하는 것으로 알려져 있다. 즉, 갑상선에서 분비되는 호르몬의 약 90%는 티록신이지만 실제 세포 안에서 작용하는 갑상선 호르몬은 그 대부분 또는 전부가 트리요오드티로닌이다.

3) 작용

갑상선 호르몬은 포유류의 성장 및 성숙에 영향을 미치며 지방 대사, 탄수화물 대사 등에 작용한다. 그 효과의 대부분은 산소 소비를 자극하여 열량의 생성을 증가시키는 2차적 작용을 한다.

① 열량 생산

거의 모든 조직에서 산소 소비를 증가시켜 에너지 생산량을 증가시키고 체온을 유지시킬 뿐만 아니라 기초 대사도 증가시킨다. 예외로 성인의 뇌, 정소, 자궁, 림프절, 비장, 뇌화수체 전엽에는 작용하지 못한다.

② 단백질 대사

효소 단백질의 조절과 성장기에 있어서 체단백질의 합성에 관여한다.

③ 탄수화물 대사

조직의 아드레날린 감수성을 상승시켜 글리코겐의 분해 또는 당질의 흡수를 촉진시키므로 혈당을 상승시킨다. 인슐린 감수성도 상승시켜 포도당 이용을 증가시킨다.

④ 지방 대사

지방질의 합성과 분해를 동시에 촉진시키는데 일반적으로 분해를 더 강하게 촉진시킨다(혈중 유리지방산 증가, 글리세롤 증가, 콜레스테롤 감소).

⑤ 비타민대사

갑상선 기능 항진 시 비타민의 수요량이 증가한다.

⑥ 전해질과 수분의 조절

갑상선의 기능이 저하되면 나트륨과 염소, 그리고 수분이 세포외 간질에 저류되기 때문에 혈액량이 감소된다. 이러한 상태의 동물에 갑상선 호르몬을 투여하면 이뇨 작용이 일어나고 나트륨도 오줌을 통하여 배설됨에 따라 세포 외액의 삼투질 농도가 낮아지고, 혈장의 삼투질 농도는 상대적으로 높아지기 때문에 수분이 혈액 내로 이동됨에 따라 혈장량이 증가된다. 정상적인 동물에서도 갑상선 호르몬을 투여하면, 신장을 통하여 과도한 수분의 배출이 일어나며, 이 때의 오줌에는 다량의 칼륨이 함유되어 있다. 이러한 사실들은 갑상선 호르몬이 세포 내액의 동원에 관여한다는 것을 시사한다. 한편, 성장 중인 어린 동물에 소량의 티록신을 투여하면 체내 칼슘의 보유량이 증가한다. 그러나 갑상선의 기능이 항진된 상태에서는 골격으로부터 칼슘의 동원이 증가되며, 오줌이나 대변을 통한 배설도 증가되는데, 혈액중의 칼슘 농도는 거의 변화되지 않는다.

⑦ 성장과 발달에 대한 작용

갑상선 호르몬의 성장 촉진 작용은 뇌하수체에 분비되는 성장 호르몬의 역할과 밀접한 관계를 가지고 있으며, 또한 갑상선 호르몬은 소마토메딘의 생산을 자극하는 수단으로 성장 호르몬의 작용을 극대화시킨다. 실제적으로 갑상선 호르몬이 결핍되면 골격의 성숙 지연과 함께 신장의 성장이 저지되어 체성장이 극심하게 억제된다. 또한 성장 호르몬의 분비는 갑상선호르몬이 없을 경우에 감소되며, 갑상선 호르몬을 투여하면 원상태로 회복된다. 갑상선 호르몬의 체 성장에 대한 역할은 이중적으로 작용하는데, 하나는 성장 호르몬의 생산을 촉진하는 역할이고, 다른 하나는 갑상선 호르몬 자체가 체 조직의 성장에 직접적으로 작용하는 역할이다.

또한 뇌의 정상적인 발달을 위하여서도 갑상선 호르몬이 필요한데, 결핍될 경우 뇌의 단백질 합성이 감소되고, 신경 섬유의 수초(신경 섬유 주위를 둘러싸고 있는 피막) 발생이 감소, 축삭의 분지(신경 세포의 한부분인 축삭이 나누어지는 것)도 저해된다. 이러한 뇌의 성장은 지체되면 다시 정상으로 회복되지 않는다. 갑상선 기능의 저하로 '크레틴병' 같은 정신 지체가 발생하기도 한다.

2) 칼시토닌

① 분비

갑상선의 여포 주위에 있는 세포인 부여포 세포에서 생성되며 32개의 아미노산으로 이루어진 폴립펩티드(아미노산의 결합체)이다. 혈중 칼슘 농도를 낮추는 기능을 하므로 부갑상선 호르몬과 반대의 작용을 한다. 표적 기관은 골조직으로서 성장기에 골 조직 발달에 주로 관여한다. 이 호르몬의 분비는 혈액 내의 칼슘 농도에 의해 조절되는데, 정상보다 혈중 칼슘의 농도가 20% 이상 높을 때 칼시토닌이 분비되고 칼슘 농도가 감소되면 분비가 감소된다. 칼시토닌에 의해 혈중 칼슘 농도 조절은 빠른 시간 동안 짧게 일어난다. 칼시토닌은 뼈의 성장이 빠르고 크기와 형태의 변화가 심한 성장기에 중요하며, 성인에게는 약한 저칼슘 혈증을 유도할 뿐이다.

② 생리 작용

이 호르몬은 혈액에서 골 조직으로 칼슘의 이동을 촉진하여 조골 세포의 활성도를 증가시켜서 칼슘 유리를 억제하여 혈액 내 칼슘 농도를 감소시키는 작용을 한다. 골에서 칼슘의 유리를 억제하여 혈중 칼슘 이온 농도를 낮춘다. 또한 요를 통하여 인 및 칼슘 이온 배설을 촉진한다. 혈중 칼슘 농도가 증가되면 칼시토닌 분비 작용이 신속히 나타나서 혈중 칼슘 농도를 낮추고 혈중 칼슘 농도가 낮아지면 칼시토닌 분비가 억제된다. 그 밖에 가스트린은 칼시토닌 분비 자극의 요소로 작용한다. 그러나 가스트린 분비가 과도한 경우 이러한 작용이 나타나며, 정상적인 식사 후 가스트린 분비 증가 수준으로는 칼시토닌 분비에 영향을 미치지 못한다. 또한 임신 중에 태아의 칼슘 수요가 증가되는 경우에도 칼시토닌 분비가 증가되어 모체의 뼈를 칼슘 부족으로부터 보호하게 된다.

3. 부갑상선의 구조

부갑상선은 갑상선의 등쪽에 붙은 작은 내분비선으로 갑상선 뒤에 숨어 있는 작고 노란 선이며 2쌍에서(4개) 8개까지 다양하다. 직경이 약 8mm이고, 무게가 약 0.2~0.5g되는 작은 기관이다. 부갑상선은 호산성 세포와 주세포로 구성되어 있고 주

세포에서 부갑상선 호르몬이 분비된다. 이 호르몬은 84개의 아미노산으로 구성된 단백질 호르몬이다. 부갑상선 호르몬은 표적기관인 뼈, 신장 및 소화관에 작용하여 혈액 내 칼슘 농도를 높이고 인산염을 낮춤으로써 체액 내 칼슘과 인산염 비율을 조절하는데, 이 과정에서 비타민D를 필요로 한다. 혈액 내 칼슘은 흥분성 조직에서 세포막의 안정성을 높이고 효소 활성화, 혈액 응고 조절, 산염기 균형, 골격 및 치아 형성, 유즙 생산과 같은 중요한 역할을 한다. 혈액 칼슘 농도와 인산염 농도는 서로 반비례 관계이므로 칼슘 농도와 인산염의 농도의 곱도 항상 일정하다.

4. 부갑상선 호르몬

1) 분비

부갑상선 호르몬은 혈중 칼슘 농도가 떨어질 때 분비되고 뼈, 신장, 장을 자극하여 혈중 칼슘 농도를 상승시킨다. 부갑상선으로부터 부갑상선호르몬의 방출은 순환 혈액 중의 칼슘 수준에 의하여 조절된다. 부갑상선의 주세포는 칼슘을 인식하는 부위(수용체)를 가지고 있다. 칼슘이 부갑상선 호르몬의 분비를 조절하는 기전을 보면, 혈장 칼슘의 농도가 높을 경우에는 칼슘이 부갑상선 호르몬 분비세포의 원형질막상에 위치하는 칼슘 수용체와 결합한다. 이에 따라 부갑상선 호르몬의 분비가 감소되며 반면에 칼슘의 수준이 정상 이하로 저하되면 수용체와 결합하는 칼슘이 부족하게 됨에 따라 부갑상선 호르몬의 분비가 증가된다. 혈장의 인산염 농도가 증가되면, 혈장 칼슘의 농도를 감소시키고, 비타민D3의 형성을 억제시킴으로서 부갑상선 호르몬의 분비를 자극한다. 또한 혈장 마그네슘의 감소는 부갑상선 호르몬의 분비를 자극한다.

2) 생리 작용

　부갑상선 호르몬은 뼈로부터 칼슘의 재흡수를 촉진하여 혈장 칼슘 이온 농도를 높인다. 또한 근위 세뇨관으로부터 인산의 재 흡수를 감소시켜 혈장 인산 농도를 저하시킨다. 또한 비타민D3의 생성을 촉진함으로써 장으로부터의 칼슘 이온의 흡수를 증가시킨다. 갑상선 수술 시 부갑상선의 제거에 의해서 부갑상선 호르몬이 소실되면 저칼슘혈증이 유발되어 강직 경련이 나타난다. 부갑상선 종양 등에 의해서 부갑상선 호르몬의 과잉 분비가 일어나면 고칼슘 혈증, 저인산 혈증을 일으켜 신장의 결석이 쉽게 형성된다.

i 갑상선 기능 항진증

1. 갑상선 기능 항진증이란?

갑상선 기능 항진증이란 갑상선이 어떠한 원인에 의해 기능이 항진되어 갑상선 호르몬이 과도하게 생성되고 이로 인해 신체의 신진 대사가 비정상적으로 증가하는 질환을 말한다. 보통 갑상선 중독증이라고도 하는데 갑상선 기능 항진증과 갑상선 중독증은 의학적 의미가 서로 다르지만 보통 혼용되고 있다.

(1) 갑상선 중독증

혈중 갑상선 호르몬의 과잉으로 말초에서 호르몬의 작용이 과다하게 일어나는 일련의 증상.

(2) 갑상선 기능 항진증

갑상선 세포의 증식으로 인한 갑상선종 생성과 갑상선 호르몬 과다 생산에 의한 갑상선 중독 증상이 나타나는 경우를 총칭하는 것.

2. 갑상선 기능 항진증의 원인

갑상선 기능 항진증이 생기는 흔한 원인은 그레이브스병, 갑상선 결절, 아급성 갑상선염, 무통성 갑상선염, 갑상선 호르몬의 과다 복용 등이다. 이 중 그레이브스병이 갑상선 기능 항진증의 가장 흔한 원인이다. 그밖에 스트레스, 유전 등도 원인이 된다.

(1) 그레이브스병

그레이브스병은 자가 면역에 의하여 생기는 병이다. 면역은 간단히 말한다면 자기 몸 밖에서 들어온 물질을 알아내서 그것을 죽이거나 몰아내는 것을 말한다. 그런데 면역 계통에 이상이 생겨서 자신의 몸을 몸 밖에서 들어온 이물질로 여겨 공격하는 것을 자가 면역이라고 한다. 그레이브스병의 경우에는 면역 계통이 갑상선을 공격하는 것은 아니고 갑상선을 끊임없이 자극하여 호르몬을 만들어내도록 하는 것이 다른 자가 면역 질환과 약간 다르다.

(2) 갑상선 결절

갑상선에 혹이 생긴 것을 말한다. 갑상선 결절과 갑상선 종양, 그리고 갑상선의 몽우리라는 말은 모두 같은 상태를 일컫는 말이다. 원인은 주로 목 부위가 방사선에 노출된 경우에 결절이 생기는 경우가 많다. 결절은 양성과 악성이 있는데 이 중 악성은 갑상선암이다. 갑상선 결절이 기능 항진과 관계가 있는 이유는 갑상선 결절에서 갑상선 호르몬을 만들어내어 갑상선 기능 항진증이 생기는 경우가 있기 때문이다.

(3) 아급성 갑상선염

아급성 갑상선염은 남자보다 여자에서 잘 생기며, 소아나 노인에서는 드물고 하절기에 가장 흔하게 나타나는데 원인은 주로 바이러스로 보고 있다. 갑상선이 붓기도 하고 심한 통증을 일으키기도 한다. 발열, 근육통, 피로감이 있다. 아급성 갑상선염과 갑상선 기능 항진증이 연관이 있는 이유는 갑상선의 염증으로 갑상선 세포의 파괴가 일어나 저장되어 있던 갑상선호르몬이 방출되어 기능 항진증이 나타나기 때문이다. 1~3개월 후까지 아급성 갑상선염이 계속 지속될 때는 갑상선 호르몬을 생산하는 세포가 자꾸 파괴되어 호르몬의 분비가 저하되어 기능 저하증으로 된다.

(4) 무통성 갑상선염

무통성 갑상선염은 갑상선에서 호르몬이 많이 생성되지는 않지만 갑상선 조직이 염증으로 파괴되어 갑상선 호르몬의 방출로 인해 일시적인 기능 항진이 나타난다. 목에 통증이 없는 것이 특징이다. 또한 대부분의 경우 치료가 필요하지 않은 질환으로 1~3개월 간의 기능 항진 후에 갑상선 호르몬의 소실로 1~2개월의 기능 저하가 나타나고, 특히 출산 후의 여성에게서 이러한 현상이 많이 발생하기 때문에 출산 후 무통성 갑상선염이라고도 불린다.

(5) 갑상선 호르몬제의 과다 복용

갑상선 호르몬제나 일부 요오드가 함유된 약제의 과다한 복용은 인체 내 과다한 갑상선 호르몬 상태를 유지하여 갑상선 기능 항진증이 나타나기도 한다.

(6) 기타

그 밖에 스트레스, 유전 등의 요인이 있다.

3. 갑상선 기능 항진증의 증상

(1) 대사 작용

대사 작용이 항진되어 식욕이 왕성해진다. 일부 젊은 환자에서는 식욕이 지나치게 증가되어 오히려 체중이 증가되는 경우도 있다. 그러나 고령 환자에서는 식욕 증가가 뚜렷하지 않고 단기간에 심한 체중 감소가 흔히 나타난다. 불과 수개월 사이에 5~10kg이 감소한다. 성인에게 원인이 불명한 체중 감소가 있을 때 흔히 당뇨병과 암을 생각하게 되나, 갑상선 기능 항진증의 가능성을 생각해 볼 수도 있다. 또 기초 대사율이 증가되어 열 발생이 증가되고 더위를 참기 어렵고 땀이 많이 난다. 많은 갑상선 기능 항진증의 환자가 겨울철에는 이상이 없다가 더위가 심한 여름철에는 참기 어렵게 되는 경우를 볼 수 있다. 대사율이 항진되면 활력이 증가한다고 하나 대부분은 심한 피로감과 전신의 쇠약함을 느끼게 된다.

(2) 심혈관 증상

심장이 심히 두근거리는 심계항진은 갑상선 기능 항진증의 주증상이라 해도 지나친 말이 아니다. 맥박이 정상보다 빨리 뛰고 이로 인해 운동 시 호흡 곤란을 느끼게 된다. 안정하고 있을 때뿐만 아니라 수면 시에도 심박수가 증가되며 약 절반 가량에서 분당 100회 이상의 빈맥이 나타난다. 장기간에 걸쳐 빈맥 상태에 놓여 있던 사람에 있어서는 심상이 비대해지고, 울혈성 신부전으로 전신부종과 호흡 곤란을 일으킨다.

(3) 정신 · 신경계 증상

신경과민이 특징적이다. 피로함에도 잠이 잘 안 오거나 집중력이 감소하여 가만히

한 곳에 오래 있지 못한다. 이로 인해 청소년에서 학업 성적이 저하되기도 한다.

(4) 근골격 증상

사지 근육의 위축으로 근력이 약화되며 피로와 쇠약감을 호소한다. 특히 주기적으로 나타나는 사지 마비증이 있다. 주로 남성에서 발생한다. 대개 심한 운동이나 고당질 식사 또는 과음 후에 갑자기 발생하고 주로 하지에 마비 증상이 온다. 이러한 마비는 수 시간 내지 수일 후 저절로 회복되며, 대부분은 후유증이 없다. 그리고 마비 증상은 치료 후 갑상선 상태가 정상으로 돌아오면 회복된다. 갑상선 호르몬의 과다한 분비는 골 흡수를 촉진하여 골질의 현저한 감소를 가져온다. 특히 골다공증이 이에 수반한다.

(5) 소화기 증상

위장관 운동의 증가로 인하여 공복감이 빨리 느껴지며 배변 횟수가 증가되는데, 때로는 설사를 일으킨다. 음식물의 위장관 통과 시간이 크게 단축되므로 췌장액 및 담즙의 소화 효과를 떨어뜨려 지방변을 일으키기도 한다. 그레이브스병의 2~5%에서 무산증이 동반되기도 하며, 드물게 악성 빈혈을 동반하기도 한다. 많은 갑상선 기능 항진증의 환자에게 간기능에 이상이 나타나 만성 간질환과 혼동을 일으킨다. 그러나 과다한 갑상선 호르몬 자체가 직접적으로 간의 손상을 일으키지는 않으며, 갑상선 기능이 정상화됨에 따라 간의 기능 검사치도 정상으로 회복된다.

(6) 내분비 증상

여성에서는 흔히 월경량이 줄고 불규칙해지는 증상이 나타나기도 한다. 대개 배란은 유지되지만 심한 경우에는 배란에도 장애가 와서 일시적으로 불임이 되는 경우도 있다. 이러한 증상은 치료에 따라 호전된다. 남성에서는 간혹 여성 유방화가 나타나기도 하는데, 이는 여성호르몬 생성이 증가되기 때문이다. 당대사의 이상도 나타나는데, 이로 말미암아 기존의 당뇨병 환자가 혈당 조절에서 어려움을 겪기도 한다.

(7) 피부 증상

피부는 열감이 있고 땀이 많아 축축하다. 피부의 색소가 증가되어 전반적으로 약간 검게 되며, 가려움증을 호소하게 된다. 손톱의 성장이 빨라지고 연해지며 잘 부스러진다. 머리칼도 연해지고 잘 부스러진다. 갑상선 기능 항진증 환자의 20~40%에서 두발의 탈모가 나타난다. 그레이브스병에서는 피부의 경계가 선명한 피부 백색점인 백반증을 일으키기도 한다.

(8) 눈의 증상

그레이브스병에 의한 갑상선 기능 항진증이 있는 환자의 3분의 1정도는 눈이 커지고 안구가 앞으로 튀어나오는 증상이 나타난다. 안구 돌출이 심한 경우에는 복시 현상이 나타나기도 한다. 안구가 튀어나오지 않아도 눈 안에 먼지가 들어간 것처럼 이물감을 느끼거나 눈물이 적게 나오거나 반대로 많이 나오기도 하며, 눈꺼풀이 붓고 결막에 충혈이 나타나기도 하며, 강한 빛을 받을 때 눈이 아프고, 눈 주위 근육의 이상으로 물체가 둘로 보이기도 하며, 놀란 눈처럼 눈이 크게 떠지기도 한다.

(9) 기타

이밖에도 원형탈모증 등의 증상이 있다.

4. 갑상선 기능 항진증의 식이요법 핵심 포인트

1. 갑상선 기능 항진증의 원인 질환이 있는 경우 원인 질환의 치료가 먼저 이루어져야 한다.

2. 갑상선 기능 항진증의 가장 큰 원인은 자가 면역 질환으로 인한 그레이브스병이다. 따라서 잘못된 면역계가 정상적으로 작동하도록 하는 것이 중요하다. 자가 면역으로 인한 그레이브스병이 원인인 경우는 면역력 강화의 식이 섭생법을 따르도록 한다.〈면역 기능 저하 참조〉

3. 갑상선 기능 항진증에서는 요오드의 섭취를 줄이는 것이 중요하다. 항진증은 갑상선 호르몬이 과다하게 생성되는 것이므로 호르몬을 적게 생성토록 하는 것이 좋다. 갑상선 호르몬의 재료가 되는 것은 '요오드' 인데 요오드가 함유된 식품의 섭취를 적게 하는 것이 중요하다.

4. 갑상선 기능 항진증에서는 비타민, 무기질의 충분한 섭취가 중요하다. 갑상선 호르몬의 과다 분비로 인체의 대사가 빨라지게 되고 이로 인해 비타민, 무기질과 같은 대사를 도와주는 인자들의 소모가 많아지게 된다. 따라서 이러한 비타민, 무기질과 같은 영양소가 결핍되지 않도록 충분히 섭취하는 것이 좋다.

5. 갑상선 기능 항진증에서는 신경 안정 성분의 섭취가 도움이 된다. 대사가 항진되면 신경이 안정되지 않아 잠을 이루기 어렵고 집중이 되질 않아 부산하기 쉽다. 이때에는 신경을 안정시키는 성분을 섭취하는 것이 도움이 된다. 비타민 B군은 신경을 튼튼히 해주는 비타민으로 특히 비타민B1(티아민), 비타민B6(피리독신), 비타민B12(코발아민), 칼슘은 신경의 작용을 증강시키는 성분들이다. 따라서 갑상선 기능 항진증에서는 신경을 안정되게 하기 위해 신경을 영양하는 성분이 함유된 영양소의 섭취를 충분히 해주는 것이 좋다.

6. 갑상선 기능 항진증에서는 단백질의 섭취를 충분히 하되 과다하지 않게 하는 것이 중요하다. 단백질은 신체를 구성하는 재료로서 면역 물질의 재료가 되기도 하여 면역력 저하로 인한 기능 항진증의 경우 반드시 필요하다. 그러나 과하게 되면 갑상선 호르몬의 재료가 되는 단백질인 '티로신'을 많이 생성하여 갑상선 호르몬의 생성을 증가시킬 수가 있다. 따라서 단백질의 섭취는 충분히 하되 과하지 않게 하는 것이 좋다. 단백질이 많은 식품은 육류, 생선, 콩류, 화분, 효소, 효모, 발효 식품 등이다.

288

5. 갑상선 기능 항진증의 증상별 식이요법

1. 대사 항진, 식욕 증진

갑상선 호르몬이 많이 분비되면 전신의 세포에 작용하여 신진대사의 속도가 빨라진다. 그로 인해 식욕이 왕성해진다. 기초 대사율과 열 발생이 증가되어 더위를 참기 어렵고 땀이 많이 난다. 또한 빠른 대사로 인해 영양소의 소비로 피로감과 쇠약감이 생길 수 있다.

☞ 이때에는 갑상선 호르몬의 생성이 적게 되도록 하는 것이 중요하다. 재료가 되는 요오드 함유 식품의 섭취를 줄이고, 빠른 대사로 소모된 영양소가 결핍되지 않게 영양소의 충분한 섭취를 하는 것이 중요하다. 특히 단백질은 충분히 섭취하되 과량 섭취하지 않도록 한다.

하루에 필요한 칼로리 3,000~3,500 kcal ⇒ 포도당 섭취가 필수

2. 심계 항진, 신경 과민

갑상선 호르몬이 많아지면 자율 신경 중 교감 신경이 자극되어 심박동수, 심박출량, 심수축력이 증가하여 심계 항진이 나타난다. 또 교감신경의 자극으로 신경이 예민해지고, 성격이 급해지며, 손발이 떨리는 등의 증세가 나타난다.

☞ 이때에는 교감신경을 안정시켜주는 것이 중요하다. 신경을 안정시켜주는 영양소인 비타민B군(특히 B1, B2, B5, B6)과 칼슘, 마그네슘, 나트륨 성분이 함유된 식품을 충분히 섭취하는 것이 좋다.

3. 근육 마비(중독성 주기성 마비)

갑상선 호르몬이 대량 생산 되면 단백질 분해가 빨라지고 근육 조직의 소모도 격심해진다. 이로인한 단백질 보충이 필요하다. 갑상선 호르몬의 분비가 많아지면 세포내 나트륨 칼륨 펌프의 활성도를 증가시켜 칼륨이 세포 내로 이동하고 세포 외에는 칼륨

이 적어 저칼륨 혈증이 나타난다. 이 저칼륨 혈증으로 인해 근육 마비가 생길 수 있다. 이러한 현상을 갑상선 중독성 주기성 마비라고 한다. 주기성 마비는 과음, 과식, 과로 후에 생기는 일이 많고 뇌졸중과 달리 감각의 이상은 없고 마비만 일어나며 팔(상지)보다는 다리(하지)에 일어나는 일이 흔한데 시간이 지나 갑상선 기능이 정상이 되면 개선된다.

☞ 이때에는 근육의 수축과 이완작용을 촉진시키는 것이 중요하다. 근육의 수축과 이완에 관여하는 성분인 칼슘, 나트륨, 칼륨, 마그네슘이 함유된 식품의 섭취를 충분히 하는 것이 좋다.

4. 배변 횟수 증가, 설사

위장관 운동의 증가로 인하여 음식물의 위장관 통과 시간이 단축되어 충분히 소화되지 않은 상태로 장으로 이동하여 설사, 지방변 등이 나타난다.

☞ 이때에는 음식물의 소화관 통과 시간을 늘려주는 것이 중요하다. 되도록 음식을 천천히 먹도록 하고 불로 조리한 음식은 소화되기가 쉬우므로 소화가 천천히 되는 불에 익히지 않은 음식을 섭취하는 것이 좋다. 설사가 있는 경우 설사를 유도하는 찬 음식과 지방 식품, 장의 연동 운동을 활발하게 하는 섬유소가 많은 식품은 피하는 것이 좋고 장내 유익세균을 활성화하는 유산균 제제, 따뜻한 성질을 가지면서 지사 작용이 있는 식품을 섭취해주는 것이 좋다. 매실(木), 쑥(火), 대추(土), 돌미나리(土), 연근(토) 등이 설사에 좋다.

5. 눈의 증상(안구 돌출증)

이 증상은 그레이브스병에 의한 기능 항진증 환자의 약 3분의 1정도에서 나타나는데 눈이 커지고 안구가 앞으로 튀어나오는 증상이다. 눈 주위의 근육과 결체 조직이 비후되어 안와 내의 압력이 증가하고 안구가 돌출되며 때로는 시신경의 이상을 초래하기도 한다.

☞ 이때에는 안압을 낮추고 눈 근육을 부드럽게 해주고 시신경에 대한 영양의 공급과 눈의 건강을 유지시켜주는 영양소의 섭취가 중요하다. 비타민P의 일종인 루틴은 비타민C와 함께 안압을 내려주는 효과가 있으므로 루틴과 비타민C가 함유된 식품을 섭취해 주는 것이 좋다. 또한 커피, 홍차, 콜라 등과 같이 혈관을 수축시켜서 안압을 상승시키는 카페인 함유 식품은 피하는 것이 좋다. 눈 근육의 수축과 이완 작용을 하는 성분인 칼슘, 마그네슘, 나트륨, 칼륨 성분과 눈과 시신경의 영양 성분인 비타민A, 비타민B1, 비타민C, DHA, 칼륨이 함유된 식품 섭취를 충분히 하는 것이 좋다.〈눈 질환 참조〉

6. 피부 증상(열감, 땀, 색소 침착, 가려움증)

갑상선 호르몬은 세포의 대사를 촉진하는데, 과다한 갑상선 호르몬은 세포 대사를 이상적으로 항진시켜 열이 많이 발생하고 이로 인해 땀이 많아진다. 이때 색소 침착, 가려움에는 활성 산소가 관여하여 증상을 심하게 한다.

☞ 이때에는 피부의 열을 식히고 항산화 성분의 섭취가 중요하다. 피부에 열이 날 때에는 성질이 찬 알로에 등을 발라주거나 찬 수건으로 식혀주고 증상을 더 악화시키는 활성 산소를 제거하는 항산화 성분이 함유된 식품을 충분히 섭취하는 것이 좋다.

7. 월경 불순

과다한 갑상선 호르몬의 분비는 성선 자극 호르몬의 분비를 억제하거나 혹은 자극하여 생식 기능의 문제를 일으킬 수 있다. 그리하여 월경량이 줄거나 불규칙해지기도 한다. 심한 경우에 배란에도 장애가 와서 일시적 불임이 되는 경우도 있다.

☞ 이때에는 갑상선 호르몬을 적게 생성하는 기본 식이섭생법에 성 호르몬의 분비를 촉진하는 성분의 섭취를 더하는 것이 중요하다. 성 호르몬은 콜레스테롤이 재료가 되는데 적당한 콜레스테롤의 섭취로 성 호르몬의 재료가 부족하지 않도록 한다. 또한 비타민E는 성 호르몬을 조절하는 비타민으로 결핍되지 않도록 충분히 섭취하는 것이 좋다.

ii 갑상선 기능 저하증

1. 갑상선 기능 저하증이란?

갑상선 기능 저하증은 여러 가지 원인들로 인해 우리 몸에서 필요로 하는 양의 갑상선 호르몬을 갑상선에서 생산하지 못해 일어나는 질환이다. 갑상선 기능 항진증과 반대 입장에 있게 되는 질환으로서, 갑상선 호르몬의 부족으로 여러 증상을 일으킨다. 갑상선 기능 저하증은 태생기에서 성인 연령에 이르기까지 어떤 시기에도 일어날 수 있으며, 갑상선 호르몬은 인체의 성장과 발육에 중요한 역할을 하므로 태생기나 소아기에 생기는 갑상선 기능 저하증이 성인에서보다 더 심각한 결과를 초래한다.

2. 갑상선 기능 저하증의 원인

(1) 자가 면역으로 인한 하시모토병

다른 병명으로 만성 갑상선염이라고 하는데, 장기간에 걸쳐 자기 조직을 스스로 파괴하는 인자가 작용하여 생기는 염증 질환이다. 자가 면역으로 인해서 조직을 조금씩 파괴하면서 갑상선 호르몬의 생산량이 필요량을 채워주지 못하기 때문에 갑상선 기능 저하증이 생기는 것이다.

(2) 선천적인 갑상선 기능 저하

선천적으로 갑상선의 결함으로 인하여 갑상선의 발육 상태가 나빠 충분한 양의 갑상선 호르몬을 분비하지 못해서 생긴다. 육체적으로 성장, 발육에 장애가 있을 뿐만 아니라 정신 발달도 지연을 가져온다. 갑상선의 결함 때문에 기능 저하증을 가져오는데 이를 크레티닌병이라고 한다.

(3) 뇌의 장애로 인한 기능 저하

뇌의 일부인 뇌하수체는 갑상선의 활동을 감시하고 필요에 따라 갑상선을 자극한다. 만일 뇌하수체에 종양이 있거나 출혈이 있을 때에는 뇌하수체가 갑상선을 자극하지 못하게 되므로 호르몬 분비가 안 되어 기능 저하증을 가져오게 된다. 가장 흔한 뇌하수체의 장애로서는 뇌종양이다.

(4) 아급성 갑상선염에 의한 기능 저하

아급성 갑상선염은 상기도 감염증*의 후유증으로 일어나는 경우가 많은데, 바이러스 감염 후 대체로 2주간이 지나면 갑상선이 부어오른다. 붓기만 하는 것이 아니라 심한 통증을 일으키기도 한다. 처음에는 발열, 근육통과 함께 피로감으로부터 시작된다. 아급성 갑상선염은 처음에는 기능 항진증이 있다가 기능 저하증이 된다.

5) 기타

갑상선암의 수술 후 호르몬 투여로 생긴 기능 저하, 임신 중의 갑상선 기능 저하 등의 원인도 있다.

✽ 상기도 감염증

상기도가 세균이나 바이러스 등에 감염되는 것. 비강·인두·후두가 개별적으로 감염되어 있을 때는 각각의 기관명으로 불리지만, 이들 기관 전체가 감염 상태에 있을 때는 상기도 감염으로 불린다.

3. 갑상선 기능 저하증의 증상

(1) 변비, 탈모, 피로, 기억력, 집중력 저하

갑상선 호르몬의 분비가 적어지면 피로를 쉽게 느끼게 되고 기운이 떨어진다. 정신적으로도 의욕과 활기가 없어진다. 더 진행되면서 변비 또는 발에 쥐가 자주 나고, 탈모, 계산력, 기억력, 집중력의 감퇴가 전면으로 조금씩 나타나기 시작한다.

(2) 점액수종, 혼수

기능 저하증이 심하게 되면 피하 조직이 부어오르면서 점액 수종의 상태가 된다. 이는 젊은 층 또는 성인에게서 일어나는 갑상선 기능 저하증의 중증에 속하는 것으로 안면 부종, 눈꺼풀의 부어오름, 피부 건조증, 근력 저하 등을 특징으로 한다. 점액 수종이 심해지면 점액 수종 혼수가 나타날 수 있다. 환자는 점차 쇠약해지고 의식이 차츰 희미해지며, 체온 하강, 저항기, 저혈당, 쇼크 등의 증상을 보이며, 응급 조치를 취하지 않으면 사망한다. 고령층의 환자, 특히 심장 및 폐질환이 있는 사람에게서 나타나기 쉽다. 혼수 상태로 빠져 들어가는 상황으로서는 심한 서맥과 저체온 등의 증상이 나타난다.

(3) 불임

기능 저하증은 월경 불순이 생기기 쉽다. 이로 인해 배란이 멈추어지고 임신이 되지 않을 수 있다. 또한 임신이 되었다 하더라도 유산율이 정상인 임산부에 비해 높다.

(4) 고지혈증

기능 저하증에서는 모든 물질이 천천히 대사된다. 이에 따라 콜레스테롤의 생성도 저하되지만, 그 이상으로 분해의 속도가 늦기 때문에 결과적으로 혈액 중 콜레스테롤 농도는 높게 된다. 혈액에 콜레스테롤이 많아지면 각종 심혈관계 질환의 위험성이 높아진다.

(5) 정신 활동의 둔화

갑상선 호르몬은 뇌의 세포에도 작용하여 정신 활동에도 영향을 미친다. 호르몬이 부족할 때는 정신 활동의 심한 둔화 현상이 나타난다. 말하는 것, 동작하는 것 등이 느릿느릿해지고, 잠자리에서 곧바로 일어나기도 힘들어하는 등 우울병 증상을 보인다.

(6) 성장 발육 저해

선천성 갑상선 기능 저하증에 걸리면 갑상선종과 더불어 지능의 발육 지연, 단신, 부종, 신경증상, 농아 등의 증상을 보이는 경우가 많다. 요오드 결핍이 주원인으로 되어 있지만 자가 면역성 갑상선염을 가진 산모에게서 갑상선 자가 항체가 태반을 통과하여 태아의 갑상선을 파괴하거나 혹은 갑상선 기능을 억제하여 태아의 갑상선 기능 저하증을 유발한다. 이외에도 임신 중에 투여된 약물, 항갑상선제, 방사성 요오드 등도 원인이 된다.

(7) 기타

그밖에도 손 · 발바닥이 노래짐, 청력 이상 등의 증상이 나타난다.

☞ 윌슨 신드롬은 갑상선 호르몬의 하나인 티록신이 또 다른 갑상선 호르몬 중의 하나인 트리요오드티로닌으로 전환되면서 문제가 발생하는데 기인한다. 이 질병은 갑상선 기능의 저하를 유발하며 특히 신체적이나 정신적인 스트레스에 의해서 유발된다. 윌슨 신드롬이 있는 사람은 갑상선 기능 저하증의 증상과 비슷하게 나타난다. 예를 들면 체온 저하, 피곤, 두통, 생리 불순, 기억력 감퇴, 집중력 저하, 성적 욕구의 저하, 근심이나 공포의 엄습, 우울, 건조한 피부, 손톱 갈라짐, 질병에 대한 저항력 저하, 알레르기, 불면증, 추위에 대한 저항력 저하, 의욕 상실 등이며 그럼에도 불구하고 이런 환자들의 혈액 검사는 정상인 경우가 많다.

296

4. 갑상선 기능 저하증의 식이요법 핵심 포인트

1. 갑상선 기능 저하증의 원인 질환이 있는 경우 그 치료가 먼저 이루어져야 한다.

2. 갑상선 기능 저하증에서는 갑상선 호르몬이 되는 성분인 요오드의 섭취를 충분히 하는 것이 중요하다. 기능 저하증은 갑상선 호르몬의 생성이 적게 되는 것이므로 갑상선 호르몬의 재료가 되는 요오드가 함유된 식품의 섭취를 충분히 하는 것이 좋다.

3. 갑상선 기능 저하증에서는 단백질의 섭취를 적당히 하는 것이 중요하다. 아미노산 중 티로신은 요오드와 결합하여 갑상선 호르몬을 만든다. 갑상선 호르몬을 정상적으로 만들기 위해서는 단백질이 적당히 필요하다. 따라서 단백질을 적당히 섭취하는 것이 좋은데, 육류는 단백질이 많지만 지방도 많아서 다른 문제를 일으킬 수 있기 때문에 동물성 단백질보다는 식물성 단백질을 섭취하는 것이 좋다. 식물성 단백질은 효소, 효모, 화분, 발효 식품, 콩류 등에 많이 들어 있다.

4. 갑상선 기능 저하증에서는 육류의 섭취를 적게 하는 것이 중요하다. 갑상선 기능 저하증에서는 지방 대사의 저하로 고지혈증이 되기 쉽다. 고지혈증은 이차적으로 혈액, 혈관 문제 등을 일으킬 수가 있다. 따라서 갑상선 기능 저하증에서는 고지혈증을 방지하기 위해서 동물성 지방이 많은 육류의 섭취는 적게 하는 것이 좋다. 또한 식물성 지방도 튀기면 동물성 지방으로 변하기 때문에 튀긴 음식도 되도록 피하는 것이 좋다.

5. 갑상선 기능 저하증에서는 신진대사를 활성화시키는 영양소의 섭취가 중요하다. 기능 저하증에서는 세포의 대사가 저하되어 에너지의 생성이 저하되는데 이를 개선하기 위해서 세포의 에너지 대사를 활성화시키는 성분인 비타민B군(B1, B2, B3, B5, 비오틴)과 호르몬으로서 생리를 활성화 시키는 물질인 '프로스타글란딘'의 재료가 되

는 '감마 리놀렌산'이 함유된 식품의 섭취를 충분히 하는 것이 좋다.

6. 갑상선 기능 저하증에서는 적당한 운동을 하는 것이 중요하다. 기능 저하증에서는 모든 세포의 신진 대사가 느린 상태이기 때문에 운동을 하여 세포의 대사를 촉진시키는 것이 좋다. 운동을 하면 인체의 모든 세포에서 대사가 빨리 일어나게 되고 그 결과로 열이 발생하게 된다. 따라서 기능 저하증에서 전신 세포의 신진 대사를 활성화하기 위하여 적당한 운동을 하는 것이 좋다. 단, 땀나지 않게 40분 이상하는 것이 좋다.

7. 갑상선 기능 저하증에서는 불소, 염소의 섭취는 피하는 것이 중요하다. 불소와 염소는 요오드수용체를 포위하여 호르몬의 생산을 방해한다. 따라서 기능 저하증에서는 불소, 염소가 함유된 식품의 섭취는 피하는 것이 좋다.

8. 자가 면역 질환으로 인한 하시모토병이 원인인 경우는 면역계를 정상적으로 작동하게 하기 위해서 면역력 강화 식이섭생법을 따르도록 한다.〈면역 기능 저하 참조〉

9. 아급성 갑상선염으로 인한 기능 저하증은 세균 및 바이러스로 인한 것이기 때문에 몸을 차게 하지 않는 것이 중요하다. 인체의 온도가 낮아지면 세균, 바이러스가 활동하기 쉬워지므로 이러한 원인으로 인한 경우는 몸을 따뜻하게 하는 것이 좋다. 차게 하는 요인은 찬 공기, 찬 음식(찬물, 찬술, 찬 음료수, 빙과류 등)은 피하는 것이 좋고 음식은 따뜻하게 먹는 것이 좋다.

5. 갑상선 기능 저하증의 증상별 식이요법

1. 변비

갑상선 호르몬의 분비 저하로 장운동이 저하되어 음식물의 장내 통과 시간이 길어지고 장내에 체류되어 변비가 생길 수 있다.

☞ 이때에는 장운동을 개선하는 것이 중요하다. 그러기 위해서는 먼저 장의 생리 활성을 개선해주어야 하는데 생리 활성 물질인 프로스타글란딘의 재료가 되는 감마 리놀렌산, 말초 조직의 혈액 순환을 개선하는 비타민E, 비타민B3, 비타민P, 비타민K 등이 함유된 식품을 적당히 섭취하는 것이 좋다. 또한 식이섬유와 알긴산같이 장의 연동 운동을 촉진시켜 음식물의 장내 이동을 빠르게 하여 배변을 촉진시켜주는 성분이 함유된 식품을 충분히 섭취하는 것이 도움이 된다.

2. 탈모

갑상선 호르몬은 모발의 발육과 연관이 있는데 갑상선 호르몬의 분비가 쇠퇴해지면 모발은 유연해지고 가늘어지며 퇴화된다. 갑상선 호르몬이 부족하게 되면 피가 모근 부위에까지 흐르지 않게 되어 머리털이 빠지게 된다.

☞ 이때에는 생리 활성 식이섭생법에 모발 강화 식이섭생법을 더해주는 것이 중요하다. 생리활성 식이섭생법으로는 생리 활성을 위한 프로스타글란딘의 재료가 되는 감마 리놀렌산, 말초 조직의 혈액 순환을 개선하는 비타민E, 비타민B3, 비타민P, 비타민K 등이 함유된 식품을 적당히 섭취하는 것이 좋다. 모발 강화 식이섭생법으로는 우선 육류의 섭취는 되도록 줄이는 것이 좋다. 콜레스테롤이 두피에 퇴적되어 땀샘과 분비선을 막아버리게 되는데 이렇게 되면 두피의 혈액 순환에 장애를 일으켜 쉽게 탈모증을 유발할 수 있다. 단백질의 충분한 섭취가 중요하다. 모발은 '케라틴'이라는 단백질로 이루어지는데, 충분한 모발을 생성하기 위해서는 구성 재료인 단백질이 충분하여야 한다. 또한 모발을 영양하는 성분을 섭취하는 것이 도움이 된다. 케라틴 형성에 도움을 주고 모발과 두피를 구성하는

세포와 조직들을 튼튼하게 하는 비타민A, 모발조직을 구성하는 각 조직들을 연결하는 기능을 하는 교원질인 콜라겐의 생성을 촉진하는 비타민C, 모근에 대한 영양 공급을 해주는 비타민B1, 모근세포를 활발하게 해서 탈모를 방지하는 비타민B2가 함유된 음식을 많이 섭취한다. 또한 비타민B6는 결핍되면 모발의 생장이 저하된다. 비오틴이 결핍되면 모발의 생장을 방해하여 잿빛으로 변하게 되고 심지어 백발, 탈모증까지 유발하게 된다. 비타민D는 모발 재생 효과가 있어서 탈모증의 치료에 효과가 있다. 아연은 모낭과 연결된 지방분비선의 작용을 유지하는 기능을 수행한다. 이러한 성분이 함유된 식품을 섭취하는 것이 도움이 된다.

3. 점액 수종

혈중 갑상선 호르몬인 티록신 1ng/dl정도까지 떨어지면 피부 밑에 점액 성분이 축적된다. 이 점액 성분인 프로테오글리칸은 물을 끌어 드리는 성질이 있어 피부가 부어올라 온몸이 붓게 된다. 이때의 부종은 간이나 신장이 나쁠 때 생기는 부종과 달리 손가락으로 눌렀다 떼면 바로 원래대로 되고 누른 자국이 남지 않는다.

· ng(나노그램) = 10억분의 1g

☞ 이때에는 수분을 배출시키는 성분이 함유된 식품을 섭취하는 것이 도움이 된다. 칼륨은 이뇨 작용이 있어 부종이 있는 경우 함유 식품을 충분히 섭취하는 것이 좋다.

4. 고지혈증

기능 저하로 인해 모든 물질이 천천히 대사된다. 콜레스테롤의 생성도 저하되지만 분해도 늦기 때문에 혈액 중 콜레스테롤 농도가 높아져서 각종 심혈 관계 질환의 위험이 높아지게 된다.

☞ 이때에는 콜레스테롤의 섭취를 적게 하는 것과 운동을 하는 것이 중요하다. 혈관에 쌓여 동맥경화 등을 일으키는 포화 지방산이 많은 동물성 지방 식품인 육류의 섭취를 줄이고 포화 지방산을 제거하는 불포화 지방산이 많은 식물성 지방 식품을 적당히 섭취하는

것이 좋다. 또한 지방의 대사를 촉진시키는 비타민 B1, B2, B3, B5, B6와 같은 성분이 함유된 식품을 충분히 섭취하는 것이 좋다. 그리고 지방을 연소시키기 위하여 운동을 하는 것이 좋은데 땀나지 않게 40분 이상 하는 것이 좋다.

5. 정신 활동 둔화(언어, 동작, 우울병, 기억력, 집중력 저하 등)

갑상선 호르몬은 뇌의 세포에도 작용하여 정신 활동에도 영향을 미치게 된다. 호르몬이 부족하면 정신 활동의 둔화 현상이 나타난다.

☞ 이때에는 기본 식이섭생법에 뇌세포를 활성시키는 식이섭생법을 더하는 것이 중요하다. 뇌신경 세포를 활성화시키는 물질인 DHA, L-카르니틴, 사포닌 성분 중의 하나인 진세노사이드 같은 성분이 함유된 식품을 충분히 섭취하는 것이 좋다.

6. 성장 발육 저해

선천성 갑상선 기능 저하증인 크레틴병에 걸리면 갑상선 호르몬의 부족으로 지능이 낮아지고 신체적 · 정신적 발육 부진을 가져오게 된다. 생후 3개월 이후부터는 치료하기가 어렵다.

☞ 이때에는 치료 시기를 놓치지 않도록 조기에 치료하는 것이 중요하다. 양방의 호르몬 치료를 병행하도록 하고 성장 촉진 식이섭생법을 더하는 것이 좋다.〈성장 장애 참조〉

ⅲ 갑상선 질환에 좋은 성분

1. 갑상선 기능 항진증에 좋은 성분

성분	권장량	작용
매우 중요한 성분		
비타민 복합체		많은 비타민과 무기질이 이 증상에 필요하다. 이와 같은 과도한 신진 대사 상태에 필요한 무기질과 비타민의 양을 증가시킨다.
미네랄 복합체		
비타민B군(B1, B6, B12)	50mg/하루 3번	갑상선 기능을 위해 필요하고 신경을 안정시켜 준다.
비타민B1	50mg/하루 2번	식물과 동물의 조직에서 발견되는 수용성 비타민으로 포도당을 에너지로 만들며, 신진 대사를 활발하게 하여 주는 물질로 갑상선 기능 항진과 같이 많은 에너지가 소모될 때 비타민B1이 필요하다. 비타민B1의 결핍으로 인해 갑상선 기능의 활동 저하가 올 수도 있다.
비타민B6	50mg/하루 2번	비타민B6는 보조 효소로서 탄수화물, 지방, 단백질 대사에 관여하지만 주요 기능은 단백질 및 아미노산의 대사와 관계가 깊다. 60여종이 넘는 효소의 작용에 참여하는 것으로 알려져 있으며 특히 RNA, DNA의 합성에 필요한 성분이다. 이러한 효소 작용으로 정상적인 세포대사 기능에 중요하며, 또한 비타민B6는 면역 물질과 항체 항독소 생산에 필요하다.
도움되는 성분		
칼슘		칼슘과 마그네슘은 신경을 안정시키고 신경의 작용을 증강시키는 성분이다. 칼슘과 마그네슘은 서로 균형을 맞춘다.
마그네슘		
식물성 단백질(효소, 화분, 발효 식품)		단백질은 신체를 구성하는 재료로서 면역 물질의 재료가 되기도 하여 면역력 저하로 인한 기능 항진증의 경우 반드시 필요하다.
맥주 효모		특히 비타민B를 포함한 모든 기본 영양소가 풍부하게 들어 있다.

성분	권장량	작용
필수지방산	오메가3 : EPA, DHA 오메가6 : 리놀레산, 감마 리놀렌산, 아라키돈산	각종 분비선의 기능을 올바르게 하는데 도움이 된다. 필수 지방산의 부족은 호르몬선의 이상을 초래한다.
레시틴		레시틴은 지방유화제로서 지방의 소화를 돕고 또한 세포막 구성 성분으로서 모든 세포나 조직의 벽을 보호한다.
비타민C	3,000~5,000mg/일	비타민C는 스트레스에 대항하는 방어력을 높여주고, 면역력을 강화시킨다.
비타민E	400IU/일	비타민E는 호르몬 분비 기능의 정상화를 위해 필요하다. 과도한 비타민E를 피하고 이런 과도한 비타민E는 갑상선 기능을 자극할 수 있다. 그래도 적은 양의 비타민E는 필요하다.
비타민A		갑상선 기능 항진증의 개선을 돕는다.

갑상선 기능 항진에 도움되는 사항

① 뇌하수체, 부갑상선, 생식선은 갑상선의 영향을 받아 함께 작용하므로 갑상선에 이상이 생길 경우 모두 이상이 초래될 수 있다.

② 갑상선 기능 항진에 도움이 되는 음식 : 브로콜리, 싹 양배추, 양배추, 콜리플라워, 케일, 녹색 겨자, 복숭아, 배, 순무, 콩, 시금치, 순무 등은 갑상선 호르몬 합성을 억제해주므로 다량 섭취해야 한다.

③ 갑상선 기능 항진에 조심해야 할 음식 : 유제품, 카페인이 들어있는 차(커피, 홍차, 등), 흡연, 음주 등은 피해야 한다.

④ 파킨슨씨병이 있는 사람은 갑상선 기능 항진증이 같이 나타난다고 하며, 갑상선 기능 항진증이 치료가 되면 파킨슨씨병도 또한 눈에 띄게 상태가 좋아진다고 함.

2. 갑상선 기능 저하증에 좋은 성분

성분	권장량	작용
필수적인 성분		
티로신	500mg/하루 2번	티로신은 요오드와 함께 갑상선 호르몬을 만드는 물질로 이 아미노산이 부족하면 갑상선의 기능이 떨어진다.
요오드		요오드는 티로신과 함께 갑상선 호르몬의 구성 성분이다. 갑상선 호르몬은 산소의 이용이나 포도당을 이용하는 효소계의 반응 속도를 높여서 세포 내 물질의 산화를 촉진시키거나 기초 대사율을 조절한다. 성인에서 요오드 섭취가 불충분하면 갑상선 호르몬 생성의 부족으로 갑상선 기능 저하증이 올 수 있다.
해초류	2,000~3,000mg/일	갑상선 호르몬의 재료가 되는 요오드 및 각종 물질을 함유하고 있다.
중요한 성분		
비타민B군	100mg/하루 3번	비타민 B군은 세포의 산소 공급과 에너지에 필요하며 정상적인 소화와, 면역 기능, 적혈구의 구성과 갑상선 기능에 필요하다. 비타민B군은 상호 길항 작용이 있어, 함께 복용하는 것이 효과적이다.
비타민B2		비타민B2는 비타민B6와 엽산을 각각의 활성 형태로 전환시키는데 필요한데, 비타민 B6와 엽산은 DNA 합성에 필수적이므로 리보플라빈은 세포 분열과 성장에 간접적으로 영향을 미치게 된다. 또한 부신에서의 호르몬의 합성에 관여하여 정상적인 호르몬 기능을 돕는다.
비타민B12		엽산염과 비타민B12 중 하나가 부족하면 정상적인 DNA 합성이 어렵게 되어 세포 분열이 이루어지지 않으므로 세포 증식이 활발한 적혈구 성장에 커다란 장애가 되어 신진 대사 기능의 저하가 일어날 수 있다.
도움되는 성분		
맥주 효모		기본 영양소와 비타민B군이 풍부하다.
철		효소와 헤로글로빈 생성에 필수적이다. 주의 : 빈혈에 걸린 상태가 아니면 철을 투여하지 말 것.

성분	권장량	작용
불포화 지방산 감마 리놀렌산		필수 지방산들은 우리 몸에서 호르몬처럼 작용하는 프로스타글란딘의 원료로서 건강을 위해 대단히 중요한 물질들이다. 티로이드 호르몬 분비선의 적절한 기능에 필요하다.
비타민A	15,000IU/일. 임산부는 1000IU를 초과하지 않는다.	충분한 비타민A가 없으면 갑상선 호르몬 생산이 줄며, 호르몬 분비가 감소되면 비타민A를 체내에서 이용하기가 힘들어진다. 또한 비타민A는 정상적인 면역계에도 필요하다.
베타카로틴	15,000IU/일	베타카로틴은 비타민A의 전구물질이다.
비타민C	500mg씩/하루 4번	비타민C는 갑상선 호르몬인 티록신 합성을 위하여 필요하다. 또한 항스트레스 호르몬을 생성하며 면역 기능에 필요한 요소이다. 주의 : 과다한 양의 비타민C의 투여는 갑상선 호르몬 생산에 영향을 끼칠 수 있기 때문에 과량을 투여하면 안 된다.
비타민E	400IU/일. 이 양을 초과하지 않는다.	비타민E는 흉선샘의 손상을 막아주며, 백혈구와 적혈구 세포 지질의 과산화 반응에 대한 보호 작용을 함으로써 신체의 면역력을 증강시키는 중요한 항산화제이다. 또한 호르몬 분비 기능의 정상화를 위해 필요하다. 많은 양을 피할 것.
아연	50mg/일	아연의 부족은 면역력을 감소시키는데, 면역력 저하로 인한 갑상선 기능 저하에 아연이 도움이 된다.카르니틴갑상선 기능 저하인 사람은 에너시 감소를 이겨내고 체중을 얻기 위해 카르니틴이 필요하다. 셀레늄은 활성형의 갑상선 호르몬을 만드는데 필수적이므로, 셀레늄이 부족하면 갑상선의 기능에도 영향을 미칠 수 있다.

갑상선 기능 저하증에 도움 되는 사항

① 갑상선 기능 저하에 조심해야할 음식-브로콜리, 싹 양배추, 양배추, 콜리플라워, 케일, 녹색 겨자, 복숭아, 배, 순무, 콩, 시금치, 순무 등은 갑상선 호르몬 합성을 억제하므로 섭취하면 안 되고, 정제된 흰 밀가루, 흰 설탕, 불소나 염소가 함유된 물(불소나 염소는 갑상선 호르몬의 생성에 필요한 요오드의 흡수를 방해하기 때문) 등은 섭취를 조심해야 한다.

② 갑상선 기능 저하에 좋은 음식-당밀, 난황, 파슬리, 살구, 대추, 생선, 닭고기, 생유, 치즈 등.

Ⅲ 만성 피로 증후군

1. 만성 피로의 정의

피로는 일상적 활동 후 비정상적으로 지치거나, 원기가 부족하여 지속적 노력과 주의를 요구하는 일을 감당하기 어려운 상태, 혹은 전반적인 활동 능력이 감소된 상태를 말한다. 사람들이 단순히 '피로하다' 는 것 외에 '나른하다', '기력이 없다', '원기가 없다', '무기력하다', '의욕이 없다' 등으로 주관적인 느낌을 말한다.

만성 피로 증후군은 신체적인 원인 없이 지속적으로 반복적인 피로나 허약감이 6개월 이상 지속되고 이로 인해 심한 활동의 감소를 초래하는 질환이다. 정도에 따라 피곤한 대로 거의 정상적인 생활을 하는 가벼운 경우가 있는가 하면 어떤 사람은 일상생활을 포기한 채 몸져눕는 극한 상황까지 일어나고 있다. 만성 피로 증후군은 20대에서 40대에 있는 젊은 사람에서 주로 관찰되며 약 1000명 중 한명 꼴로 발생한다. 여자가 남자보다 2배 더 흔하다.

신체적 질환으로는 당뇨병, 갑상선 질환, 만성 호흡기 질환, 빈혈, 결핵, 간염, 신장 질환이나 암 등에 의해서도 만성적 피로감을 느낄 수 있다. 이와 같은 질환이 없는 것이 판명되면 만성 피로 증후군으로 진단할 수 있다.

2. 만성 피로의 원인

일반적으로 만성 피로는 운동 부족, 과도한 스트레스, 근육이나 인대(건)의 약화와 위축, 심장에서의 심박출량(펌핑 능력)감소, 폐기능의 감소와 위축, 심박수의 지나친 증가, 수축기 혈압의 감소, 관절의 경직과 관절의 가동 범위의 축소로 신체 활동이 제한될 때 만성 피로에 빠지기가 쉽다.

만성 피로 증후군의 원인에 대한 연구는 현재까지 계속되어 왔지만 아직도 확실히 밝혀진 것이 없다. 많은 연구자들은 만성 피로 증후군을 별개의 질환으로 생각하는 대신 여러 가지 감염이나 비감염 요인이 각각 다른 혼합에 의해 유발되는 증상으로 보고 있다.

[현재까지 알려진 가설]

1) 감염 인자

많은 실험실에서 광범위한 연구에도 불구하고 만성 피로 증후군을 일으키는 특별한 바이러스나 세균을 밝혀내지 못했으며 현재도 연구 중에 있다.

2) 면역학적 가설

여러 원인에 대한 가설 중에서 면역계에 초점이 맞추어지고 있다.

질병에 어떠한 항원이 면역계에 침범해서 생긴 반응이 아닌가 하는 것인데, 이런 생각에 의해 감염 매개체나 사이토킨(인터루킨과 인터페론)이 비정상적으로 상승할 것이라고 생각하였지만 아직 그 증거가 확실치 않다.

3) 중추 신경계 모델

중추 신경계는 다른 가설에 비해 독특하다. 만성 피로 증후군 시작 전에 여러 가지 사건들(예를 들어 감염인자, 물리적 정신적 스트레스, 유전적, 정신적 과거력)의 상호 작용에 의해 이들 사건에 대한 신체의 특별한 병적 반응에 의해 지속되는 병적 상태라고 주장하였다. 이러한 병적 반응은 중추 신경계에서 정상적 생리적 통로에 장애를 일으킨다고 하였다.

시상하부–뇌하수체–부신 축에 작용하지 않는가 하여 연구가 진행 중이다.

만성 피로 증후군 환자에서 코르티솔이라는 호르몬이 증가되어 있는데 코르티솔*은 면역 반응을 강력히 억제하는 호르몬이다. 이것이 만성 피로 증후군의 원인이 면역 장애가 아닌가 추측하기도 한다. 스트레스, 신경 내분비계, 면역 반응의 상호 작용에 대하여 연구가 되고 있다.

또한 최근 실험 연구 중인 만성 피로 증후군과 신경 매개 저혈압(neurally mediated hypotension)사이에 상당한 관계가 있다고 주장하고 있으며 이 자체가 신경 내분비계 비정상과 관계가 있지 않은가 하는 가설이 있다.

3. 부작용으로 피로를 유발하는 약물

① 모든 안정제 및 수면제

② 모든 항히스타민제

③ 대부분의 경련제

④ 대부분의 소염진통제

⑤ 테트라사이클린계 항생제

---

* **코르티솔** : 스테로이드계에 속하는 유기화합물. 부신에서 분비되는 주요호르몬이다. 강력한 항염제이며 류머티즘관절염의 치료제로도 쓰인다. 혈액 내에 코르티솔과 또 다른 부신호르몬인 코르티코스테론의 양은 전뇌에 있는 조절기관인 시상하부가 조정하는데, 이들이 부족하면 분비를 촉진하는 호르몬인 부신 피질 자극 호르몬–유리호르몬의 분비를 촉진시킨다. 이 물질은 뇌하수체 전엽에 작용해 ACTH를 만들게 하는데, ACTH는 차례로 부신피질에서 하루에

⑥ 경구 피임약

⑦ 혈압약(체질에 따라서)

⑧ 담배

4. 만성 피로를 동반하는 질병들

간염, 신장 기능 이상, 결핵, 빈혈, 감염증, 성인병, 당뇨병, 내분비 장애, 당뇨병, 갑상선 질환, 만성 호흡기 질환, 암 등의 질환에서도 피로가 동반된다.

5. 만성 피로의 증상

주로 다음과 같은 증상이 나온다.

① 예전과는 다른 피로감이 6개월 이상 지속된다.

② 쉬어도 피로감이 계속된다.

③ 피로해서 직장 생활의 능률이 심각하게 떨어진다.

④ 예전과는 다른 두통이 생겼다.

⑤ 금방 들었던 것을 기억하지 못한다.

⑥ 잠들기가 힘들거나 자고 나도 개운치가 않다.

⑦ 조금만 움직여도 피로감이 24시간 이상 지속되어 외출하기가 힘들다.

⑧ 여기저기 쑤시고 아프다.

⑨ 목감기 때처럼 목 안이 따갑다.

⑩ 목이나 겨드랑이에 임파선이 만져지고 아프다.

20~30mg의 코르티솔이 분비되도록 조절한다.

⑪ 알레르기로 인해 콧물, 재채기, 피부염 등이 자주 생긴다.

⑫ 자주 어지럽다.

⑬ 감정이 자주 변하고 예민해진다.

⑭ 감정이 무뎌진 것 같고 성욕도 떨어진다.

i 만성 피로 증후군의 식이요법 핵심 포인트

1. 부작용으로 피로를 유발하는 약물의 복용을 상황에 맞게 줄이거나 중단하도록 한다. 또한, 식물 첨가물이나 화학 조미료 등도 체내에서 피로를 유발하는 물질로 축적되기 때문에 이러한 식품의 섭취는 되도록 적게 하는 것이 좋다.(약물 참조)

2. 만성 피로에서는 스트레스를 조절하는 것이 중요하다. 스트레스를 받으면 그에 대처하기 위해 스트레스 호르몬(아드레날린, 노르아드레날린, 코티솔 등)이 분비되면서 몸은 비상 사태에 들어간다. 근육에 충분한 에너지를 공급하려고 심장 박동이 빨라지고, 모든 신경은 곤두서게 되어 경계 태세를 편다. 심지어 만일의 출혈에 대비해 혈전(혈전 : 피딱지)까지 생긴다. 하지만 스트레스가 장기간 이어질 시에는 이 같은 비상 상황이 반복되면서 긴장된 상황을 유지하기 위해 과도한 에너지가 소모되어 피로를 부른다. 지속되면 자연스레 만성 피로가 형성된다. 그러므로 만성 피로 증후군에서는 스트레스를 되도록 받지 않도록 심신의 안정을 조절하는 것이 중요하다. 식이요법으로는 스트레스에 대항하는 부신피질 호르몬(코티솔)과 아드레날린의 생성을 촉진시켜주는 비타민B5(판토텐산)이 함유된 식품을 섭취해주는 것이 좋다. 또한 정신적 스트레스를 해소하는 작용을 하고 기분을 좋게 한다. 또한 인체 각부 기관의 노화를 막고 암세포를 파괴, 기억력을 강화, 인내력을 강화해주는 작용을 하는 '베타 엔돌핀' 이라는 호르몬을 강화시켜주는 것도 좋다. 이 호르몬의 분비를 촉진시키는데 가장 좋은 것은 '웃음' 이다. 따라서 스트레스에 대한 방어력을 높여주고 면역력을 증가시켜 주기 위해서는 비타민B5가 함유된 식품을 충분히 섭취하고 많이 웃는 것이 도움이 된다.

3. 만성 피로에서는 과식을 하지 않는 것이 중요하다. 신체가 건강하여 신진 대사가 원활하면 음식물을 많이 섭취해도 거의 모두가 에너지로 쓰여서 크게 문제가 안 되지만 몸에 이상이 생겨 신진 대사가 원활하지 않은 상태에서는 음식을 과하게 먹게 되면 남아도는 영양분이 생기게 되고 이는 체내에서 노폐물, 피로 물질이 된다. 이는 비

만으로 이어질 수가 있고 이렇게 되면 활동은 더욱 적어지고 피로는 더욱 축적되기 쉽다. 남아도는 에너지를 불필요한 축적 없이 에너지로 쓰일 수 있게 하기 위해서는 세포를 활성화시켜 이 영양분들을 에너지로 연소시켜야 하는데, 가장 좋은 것은 에너지의 연소율을 높여주는 식사와 운동을 통해 세포를 활성화시키는 것이다. 그러기 위해서는 소식을 통하여 신체 각 세포의 에너지 이용률을 증가시켜 주며, 에너지원 영양소를 에너지화시켜줄 수 있는 비타민, 무기질, 효소 등을 부족하지 않게 섭취해주는 것이 좋다. 이는 식물의 종자인 배아 부분에 많이 들어있다. 또한 전신의 세포를 활성화시키기 위해서 운동을 40분 이상 해주는 것이 좋은데 서서히 땀나지 않게 하는 유산소 운동을 하는 것이 좋다. 따라서 만성 피로에서는 필요 이상의 영양분 과잉을 방지하기 위해 과식을 피하고 소식을 하며, 비타민, 무기질, 효소 등이 많은 통곡식을 먹어주어 에너지 효율을 높이고 전신의 세포를 활성화시켜주기 위해 40분 이상의 유산소 운동을 해주는 것이 좋다.

1. 무산소, 유산소 운동이란?

운동을 하는 데는 근육에 에너지가 필요하며 그 에너지의 공급 형태에 따라 유산소 또는 무산소 운동으로 구분된다. 유산소 운동은 산소를 사용하여 산화 작용하게 되고 에너지를 만든다. 이렇게 만들어진 에너지를 근육에 공급하여 주는 방식을 유산소 운동이라 한다. 무산소 운동은 산화 작용과 관계없이 근육 내 생화학물질(탄수화물 등)의 화학반응에 의하여 에너지를 만들고 이를 근육에 공급하는 방식을 말한다. 유산소 운동은 오랜 시간 꾸준히 지속할 수 있는 가벼운 운동으로 조깅이나 산책 등이 이에 속하고 무산소 운동은 단 시간에 힘을 많이 쓰는 운동으로 주로 근력 운동이 이에 속한다. 무산소 운동으로 얻은 무산소 에너지는 힘은 강하지만 지속력이 약해 대략 1~2분 정도 밖에 지속되지 않으며, 또한 그 이상의 시간이 경과하면 피로를 유발하는 요인인 산이 생겨 체내에 축적됨으로 이 에너지는 쉽게 고갈되고 만다.

2. 유산소 운동이 좋은 이유

무산소 운동을 오래 하게 되면 피로 물질인 젖산이 생성되는데 이 젖산은 산소와 만나면 분해되어 새로운 에너지원으로 재 생성된다. 유산소 운동을 하게 되면 산소를 많이 흡입하게 되어 무산소 운동으로 생성된 젖산을 분해하고 또한 혈액 순환을 촉진시키어 폐와 심장이 강화된다.

3. 운동을 땀나지 않게 40분 이상 해야 하는 이유

땀나지 않게 40분 이상 운동하는 이유는 격한 운동으로 땀이 많이 나면 아래의 표와 같이 소화기와 같은 내장 기관은 열을 빼앗겨 오히려 속은 차지게 되어 다른 문제가 발생할 수 있다. 또한 40분 이상 근육을 움직여주어야만 혈액 속의 당뿐만 아니라 근육의 당까지 연소시켜서 전신 세포의 에너지 연소율을 증가시킬 수 있다.

정상 시와 운동 시의 인체 기관 혈액량 비교

기관	뇌	심장	간 · 소화관	신장	골격근	피부
정상 시	13~15%	4~5%	20~25%	15~20%	15~20%	3~6%
운동 시	3~14%	4~5%	3~5%	2~4%	80~85%	

4. 만성 피로에서는 간의 기능을 개선시키는 것이 중요하다. 피로는 체내의 피로 물질의 축적이 많은 상태를 뜻하기도 한다. 피로 물질의 축적이 많기 때문에 피로 물질을 제거해 주는 것이 중요한데, 인체 내에서 간은 피로 물질을 제거하는 기능을 가진 장기이다. 피로 회복을 위해서는 간의 기능을 개선시켜 주는 것이 중요하다. 산의 기능을 개선하기 위해서는 독소를 많이 생성하는 식품을 되도록 적게 섭취하는 것이 좋다. 피로 물질은 동물성 단백질에서 가장 심하고 많이 생성된다. 동물성 단백질이 분해되는 과정에서 생성되는 젖산, 요산, 인산, 질소 화합물 등의 독소와 피로 물질은 간에 부담을 주고 전신 조직으로 퍼진다. 따라서 간 기능을 개선하기 위해서는 동물성 단백질 식품의 섭취를 되도록 적게 하고 간세포를 활성화하여 간 기능을 활발히 해주는 식물성 단백질 식품을 섭취해주는 것이 좋다(단, 식물성 단백질 식품은 튀기지 않은 상태로 섭취한다. 튀긴 식물성 단백질은 동물성 단백질과 동일한 작용을 한다).

· 식물성 단백질 급원 식품으로 가장 좋은 것은 화분과 효모, 효소, 발효 식품(된장,

김치), 콩과류(팥, 강낭콩, 완두콩, 콩류)이다. 독소를 제거하는 데는 항산화제가 좋다

5. 지나친 음주는 삼가는 것이 좋다. 술을 지나치게 많이 마시게 되면 체내에서 비타민이 소모되어 비타민 결핍증에 걸리게 될 가능성이 있는데 특히 비타민B1과 비타민B6가 결핍될 가능성이 있다. 또한 지나친 음주는 체내의 아연과 마그네슘을 소모시키기도 하기 때문에 결국 비타민과 미네랄 부족에 의한 피로 증상이 나타날 수 있으므로 음주는 지나치지 않고 적당히 하는 것이 좋다.

6. 만성 피로에서는 피로 회복을 촉진시켜주는 영양소가 함유된 식품을 섭취해주는 것이 좋다. 피로 물질과 독소를 제거해주는 것은 항산화 물질이 함유된 식품을 섭취해주는 것이 좋고, 또한 비타민B군은 에너지 대사를 활발하게 하여 피로 회복을 돕는다. 피로 회복에는 특히 비타민B1과 비타민C가 효과가 좋은데, 비타민B1은 피로 회복 비타민으로 피로 회복 효과가 뛰어나고, 비타민C는 항산화 작용과 지방의 부산물인 아세톤을 해독시키는 작용을 하여 피로 회복에 좋다. 따라서 만성 피로에서는 피로를 제거해주는 항산화 물질, 비타민B군 특히 비타민B1, 비타민C가 함유된 식품을 섭취해 주는 것이 좋다.

ⅱ 만성 피로 증후군에 좋은 성분

성분	권장량	작용
매우 중요한 성분		
비타민C	5,000~10,000mg/일	피로의 주원인은 지방이 불완전 연소로 생긴 재(ash), 아세톤(acetone)이 체내에 축적하기 때문인데 비타민C는 아세톤을 해독시키는데 비타민C가 결핍되면 아세톤이 과량 축적되어 피로가 누적된다. 또한 비타민C는 만성 피로 증후군에서 흔히 나타나는 감기 및 독감의 감염으로부터 방어력을 높여준다.
비타민P(바이오 플라보노이드)		비타민P는 비타민C가 파괴되지 않게 하여 비타민C의 이용 효율을 높인다.
비타민B군(B1, B5, B12)	100mg/하루 3번씩	스트레스에 대한 방어력을 높여주며 인체의 각종 대사기능을 향상시킨다.
비타민B1		피로 회복 비타민으로 피로 회복 효과가 뛰어나다.
비타민B5		비타민B5는 스트레스에 대항하는 부신피질 호르몬(코티솔)과 아드레날린의 생성을 촉진시켜주는 비타민이다.
비타민B12		비타민B12는 정상적인 신경계를 유지시키고 지방과 단백질로부터 에너지를 생산하는 중요한 역할을 한다. 비타민B12의 결핍은 만성 피로를 유발할 수 있다.
효소		간에 효소가 가장 많은데 효소는 특히 간 기능을 강화하여 독물을 빨리 분해, 해독시킨다. 체내 피로 물질인 초성 포도산, 젖산 등 산성 물질을 빠르게 분해하여 몸 밖으로 배출시켜 체질의 산성화를 막으며 세포 부활 작용을 갖는다.
항산화 물질		코엔자임 큐10·셀레늄
코엔자임 큐10	75mg/일	면역 기능의 효과를 높인다.
비타민A		강력한 활성산소 제거제이다.
베타카로틴	15,000IU/일	베타카로틴은 비타민A의 전구물질이다.
비타민E		강력한 활성산소 제거제이며, 근육 속에 축적된 피

성분	권장량	작용
		로 물질인 젖산을 배출함으로써 피로 회복에 도움이 된다.
게르마늄	200mg 이상	조직의 산소 대사를 증진시키며 면역 기능을 증강시킨다.
셀레늄	200mcg/일	셀레늄은 세포내 과산화물의 농도를 낮추어 유리라디칼의 생성을 방지하는 효소계에 작용하며 셀레늄은 항산화제인 비타민E와 작용하므로 두 영양소 간에 서로 절약 작용을 한다.
레시틴		레시틴은 영양의 흡수 및 노폐물의 배설 등 생명의 기초 대사에 관여한다. 세포의 수명을 연장시켜 노화 방지 효과를 가져오고, 세포를 재생시키고 치유함으로써 질병 세포 및 장기를 치료하고 질병 예방에 도움을 준다. 에너지를 증진시키며, 면역을 활성시킨다.
유산균		EBV(업스테인바) 바이러스는 만성 피로 증후군을 일으키는 한 원인이 된다. EBV와 칸디다증은 대개 같이 발생하는데, 유산균은 유익 세균으로 칸디다균을 파괴한다.

중요한 성분

성분	권장량	작용
카르니틴		카르니틴의 주요 기능은 지방, 특히 긴 사슬의 지방산을 세포 안에서 태우도록 운반하여주는 역할을 담당한다. 즉, 미토콘드리아에서 에너지를 만들어 근육에서 사용하도록 연료인 지방을 미토콘드리아 안으로 옮겨주는 것이 카르니틴의 역할이다. 카르니틴은 만성 피로 증후군의 치료에 이용된다. 그 이유는 미토콘드리아의 기능이 저하되면서 에너지의 생산이 떨어질 경우 만성 피로증후군 증상에 빠지기 쉽기 때문이다.
마늘 캡슐		면역 기능을 증진시키고 에너지를 높인다.
단백질		단백질은 면역 기능에 중요한데, 외부에서 침투한 세균으로부터 신체를 보호하는 항체는 단백질로 구성되어 있으며, 항원과 결합하여 이를 제거하는 역할을 한다. 또한 독성 물질의 해독 기능에도 관여하는데, 식품이나 약에 함유되어 있는 독성 물질은 소화기장에서 흡수되어 간으로 이동된 후, 간에 존재하는 효

성분	권장량	작용
		소에 의해 독성이 없는 물질로 전환된다. 이러한 효소는 단백질로 구성되어 있다.

도움되는 성분

성분	권장량	작용
감마 리놀렌산		감마 리놀레산은 생리활성 물질인 프로스타글란딘으로 합성되며 피로 회복에 효과가 있다.
비타민 복합체	100mg/하루 3번	원활한 신진대사를 위하여 충분한 비타민과 무기질의 공급이 필요하다.
무기질 복합체		
칼슘	1,500mg/일	칼슘은 세포막에서 레시틴과 결합한 상태로 다른 무기이온과 대립하여 각종 영양소가 세포막을 통과하는 것을 조절한다. 칼슘은 세포막 투과성을 감소시키므로 해로운 물질이 세포에 들어오는 것을 막는다. 칼슘의 결핍으로 세포막 투과성이 증가하게 되면 해로운 물질 등이 세포에 침투하게 되어 세포의 기능이 약해질 수 있다.
마그네슘	1,000mg/일	마그네슘은 ATP와 결합하여 구조적으로 안정되는데 결핍된 경우에는 ATP의 생성이 감소할 뿐만 아니라 마그네슘과 ATP와의 결합이 적어져 각종 세포 내 에너지 대사가 원활하지 않게 되어 결국 힘이 없게 된다.
아연	50mg/일	아연은 생체 내에서 수많은 효소의 구성 성분이 되어 각종 대사 작용을 원활하게 해준다.

Ⅳ 인체의 면역 체계

1. 면역이란 무엇인가?

면역을 뜻하는 'Immunity'는 'Immunitas'라는 라틴어에서 유래된 법률 용어로써 '세금을 면제하거나 죄를 면한다' 등의 의미로 쓰이는 말이다. 의학에서는 어떤 특정 질환으로부터 보호받는다는 뜻으로 쓰이는데, 즉, 면역은 조직이나 기관에 손상을 줄 수 있는 모든 병원체나 독소에 저항할 수 있는 신체의 능력을 말한다. 인간의 몸은 병으로 인해 '고장이 나면' 새것으로 바꿀 수는 없다. 하지만 다행히도 인체에는 정교한 면역 체계의 자체 방어-보수 체계를 구비하고 있다. 인체에 유해한 작용을 하는 것은 외부에서 들어오는 오염 물질, 바이러스나 세균일 수도 있고 더 나아가서는 우리 몸 안에서 생긴 노폐물이나 암세포일 수도 있다. 감기는 대부분 바이러스에 의해 감염되어 발병한다. 우리 주위에는 수많은 세균, 바이러스 및 곰팡이류가 떠돌아다니고 있다. 이들 중 일부는 인간에게 유해하며 때로는 치명적일 수 있다. 우리 인간의 신체는 이것들의 좋은 서식처이며 먹이이기도 하다. 따라서 우리가 조금만 틈을 보이면 피부, 눈, 귀, 입과 코를 통하여 우리 몸 안으로 침입해 들어오려고 한다. 그럼에도 불구하고 우리가 이들에게 점령당하지 않고 살아나갈 수 있는 것은 인체가 나름대로 끊임없이 이들의 침입을 방어하고 있기 때문이다. 땀, 침, 눈물, 위산, 코와 목구멍 점막의 분비액이 최전선에서 이들을 물리친다.

2. 인체의 면역 체계

인간의 면역계의 특징 가운데 하나는 지구상의 생물체 가운데 가장 복잡하고 가장 발달된 면역계라고 말할 수 있다. 이는 진화론적인 관점에서 단세포 생물로부터 포유류, 그리고 인간으로 올라올수록 면역 시스템이 복잡하고 분화되어 있다는 것을 알 수 있다. 이렇게 복잡한 인간의 면역 시스템을 크게 분류하면 다음과 같이 분류할 수 있다.

(1) 1차 방어선 피부

인체의 외부의 침입에 대한 1차 방어선 역할을 하는 것은 피부이다. 사람의 몸은 피부와 점막으로 덮여 있어, 효과적으로 외부의 침입자를 차단할 수 있다. 따라서 피부가 손상되지 않는 한 그 자체가 총알을 막아주는 방탄복과 같이 외부의 침입에 대한 1차 방어선 역할을 한다.

1) 피부의 방어적 기능의 특성

① 피부에 상처가 나고 세균이 침입하면 혈액이 몰려들어 세균을 가두어 버리고 혈액 중의 소금 성분으로 살균을 하게 된다. 이때 혈중에 생리식염도가 부족하면 일차적인 방어기전이 효과적으로 작동하지 못함은 말할 것도 없다.

② 아울러 피부의 케라틴 단백질은 박테리아 효소에 대한 저항성을 발휘하며, 땀샘, 지방 샘에서 분비되는 지방산은 박테리아에게는 독성을 발휘하는 성분이다. 또한 호흡 기관에서는 점액을 분비하여 몸 속으로 침입하려는 미생물들을 모아 섬모 운동을

통하여 수송을 하고, 위에서 분비되는 위산을 비롯한 몸 속의 갖가지 분비액들에는 항 박테리아 효소인 리소자임이란 물질이 있어 박테리아 세포벽의 화학 결합을 끊는 역할을 한다.

(2) 2차 방어선

2차 방어선에는 자연 면역계(선천 면역계, 비특이성 방어)와 획득 면역계(후천 면역계, 특이성 방어)가 있다. 이러한 자연 면역계와 획득 면역계의 상관성을 비유를 들어 설명하면 다음과 같이 말할 수 있다.

1) 자연 면역계(선천 면역계, 비특이성 방어)

모든 균들에 구분 없이 직접적, 즉각적으로 작용하여 화학 물질과 특정 백혈구를 사용하여 공격하는 것을 말한다.

① 자연 면역계의 화학적 방어

침입 당한 세포가 침입한 미생물을 죽이거나 화학 물질(히스타민, 키닌, 보체, 인터페론)을 분비하여 방어, 응원군 유도, 주의 환기, 침입 속도를 줄이는 작용을 한다.

a. 히스타민

피부에 염증이 생기고 감염이 되면 빨갛게 부풀어 오르는 것을 볼 수 있는데 히스타민은 이러한 현상을 일으키는 물질이다. 이 물질은 외부의 침입을 받은 장소로 가는 혈액량을 늘리고 그 부위의 모세혈관의 투과성을 높여 다른 여러 방어 물질들이 빠른 속도로 그곳에 도달하도록 한다.

b. 키닌

키닌은 히스타민과 같이 혈액 순환을 활발하게 하고 모세혈관의 투과성을 촉진시키며, 식세포인 백혈구를 유인한다. 또한 키닌은 신경 말단에 작용하여 통증을 유발함으로써 상처가 완치될 때까지 똑같은 상처를 내지 못하도록 심리적인 영향을 준다.

c. 보체

보체는 면역계의 여러 물질들과 직접 혹은 간접적인 보완 작용을 하는 약 20가지의 혈장 단백질이다. 이 단백질들은 연쇄적으로 작용하는데, 각 단계마다 효과가 증폭된다. 보체는 세균의 표면을 둘러싼 후 식세포막에 있는 C3b 수용체라는 특정한 인식 부위와 결합하여 식세포로 하여금 세균을 분해하게 한다. 이러한 과정을 옵소닌 작용이라 하며 이러한 인식 부위는 면역계의 다른 작용에도 중요한 역할을 한다. 더구나 보체는 직접 침입자를 죽일 수도 있는데 세균의 지질막에 구멍을 뚫어 물이 흘러 들어가 세포가 터지도록 한다.

d. 인터페론

인터페론은 바이러스의 침입을 받은 세포에서 분비되는 것으로 바이러스의 침입에 대하여 저항하도록 생체 내의 세포들을 자극하는 물질이다. 또한 이것은 바이러스의 침입을 받지 않은 세포들의 표면에 붙어 그들을 보호한다. 이 물질의 작용 메커니즘은 바이러스의 외피 단백질 합성을 차단시키고 염증 반응과 면역 반응을 촉진시키는 것으로 알려져 있으며 현재는 재조합 DNA 기술을 이용하여 인공적으로 대량 생산하고 있다. 이 물질이 단백질 합성과 세포 생장을 제어하기 때문에 한 때는 암과 싸울 수 있을 것이라 크게 기대되기도 했으나 희귀한 형태의 백혈병 등 특별한 경우를 제외하고는 아직 성공하지 못하고 있다.

② 자연 면역계의 세포적 방어

자연 면역계의 세포 방어는 백혈구가 침입자들을 공격하는 것을 말한다. 백혈구는 적혈구와 마찬가지로 적색골수의 간세포에서 생산되며 5가지 종류의 백혈구가 면역 반응에 관여한다.

〈자연 면역계의 세포적 방어에 관여하는 백혈구의 종류〉

과립구
- · 호산구
- · 호중구
- · 호염구

무과립구
- · 단핵구
- · 림프구 중에서는 NK세포(자연 살상 세포)가 자연 면역에 관여한다.

☞ **백혈구의 종류와 감염에 대한 방어 기능**

백혈구는 우리 몸에 들어온 세균, 바이러스와 싸워 신체를 방어하는 역할을 한다. 백혈구는 그 세포 안에 특수한 과립을 가지고 있는 과립 백혈구와 과립을 가지고 있지 않은 무과립 백혈구로 나뉜다.

a. 과립 백혈구

과립이 있어 염색 상태의 차이에 따라 호중구, 호산구, 호염구로 나누어진다. 이 중 호중구가 가장 많고 중요하다.

호중구	강한 식균 작용이 있고 급성 염증 시 증가한다. 호중구는 세균과 진균을 삼키고 파괴할 수 있다.
호산구	알레르기 반응에 작용하는 면역 복합체를 탐식하고 알레르기 반응 동안 방출되는 염증성 화학 물질을 불 활성화시킴으로써 알레르기의 정도를 어느 정도 줄인다. 또한, 너무 커서 탐식할 수 없는 기생충을 방어한다.
호염구	백혈구 중 가장 적다. 헤파린, 히스타민을 함유하며 혈액 응고를 방지한다.

b. 무과립 백혈구

세포질에 과립이 없는 것으로서 단핵구 및 림프구가 있다. 림프구와 단핵구는 림프 선양 조직(림프선·편도선 등)에서 만들어지고, 림프관을 통해서 혈액 속으로 들어간다.

⊙ 단핵구

강하고 큰 백혈구로 주로 침입 세포와 세포 조각을 제거하는 일을 하며, 특성 방어, 특히 일차 면역 반응에도 대단히 중요하다. 단핵구는 상처부위에 도착하면 커다란 대식 세포(마이크로파지)로 자란다. 대식구는 숫자가 증가하여 결핵과 같이 만성 감염 시에 활발하게 탐식 작용을 하며, 바이러스나 세포 내 세균성 기생충에 대한 인체 방어에 있어 중요한 역할을 한다. 식균 작용은 호중구보다 5배 이상이 강하다.

ⓛ 림프구

림프구는 백혈구 중 두 번째로 많은 백혈구이다. 림프구는 대부분이 면역에 결정적 역할을 담당하는 림프 조직에 있기 때문에 림프구라 불려 진다. 체내 항원 물질이 인식되면 항체를 만들어 무독화시킨다.

※ 림프구의 종류

T세포(T림프구), 자연 살상 세포(N.K세포), B세포(B림프구)가 있다.

A. T-림프구

T-림프구는 골수에서 만들어져 흉선에서 분화 성숙한다. 면역 글로블린을 만드는 플라즈마 세포로 분화되지 않고 항체도 생성하지 않으면서 적의 침입 정보를 전달하는 역할을 한다.

* T-림프구의 종류와 기능 : Killer-T-cell, 대식 세포 활성 T-cell, 억제 T-cell 등이 있다.
이들은 T-림프구의 증식과 림포카인*의 생성, 종양 세포에 대한 효과 등 세 가지 기능을 가지고 있다.

B. B-림프구

B-림프구는 흉선에 의지하지 않고 골수, 소장 등의 림프성 조직에서 성숙한다. 항체나 면역 글로블린 등의 단백질을 만드는 역할을 한다.

---

* 림포카인 : 단백질 복합체로서 대식 세포가 대표적인 세포이다. 대식 세포를 활성하기도 하고 감염 부위에 대식 세포를 모이게 하여 탐식 작용을 하며, 침입한 항원과 격렬하게 싸우게 해서 파괴시키기도 한다. 최근에 밝혀진 사실에 의하면 림포카인에 종양 괴사 인자가 있음이 발견되었다. 종양 괴사 인자란 대식 세포가 만들어내는 림포카인의 한 종류로, 종양 세포를 출혈, 괴사시키지만 정상 세포에는 손상을 주지 않는 성질을 가지고 있다.

C. 자연 살상 세포(N.K세포)

항원에 대해 항원·항체 반응 없이 순간적으로 달려들어 파괴시키는 자연 면역 기능의 중요한 세포로서 병균에 감염된 세포나 암세포에 직접적으로 공격하여 제거하는 역할을 하기도 하고, NK 세포 자체가 분비하는 세포 호르몬에 의하여 감염 세포와 암 세포를 없애기도 한다. 우리 몸의 특공대와 같은 역할을 한다.

2) 획득 면역계(후천 면역계, 특이성 방어)

후천 면역이라고도 한다. 처음 침입한 항원에 대해 기억할 수 있고 다시 침입할 때 특이적으로 반응하여 효과적으로 항원을 제거할 수 있는 항체를 만드는 등 선천 면역을 보강하는 역할을 한다. 흔히 사용되는 면역의 정의는 이것을 말한다. 이러한 방어는 침입 물질이 침투한 후에야 그 특정 침입자에 대한 특정한 방어 능력이 갖추어지기 때문에 반응이 즉각적이지 못하고 상당한 시간이 소요된다. 즉, 예방 접종과 같은 인위적인 방법으로 얻어지거나, 혹은 유아나 소아기에 질병을 경험한 이후(후천적인 학습) 획득되어진 면역을 말한다. 예를 들면 소아마비, 파상풍, 백일해, 수두, 홍역 등이 여기에 속한다. 이러한 특이 면역의 특징은 한마디로 표현을 하면 매우 특이적이라고 할 수 있다. 즉, 소아마비 예방 접종은 소아마비를 일으키는 원인 인자(바이러스)에만 반응을 한다는 것이다. 이 획득 면역은 림프 조직을 중심으로 림프구들의 활약상으로 정리할 수 있고, 세포성 면역과 체액성 면역으로 분류할 수 있다.

① 세포성 면역

흉선에서 유래한 T림프구가 항원을 인지하여 림포카인을 분비하거나 직접 감염된 세포를 죽이는 역할을 한다. 분비된 림포카인은 대식 세포를 활성화시켜 식 작용을 돕기도 한다. 이와 같은 세포성 면역은 주로 바이러스 또는 세포 내에서 자랄 수 있는 세균에 감염된 세포를 제거하는 기능을 수행한다. 획득 면역은 병원체 또는 그 독소를 면역원으로 예방 접종하여 얻을 수 있으며, 이와 같은 면역을 인공 면역이라 한다.

② 체액성 면역

B림프구가 항원을 인지한 후 분화되어 항체를 분비, 이 항체는 주로 감염된 세균을 제거하는 기능을 보여준다. 항체는 체액에 존재하며 면역 글로불린이라는 당단백질로 이루어져 있다. 여기에는 IgG · IgM · IgA · IgD · IgE 등의 종류가 있으며, 각각 독특한 기능을 수행하며 일부 기능이 중복되기도 한다. IgA 항체는 태반을 통해 태아에 전달되는 특징이 있다. 이와 같은 면역을 모성 면역이라 하며, 이 때문에 출생 후 수개월 동안 잘 감염되지 않는다.

※ 위의 각 면역 세포들이 상호 협조하여 효과적인 방어 체계를 이루어내는 과정은 다음과 같다.

· 바이러스가 침입해 들어오면 면역 체계의 가장 중추적인 역할을 담당하고 있는 대식 세포(마이크로 파지)가 바이러스를 직접 공격하여 잡아먹으면서 침입한 바이러스에 대한 정보를 수집한다.

· 대식세포(마이크로 파지)는 자기 주변을 맴돌며 기다리고 있는 T-임파구에게 바이러스에 대한 중요한 특징과 정보를 알려준다.

· 정보를 받은 T-임파구는 다시 B-임파구에게 이 정보를 전달하여 바이러스를

죽여 없애는 물질인 항체를 만들라고 명령하는 동시에 자신도 직접 바이러스를 공격한다.

· 명령을 받은 B-임파구는 항체를 생산해 바이러스를 무력화시키거나 무력화 작업이 잘 안 되는 경우에는 바이러스를 가두어 버린다. 다시 설명하면 침입한 세균이나 바이러스를 중화시켜 무력화시키거나 체포하여 제거해 버리는 것이다.

3. 면역계의 기능

면역 체계는 몸의 기능을 정상적으로 유지하고 생명을 지켜나가는 최전선의 방어 부대이자 생명 매커니즘의 극치이다. 우리의 몸이 스스로를 방어하고 유지하기 위하여 얼마나 정교하고 복잡한 매커니즘을 보유하고 있는가를 알면 알수록 경이로움을 지나 신비감을 느낄 정도이다.

면역의 주요 기능은 아래와 같다.

① 방어

침입한 바이러스를 공격하여 죽이고 위험 요인을 인지하여 파괴, 제거하고 그 이상의 감염을 방지하는 역할로 외부의 수많은 세균, 바이러스, 독성 물질로부터 인체를 지켜준다.

② 정화

각종 오염 물질 및 중금속, 면역 세포에 의해 죽은 세균 및 바이러스 등을 깨끗하게 청소하여 인체 외부로 배출한다.

③ 재생

면역 체계는 훼손된 기관을 재생하여 건강을 회복해 준다.

④ 기억

면역 세포는 인체에 침입한 각종 질병인자(항원)를 기억하였다가 재 침입 시 항체를 만들어 대항한다.

4. 면역의 이상 현상

(1) 자가 면역

자신의 단백질이나 조직을 이물질이라 생각해 대항하는 현상이다. 관절염, 신장염, 류머티즘염, 전신성 홍반성 루푸스, 여러 호르몬 이상, 당뇨병의 일부 형태, 정신 분열증 등이 대표적인 병증이다. 이는 항원의 세포 표면이 자신의 세포와 비슷해 항원을 인식하지 못함으로써 빚어진다고 알려져 있다.

(2) 후천성 면역 결핍증(AIDS)

HIV(human immunodeficiency virus, 레트로바이러스)가 보조 T세포를 공격하여 감염이 진행되면서 괴사를 일으키면 림프구 숫자가 감소하고 B세포의 활동이 저하되는 현상이다. 인체의 면역 기능이 망가져서 면역 결핍 상태를 일으키며 이로 인해 치명적인 감염과 악성 종양 등을 일으키게 된다.

5. 면역이 무너지는 원인

면역 기능이 저하하는 원인은 직·간접적인 이유로 나누어볼 수가 있다. 어느 부분도 현대 사회에서 생활하는 우리들에게 있어 피할 수 없는 부분들이다.

(1) 직접적인 이유

동물성 단백질의 과식, 몸을 차게 하는 식생활, 정백 식품의 과도한 섭취, 운동 부족 등으로 볼 수 있다.

1) 동물성 단백질의 과식

동물성 단백질의 과다 섭취는 인체 내에서 대사되는 과정에서 각종 독성 물질인 암모니아, 인돌, 요소 등 각종 독성 물질을 많이 생성시키는데 이는 장내 환경을 파괴하는 주범으로 작용한다.

2) 몸을 차게 하는 식생활

몸이 차지면 인체 내에서 세균과 바이러스의 감염과 활동이 증가하게 된다. 이로 인해 인체의 면역력은 현저히 저하되고 또 활성산소의 생성이 많아지게 되고 이는 곧 질병으로 이행되기가 쉽다.

3) 정백 식품의 과도한 섭취

식품의 정백으로 인하여 정작 필요한 영양소들은 그 과정에서 다 없어져 균형있는 영양을 섭취하기가 어렵게 된다.

4) 활동 부족

인체는 섭취한 에너지를 활동을 통하여 소비하여야만 원활한 신진 대사를 유지할 수가 있는데, 활동이 부족하여 에너지가 체내에 축적되게 되면 신진 대사가 원활하지 않게 되고 비만을 부르며 면역 기능도 저하된다.

(2) 간접적인 이유

가공 식품, 유전자 조작 식품, 독성 화학 물질의 노출, 스트레스, 환경 오염 등으로 볼 수 있다.

1) 가공 식품

우리 주변의 슈퍼마켓에서 흔히 판매하는 식품들은 대부분 가공 식품이며, 그것들은 우리 인체에 유·무형으로 해를 주는 방부제, 색소, 광택제, 표백제, 산화방지제, 향료 등의 각종 화학 첨가물들이 수없이 첨가되었으며 이러한 첨가물이 인체에 미치는 악영향은 상상을 초월한다. 발표에 따르면 '전 세계에서 영양 성분, 향미 식품, 식품 첨가물로 쓰이는 화학 물질이 약 3,000여종이나 있는데 암 발생 요인 중 95% 이상이 바로 이 화학 물질에 있다'고 한다.

2) 독성 화학 물질의 노출

과다한 농약과 화학 비료의 사용으로 농토는 산성화되어 미네랄과 원소가 부족한 불완전 식품을 생산해 내고 있으며, 사방에 중금속 화학 물질과 전자파 위험이 도사리고 있다. 가축들의 사육 과정에는 엄청난 양의 방부제와 살충제, 호르몬제, 성장 촉진제, 진정제, 방사성 동위체, 제초제, 항생제, 식욕 촉진제 및 구충제 등의 화학 독극물이 투여되고 있고, 이들 화학 물질은 가축의 몸속에, 또는 우유, 계란 등에 농축되어 잔류하고 있으므로 이를 일상적으로 먹고 있는 우리들의 건강 상태는 매우 우려할 수밖에 없는 상황이다.

3) 유전자 조작 식품

한 유전자가 다른 종에 도입되는 경우 새로운 물질이 생산되므로 독성을 나타내거나 알레르기 반응이 일어날 가능성이 높아지고 항생제 내성 표시 유전자가 장내 박테리아와 병원균에 확산되면서 인체 내 항생제 내성 증대 가능성이 높고 여러 가지 유해성이 제기되고 있다.

4) 스트레스

복잡 다양해진 생활 패턴과 열악한 근무 환경 속에서 일상적으로 쌓이고 있는 과도한 스트레스는 면역 기전을 약화시키는 또 하나의 중요한 요소이다.

5) 환경 오염

기술과 산업이 발전할수록 환경의 오염은 날로 심각해지고 있다. 수질 오염, 대기 오염, 약물, 각종 유해 화학 물질 등은 인체의 면역력을 저하시켜 각종 질병의 원인이 되고 있다.

i 면역 기능 저하

1. 면역 기능 저하란?

면역이란 '생체가 자신과 이물질을 식별해서 이물질을 배제하기 위해 일으키는 체액성, 세포성 반응' 인데 신체의 면역 기능이 떨어져 있는 상태를 '면역 기능 저하' 라고 한다. 면역 기능이 저하되어있는 것은 온갖 세균, 바이러스 및 병원체에 대하여 저항할 힘이 약하다는 뜻이며 이는 곧 질병으로의 이행이 쉽게 될 수 있다는 점이 문제가 되는 것이다.

2. 면역 저해 요인

(1) 육체적 요인

1) 노화

모든 생명체는 노화를 겪는데, 노화가 되는 과정에서 자연스레 몸의 면역력이 떨어져서 질병에 대한 저항력이 감소하게 된다.

2) 질병

질병에 걸렸다는 자체가 면역력이 약화되었다는 의미이다. 현대 사회는 이름모를 온갖 질병들이 난무하고 있다. 이러한 질병에 걸리면 우리 몸의 면역력은 자연적으로 저하될 수밖에 없다.

3) 잘못된 식생활

① 과식, 영양 과다

과식을 하게 되면 영양소의 섭취가 과하게 되어 필요이상의 영양소는 체내에 축적되어 독소로 바뀌고 몸은 비대해져 에너지활성도가 낮아진다. 이는 전신의 신진대사 능력을 떨어뜨리고 면역기능도 저해시킨다.

② 영양 결핍

신체 활동에 알맞은 영양을 섭취해주어야 하는데, 영양이 결핍되면 인체가 힘을 쓸 수가 없다. 힘이 약해지면 자연스레 면역 기능은 떨어지게 된다.

4) 육체 노동

무리한 육체 활동은 전신의 힘을 빼므로 면역 기능이 약해진다.

5) 활동 부족

인체는 섭취한 에너지를 활동을 통하여 소비하여야만 원활한 신진 대사를 유지할 수가 있는데, 활동이 부족하여 에너시가 체내에 축적되게 되면 신진 대사가 원활하지 않게 되고 비만을 부르며 면역 기능도 저하된다.

6) 수면 부족

활동 시간과 수면 시간의 균형을 잘 맞추어 생활하여야 생체 리듬이 정상적으로 유지되고 면역 기능도 극대화될 수 있다. 몸의 피로를 충분히 풀지 못한 수면의 부족은 피로의 축적으로 면역 기능을 떨어뜨린다.

7) 생활 리듬

낮에는 활동하고 밤에는 자야 정상적인 생체 리듬을 유지해서 면역 기능이 원활하다. 반대로 밤에 일하고 낮에 자는 생활을 하면 천기의 순환과 역행하여 정상적인 생체 리듬을 유지할 수가 없다. 자연히 몸의 면역 기능은 떨어지게 된다.

(2) 심인적 요인(정신, 마음)

1) 스트레스

현대 사회의 스트레스는 온갖 질병의 원인이 된다. 스트레스를 받게 되면 부신피질 호르몬인 코티졸이 분비되는데 이 호르몬은 혈압을 높이고 임파구수를 감소시키는 등 면역 기능의 약화를 가져온다. 장기적인 스트레스는 몸의 전반적인 면역력을 떨어뜨리게 된다.

(3) 환경적 측면

1) 공해

산업화로 공해가 날로 심각해지고 있는데, 자동차 매연, 각종 유해 가스 등은 공기와 물과 토양을 오염시킨다. 오염된 공기를 흡입하고 오염된 물을 마시고, 오염된 땅에서 자란 동·식물 섭취로 인해 인체의 저항력은 떨어지게 된다.

2) 약물과 각종 화학 물질

화학 물질과 항생제, 식품 첨가물의 남용은 우리 몸의 면역 체계를 약화시키고 이들 약물에 내성이 생긴 새로운 병원균의 출현이 당연한 현상으로 나타나게 된다. 우리 주변의 슈퍼마켓에서 흔히 판매하는 식품들은 대부분 가공 식품이며, 그것들은 우리 인체에 유·무형으로 해를 주는 방부제, 색소, 광택제, 표백제, 산화방지제, 향료 등의 각종 화학 첨가물들이 수없이 첨가되었으며 이러한 첨가물이 인체에 미치는 악영향은 상상을 초월한다. 발표에 따르면 '전 세계에서 영양 성분, 향미 식품, 식품 첨가물로 쓰이는 화학 물질이 약 3,000여종이나 있는데 암 발생 요인 중 95% 이상이 바로 이 화학 물질에 있다'고 한다.

3) 농약, 화학 비료

과다한 농약과 화학 비료의 사용으로 농토는 산성화되어 미네랄과 원소가 부족한 불완전 식품을 생산해 내고 있으며, 사방에 중금속 화학 물질과 전자파 위험이 도사리고 있다. 가축들의 사육 과정에는 엄청난 양의 방부제와 살충제, 호르몬제, 성장 촉진제, 진정제, 방사성 동위체, 제초제, 항생제, 식욕 촉진제 및 구충제 등의 화학 독극물이 투여되고 있다. 이들 화학 물질은 가축의 몸 속, 또는 우유, 계란 등에 농축되어 잔류하고 있으므로 이를 일상적으로 먹고 있는 우리들의 건강 상태는 매우 우려할 수밖에 없는 상황이다.

그 외 유전적 요인, 체질적 요인, 기타 등의 요인이 있다.

ii 면역 기능 저하의 식이요법 핵심 포인트

1. 질병이 있을 경우 면역력은 저하되므로 우선 원인 질환의 섭생법을 따르도록 한다.

2. 면역력 증강에는 스트레스를 받지 않도록 조절하는 것이 중요하다. 스트레스를 받게 되면 스트레스 호르몬(아드레날린, 노르아드레날린, 코티졸 등)이 분비되어 스트레스 상황 하에서 신체가 대응하도록 해준다. 하지만 스트레스가 장기간 이어질 시에는 이러한 스트레스 호르몬의 과다한 분비로 인하여 혈압이 높아지고 '사이토카인'이라는 면역 반응 조절 물질의 합성과 방출에 영향을 미쳐 임파구수를 감소시키는 등 면역 기능의 약화를 가져온다. 따라서 면역력을 증강시키기 위해서는 스트레스를 되도록 받지 않도록 하여 면역력의 약화를 초래하지 않는 것이 중요하다. 식이요법으로 스트레스에 대항하는 부신피질 호르몬(코티졸 등)과 아드레날린의 생성을 촉진시켜 주는 비타민B5(판토텐산)가 함유된 식품을 섭취해주는 것이 좋다. 또한 정신적 스트레스를 해소하는 작용을 하고, 기분을 좋게 하고, 인체 각부 기관의 노화를 막고 암세포를 파괴, 기억력을 강화, 인내력을 강화해주는 작용을 하는 '베타 엔돌핀'이라는 호르몬을 강화시켜주는 것이 좋다. 이 호르몬의 분비를 촉진시키는데 가장 좋은 것은 '웃음'이다. 따라서 스트레스에 대한 방어력을 높여주고 면역력을 증가시켜 주기 위해서는 비타민B5가 함유된 식품을 충분히 섭취하고 많이 웃는 것이 도움이 된다.

3. 면역력 증강에는 가능한 좋은 환경을 조성하도록 하는 것이 좋다. 되도록 공해가 적은 곳에서 살고 농약과 화학 비료가 첨가되지 않은 음식물을 먹는 것, 전반적인 생활 환경 개선 등의 외부적인 환경을 자신에게 맞게 조절하는 것이 중요하다. 이러한 것에는 현실적인 한계가 따르기 때문에 가능한 범위에서 조절하도록 하는 것이 필요하다.

4. 면역력 증강에는 규칙적이고 충분한 수면과 적당한 활동이 중요하다. 밤에 자고

낮에 활동하는 천기에 맞는 규칙적인 생활을 하는 것이 중요하고 섭취한 에너지를 적당한 활동을 통하여 사용하도록 하는 것이 중요하다. 밤에 일하고 낮에 자는 사람은 천기의 순환에 적응하지 못하여 아무리 잠을 많이 자도 피로가 풀리지 않고 누적되어 몸의 면역력은 떨어지게 된다. 또한, 먹기만 하고 에너지를 쓰지 않게 되면 에너지 활성도가 낮아지고 비만으로 이어지게 되어 면역력은 저하된다. 따라서 면역력을 증강시키기 위해서는 천기에 맞는 생활과 적당한 활동을 통하여 신체 리듬을 활성화시키는 것이 중요하다.

5. 면역력 증강에는 과식을 피하고 균형있는 영양소의 섭취가 중요하다. 인체 내에서 신진 대사가 원활히 될 수 있기 위해서는 식생활이 중요한데, 적당하게 섭취하고 영양을 고루 섭취하여야 남아도는 영양분의 체내 축적을 방지하고 에너지 효율을 높일 수 있다. 과식을 하게 되면 필요 이상의 영양분이 남아돌아 체내에 축적되고 이는 노폐물과 독소를 많이 생성하게 된다. 에너지 효율을 높이기 위해서는 가장 중요한 것이 에너지원 영양소와 에너지화 영양소의 균형인데 이 둘의 균형이 맞아야 에너지의 완전 연소가 이루어져 에너지원 영양소의 불필요한 축적이 적어진다. 에너지원 영양소(탄수화물, 지방, 단백질)를 에너지화 시켜주는 영양소는 비타민, 무기질, 효소, 발효 식품 등이다. 이러한 영양소들은 주로 식물 종자의 배아 부분에 많다. 그러나 열에 의해 쉽게 파괴되는 단점이 있다. 따라서 이러한 균형을 맞추기 위해서는 곡물류(통곡식)를 열에 의한 조리법이 아닌 형태로 많이 섭취해주는 것이 좋다.

＊비타민의 파괴 온도 : 98℃

＊효소의 파괴 온도 : 55~60℃

6. 면역력 증강에는 활성산소의 제거가 중요하다. 활성산소는 인체의 대사 과정에서 불가피하게 생기는 부산물로서 활성산소는 백혈구가 침입자인 세균을 죽일 때 무기로 사용되는 좋은 면도 있지만 과량 생산될 때는 자기 자신의 신체 조직도 공격을 하게 되어 이득보다는 피해가 훨씬 크다. 궁극적으로는 면역력을 떨어뜨리고 성인병

과 같은 질병에 관여한다. 이러한 활성산소는 몸이 차겼을 때와 지방을 만났을 때 매우 활발히 작용을 한다. 이처럼 면역력을 저하시키는 활성산소를 제거하기 위해서는 차게 만드는 요인인 찬 공기, 찬 음식(찬물, 찬술, 찬 음료수 등)과 동물성 지방 식품(육류)의 섭취는 적게 하는 것이 좋다. 또한, 항산화 물질이 함유된 항산화 식품을 평소 많이 섭취해주는 것이 좋다.

＊ 항산화제의 종류

· 원소로서의 항산화제 : 게르마늄, 셀레늄, 크롬 등

· 고분자 항산화제 : SOD, 글루타치온, 카탈라제

· 저분자 항산화제 : 비타민C, 비타민E, 비타민B1, 베타카로틴, 이소플라본, 퀴논, 카테킨, 폴리페놀, 글루코사이드, 키토산 등

338

7. 면역력 증강에는 면역력을 증강시키는 영양소가 함유된 식품을 섭취해주는 것이 좋다. 비타민 B군이 부족하면 흉선이 축소되고 T세포의 생성이 감소되므로 면역 계통의 작용이 거의 중단되므로 일명 '면역 비타민' 이라고 부른다. 비타민B군의 결핍은 면역력 저하를 초래한다.

또한 비타민A의 결핍은 면역 세포인 보조 T세포의 활성을 감소시켜 인터루킨의 생산량이 저하되어 B세포의 항체 생산을 도와주지 못하므로 B세포의 항체 생산이 저하된다.

비타민C는 면역 조직의 활동을 활발하게 해주어 T-세포가 더욱더 효율적으로 싸울 수 있게 하며 항체 생성을 돕고, 대식 세포를 활성화시킨다.

무기질 중에서 셀레늄은 백혈구, 자연 살해 세포 등의 활성을 증가시키며 세포성 면역 체계와 호르몬성 면역 체계의 기능을 강화시킨다.

아연은 면역 과정에도 필수적이며 아연 결핍은 흉선의 발육 부전을 가져온다. 여러 가지 표준 항원에 대한 응답 능력도 저하되고, 특이적 감염에 대한 저항력이 저하된다. 따라서 면역력을 증강시키기 위해서는 비타민B군, 비타민A, 비타민C, 셀레늄, 아연 등을 적당히 섭취해주는 것이 좋다.

iii 면역 기능 약화에 좋은 성분

성분	권장량	작용
도움되는 성분		
비타민B군		비타민B군은 항스트레스 영양소이며 정상적인 면역 체계에 중요한 성분이다. 비타민B군이 부족하면 흉선이 축소되고 T세포의 생성이 감소되므로 면역 계통의 작용이 거의 중단되므로 일명 면역 비타민이라 부른다.
비타민B5		스트레스에 대항하는 부신피질 호르몬(코티졸)과 아드레날린의 생성을 촉진시켜 준다.
비타민B6	50mg씩/하루 3번	주스와 아미노산을 공복 중에 함께 복용한다. 신체에서 적절한 효소의 기능과 흡수를 돕는 기능이 있는 영양소를 필요로 한다.
비타민B9(엽산)		엽산은 뇌의 음식으로 에너지 생성에, 적혈구 형성에 필요한 인자로, 백혈구의 형성과 기능을 도와서 면역력을 증가시킨다.
비타민A	15,000IU	비타민A의 결핍은 면역 세포인 T세포의 활성을 감소시켜 인터루킨의 생성량이 저하되어 면역 세포인 B세포의 항체 생성을 도와주지 못하므로 B세포의 항체 생산이 저하되어 면역력이 저하된다. 또한 비타민A는 건강한 상피 조직을 유지하여 준다. 건강한 상피 조직의 유지는 박테리아와 바이러스의 침입을 막는데 도움이 된다.
베타카로틴	10,000IU	베타카로틴은 비타민A의 전구물질이다.
비타민C	100mg	면역 조직의 활동을 활발하게 해주어 면역 세포인 T세포가 더욱 더 효율적으로 싸울 수 있게 하며 항체 생성을 돕고 대식 세포를 활성화시킨다. 또한 비타민C는 백혈구 막의 산화 손상에서 보호하며 인터페론 형성을 증가시키고, 바이러스를 격멸하는 등의 작용으로 면역력을 향상시킨다.
비타민P(바이오 플라보노이드)		비타민C가 기능을 충실히 수행하는데 아주 중요한 역할을 한다. 이것은 산화되기 쉬운 비타민C의 파괴를 막아주며, 감염에 대한 저항력을 기르는 작용을

성분	권장량	작용
		한다.
셀레늄		백혈구, 자연 살해 세포(NK세포) 등의 활성을 증가시키며 세포성 면역 체계와 호르몬성 면역 체계의 기능을 강화시킨다. 또한 셀레늄은 글루타치온 과산화 효소의 일부로 작용하며 면역 작용을 돕기도 한다. 셀레늄 부족은 바이러스 감염에 약하며, 바이러스에 감염된 경우에도 혈중 셀레늄이 부족하면 질병이 빠른 속도로 진행된다.
아연	50~80mg/일	아연은 면역 과정에 필수적이며 아연의 결핍은 흉선의 발육 부전을 가져오고 여러 가지 표준 항원에 대한 응답 능력도 저하되고 특이적 감염에 대한 저항력이 저하된다.
유산균		유산균은 장내에서 비타민B군을 생성하고 또한 자발성 감염(내인성 감염)을 억제한다. 자발성 감염이라고 하는 것은 체내에서 약한 병원성을 가진 세균이 건강할 때는 억제되어 있다가 몸의 저항력이 약해지면 증식하여 여러 가지 해를 입히는 균이다. 자발성 감염을 일으키는 균은 대장균, 포도균, 녹농균, 박테로이디스 등이다. 건강할 때는 장내균 등이 균형을 유지하고 있다가 저항력이 약할 때 병으로 나타난다. 유산균은 이러한 해로운 균을 억제하는 기능을 한다.
항산화 물질		코엔자임 큐10-비타민E
코엔자임 큐10	100mg/일	세포 안의 쓰레기를 청소하는 리소좀 안에 들어있는 소화 효소가 담당한다. 이 소화 효소들은 산성의 액성을 띄고 있다. 이들을 세포액과 분리하는 리소좀막의 기능을 위해서 많은 양의 코엔자임 큐10을 필요로 한다. 리소좀 안의 소화 효소들은 산성이므로 많은 양의 양성자를 필요로 한다. 이때 코엔자임 큐10은 최적의 pH유지를 위하여 양성자를 리소좀 안으로 유입시키는 역할도 담당한다.
게르마늄	200mg/일	산소 공급을 도와주어 면역 물질인 인테페론의 합성을 돕는다.
시스테인	500mg씩/하루 2번	시스테인은 글루타치온의 구성 성분으로 약물, 알코올, 흡연 등으로 발생되는 독성 물질을 해독시키고 활성산소와 바이러스를 파괴한다. 특별히 간과 같은 기관의 보호에 효과가 크다.

성분	권장량	작용
메치오닌	500mg씩/하루 2번	강력한 항산화제로 체내에서 담낭의 기능을 돕고, 중금속 및 과량의 히스타민을 막아 준다.
SOD		강력한 항산화제로 활성산소를 제거하여 면역력을 증강시켜 준다.
구리	3mg/일	구리 중의 일부는 골수로 들어가서 적혈구에서 발견되는 구리 함유 효소인 슈퍼옥사이드 디스뮤타제(SOD)의 합성에 쓰여서 면역 기능을 도와준다.
비티민E	400IU/일	비타민E는 흉선샘의 손상을 막아주며, 백혈구와 적혈구의 세포 지질의 과산화 반응에 대한 보호 작용을 함으로써 신체의 면역력을 높여준다.
비타민 복합체		충분한 비타민과 무기질은 치료와 인체 방어에 필수적이다.
무기질 복합체		
효소		단백질의 소화와 면역 강화에 필수적이다. 효소가 부족하면 세균 침입 시 염증의 소염 작용이 약해지고 백혈구를 끌어들이는 작용이 약해져서 몸의 면역력이 약화된다.
단백질		외부에서 침투한 세균으로부터 신체를 보호하는 항체는 단백질로 구성되어 있으며, 항원과 결합하여 이를 제거하는 역할을 한다. 특정 항원에 특정한 항체가 결합되므로 항체의 종류는 매우 많고, 항체 합성에는 상당량의 단백질이 요구된다. 또한 백혈구 역시 단백질로 구성되어 있다.
해초류		균형 잡힌 무기질의 효율적인 공급원으로 면역 강화에 도움이 된다. 소금대신 사용한다.
라이신	500mg씩/하루 2번	라이신은 항체, 효소, 호르몬의 생성에 관여하고 아르기닌과 같이 면역력을 증강시킨다. 라이신과 아르기닌은 흡수에서는 경쟁을 하지만 같이 면역력을 증강시킨다. 호중구의 수와 기능을 강화하므로 만성 피로를 유발하는 업스테인 바 바이러스(Epstein barr virus), 간염 또는 HIV(에이즈 바이러스)에 대한 억제제로 라이신을 투여한다.
오르니틴	500mg씩/하루 2번	간 기능의 회복 및 암모니아의 해독 작용이 있다. 식물·동물·미생물 중에서 널리 발견된다.
레시틴		레시틴은 영양의 흡수 및 노폐물의 배설 등 생명의

성분	권장량	작용
		기초대사에 관여한다. 세포의 수명을 연장시켜 노화 방지 효과를 가져오고, 세포를 재생시키고 치유함으로써 질병 세포 및 장기를 치료하고 질병 예방에 도움을 준다. 에너지를 증진시키며, 면역을 활성화시킨다.
마늘 캡슐		천연 항생 물질이다.

* 면역 기능 강화에 도움되는 사항

① 긍정적인 사고는 면역 기능을 항진시킨다.

갑상선 기능 저하나 정신적인 우울증, 수은 아말감 충전제, 금속의 독성은 면역력을 약화시킬 수 있으므로 중금속 중독의 여부를 알아봐야 한다.

② 면역력을 약화시키는 음식 : 과다한 육류 섭취, 설탕, 가공 식품, 소다수 등

Ⅳ 수면

1. 수면이란?

지속된 기간동안 반복적으로 일어나는 현상, 인간의 에너지를 보충하고 건강 상태를 회복시키는 생리현상으로서 사람에게 자극을 줄 수 있는 외부적인 요소에 대한 반응이 감소된 불연속적인 상태 또는 의식상태에 주기적 변화가 일어나는 연속적인 상태정도로 정의를 내리고 있다.

2. 수면의 이유?

첫째는 에너지 보존을 위해 잔다는 것이다. 몸을 움직이지 않고 체온을 낮춰 낮 동안 써버린 에너지를 보충한다는 것이다. 즉 낮에 활동하는 생물은 몸을 쉬게 해 다음 날 활동을 위한 힘을 저축한다는 것이다.

두 번째 이유는 수면이 중추신경의 발달에 도움을 준다는 주장이다. 특히 렘수면은 성장과정에 도움을 주기 때문에 어릴 때는 렘수면이 많다.

세 번째는 수면이 기억과 학습에 중요한 역할을 한다는 것. 잠을 자는 동안에 뇌에서는 새로 얻은 정보를 정리하여 필요한 것은 장기간의 기억 장소로 옮기고 쓸데없는 기억은 제거한다는 것이다. 이런 작업도 렘수면 중에 이루어지기 때문에 낮에 머리를 많이 쓰거나 시험공부에 몰두한 학생은 그 날 밤에 렘수면이 왕성해진다.

이밖에 자는 동안 신경계에서 독소를 제거한다거나 단백질을 합성한다는 주장도 있다. 이런 여러 가지 주장이 잠에 대한 모든 것을 말해주지는 않지만 한 가지 확실한 것은 수면은 깨어있을 동안의 활동에 대한 뒤처리와 내일을 위해 준비하는 중요한 과정이라는 것이다.

3. 수면의 종류

우리는 하루 24시간 중 평균적으로 약 8시간 정도 수면을 취한다. 수면에는 여러 단계가 서로 순환하면서 이루어진다. 보통 2가지 종류의 수면이 나타나게 되는데, 첫 번째는 비 렘(REM)수면이고 두 번째는 렘(REM)수면이다. 이러한 비 렘수면과 렘수면이 서로 순환하면서 수면이 이루어지게 된다.

(1) 비 렘(REM)수면

비 렘수면은 그 생리적 활동도가 감소되어 전통적인 수면의 개념으로 여겨지고 있는데 뇌파에서 느린 서파가 동시적으로 보이기 때문에 서파 수면이라고도 불린다. 비 역설수면이라고도 한다. 비 렘수면 단계는 1~4단계의 총 4단계가 있다.

1) 1단계

잠에 들기 시작하는 시기. 정상인의 경우 보통 30초에서 7분 정도가 걸린다. 눈은 감기고 이완되기 시작한다. 생각이 들어왔다 나갔다 하며 공중에 뜨는 듯한 느낌이 든다. 활력 징후(체온, 호흡수, 맥박, 혈압)는 정상이다. 자극 시 바로 깨어나는 단계이다. 잠을 청하는 동안 졸리면서 뇌파는 느려져 알파파가 나타나고 뇌파에서는 깨어 있을 때 주로 나타나는 베타파와 알파파가 사라지고 보다 촘촘한 세타파가 많이 나타난다. 이 시기 동안에는 외부의 소음에 대해서도 무뎌지게 되고, 짧은 꿈을 꿀 수도 있다.

2) 2단계

수면은 좀 더 깊어진다. 1단계보다 각성은 더 어렵다. 뇌파의 형태는 더 불규칙해진다. 가벼운 잠이 들면 뇌파는 점점 더 느려지고 방추 모양의 작고 빠른 파가 나타난다. 뇌파가 아래위로 삐쭉 튀어나온 특징적인 뇌파인 'K복합' 이라는 것도 보인다. 이 2단계 수면 중에 있는 사람을 깨우면, '잠이 들었었다' 고 하지도 않고, 꿈을 꾸었다고 하지도 않는다. 간혹 짧은 생각들을 기억해내는 경우가 있다.

3) 3단계

수면은 깊고 골격근은 매우 이완된다. 흔히 꿈을 꾼다. 보통 1단계 시작 후 약 20분 정도 지난 후 나타난다. 뇌파는 세타파와 델타파가 나타난다.

4) 4단계

가장 깊은 수면 상태라고 할 수 있다. 활력 징후는 가장 낮은 정상 수준을 유지하고 소화 기계 운동이 증가한다. 골격근은 이완된다. 각성은 어렵다. 수면 중 침대에 오줌을 싸거나 봉유병 등의 빌생은 이 단계에서 이루어진다. 주로 델타파가 나타난다.

(2) 렘(REM)수면

잠들고 나서 한 시간 반(90분) 정도 지나 뇌파를 살펴보면, 전체적으로는 1단계의 수면파와 비슷한데, 분명히 잠들었는데도 뇌파의 모양은 깨어있을 때와 유사하다 하여 이러한 수면을 '역설 수면' 또는 이때 신속한 안구 운동이 관찰되므로 'REM(rapid eye movement)수면' 이라고도 한다. 또한 비 렘수면(5%)에 비해 렘수면(60~90%)에서 꿈을 잘 기억하기 때문에, 렘수면을 꿈 수면이라고도 부른다. 이 시기 동안은 뇌파의 변화와 함께 체온, 맥박, 호흡 및 혈압이 상승하고 반면 위장의 운동성은 감소한다. 안구의 움직임은 활발하나 신체 다른 부위의 근육 긴장은 크게 저하되어 있다. 이러한 일시적 마비 상태로 인해 렘수면에서 꿈을 꾸는 동안 실제로 움직이지는 않는 것이다. 남성의 음경이 발기되는 것도 이 시기이며 가장 깨어나기 쉬운 수면 단계이다. 이 시기에 대뇌에서 사용하는 산소의 양은 깨어 있을 때보다도 더 많은 양의 산소를 사용한다. 이 시기에는 스스로 일어나기도 하며 깨어난 후에도 꿈의 내용을 생생하게 기억하기도 한다.

346

〈뇌파〉

정상적으로 뇌가 기능하기 위해서는 신경 세포가 계속적으로 전기 활동을 해야 한다. 뇌신경의 전기적 활동을 전극을 통해 측정한 것을 뇌파라고 한다. 뇌파의 양상은 개인마다 다르다. 이러한 뇌파는 크게 4가지 유형으로 나눌 수 있다.

A. 알파파

대뇌가 안정되고 이완된 상태에 있을 때 나타나고 눈을 감고 조용히 쉬고 있을 때 나타나는 뇌파이다.

B. 베타파

알파파보다 더 불규칙하게 나타나고 고주파를 보인다. 깨어있을 때, 주의를 집중하여 정신 활동을 할 때에 나타난다.

C. 세타파

좀 더 불규칙적이며 어린이에서 주로 나타나며 어른에서는 수면 주기 중 렘수면이나 수면 초기에 나타난다. 깨어있는 어른에서 세타파가 나타나면 비정상이다.

D. 델타파

깊은 수면 시나 혼수 상태에서 나타난다. 델타파 상태에서 많은 양의 성장 호르몬을 생성 시킨다.

E. 감마파

불안, 흥분 상태나 어려운 수학 문제를 풀 때 나타난다.

주파수		뇌파		의식	심신의 상태
30Hz이상		감마파		외적 의식	불안 흥분
14~30 Hz		베타파		외적 외시	평상시의 뇌파 외계와 대응하여 긴장 상태에서 일을 처리하고 있는 상태
8~13 Hz	12~13 Hz	알파파	패스트 알파파	내적 의식	주의 집중과 약간의 긴장
	10~12 Hz		미드 알파파		공부 능률 향상, 정신 통일 상태, 기억력과 집중력 최대 상태, 스트레스 해소
	8~9 Hz		슬로우 알파파		명상, 무념 명상
4~7 Hz		세타파		내적 의식	졸음 상태, 얕은 수면 초능력 발휘할 때의 뇌파
0.5~3 Hz		델타파		무의식	깊은 수면

4. 수면의 주기

하룻밤에 비 렘수면과 렘수면은 성인에서는 약 90~100분 주기로 반복되는데, 보통 초기의 비 렘수면은 90분 정도 렘수면은 10분 정도 된다. 평균 8시간동안 이러한 주기를 4~6회 정도 반복한다. 3~4단계의 깊은 수면은 수면 초기의 첫 번째 비 렘수면에서 제일 많고 이후 감소하며 렘수면 시기는 수면 후반부로 갈수록 점차 길어져 대부분의 렘수면은 수면 후기 절반에 나타난다. 즉, 수면 초기에는 깊은 3~4단계의 시간이 길어 깊은 수면을 취하나 수면 후반기에는 3~4단계의 비 렘수면은 짧아지고 렘수면이 길어져 깨어나기 쉬운 상태로 되는 것이다. 처음의 렘수면은 약 10분 정도이고 마지막 주기의 렘수면은 약 50분정도 된다.

5. 수면의 기전

348

밤에 수면을 이루기 위해서는 호르몬의 작용이 이루어져야 하는데, 수면을 유도하는 호르몬은 '멜라토닌' 이라는 호르몬이다. 이 멜라토닌은 간뇌의 송과선이라는 곳에서 전구 물질인 세로토닌에 의해 만들어진다. 이 멜라토닌은 빛에 의하여 자극을 받는다. 낮에 빛을 볼 때는 생성이 억제되고 밤에 빛을 보지 않을 때 생성이 촉진된다. 이에 대한 조절은 시상하부의 시신경 교차 상핵이라는 부위에 의하여 조절된다. 이 시신경 교차 상핵이라는 부위는 '생체 시계' 라고 불리며 각 개인의 신체의 일주기 리듬을 관장하는 주요 센터이다. 즉, 자고 눈뜨고 하는 주기를 기억하고 관장하는 기관이다. 낮에 눈으로 들어온 빛은 먼저 시신경 교차 상핵을 거치는데 빛은 이 시신경 교차 상핵의 활성을 억제시키고 시신경 교차 상핵은 송과선에서 멜라토닌을 적게 만들게끔 한다. 반대로 밤에 빛이 차단되면 시신경 교차 상핵은 송과선에서 멜라토닌을 많이 만들게끔 한다. 이렇게 밤에 많이 만들어진 멜라토닌은 혈중으로 분비되어 시상하부와 뇌하수체 전엽의 신경 세포에 작용하여 뇌신경 세포막에 있는 수용체 분자와 화학적 결합을 함으로써 신경의 작용을 차단시켜 수면이 이루어지게 된다.

※ 멜라토닌의 기능

멜라토닌은 인체 내에서 여러 가지 작용을 한다. ① 수면을 유도하는 기능을 할 뿐만 아니라 ② 항산화작용을 하고 ③ 면역계의 기능을 증강시키고 ④ 생식선 호르몬을 억제하는 작용을 한다. 멜라토닌이 부족하면 생식선 호르몬인 에스트로겐의 분비가 많아져 유방암이 생길 확률이 높다.

또한 ⑤ 피부에서는 멜라닌 색소를 세포에 분산시켜 피부를 검게 하는 작용을 촉진하는 멜라닌세포 자극 호르몬과 길항 작용을 하여 피부를 밝게 하는 작용을 한다.

i 불면증

1. 불면증이란?

불면증은 잠을 이루지 못하는 것만이 아니고, 잠이 들어도 깊은 잠을 자지 못하거나 자주 깨는 등의 증상을 말한다. 불면증은 일상 생활의 기능을 감소시키는 수면의 장애라고 정의할 수 있다.

2. 불면증의 종류

보통 기간에 따라서 세 가지로 나눌 수 있다.

(1) 일시적인 불면증

단지 몇 밤 정도 지속되는 것으로 스트레스나 흥분에 의해서 발생한다. 중요한 면접, 입학 첫날, 중요한 시험, 시간대가 바뀌는 항공 여행과 같은 예에서 흔히 볼 수 있다.

(2) 단기 불면증

지속되는 스트레스에 노출된 사람에게 발생하는 것으로 2~3주 지속되는 불면증을 말하며 스트레스 상황이 없어지면 수면도 정상으로 회복된다. 일시적인 질병, 환경적 요인, 외상적 경험도 일시적 혹은 단기 불면증을 일으킨다.

(3) 만성 불면증

3주 이상 지속되는 불면증으로 가장 치료하기 어려운 불면증이다. 원인이 다양하고 치료를 제대로 받지 않으면 불면증이 지속되게 된다.

3. 불면증의 원인

불면증은 열, 두통, 복통 등과 같은 증상이지 병명이 아니다. 불면증을 일으키는 원인은 다음과 같이 여러 가지다.

(1) 심리적인 요인

1) 지속적인 스트레스

일상 생활에서 비롯되는 여러 가지 문제로 인한 스트레스는 신경을 예민하게 만들고 노이로제 등 각종 신경증이 생기게 되어 불면증이 발생할 수 있다.

2) 정신과적인 문제

우울증, 불안증, 정신분열증, 또는 다른 정신 질환은 불면증을 야기할 수 있다.

(2) 생활 스타일

1) 흥분성 음료나 약

커피, 홍차에 들어있는 카페인은 잠에 들기 어렵게 하거나 숙면을 취하지 못하게 한다. 담배에 들어있는 니코틴도 중추 신경을 자극하여 잠에 들기 어렵게 한다. 감기약, 천식약, 체중 줄이는 약 등에 들어있는 성분도 잠을 설치게 한다.

2) 음주

알코올을 섭취하고 수면을 취할 경우 알코올의 진정 효과에 의해 쉽게 잠이 들기는 하나 정상적인 수면 단계가 지속되는 것이 아니고 뒤숭숭하거나 불안한 내용의 꿈이 많아지고 몸을 뒤척이거나 자주 깨어나게 되고 한번 깨어나면 다시 잠들기가 힘든 상태가 나타난다.

3) 불규칙적인 수면 시간

주말마다 늦게 잠이 들거나 밤낮을 교대로 근무하는 사람과 같이 생활 리듬이 불규칙한 경우는 숙면을 취하기 어렵고 불면증이 생길 수 있다.

4) 활동이 적은 생활 습관

조용하고 제한된 생활을 하는 사람은 낮 시간에 활동을 많이 하지 않기 때문에 밤에 숙면을 취하기가 어렵다.

5) 스스로 만들어가는 불면증

스트레스가 있을 때 잠을 못자는 사람들은 항상 다음날 낮 시간에 어떻게 지낼지를 걱정한다. 밤마다 잠을 잘 자기 위하여 더 열심히 노력하지만, 이러한 노력은 더 정신을 또렷하게 하며 잡생각이 다시 시작된다. 오히려 잠을 자려고 노력하지 않을 때, 예를 들면 신문을 읽거나 TV를 보고 있을 때 잠에 쉽게 든다.

6) 수면제 남용

수면제를 매일 복용하면, 몇 주 후에는 효과가 없어지는 경우가 많다. 수면제를 복용하다가 갑자기 중단하면 내성이 생겨서 오히려 불면증이 심해질 수도 있다.

(3) 환경적인 요인

1) 소음

자동차, 비행기, TV 소리와 같은 소음은 청각을 방해하여 수면을 방해한다.

2) 빛

조명, 전등의 밝은 빛은 눈꺼풀을 통과하여 시신경에 감지되므로 수면을 방해한다.

(4) 신체 질환

만성 불면증이나 습관성 불면증 등의 대부분은 이와 관계가 깊다. 수면 무호흡증이나 수족 움직임증, 하지 불안 증후군, 각종 통증성 질환, 자율 신경이나 내분비의 이상에서 오는 것, 정신병으로 인한 것이 많다.

1) 수면 무호흡증

수면 무호흡증이란 잠자는 동안 얼마간 호흡이 중단되는 상태가 밤새 여러 번 나타나는 것을 말한다. 무호흡증이 10초 이상 하루 밤에 30회 이상 나타나면 수면 무호흡증이라고 진단한다. 수면 중에는 정상적으로도 호흡에 관련된 근육이 이완되고 호흡에 대한 대뇌 중추의 기능이 떨어진다. 그런데 뚱뚱하고 목이 짧으며 턱이 작고 콧속이 좁거나 혀가 구강에 비해 크거나 하는 신체적 특성이 있으면 호흡 곤란이 심해지면서 수면 무호흡증이 나타날 수 있다. 코고는 것은 수면 무호흡증과 밀접한 관계가 있다. 코를 곤다는 것은 호흡이 원활하지 않다는 것이다. 즉, 공기가 코와 목구멍을 드나들면서 살을 진동시키는 것이 바로 코를 고는 것이다. 비강이 좁거나 기도 위쪽의 살집이 많거나 하면 코를 골게 된다. 피곤할 때, 깊이 잠들었을 때, 강한 수면제를 먹었을 때, 혼수상태일 때 코를 심하게 고는 것은 기도 위쪽의 살집들이 이완되어 늘어지기 때문이다. 이것은 자는 사람을 수십 번에서 수백 번 짧게 깨운다. 잠을 매우 설치게 되지만 아침에는 깬 사실을 대개 기억하지 못한다. 수면 무호흡은 나이가 들어갈수록 더 잦아진다.

2) 수면 중 주기적 수족 움직임증

잠을 자는 동안에 발이나 다리가 1~2초 짧게 움직이는 것으로 대개 약 30초 간격으로 움직인다. 불면증의 약 15%가 이것이 원인이다. 수면 무호흡과 같이 밤에 자주 깨며 노인에서 더 자주 발생한다. 치료는 약물 요법, 운동, 온수로 목욕을 하는 것 등이 있으며, 철분 부족이 원인일 경우는 철분을 섭취하여야 한다.

3) 하지 불안 증후군

전 인구의 약 5%에서 발생하는 불면증의 중요한 원인이다. 휴식이나 잠을 자기 위하여 누우면 대개 무릎과 발목 사이가 설명하기 어려운 이상하고 기분 나쁜 느낌(벌레가 기듯이 스멀스멀함, 잡아당기는 느낌, 따끔거림, 피부 아래가 씰룩거림 등)으로 가만히 있지 못하고 다리를 움직이거나 일어서서 걸어야 한다. 특발성으로 발생하거나,

중추 신경계 질환, 말초 신경 장애, 만성 술중독, 철분 결핍성 빈혈, 임신, 당뇨병 등에서 발병할 수 있다.

4) 수면 중 지속적인 각성뇌파

이것은 잠에 들어도 깨어있을 때 나오는 뇌파가 계속하여 섞여서 기록되는 현상으로 잠을 자도 잔 것 같지 않게 느끼며, 비회복성 수면이라고도 부른다.

5) 위-식도 역류

수면 중에 위의 내용물이 식도로 역류되면, 가슴에 통증을 느끼게 되어서 여러 번 깬다. 환자는 기침을 하고 가슴이 답답하거나 숨막힘을 느낀다.

6) 통증

관절염, 협심증, 요통, 두통, 섬유 근육통, 모든 통증성 질환의 통증은 수면을 방해한다.

ii 불면증의 식이요법 핵심 포인트

1. 불면증에서는 정상적인 수면을 방해하는 원인 질환이 있는 경우 우선은 원인 질환의 치료가 선행되어야 한다.

2. 불면증에서는 자신을 둘러싼 수면을 방해하는 환경적 요인을 제거하여 최적의 수면 조건 환경을 만드는 것이 중요하다. 소음, 빛 등과 같은 수면 방해 요인을 최소화하도록 하고 편안한 수면을 위한 최적의 침실 환경을 조성한다.

3. 불면증에서는 규칙적이고 정상적인 생활 리듬을 유지하도록 하는 것이 중요하다. 되도록 수면, 기상, 취침 시간을 규칙적으로 하고 밤과 낮이 바뀐 생활과 같은 몸의 정상 생활 리듬을 깨는 생활 습관은 개선하는 것이 좋다.

4. 불면증에서는 수면을 방해하는 성분이 들어있는 약이나 식품은 되도록 피하는 것이 중요하다. 커피, 홍차, 콜라와 같은 카페인이 들어있는 식품은 중추 신경을 자극하여 각성 작용을 나타내어 잠들기 어렵게 한다. 또 일부의 감기약, 천식약, 체중 줄이는 약, 아스피린 등도 흥분성 작용이 있어서 수면을 방해하고 담배의 니코틴도 중추 신경을 자극하여 수면을 방해한다. 또한 음주도 처음에는 수면을 유도하나 수면 중반 이후에 자주 깨게 하여 정상적인 수면을 방해한다. 따라서 이러한 수면 방해 성분이 들어있는 약이나 식품은 되도록 피하는 것이 좋다.

5. 불면증에서는 스트레스 조절을 잘하는 것이 중요하다. 장기간의 스트레스가 이어지게 되면 신경이 예민해지고 마음의 상태가 안정이 되질 않아 정상적인 수면을 취하기가 어렵게 된다. 스트레스를 받게 되면 '코르티솔'과 같은 스트레스 호르몬이 분비되고 이는 수면을 방해한다. 따라서 불면증에서는 스트레스 조절을 잘하여 마음이 편안한 상태를 유지하도록 하는 것이 좋다. 또한 신경의 안정에 도움을 주는 영양소를 섭취하는 것이 도움을 주는데, 비타민B군(특히 B1, B2, B5, B6)은 신경을 안정시

켜 불면증에 효과가 있고 무기질 성분 중 칼슘, 칼륨, 마그네슘도 신경 안정과 수면 촉진에 도움이 된다. 따라서 불면증에서는 신경의 안정에 도움이 되는 이러한 성분이 함유된 식품을 충분히 섭취해주는 것이 좋다.

6. 불면증에서는 뇌에서 수면을 유도하는 물질인 '멜라토닌'의 구성 성분의 섭취가 부족하지 않도록 하는 것이 중요하다. 멜라토닌은 뇌에서 수면을 유도하는 호르몬인데 이는 세로토닌이라는 호르몬이 변하여 만들어진다. 이 세로토닌은 '트립토판'이라는 필수아미노산으로부터 만들어지는데 필수아미노산은 체내에서 합성이 불가능하므로 반드시 음식물로부터 섭취하여야 한다. 트립토판의 섭취가 부족하게 되면 결국 세로토닌의 합성이 부족하게 되고 다시 멜라토닌의 합성이 부족하게 되어 정상적인 수면을 유도하기 어렵게 된다. 따라서 불면증에서는 수면을 유도하는 호르몬인 멜라토닌이 충분히 생성되도록 하기 위하여 재료가 되는 필수아미노산인 트립토판이 부족하지 않게 충분히 섭취하는 것이 중요하다. 필수아미노산은 주로 콩류, 화분, 효소, 효모, 발효 식품 등에 많이 들어있다. 또한 비타민B3, 비타민B6, 비타민C, 마그네슘은 트립토판이 세로토닌으로의 변환을 촉진시키므로 같이 보충해주면 더욱 좋다.

iii 수면 장애 신체 질환의 식이요법

1. 수면 무호흡증

수면 무호흡증은 형태학적 기형이 아닌 경우에는 보통 비만하여 목이 짧고 호흡기에 살집이 많아서 기도가 좁아지는 이유로 생기는 경우가 많다. 이렇게 비만으로 인해 무호흡증이 생기는 경우에는 원인이 비만이므로 비만 치료를 우선해야 한다. 〈비만 부분 참조〉 여기에 신체를 음양의 균형에 맞도록 호흡법을 해주면 도움이 되는데 인영이 큰 경우 들숨을 길게 해주고 촌구가 클 경우 날숨을 많이 해주는 호흡법을 하면 신체 상하의 균형이 맞아져 숨을 편하게 쉴 수 있다.

2. 수면 중 주기적 수족 움직임증, 하지 불안 증후군

말초 조직으로의 기혈 순환이 원활히 되지 않을 때 이런 증상들이 발생할 수 있다. 이런 경우에는 사지 말초 조직의 기혈 순환을 개선시키는 것을 병행하는 것이 좋다. 또한 신경의 장애를 동반하므로 신경을 안정시키는 방법을 병행하는 것이 좋다. 기혈 순환을 개선하기 위해서는 피를 맑게 해주는 항산화 성분이 함유된 식품과 EPA, DHA 등의 성분이 함유된 식품, 혈관을 튼튼히 하는 영양소인 비타민B3(나이아신), 비타민K, 비타민P 등의 성분이 함유된 식품을 같이 섭취하는 것이 좋다. 또한 신경의 원활한 작용을 개선해주는 비타민B군, 칼슘, 마그네슘이 함유된 식품도 같이 섭취하는 것이 좋다.

3. 수면 중 지속적인 각성 뇌파

뇌의 신경을 안정시켜서 뇌파를 정상 수면 뇌파로 개선시키는 것이 중요하다. 이런 경우 신경을 안정시키는 영양소의 섭취를 충분히 하여 뇌신경을 안정시켜주는 것이 좋다. 비타민B군, 칼슘, 마그네슘이 함유된 식품을 섭취하거나 명상이나 가벼운 운동을 통해 몸과 정신을 이완시키는 방법도 도움이 된다.

4. 위-식도 역류

위장 질환으로 인한 불면증일 경우 위장 질환의 치료를 병행하도록 한다.〈위장 질환 참조〉

5. 통증

각종 통증성 질환으로 인한 수면 장애일 경우에는 원인 질환의 치료를 병행하도록 한다.〈각 원인 질환 참조〉

iv 불면증에 좋은 성분

성분	권장량	작용
중요한 성분		
칼슘	1,500~2,000mg/ 하루에 나눠서	신경이 예민하여 잠을 자지 못하는 경우에는 칼슘을 보충해 주면 좋다. 칼슘은 뇌와 흥분된 신경을 안정 시키는 효과가 있다. 칼슘의 결핍은 신경 세포 외액 의 칼슘 감소로 나타나고 이는 신경 세포막의 나트륨 통로에 결합하는 칼슘이 적어 세포 외액의 나트륨이 신경 세포 내로 이동하기가 쉬워진다. 이렇게 되면 나트륨의 세포 내 유입으로 활동 전압이 발생하고 신 경의 흥분성이 커지게 된다. 그에 따라 신경이 안정 되지 않아 정신적으로 불안, 긴장, 초조, 부산, 아이 들 과잉 행동 장애 등(과동증)의 증상이 나타나게 된 다. 식후나 취침 전에 복용하는 것이 좋다.
마그네슘	1,000mg	마그네슘은 칼슘, 칼륨, 나트륨과 함께 신경 자극 전 달에 관여하는데 신경 전달 물질인 아세틸콜린의 분 비를 감소시키고 분해를 촉진하여 지나친 신경 전달 을 안정시키는 역할을 한다. 또한 마그네슘은 비타민 B6와 함께 수면 유도 물질인 '세로토닌' 의 변환을 촉진시킨다. 마그네슘이 결핍되면 불면 증상이 나타 난다.
트립토판		멜라토닌은 뇌에서 수면을 유도하는 호르몬인데 이 는 세로토닌이라는 호르몬이 변하여 만들어진다. 이 세로토닌은 '트립토판' 이라는 필수아미노산으로부 터 만들어지는데 필수아미노산은 체내에서 합성이 불가능하므로 반드시 음식물로부터 섭취하여야 한 다. 트립토판의 섭취가 부족하게 되면 결국 세로토닌 의 합성이 부족하게 되고 다시 멜라토닌의 합성이 부 족하게 되어 정상적인 수면을 유도하기 어렵게 된다.
도움되는 성분		
비타민B군		비타민B군은 신경의 정상적인 기능 유지에 중요하다.
비타민B3		트립토판 대사에 관여하여 진정 효과를 가져다준다.
비타민B5		비타민B5는 스트레스에 대한 방어력을 높여주어 스 트레스로 인한 불면증에 효과가 있다. 비타민B5가

성분	권장량	작용
		결핍되면 불면증 증상이 나타난다.
비타민B6		비타민B6는 비타민B군인 나이아신, 미네랄인 마그네슘, 필수아미노산인 트립토판과 함께 최면, 정신 안정 작용을 하는 신경 전달 물질인 세로토닌을 만드는 데 작용한다. 그래서 B6가 결핍되면 신경 과민이나 불면증을 초래한다. B1, B5 등 다른 B군들도 신경의 작용에 관여하고 있다.
엽산		엽산이 부족하면 다리의 근육이 피곤해지고 통증을 일으켜 잠을 쉽게 이루지 못하게 되므로 엽산의 보충이 도움이 된다.
이노시톨		정신적으로 차분하게 하여주며 불면증을 일으키는 불안, 우울 감정 등을 조절해주므로 도움이 된다.
식물 섬유		식물 섬유는 에너지원은 아니지만 간접적으로 영양소의 공급에 한 역할을 담당한다. 장내 세균의 영양원으로 장내 세균은 식물 섬유를 섭취하여 번식하고, 비타민B군의 합성에 작용한다. 식물 섬유의 섭취로 장내 세균의 상태를 좋게 하면 B군이 결핍되는 것을 막을 수 있고 불면증도 예방할 수 있다.
비타민C		장기간의 스트레스가 이어지게 되면 신경이 예민해지고 마음의 상태가 안정이 되질 않아 정상적인 수면을 취하기가 어렵게 된다. 이때 항스트레스 비타민인 비타민C가 도움이 된다.
비타민P(바이오 플라보노이드)		비타민C의 산화를 막아 비타민C의 효과를 높여 준다.
비타민E		다리 근육 등의 반복적인 저림이나 떨림을 방지시켜 주므로 불면증 해소에 도움이 된다.
불면증에 도움되는 약용		식물대추, 원지, 백자인, 골무꽃, 쥐오줌뿔 뿌리 등

불면증에 도움되는 사항

① 수면을 방해하는 음식 : 티라민이 함유된 음식(카페인, 알코올, 사탕, 담배, 치즈, 소금에 절인 양배추, 포도주, 베이컨, 햄, 소시지, 가지, 감자, 시금치, 토마토 등)은 중추 신경 흥분제인 노르에피네프린의 합성을 촉진시켜 수면을 방해할 수 있다.

② 수면에 도움이 되는 음식 : 칠면조, 바나나, 무화과, 대추야자열매, 요거트, 참치, 땅콩버터, 곡류 크래커, 자몽 등

③ 아연이나 구리의 결핍은 불면증을 유발할 수 있다.

VI 신경계

1. 신경계란?

신체의 주요 조절 체계이며, 의사 소통 체계이다. 모든 생각, 동작, 감정은 신경계의 활동을 반영한다. 내분비계와 함께 신경계는 신체의 항상성을 조절하고 유지하는 책임이 있다. 그 중 신경계는 훨씬 작용이 빠르며 복잡하다. 신경계의 세포들은 빠른 전기적 신호로 의사소통을 하고, 보통 즉각적인 반응을 일으킨다. 반대로 내분비계는 혈중 호르몬 농도를 높여 좀 더 천천히 지연된 반응을 나타낸다.

2. 신경계의 분류

인체의 신경계는 크게 중추 신경계와 말초 신경계로 나뉜다.

(1) 중추 신경계

중추 신경계는 뇌와 등쪽 전체를 차지하고 있는 척수로 구성된다. 중추 신경계는 신경계의 명령 중추이며 통합체이다. 이것은 제내·외에서 들어오는 감각 정보를 해석하고 과거의 경험과 현재 상태에 근거하여 반응을 나타내도록 지시한다.

(2) 말초 신경계

중추 신경계 이외의 신경계 부분을 말초 신경계라 하며 주로 뇌와 척수로부터 뻗어 나오는 신경들로 구성된다. 이는 다시 체성 신경계와 자율 신경계로 나누어진다.

1) 체성 신경계

중추 신경계로부터 골격근으로 명령을 전달하는 체성 운동 신경 섬유로 구성되어 있다. 또한 골격근은 우리가 의식적으로 조절할 수 있기 때문에 수의적 신경계라고 말한다.

2) 자율 신경계

자율 신경계는 평활근, 심근, 분비선의 활동을 조절하는 내장성 운동 신경 섬유로 구성되어 있다. 자율 신경계는 교감신경계와 부교감 신경계로 나뉜다. 이 두 신경 체계는 서로 반대되는 작용을 한다. 교감신경계가 흥분되면 부교감신경계는 억제되고, 교감신경계가 억제되면 부교감신경계는 흥분된다.

3. 신경 조직

신경 조직은 보통 두 개의 주요 세포 형태로 나눌 수 있는데, 전기적 신호를 전달하는 흥분성 신경 세포인 뉴런과 뉴런을 둘러싸고 지지해 주는 더 작은 세포인 지지 세포이다.

(1) 뉴런

1) 정의

뉴런은 신경 세포로서 신경계의 구조적 기본 단위이다. 뉴런은 신경 흥분을 전달하여 신체의 한 부분에서 다른 부분으로 메시지를 전하는 고도로 분화된 세포이다.

2) 특징

· 수명이 매우 길다. 뉴런은 전 생애 동안 적절한 기능을 수행하며 생존할 수 있다.

· 무사분열(염색체나 방추 등이 형성되지 않고 바로 둘로 나뉘는 분열 방식)한다. 뉴런은 신경계의 의사 소통의 연결고리로서 역할하는데 유사 분열 시에는 이런 기능을 소실하게 된다.

· 대사율이 높아서 산소와 포도당이 지속적으로 풍부하게 공급되어야 한다. 뉴런은 산소 공급이 몇 분만 중단되어도 살 수 없다.

· 하나의 세포체와 거기에서 돌출되는 하나 또는 그 이상의 가느다란 돌기를 가지고 있다.

· 대부분의 뉴런들은 공통적으로 세 가지 기능적 구성 요소를 가지고 있다. 정보를 받는 수용 영역, 활동 전압(신경 세포에서 흥분을 전달하기 위해 필요한 전압의 크기) 을 발생시키고 전달하는 전도 영역, 신경 전달 물질을 방출하는 분비 영역을 가지고 있다.

3) 구성

① 신경 세포체

세포체는 과립성 세포질에 의해 둘러싸여 있는 올빼미 눈같이 생긴 핵소체가 있는 크고 동그란 형태의 핵으로 구성된다. 직경이 5~140㎛* 정도 된다. 세포체는 뉴런의 생합성 중추이며 중심 소체를 제외한 세포 기간들을 모두 포함하고 있다. 중심소체가 없다는 것은 대부분의 뉴런이 무사 분열하는 특성을 반영한 것이다. 대부분의 뉴런에서 세포체의 세포막은 다른 뉴런으로부터 정보를 받아들이는 수용면으로 작용한다. 중추 신경계에서 세포체가 여러 개 뭉쳐 있는 것을 핵이라 하고 말초 신경계에서 세포체가 보다 적게 모여 있는 것을 신경절이라 한다.

② 신경 돌기

모든 뉴런의 세포체로부터 세포체의 일부가 돌출되어 나오는 것을 신경 돌기라 한다. 뇌와 척수에는 신경 세포체와 돌기가 모두 있는 반면 말초 신경계는 대부분 신경 돌기로만 구성되어 있다. 이런 신경 돌기들의 다발을 중추 신경계에서는 신경로, 말초 신경계에서는 신경이라고 한다. 신경 돌기는 수상 돌기와 축삭, 두 가지가 있으며 구조와 기능이 서로 다르다. 보통 신경 돌기를 설명할 때는 대표적으로 운동 뉴런의 예를 사용하나 실제로는 여러 종류의 중추 뉴런과 감각 뉴런이 있으며 이들은 운동 뉴런과 상당히 다르다.

a. 수상 돌기

운동 뉴런의 수상 돌기들은 짧고 끝이 가늘며, 가지들이 산만하게 뻗어 있다. 운동 뉴런에는 세포체에 수백 개의 수상 돌기들이 나와 있다. 실질적으로 수상 돌기 내에서도 세포체에 있는 모든 세포 기관들을 찾아볼 수 있다. 수용 영역으로 작용하는 수상 돌기는 다른 뉴런으로부터 오는 신호들을 수용하는 거대한 면적을 제공하며 미세

---

* ㎛(마이크로미터) : 1m의 백만분의 1

한 수상 돌기들에 의해서 정보수집이 고도로 분화되어 있다. 수상 돌기극이라는 가시 같은 부속물은 다른 뉴런들과 시냅스(한뉴런과 두 번째 세포 사이의 기능적 연결 부위)를 이루는 지점이다. 수상 돌기들은 세포체로 전기적 신호를 전달하나 이 전기적 신호는 활동 전압과는 다른 국소 전압이라는 단거리 신호이다.

  * 국소 전압은 전류의 크기가 작아져 전체에 퍼지지 못하고 주위에만 퍼지나 전체로 퍼트릴 수 있는 활동 전압을 만드는 기초가 된다.

b. 축삭

각각의 뉴런은 하나의 축삭을 가지고 있다. 축삭은 축삭 원추라는 세포체의 원추로부터 시작한다. 어떤 뉴런에서는 축삭이 거의 없으나, 다른 뉴런에서는 뉴런의 전체 길이에 가깝게 긴 축삭이 있다. 예를 들면, 엄지발가락의 골격근을 지배하는 운동 뉴런의 축삭은 요추 부분부터 발까지 뻗어 있어 길이가 1m 이상이며, 우리 몸에서 가장 긴 세포로 알려져 있다. 긴 축삭은 신경 섬유로 불린다. 축삭의 직경은 뉴런마다 다르며, 가장 굵은 직경의 축삭이 가장 빠르게 흥분을 전달한다. 각 뉴런이 하나의 축삭을 가지고 있지만 때로는 축삭의 길이에 따라서 가지를 내기도 한다. 기능적으로 축삭은 흥분 전달의 통로로서 기능하는데 세포체에서 발생된 신경 흥분은 축삭 원추와 축삭의 결합 부분에서 발생되며 축삭을 따라서 축삭의 끝부분인 축삭 종말로 전도된다. 이들 종말들은 뉴런의 분비적 구성 요소로 흥분이 축삭 종말에 도달했을 때, 소포라는 신경 전달 물질 저장 주머니에 저장되어 있던 신경 전달 물질들은 그 종류에 따라 축삭에 가까이 위치하고 있는 뉴런이나 효과기 세포들에 분비되어 뉴런이나 효과기 세포들을 흥분, 또는 억제시킨다.

4) 분류

뉴런은 구조와 기능에 따라 분류할 수 있으나 대부분 기능적으로 분류한다.

① 구조적 분류

뉴런은 세포체에서 뻗어난 돌기의 수에 따라 다극성, 양극성, 단극성의 3종류로 나누어진다.

a. 다극성 뉴런

다극성 뉴런은 3개 이상의 돌기를 가지고 있다. 중추 신경계 뉴런의 대부분을 차지한다. 전형적으로 수많은 가지의 수상 돌기와 하나의 축삭을 가지고 있지만, 몇몇의 다극성 뉴런들은 축삭 없이 수상 돌기만 가지고 있기도 하다.

b. 양극성 뉴런

두 개의 돌기를 가지고 있으며 세포체로부터 서로 반대쪽으로 뻗어나가 하나는 수상 돌기 또 하나는 축삭이 된다. 양극성 뉴런은 성인에서는 드물다. 이들은 특별한 감각 기관에서만 볼 수 있으며 수용 세포로 활동한다. 눈의 망막과 후각 점막에서 찾아볼 수 있다.

c. 단극성 뉴런

단극성 뉴런은 하나의 돌기만을 가지고 있다. 그러나 이들은 매우 짧은 T자 모양으로 근위 돌기와 원위 돌기로 갈라져 있다. 감각 수용체와 연결되어 있는 원위 돌기를 보통 말초 돌기라고 하며 반대로 중추 신경계로 들어가는 돌기를 중심 돌기라고 한다. 단극성 뉴런은 원래 양극성 뉴런으로부터 기원하기 때문에 좀 더 정확히 말하면 가성 단극성 뉴런이다. 단극성 뉴런은 주로 말초 신경계의 신경절에서 발견되며 감각 뉴런으로 활동한다.

② 기능적 분류

기능적 분류는 신경 흥분을 전도하는 방향에 따라 뉴런을 분류하는 방법으로 감각 뉴런, 운동 뉴런, 연합 뉴런의 3종류가 있다.

a. 감각 뉴런

피부 또는 내장 기관의 감각 수용체로부터 중추 신경계로 흥분을 전달하는 뉴런들을 감각 뉴런 또는 구심성 뉴런이라 한다. 예를 들어 무엇을 만지고 그에 대한 감각을 느낄 때 만진 감각은 신경을 타고 뇌로 '모양이 이러이러 하구나' 라고 느끼게 되는 것이다. 신체의 감각기로부터 뇌로 모인다고 해서 구심성 뉴런이라고 한다. 특수 감각 기관에 있는 몇몇 양극성 뉴런을 제외하고 실제로 신체의 모든 감각 뉴런은 단극성 뉴런이다.

b. 운동 뉴런

뇌의 중추 신경으로부터 신체 말단에 위치한 효과기(근육, 선)로 흥분을 전달하는 뉴런을 운동 뉴런 또는 원심성 뉴런이라 한다. 예를 들어 팔을 움직이고 싶을 때 그 명령은 뇌에서 시작하여 신경을 타고 근육에 닿게 되고 이로써 근육이 움직이게 된다.

뇌에서 퍼져 전신으로 퍼진다 해서 원심성 뉴런이라고 한다. 운동 뉴런은 자율 신경계의 몇몇 뉴런을 제외하고는 다극성 뉴런이며, 세포체는 중추 신경계에 위치하고 있다. 모든 운동 뉴런은 그들의 효과기 세포들과 시냅스를 형성하는데, 체성 운동 뉴런과 골격근 사이의 신경-근 접합이 바로 그것이다.

c. 연합 뉴런

연합 뉴런 또는 중간 뉴런은 신경로에서 운동 뉴런과 감각 뉴런 사이에 위치하고 있거나 중추 신경에서 복잡한 중추 신경 경로를 형성하여 셔틀버스 역할을 한다. 연합 뉴런은 대부분 다극성이며, 중추 신경계 내에만 있다. 연합 뉴런들은 크기와 섬유의 가지치기 형태가 다르다.

(2) 지지 세포

1) 정의

뉴런을 둘러싸고 지지해주는 더 작은 세포로서 6가지 형태가 있다. 이들 중 4가지 형태는 중추 신경에 있고 나머지 2종류는 말초 신경에 있다.

2) 기능

각 지지 세포는 특유의 기능을 가지고 있으며 일반적으로 뉴런의 지지적 발판을 제공한다. 지지세포들은 가까이 있는 뉴런들의 전기적 활동들이 서로 방해되지 않도록 뉴런들을 분리하고 격리시킨다. 나머지 지지세포들은 뉴런의 성장과 기능을 증진시키는 뉴런성장물질을 생산한다.

3) 종류

① 중추 신경계의 지지 세포

중추 신경계에 있는 지지 세포들을 총괄하여 신경교 세포 또는 교 세포라고 한다. 대부분의 신경교 세포는 뉴런처럼 가지 돌기와 중심 세포체가 있다. 신경교 세포는 크기가 뉴런보다 더 작고, 핵이 더 어둡게 염색되므로 뉴런과 구별된다. 이들은 중추 신경계에서 뉴런보다 수적으로 많으며(9:1), 뇌질량의 약 반 정도를 차지한다.

a. 성상세포

별 모양의 성상 세포는 중추 신경계에서 가장 많은 신경교 세포이다. 수많은 돌기들이 뉴런과 모세혈관에 부착되어 있어, 뉴런을 지지하고, 뉴런들이 영양 공급원인 모세혈관에서 떨어지지 않도록 고정시킨다. 성상 세포는 모세혈관과 뉴런 사이에서 물질 교환이 이루어지도록 하며, 피부 표피의 랑게르한스 세포처럼 면역 반응에서 항원 표출 세포로서 기능한다. 성상 세포는 세포외 유동액으로부터 칼륨 이온을 흡수한다. 칼륨이온이 신경 자극 생성 과정 중 활동성 뉴런에서 방출되기 때문에 성상 세포의 이러한 작용은 뉴런을 위해 적절한 이온 환경을 유지하는데 중요하다. 성상 세포는 또한 뉴런의 축삭 종말로부터 방출된 신경 전달 물질을 흡수한다. 예를 들어 신경 전달 물질 글루탐산은 성상 세포에 흡수되어 글루타민으로 전환된다. 그 다음 글루타민은 성상 세포로부터 방출되고 신경 전달 물질을 재생산하는데 이용된다. 중추 신경계의 모세혈관을 둘러싸는 성상 세포의 끝부분인 종족에는 포도당 수송 운반체가 풍부하며 이것은 모세혈관에 붙어있는데 혈액으로부터 포도당을 흡수하여 성상 세포로 운반한다. 성상 세포에서 포도당은 젖산으로 전환되고 젖산은 뉴런에서 흡수되어

ATP 생성에 쓰인다.

b. 미세교세포

가시같이 생긴 긴 돌기들이 나와 있는 작은 타원형의 세포들이다 이들은 대식 세포의 특이한 형태로서 죽은 신경 조직들과 외부에서 침투한 미생물을 탐식하는 기능을 한다.

c. 뇌실막세포

모양이 편명 세포에서 원주 세포까지 다양하며 대부분 섬모가 있다. 이들은 뇌와 척수의 뇌실에 위치하며 이들 뇌실을 채우고 있는 뇌척수액과 중추 신경 세포들을 둘러싸고 있는 조직액 사이에서 투과성막을 형성하고 있다. 이들 섬모는 뇌와 척수의 충격을 완화시켜주는 뇌척수액의 순환을 돕는다.

d. 희돌기교세포

희돌기교세포는 가지가 적다는 의미에서 지어진 이름으로 실제 성상 세포보다 가지가 적다. 이 희돌기교세포들은 중추 신경에서 축삭의 주위를 에워싸고 있으며, 축삭을 둘둘 감아 수초(신경 섬유 주위를 둘러싸고 있는 피막)를 형성한다.

② 말초 신경계의 지지 세포

말초 신경계에는 위성 세포와 슈반 세포 두 종류의 지지 세포들이 있다. 이들은 세포 모양이 아주 유사하여 주로 위치로 구별한다.

a. 위성 세포

위성 세포들은 말초신경의 신경절 내의 신경 세포체 주변을 둘러싸고 있으며 뉴런
의 화학적 환경을 조절하는 역할을 하는 것으로 추정하고 있다. 위성 세포라는 이름
은 세포 모양이 행성 주변을 도는 위성과 닮은 것으로부터 유래하였다.

b. 슈반 세포

말초 신경계의 모든 축삭은 슈반 세포로 둘러싸여 있다. 슈반 세포로 둘러싸여져서
안에 수초를 형성하게 된다.

4. 신경의 생리

(1) 신경 세포에서의 신경 전달

어떠한 자극이 일어나면 그 자극은 신경을 타고 가야만 반응이 일어날 수 있다. 뉴
런이 어떠한 원인에 의하여 적절하게 자극되면 뉴런에 전기적 흥분이 발생하고 이는
축삭을 따라서 전도된다. 그 후에 접해있는 다음 뉴런이나 효과기 세포로 전달되어야
결국 반응이 일어나게 되는 것이다. 어떻게 흥분이 전달되는가는 전기적인 현상으로
일어나게 된다. 인체에서의 전기적인 활동은 물을 매개로 일어나며 이는 세포막을 경
계로 세포 내와 세포 외의 양이온과 음이온의 전압차에 의하여 일어난다.

모든 세포에는 세포 내와 세포 외를 경계로 일정한 전압을 형성하고 있다. 보통 세
포 내와 세포 밖에는 +이온과 −이온을 가진 전해질들이 일정한 비율로 존재하는데
세포 밖에는 나트륨이온(+)이 가장 많고 세포 내에는 칼륨(+)이온이 가장 많다. 이 두
이온이 전압차에 가장 영향을 크게 미치는게 전해질이다. 평소 나트륨은 세포막에 대

하여 약간의 투과성이 있으나 칼륨은 투과성이 높아 나트륨이 세포 내로 들어가는 것보다 칼륨이 세포 밖으로 나오는 것이 더 쉽다. 그 결과 세포 내보다 세포 밖으로 확산되는 양이온이 더 많게 되고, 세포 내는 음전하를 띠게 된다. 또한 세포막에 있는 나트륨-칼륨펌프라는 이온 통로에 의해서 마무리 조절이 되는데 이 펌프의 작용으로 세포 밖의 두 개의 칼륨이 세포내로 이동하고 세 개의 나트륨이 세포 밖으로 이동하게 되어 세포 밖과 세포 내의 이온의 농도는 같아지지 않는다. 안정 시에 세포 밖은 +이온을 띠고 세포내는 −이온을 띤다. 그런데 세포가 어떠한 원인으로 자극을 받게 되면 이러한 이온들의 분포가 변하고 이로 인해 전압차가 변하고 이러한 변화가 주위로 퍼져나가면서 자극이 세포의 시작부위에서 끝부분으로 퍼져나가는 것이다. 결국 뉴런도 세포이므로 자극으로 인해 세포 내와 세포 외의 양이온과 음이온의 전압차의 변화로 신경의 전달이 일어나게 된다.

374

1) 세포막의 관문

위에서 자극으로 인해 이온의 변화가 생긴다고 하였는데 이것은 이온들이 세포막에 있는 구멍을 통하여 세포 내로 들어가기도 하고 세포 밖으로 나가기도 함으로써 이온의 변화가 생기고 결국 전압차가 생기게 되는 것이다. 이 곳을 들락날락 하는 이온은 주로 칼륨과 나트륨 이온들이다. 이들의 많고 적음에 따라 전압차가 달라지게 된다. 세포막에는 막성 단백질이 있어 여러 가지 이온 통로들을 형성한다. 이들 통로 중 어떤 것은 수동형으로 항상 열려 있다. 또 어떤 것은 능동형으로 관문이 있는 통로이다. 이온 통로는 보통 1~2개의 단백질 분자로 된 관문을 가지고 있으며 이 관문들은 신호에 따라 통로를 열거나 닫기 위해 모양을 변화시킬 수 있다. 세포막의 관문은 보통 2가지가 있다. 화학적 관문 통로와 전압 의존성 통로가 있는데, 화학적 관문 통로는 전달 물질 관문 통로로서 통로의 수용체에 특정한 신경전달 물질이 결합되면 통로의 문이 열리게 된다. 전압-의존성 통로는 막전압의 변화에 따라 열리고 닫힌다. 화학적 관문 이온 통로가 열리면 나트륨, 칼륨이 동시에 이동하는 반면 전압 의존성 통로는 나트륨 통로, 칼륨 통로가 따로 있어 이온의 종류에 따라 선택적으로 통과시킨다. 관문 이온 통로의 문이 열렸을 때 이온들은 전기-화학적 경사에 따라 막을 통과하며 재빨리 확산한다. 그리고 막을 통과하여 전류와 전압 변화를 일으키게 된다.

뉴런은 축삭 원추에서 전기적 흥분이 발생되어 축삭을 타고 축삭의 끝부분으로 전달된다. 여기서 축삭 끝부분까지 가는 경로는 전압 의존성 통로를 거친다. 즉 길게 늘어져 있는 축삭은 시작 부분에서 끝 부분까지 무수히 많은 전압 의존성 통로가 있어서 자극이 주어지면 시작부분에서부터 칼륨과 나트륨 이온이 들락날락거리고 전압차가 생기며 그 다음 통로로 이어지게 되어 결국 축삭의 끝부분인 종말까지 신호가 이어지게 되는 것이다. 축삭의 끝 부분인 종말로 신호가 전달되면 다음 뉴런이나 효과기 세포(근육, 피부, 분비선)로 신호가 전달되어야 하는데 이때에는 화학적 관문 통로를 이용하게 된다.

종말에서는 신경 전달 물질이 분비되는데 이때 칼슘은 분비 촉진을 도와준다. 신경 전달 물질이 분비되면 다음 뉴런이나 효과기 세포의 신경 전달 물질 수용체에 결합하게 된다. 다음 뉴런이나 효과기 세포의 화학적 관문 통로가 개방되어 이온의 변화가 생기고 전압차가 생기게 되어 자극이 전달되는 것이다.

종합하면 축삭의 시작 부위에서 끝 부분으로 전압 의존성 통로를 통해 신호가 전달되고 끝 부분(축삭 종말)에서 신경 전달 물질이 분비되고 다음 세포의 수용체에 결합하게 되면 화학적 관문 통로가 열리고 다음 세포에 이온의 변화가 생겨 신호가 전달되는 것이다.

2) 안정막 전압

세포 내와 세포 밖의 일정한 전압차가 있는데 안정 시에 신경 세포막의 전압을 안정막 전압이라 한다. 신경 세포 내의 안정막 전압은 뉴런의 종류에 따라 −40에서 −90mV*까지 다양하나 평균적으로 −70mV를 나타낸다. 세포막의 전압은 세포 내에 양이온이 많아지면 높아진다. 안정 시에는 세포 밖의 나트륨 이온이 세포 안으로 들어가는 것보다 세포 안의 칼륨이 밖으로 나오려 는 성질이 강한데 다시 세포 밖의 두 개의 칼륨을 세포 내로 이동시키는 동안 세 개의 나트륨을 세포 밖으로 이동시키는 나트륨-칼륨펌프의 작용으로 세포 밖과 세포 내의 이온의 농도는 같아지지 않는다. 이 펌프의 작용으로 안정막 전압을 유지하게 된다. 나트륨-칼륨펌프는 위에서 말한 전압 조절성 관문이나 화학적 관문 통로와는 별개의 것으로 세포막에 존재하는데 결국 이 통로의 미세 조절로 인해 세포막의 전압차가 마무리 조절된다.

3) 전압의 변화로 인한 신호 전달 작용

뉴런이 어떠한 원인에 의해 자극되면 세포 내·외의 이온의 변화로 인해 세포막의 전압이 변하는데, 이때 두 가지 형태의 신호가 발생된다. 이 형태에 따라 신호가 처음부터 끝까지 전달되는가 중간까지만 전달되는가 하는 문제이다. 짧은 거리에 신호를 보내는 국소 전압과 장거리에 신호를 보내는 활동 전압이 그것이다.

---

* mV : 밀리볼트. 전압의 단위.

① 국소 전압

뉴런이 자극되어 축삭 원추에서 전기적 흥분이 발생되면 처음에는 국소 전압으로 발생한다. 이 국소 전압은 힘이 약해서 처음 부분부터 끝부분까지 신호를 전달하지 못한다. 국소 전압에 의해 막의 인접한 부분으로 전류가 흐르게 되면 그곳의 막전압도 변화된다. 그렇지만 전류의 흐름은 감소하게 되고 몇 mm 내에 소멸되어 버린다. 국소 전압은 아주 짧은 거리에서만 신호로서 활동할 수 있다. 결국 세포의 시작 부분에서 끝부분까지 신호가 전달되기 위해서는 강한 힘이 필요한데 그것이 활동 전압이다. 국소 전압은 장거리 신호인 활동 전압을 일으키는데 꼭 필요하다.

탈분극과 과분극

이온의 변화로 인해서 세포막 전압이 올라가는 것을 탈분극이라고 한다. 즉 -70에서 +방향으로 올라가는 것이다. 세포막의 전압이 +방향으로 바뀌어야만 활동 전압이 생겨서 신호가 전달될 수가 있다. 반대로 -방향으로 떨어지는 것을 과분극이라고 한다. 즉 -70에서 -방향으로 더 떨어지는 것이다. 과분극일 때는 신경의 흥분이 약해져 신경의 전도가 억제된다.

② 활동 전압

충분히 강한 자극이 주어지면 국소 전압에서 활동 진압이 생성되어 전체로 신호가 전달된다. 활동 전압은 약 100mV(-70 - +30)의 전압의 변화이다. 즉 안정막 전압인 -70mV에서 이온의 변화로 세포막의 전압이 점점 높아져서(탈분극되어) +30mV까지 올라가면 강한 활동 전압이 발생한다. 활동 전압은 빠른 시간 내에 완료되며 국소 전압과는 다르게 길이에 따라 강도가 감소되지 않는다. 활동 전압의 발생과 전달은 골격근 세포와 비슷하게 일어난다. 뉴런에서는 활동 전압을 신경 흥분이라 하고 적당한 자극이 주어졌을 때만 신경 흥분을 전달한다. 자극이 주어지면 축삭에 있는 전압 조절성 관문 통로가 열리고 뉴런막의 투과성이 변화된다. 축삭만이 활동 전압을 발생시킬 수 있는데 뉴런의 축삭 원추에서 국소 전압이 활동 전압으로 바뀐다.

a. 활동 전압의 전달

활동 전압이 일어나면 신경 흥분이 시작된 곳으로부터 축삭의 말단을 향하여 인접한 막부분을 탈분극시키는 국소 전류가 흐르게 된다. 도미노 현상처럼 일정한 속도로 축삭을 따라 지속적으로 전달되는데 이를 '자가 전달 과정' 이라고 한다.

b. 활동 전압과 역치

탈분극이 일어난다고 해서 항상 활동 전압을 발생시키는 것은 아니다. 탈분극은 축삭이 흥분할 만한 역치에 도달해야 한다. 역치란 칼륨에 의해 생기는 외향 전류와 나트륨에 의해 생기는 내향 전류가 정확하게 같아질 때의 막전압을 말한다. 역치는 보통 안정 시 전압보다 15-20mV 정도 탈분극되었을 때 유도된다. 국소적 탈분극은 국소 전압을 유발시키며 그 크기는 자극의 강도에 따라 증가한다. 역치하 자극은 역치보다 낮은 탈분극을 일으키고, 이때는 활동 전압이 생기지 않는다. 반면, 강한 자극은 막 전압이 역치 전압을 넘어서도록 탈분극을 일으키고 활동 전압을 발생시킨다.

4) 축삭의 전도 속도

뉴런의 전도 속도는 매우 다양하다. 흥분 전파의 속도는 크게 축삭의 직경과 수초화 정도의 두 가지 요인에 의해 결정된다.

① 축삭 직경의 영향

일반적으로 축삭의 직경이 클수록 더 빨리 흥분을 전도한다. 이것은 큰 축삭이 큰 단면적을 가지고 있어 저항이 적기 때문이다.

② 수초화 정도의 영향

축삭의 직경이 얇은 무수축삭에서는 활동 전압이 각각에 인접한 부분에서 발생되고, 천천히 전도된다. 그러나 수초에 의해 둘러싸이면 흥분이 전달되는 속도가 현저히 증가되는데 그 이유는 수초가 축삭에서 전하의 유출을 막는 절연체 역할을 하기 때문이다.

(2) 시냅스

시냅스는 한 뉴런과 두 번째 세포 사이의 기능적 연결부이다. 즉 하나의 뉴런 끝 부분이 다른 세포와 연결되는 부분을 말한다. 중추 신경계에서 두 번째 세포는 뉴런이 된다. 뉴런이 뉴런과 이어지는 것이다. 그러나 말초 신경계에서 두 번째 세포는 뉴런이나 근육 및 분비선 등의 효과기 세포가 된다. 대부분의 시냅스는 한 뉴런의 축삭 종말과 다른 뉴런의 수상 돌기나 세포체와의 사이에서 발생하고 각각 축삭-수상돌기 시냅스, 축삭-세포체 시냅스라고 한다. 드물게는 수상 돌기들 사이에서 또는 수상 돌기와 세포체 사이에서, 축삭들 사이에서 발생하기도 한다. 시냅스 쪽으로 흥분을 전달하는 뉴런을 시냅스 전 뉴런이라 하고, 시냅스에 의해 연결되는 다음 뉴런을 시냅스 후 뉴런이라 한다. 시냅스 전 뉴런은 정보를 보내고, 시냅스 후 뉴런은 정보를 받아들인다. 보통 대부분의 뉴런들은 시냅스 전 뉴런과 시냅스 후 뉴런의 두 가지 기능을 다 하고 있다. 각각의 뉴런에는 시냅스를 형성할 수 있는 수천 개의 축삭 종말이 있다. 신체의 말초 부위에서는 시냅스 후 세포가 주로 근육이나 분비선이다. 뉴런과 근육 세포 사이의 시냅스는 특별히 신경-근접합이라 부른다. 뉴런들과 분비선 세포 사이의 시냅스는 신경-선 접합이라 한다.

1) 시냅스의 종류

한 뉴런과 그 다음 세포 사이의 기능적 연결 부위 방식에는 두 가지 방식이 있다. 전기적 시냅스와 화학적 시냅스가 있다.

① 전기적 시냅스

뉴런과 다음 뉴런 사이가 전기적으로 연결되는 방법이다. 전기적 시냅스는 포유류의 신경계에는 거의 없지만 뇌간, 망막, 대뇌피질 등에서 드물게 발견할 수 있다. 이는 간극 접합이라는 특수한 연결 방식으로 전달되는데 이 간극 접합은 세포 사이의 간격이 약 2nm로 짧아서 신호를 빨리 전달할 수 있다. 간극 접합은 이온과 분자들이 한 세포에서 다음 세포로 통과하는 채널로써, 뉴런을 서로 연결시켜주는 단백질 통로가 있어, 이온들이 한 뉴런에서 다른 뉴런으로 직접 이동할 수 있도록 한다. 두 세포가 전기적으로 연관되려면 그 크기가 동일해야 하고 전기 저항이 낮은 부위와 접촉되어야

---

* nm(나노미터) : 1m의 10억분의 1

한다. 이러한 조건하에서 신경 자극은 간섭 없이 한 세포로부터 다음 세포에 재생될 수 있다. 전기적 시냅스는 배아기의 신경 조직에 많아 신경 발달 초기에 존재하지만 대부분의 전기적 시냅스는 신경계 발달이 계속됨에 따라 화학적 시냅스로 대치된다. 또한 전기적 시냅스는 비 신경 조직인 심근과 약간의 평활근에 존재하며 그곳에서 다량의 근세포의 흥분과 수축이 일어나도록 한다. 또한 간극 접합은 또한 신경교 세포 사이에서도 관찰되며 세포 사이의 정보 분자들을 통과시키는 채널 역할을 한다.

② 화학적 시냅스

포유류의 신경계에 있는 대부분의 시냅스는 화학적 시냅스이다. 신경계의 대다수 시냅스를 통한 신경 자극 전달은 한쪽 방향이고 시냅스 전 축삭 종말로부터 방출된 화학 신경 전달 물질에 의해 일어난다. 이 방식은 화학적 관문 통로를 통한 신호 전달 방법이다. 전형적인 화학적 시냅스는 두 부분으로 구성되어 있다. 시냅스 전 뉴런의 둥근 꼭지 모양으로 생긴 축삭 종말 부분으로, 여기에는 수천 개의 신경 전달 물질을 포함하고 있는 시냅스성 소포라 불리는 작은 주머니들이 많이 있다. 시냅스 후 뉴런의 수상 돌기막이나 세포체에 있는 수용체 부분으로 여러 형태의 신경 전달 물질 수용체가 있다. 시냅스 전과 시냅스 후 막은 시냅스 간격에 의해 항상 분리되어 있는데 그 간격은 약 200nm 정도이고, 액체로 가득 차 있다.

〈화학적 시냅스를 통한 신경 전달 경로〉

신경 흥분이 축삭 종말에 도달하면 신경 전달 물질의 분비가 시작된다. 신경 전달 물질은 시냅스 간격을 가로질러 시냅스 후 세포막에 있는 수용체와 결합하여 시냅스 후 세포막의 투과성을 변화시킨다.

· 신경 흥분이 축삭 종말에 도달했을 때, 축삭 종말에 있는 전압 조절성 칼슘 통로가 열린다. 열리면 세포 외액으로부터 종말 부위로 칼슘이 몰려 들어온다. 이 칼슘은 시냅스 소포와 원형질막의 융합을 촉진시켜서 신경 전달 물질의 방출을 돕는다.

· 칼슘의 작용으로 신경 전달 물질이 이 촉삭 종말로부터 방출된다. 촉진 작용을 한 칼슘은 미토콘드리아 내로 흡수되거나 세포막에 위치한 칼슘 펌프에 의해 밖으로 배출되어 재빨리 제거된다.

· 방출된 신경 전달 물질이 시냅스 후 수용체에 결합한다. 수용체는 단백질로 되어 있는데 수용체는 신경 전달 물질에 대해 고도의 특이성을 가지고 있다.

· 수용체 단백질들의 모양이 변하게 되고 이온 통로가 열린다. 이때 생긴 전류의 흐름으로 인해 막 전압의 국소적 변화가 일어난다. 열리는 이온 통로의 형태에 따라 시냅스 후 뉴런이 흥분되거나 억제된다. 각각의 신경 흥분들이 시냅스 전 종말에 도달하는 동안 많은 소포들이 시냅스 간격 내로 비워지게 된다. 종말에 도달하는 흥분의 빈도가 더 높을수록 더 많은 수의 시냅스성 소포들이 막에 융합되어 그 내용물들을 분비하므로 시냅스 후 세포에 더 큰 효과를 나타내게 된다.

2) 시냅스 후 전압의 변화

시냅스 후 뉴런에 신경 전달 물질이 분비되면 이온 통로가 열려서 전압이 일어나는데 화학적 시냅스는 전압 조절성 이온 통로와는 달리 막 전압의 변화에 그리 민감하지 않다. 분비된 전달 물질의 총수와 신경 전달 물질이 분비된 지역에 머무는 시간에 따라 국소 전압이 발생한다. 화학적 시냅스는 시냅스 후 뉴런의 막 전압에 미치는 영

향이 억제성인지 흥분성인지에 따라 흥분성 시냅스 후 전압과 억제성 시냅스 후전압
으로 나누어진다.

① 흥분성 시냅스 후 전압

흥분성 시냅스에서 신경 전달 물질이 결합하게 되면 시냅스 후 막의 탈분극을 일으
킨다. 뉴런의 축삭에서는 전압 발생 시(전압 의존성 통로) 나트륨 통로가 먼저 열리고
후에 칼륨 통로가 열리는데, 흥분성 시냅스 후 막(화학적 관문 통로)에서는 한 형태의
이온 통로만이 열린다. 통로가 열리면 나트륨은 안으로 칼륨은 밖으로 동시에 확산된
다. 이때 탈분극이 일어나는데 시냅스 후 막은 활동 전압을 생성하거나 전달하지 않
고 흥분성 시냅스 후 전압이라는 국소 전압만 발생된다. 신경 세포에서 멀리까지 정
보를 전달하는 활동 전압은 축삭 부위에서만 생성된다. 흥분성 시냅스 후 전압의 기
능은 뉴런의 축삭 원추에서 활동 전압이 발생되도록 돕는 것이다. 각각의 시냅스 후
전압(국소전압)은 축삭 원추까지는 항상 전달되는데 이때 도달하는 전류가 축삭을 탈
분극시키기에 충분하면 축삭의 전압 관문 통로가 열리고 활동 전압이 발생된다.

② 억제성 시냅스 후 전압

흥분성 시냅스 후 전압이 흥분을 전달하는데 반해 억제성 시냅스에서는 신경 전달
물질이 시냅스 후 막에 결합하게 되면 시냅스 후 뉴런의 활동 전압 발생 능력이 감소
한다. 시냅스 후 막에 억제성 신경 전달 물질이 전달되면 후막의 칼륨 통로나 염소 통
로가 열려서 둘 모두의 투과성을 증가시켜 과분극을 일으킨다. 이때 나트륨의 투과성
은 영향 받지 않는다. 흥분이 전달되기 위해서는 세포 내로 나트륨 이온이 유입되어

세포 내 전압이 상승하여야 하는데 억제성 시냅스에서는 나트륨의 이동이 없고 칼륨이 세포 밖으로 이동하고 염소가 세포 내로 이동하여 막 전압을 저하시키고 흥분을 감소시킨다. 이러한 전압의 변화를 억제성 시냅스 후 전압이라고 한다.

(3) 신경 전달 물질

신경 전달 물질은 신경계의 '언어'라고 할 수 있다. 약 50 종류 이상의 화학 물질들이 신경전달 물질로 알려져 있거나 신경 전달 물질 후보자인 것으로 알려지고 있다. 화학 물질이 시냅스 신경 전달 물질로 인정되기 위해서는 몇 가지 기준에 부합되어야 한다.

시냅스 전 종말에 국한되어 존재해야만 하고, 뉴런이 적절히 자극되었을 때 분비되어야 한다. 어떤 신경 전달 물질들은 종말에서 국소적으로 생산되고 소포에 저장된다. 나머지 다른 것들은 세포체에서 만들어지고 소포 내에 담아 축삭 종말로 운반된다.

그것이 시냅스 후 막에 실험적으로 주어졌을 때, 본래의 신경 전달 물질처럼 이온흐름과 흥분성 시냅스 후 전압 또는 억제성 시냅스 후 전압을 발생시켜야 한다.

수용체와 결합 후 분해 또는 제거되어야 한다. 어떤 뉴런들은 한 종류의 신경 전달 물질만을 생산하고 방출하지만, 다른 뉴런들은 두 개나 그 이상의 신경 전달 물질을 만들고 그 중 하나 또는 모두를 방출한다.

1) 신경 전달 물질의 분류

신경 전달 물질들은 기능적, 화학적으로 분류된다.

① 화학적 분류

분자 구조에 따라 여러 가지 종류로 나눌 수 있다.

a. 아세틸콜린

아세틸콜린은 첫 번째로 밝혀진 신경 전달 물질이다. 아세틸콜린은 콜린아세틸트란스퍼라제라는 효소에 의해 합성되어 축삭 종말에 있는 시냅스 소포 내로 들어가게 된다. 아세트산이 조효소인 아세틸 코엔자임A를 형성하기 위해 코엔자임A와 결합하고 이어서 콜린과 결합한다. 결합 후 아세틸콜린이 생성되고 코엔자임은 유리된다. 아세틸콜린은 골격근을 흥분시키는 모든 뉴런과 자율 신경계의 일부 뉴런에서 방출된다. 중추 신경계에 있는 뉴런들 또한 대개 아세틸콜린을 방출한다. 아세틸콜린은 방출된 후 시냅스 후막에 위치한 수용체와 결합한 후 후막에 위치하는 아세틸콜린에스테라제라는 분해 효소에 의해 아세트산과 콜린으로 다시 분해된다. 유리된 콜린은 시냅스 전 종말로 재 흡수되어 아세틸콜린 합성에 다시 이용된다.

b. 모노아민

중추 신경계에서 다양한 화학 물질들이 신경 전달 물질로 작용한다. 예로 도파민, 노르에피네프린, 세로토닌과 같은 모노아민이 있다. 에피네프린, 노르에피네프린, 도파민들은 아미노산인 티로신으로부터 생성되는데 이 모노아민들을 카테콜아민이라고 한다. 에피네프린과 노르에피네프린은 호르몬으로도 작용한다. 모노아민 신경 전달 물질들은 시냅스 전 소포로부터 방출되어 시냅스 후 세포막의 특정 수용체 단백질과 결합한다. 결합 후 모노아민은 시냅스 전 종말로 재 흡수되고 시냅스 전 뉴런 말단에

서 모노아민 산화효소에 의해 분해되고 또 시냅스 후 뉴런에서는 카테콜 메틸기전이
효소에 의한 분해가 이루어진다.

c. 아미노산

신경전달물질 역할을 하는 아미노산으로는 GABA, 글라이신, 아스파테이트, 글루
타메이트가 있다. 이들 아미노산 신경 전달 물질들은 지금까지 중추 신경계에서만 발
견되었다.

d. 폴리펩티드

뇌 속에서 신경 전달 물질로 사용되는 폴리펩티드를 신경 펩티드라 한다. 신경 펩티
드는 아미노산들이 모여서 형성된다. sub-stance P라는 신경 펩티드는 중요한 통증
매개물이고 엔돌핀과 엔케팔린은 자연 마약제로 활동하며 스트레스 상황 하에서 통
증을 감소시킨다. 소마토스타닌, 콜레시스토키닌과 같은 신경 펩타이드는 비신경 조
직에서 생산되고 위장관에 넓게 퍼져 있다.

e. 기타

그 밖에도 ATP, 아산화질소(NO), 일산화탄소(CO) 등도 신경 전달 물질로 작용한
다. 세포성 에너지의 일반적인 형태인 ATP가 시냅스성 소포에 저장되어 있고 이들이
다른 신경 전달 물질을 합성하거나 재 흡수를 돕는다고 추측되고 있다. ATP는 글루
타메이트와 아세틸콜린처럼 어떤 수용체에 대해 빠른 흥분성 반응을 일으킨다. 독가
스인 아산화질소조차도 신경 전달 물질의 작용을 한다. 아산화질소가 과다하게 분비

되면 뇌졸중 환자에서 볼 수 있는 뇌손상이 일어난다.

② 기능적 분류

신경 전달 물질은 기능에 따라 크게 2가지 방법으로 분류할 수 있다. 효과에 따라 흥분성 대 억제성으로 분류할 수 있고 작용기전에 따라 직접 대 간접으로 분류할 수 있다.

a. 효과에 따른 분류

수용체의 형태에 따라서 흥분성과 억제성 또는 두 효과를 모두 나타내는 것으로 분류할 수 있다. GABA(감마아미노부티르산)와 글라이신은 보통 억제성이나 글루타메이트는 흥분성이다. 아세틸콜린과 노르에피네프린은 억제성 또는 흥분성을 나타내는 두 가지 형태의 수용체와 각각 결합한다. 아세틸콜린이 골격근의 신경-근접합부에서는 흥분성이고 심근에 분비될 때는 억제성이 된다.

효과에 따른 분류

구분	흥분성	억제성	흥분성 또는 억제성
아세틸콜린	골격근에서 흥분성		내장 효과기에서는 흥분성 또는 억제성
모노아민계열	도파민	세로토닌	노르에피네프린
아미노산계열	글루타메이트	GABA, 글라이신	
펩타이드계열	substance P, 뉴로키닌 A	엔돌핀, 디노르핀, 엔케팔린, 소마토스타틴	

b. 작용기전에 따른 분류

　이온 통로를 여는 신경 전달 물질들은 직접 작용하는 것으로 알려져 있다. 이들 신경 전달 물질들은 시냅스 후 세포의 막 전압을 변화시켜 빠른 반응을 일으키며, 아세틸콜린과 아미노산 신경 전달 물질들이 이에 속한다. 간접 작용을 나타낸, S 신경 전달 물질들은 호르몬의 작용기전과 유사하여 세포 내 이차 전령 분자를 통해 작용하며 더 지속적인 효과를 나타낸다. 모노아민과 펩티드가 이에 속한다.

i 신경증

1. 신경증이란?

신경증이란 흔히 노이로제라고 더 알려진 것으로 정신적 원인에 의해 일어나는 정신적 또는 신체적 증상을 일으키는 질병이다. 흔히 질병에서 보듯 신체의 구조, 장기, 신경학적 계통과 일치하는 병변은 볼 수가 없다. 그러나 대개 심리적인 이유에서 발생하는 불안을 바탕으로 발생하게 되는데 불안을 방어하는 형태에 따라서 표현되는 증상이 다르고 특이하다. 그래서 표현되어지는 병태나 방어하는 체계에 따라서 신경증의 이름이 달리 붙는다. 신경증의 특징은 환자가 현실 감각을 끝까지 갖고 있다는 점이다. 정신분열증이나 조울병 등의 정신병은 현실 감각이 없으며 사회 생활이 불가능하다. 그러나 노이로제는 직장 생활, 사회 활동이 가능하다.

신경증은 어느 연령에서나 발병하지만 대개 10대 후반에서 30대까지 호발하고 50대 이후는 대개 감소하는 추세를 보인다. 여성의 경우 40세 전후에서 남성보다 많이 발병하는 경향이 있다. 신경증 전반이 그렇듯이 사회·문화적 환경의 영향을 크게 받고 있는 추세라서 산업사회로 이행되면서 전반직인 증기 추세를 보이고 있다.

2. 신경증의 원인

신경증의 원인은 주로 심리적인 요인으로 인한 것이 대부분이다. 스트레스, 성격 장애, 뇌신경 전달 물질의 이상, 피로, 유전이나 체질과 같은 인자가 작용하여 생기는 것으로 보고 있다.

(1) 스트레스

자연 재해, 교통 사고, 사망, 파혼, 파산, 가정 불화, 인간 관계, 질투, 불만 등의 여러 가지의 스트레스가 해소되지 않고 쌓이게 되면 신경계의 균형이 깨지게 되고 결국 육체적, 정신적으로 문제가 생기게 된다.

(2) 성격 장애

같은 정도의 스트레스도 사람에 따라 더 많이 받고 혹은 덜 받는 경우가 있는데 이는 신경증의 발병 원인에 성격적인 부분이 관여하기 때문이다. 예를 들면 어려서 아버지가 알코올 중독자였던 딸은 결혼 후 남편이 술을 마시는 것에 대해 더 큰 스트레스를 받으며, 반대로 아버지가 '도박'을 많이 했던 딸은 남편이 도박하는 것에 더 큰 스트레스를 받게 된다. 또한 일반적으로 내성적인 성격, 완벽주의자, 양심적인 사람, 자존심이 강한 사람이 외향적이거나 비양심적인 사람에 비해 더 많은 스트레스를 받는 경향이 있다.

(3) 뇌신경 전달 물질의 이유 없는 변화에 기인한 신경증

계절성 우울병, 산후 우울병, 공황 장애, 폐경기 우울병 등과 같은 일부 신경증들은 이유 없이 뇌신경 전달 물질이 바뀌면서 발생하기도 한다.

(4) 기타

그 외에 피로, 유전적, 체질적 요인이 있다.

3. 신경증의 유형

(1) 불안 신경증

불안 신경증은 불안을 주증세로 하고 흔히 자율 신경계의 실조증을 동반하며 가끔 불안발작이 있는 신경증이다. 심한 불안 공포·심계 항진·흉부통·호흡 곤란·현기증·허약·졸도 등이 가장 흔한 증세이다. 이 신경증에서 불안은 현실적 특수 위험 상황 또는 대상과 관계없는 부유성(浮游性) 불안이 특징이며, 항상 예기 불안(불안이 또 나타나지 않을까 미리 불안해하고 두려워하는 증상)이 있다. 가장 간단한 형태의 신경증이다.

(2) 공포 신경증

공포 신경증은 현실적인 위험이 없는 것으로 알면서도 현실의 특수한 대상, 관념 및 상황에 대한 심한 공포가 특징인 신경증이다. 공포 신경증자는 자신의 공포 반응이 불합리함을 인식하고 있다. 공포의 대상에 따라 대인 공포·불결 공포·광장 공포·밀실 공포·동물 공포 등이 있다.

(3) 히스테리

모든 질병을 다 모방한다고 할 만큼 다채로운 신체 증세나 정신 증세를 나타낸다. 신체 증세로서는 운동 마비나 지각 장애가 주가 되고, 정신 증세는 흔히 스티그마 또는 스티그마타 라고 한다. 갈등이나 좌절 등과 같은 심인이 되는 체험을 예상시키는 현실 상황으로부터의 도피, 더욱이 감추어져 있던 무의식적인 원망의 충족이 증세 형성의 요인으로 되는 경우가 많다. 히스테리성 정신 증세로서는 의식 장애도 자주 나타난다. 자기를 항상 내세워 지나치게 자기 중심 주의를 중심으로 삼는 히스테리 성격과 히스테리 증세와는 반드시 늘 일치하는 것은 아니다.

(4) 강박 신경증

강박 신경증은 강박 관념과 강박 행위를 반복하고 지속하는 신경증이다. 강박 관념이란 원하지 않으면서도 저지할 수가 없어 지속적으로 반복하여 의식하는 고통스럽고 불합리한 관념, 영상 및 충동을 말하며, 강박 관념의 내용은 다양하고, 강박 관념을 일으키는 진정한 동기는 의식해서 견딜 수 없는 충동이나 소원으로서, 잠재하고 있는 죄악감이 흔한 동기이다. 강박 행위란 저항할 수 없는 충동으로 인해 무의미하고 불합리함을 알면서도 강압에 의하여 반복해서 수행하는 어떤 행동을 말하는데, 의식이나 숫자 헤아리기 또는 세수 같은 행동 등이 흔히 볼 수 있는 일이다. 강박 행위를 의식적으로 하지 않으려고 저항하지만, 저항하면 불안해서 다시 그 행위를 반복하지 않을 수 없게 된다.

(5) 우울 신경증

우울 신경증은 현실 상황에서 중요한 의미를 지닌 대상의 상실로 인해 유발되는 절망감을 동반한 병적 우울 감정, 자기 비하 및 자기 멸시의 경향과 행동, 정신 운동 영역의 지연이 특징인 신경증이다. 현실적 유발 요인 후에 발병하므로 반응성 우울증과 같은 말이다. 흔히 과거의 실패나 실수에 대한 죄악감이 있고, 피로 · 권태 · 의욕 상실 · 수면 장애 · 식욕 부진 · 소화 불량 · 두통, 작업 능률의 저하 등을 호소한다.

(6) 건강 염려 신경증

건강 염려 신경증은 건강이나 신체 기관의 상태에 대한 강박적 집착 또는 관심을 특징으로 하는 신경증이다. 신체의 사소한 감각이나 증후를 비현실적으로 해석하여 질병에 대한 공포에 강박적으로 집착해 있고, 신체 전반이 관심의 대상이나 가장 흔한 부위는 내장 · 흉부 · 두부와 경부이고, 정신적으로 '미치지나 않나' 하는 염려도 있다. 건강 염려 신경증자는 강박적 · 자기 중심적 · 자기애적 성격의 소유자가 많다. 건강 염려 신경증은 정신적 불안을 신체나 기관에 전치시켜서 생긴다.

(7) 이인 신경증

이인 신경증은 자신에 대한 지각의 변화와 일시적인 현실감의 상실을 특징으로 하는 신경증이다. 정당한 인식과 판단을 하면서도 자기 자신이나 실재 환경 및 실재 감정의 상실로 자신의 주체나 신체에 대한 확신을 상실할 뿐 아니라, 비현실적인 것 같고 변화된 것 같이 느끼고 외부 세계도 비현실적이고 달라진 것 같이 느낀다. 흔히 현기증이나 '미치지나 않을까' 하는 공포감이 있다. 이인 신경증자는 지적이고, 과민하고, 인정적이고, 내성적이며, 상상적인 성격의 소유자가 많으며, 견딜 수 없는 상황에서의 도피 수단으로서 현실로부터의 후퇴를 초래한다.

(8) 신경 쇠약 신경증

신경 쇠약 신경증은 자칫 피로하기 쉽고, 정신적 및 신체적 허약감, 통증·감각 이상증·불면, 신체 장기 기능의 부적성을 특징으로 하는 신경증이다. 피로 상태는 심신의 과로로 인한 신경의 피로 상태가 없이 초래되며, 정신적 갈등, 즉 미해결의 분노나 원한에 대한 방어로 생기며, 흔히 실패감·좌절감·실망감과 결부되어 나타난다. 신경 쇠약 신경증자는 전형적으로 자기애적이고 자기 중심적인 경우가 많다.

4. 신경증(노이로제)의 식이요법 핵심 포인트

1. 신경증에서는 스트레스를 조절하는 것이 중요하다. 스트레스를 장기간 받게 되면 스트레스의 분비가 상승하게 되고 인체는 긴장 상태에 있게 된다. 이런 상태가 장기간 계속되면 호르몬과 자율 신경의 균형이 흐트러지게 되고 이는 정신적, 육체적 문제를 야기시킨다. 스트레스로 인하여 신경계의 기능이 저하되면 신경이 예민해지기 쉽고 각종 신경변증에 걸리기 쉽다. 따라서 신경증에서는 스트레스를 조절하는 것이 중요하다. 또한 항스트레스 영양소의 섭취가 도움이 되는데 비타민C, 비타민B5(판토텐산)는 항스트레스 호르몬의 재료가 되는데 함유 식품을 적당히 섭취하는 것이 도움이 된다.

2. 신경증에서는 환자 자신의 성격 개조의 적극적인 노력이 중요하다. 대체로 신경증인 사람은 성격적으로 장애가 있는 경우가 많다. 내성적이고 소극적인 성격의 소유자가 많은데, 이는 원활한 대인 관계나 사회 생활을 하기에는 어려움을 겪을 수 있고 작은 일에도 집착하기 쉽다. 따라서 이러한 성격적 장애가 있는 사람은 적극적이고 긍정적인 생각과 마음을 가질 수 있도록 스스로 노력하는 것이 중요하다.

3. 신경증에서는 신경에 대한 충분한 영양 공급을 하는 것이 중요하다. 자율 신경의 균형이 깨지거나 뇌의 신경 전달 물질의 이상으로 인한 기능 저하는 신경증을 유발하는 요인이 될 수 있다. 따라서 신경에 대한 영양을 충분히 공급하여 신경의 기능을 안정시켜주는 것이 좋다. 비타민B군은 신경을 튼튼히 해주는 비타민으로 특히 비타민B1(티아민), 비타민B6(피리독신), 비타민B12(코발아민)는 신경의 작용을 증강시키는 성분들이다. 칼슘, 마그네슘 등의 무기질 성분도 신경을 안정시키는 작용을 한다. 또한 식이섬유가 결핍되면 장내 세균이 비타민B군 생성을 억제하여 B군 결핍을 초래하기도 한다. 따라서 이러한 성분이 함유된 식품을 적당히 섭취하는 것이 좋다.

4. 신경증에서는 전체적인 섭생이 중요하다. 신경증 같은 심리적, 마음적인 질환은

우리 몸의 심포 · 삼초가 약해졌을 때 발생하기 쉽다. 심포 · 삼초가 약해지면 몸의 전체적인 육체적 · 정신적인 조절이 잘 안 되어 병이 나기 쉽다. 신경증에서는 우선 몸의 전체적인 조절을 관장하는 심포 · 삼초의 기능을 증강시켜주는 것이 중요하다. 그러기 위해서는 전체적인 섭생을 잘하여야 한다. 꾸준히 전체적인 섭생을 잘하면 몸의 전체적인 조절 능력이 향상된다.〈자연의 원리 육기 섭생법 참조〉

ii 주의력 결핍 과잉 행동 장애

1. 주의력 결핍 과잉 행동 장애의 정의

예전에는 미세 뇌기능 장애, 미세뇌손상, 과잉 행동 반응, 과잉 행동증 등으로 불려 온 장애로 주의력 결핍 장애와 동의어로 불리기도 하지만 주의력이 결핍한 사람은 보통 과잉 행동 장애를 보인다는 공통점이 있어서 현재는 '주의력 결핍 과잉 행동 장애(ADHD)' 로 통일되어 불리고 있다. 이 병은 한 아동이나 청소년이 자기 나이 수준에 비해 지나치게 주의가 산만하고, 심하게 나대거나 꼬무락거리거나, 참을성이 없어 매우 충동적인 행동을 하는 문제를 지속적으로 가져 아동이나 청소년 개인을 포함하여 부모나 형제 관계, 또래 관계, 학업 성취도, 학교 생활 등에 상당한 지장을 초래하는 경우를 말한다.

2. 주의력 결핍 과잉 행동 장애의 원인

주의력 결핍 과잉 행동 장애의 원인은 크게 유전적 요인, 뇌손상, 신경·화학적 요인, 신경 해부적 인자, 납중독, 기타 등의 원인으로 보고 있다.

(1) 유전적 요인

주의력 결핍 과잉 행동 아동의 약 30~40%는 부모나 형제 중에 주의력 결핍 문제가 있는 것으로 보고 되고 있다. 특히 일란성 쌍둥이에서 이란성 쌍둥이에 비해 발병률이 높은 것으로 보고 되고 있다.

(2) 뇌손상

집중력 결핍 과잉 행동 장애 아동의 일부에서는 출산 중이나 출산 후 뇌손상이 있는 경우가 있다. 정상아의 경우 임신 중 그리고 생후 1년간 두뇌는 계속 발달하며 두뇌가 발달하는 과정에서 신경 세포들이 적절히 형성되고 연결된다. 그러나 임산부의 흡연, 음주, 약물 복용 등 여러 가지 요인에 의해 이와 같은 두뇌 형성과 발달이 정상적으로 이루어지지 않는 경우도 있다. 특히 임신 중에 어머니가 술을 마시는 경우에는 위험성이 아주 높은 것으로 보고 되고 있으며, 또한 뇌의 기질적 질환, 독감 등의 후유증으로 생기는 뇌염에 의한 신경계의 손상으로 인해 주의력 결핍 과잉 행동 장애와 유사한 증세를 보이는 경우가 많다. 이러한 점에서 뇌손상이 이 질환의 원인 중 하나로 생각되어져 왔다. 주의력 결핍 과잉 행동 장애 아동의 약 5% 미만에서 실질적인 뇌손상을 시사하는 신경학적 이상 소견이 나타난다.

(3) 신경 · 화학적 요인

사람의 뇌에서 학습, 자기 통제, 동기 부여 등을 관장하는 세망 활성계라는 부위가 있는데, 여기에 주의력을 관장하는 도파민 및 노르에피네프린 등의 신경 전달 물질이 있다. 이들 물질의 부족 또는 이상이 있을 경우 주의력 결핍 과잉 행동 장애가 발생할 수가 있다. 현재 양방에서 주의력 결핍 과잉 행동 장애 어린이에게 처방하는 약은 뇌세포에서 신경 전달 물질이 잘 전해지도록 도와주는 성분들이다.

(4) 신경 해부적 인자

정상 아동에 비해 주의력 결핍 아동에서 전두엽의 뇌혈류와 당대사가 저하되어 있다고 알려졌다. 전두엽은 주의 집중력이나 충동적인 행동을 조절하는 부위로 알려져 있어 전두엽의 기능에 이상이 있는 경우 주의력 결핍 과잉 행동 장애가 발생할 수 있다고 보는 견해가 있다.

(5) 납 중독

납 중독이 주의력 결핍 과잉 행동 장애 아동의 아주 소수만을 설명하는 것 같기는 하지만 혈중에 있는 납의 증가와 과잉 행동 사이에는 관계가 있다는 것이 많은 연구에서 밝혀져 왔다. 아동들은 납이 포함된 식품, 화학 물질 등을 먹거나 자동차 배기가스에서 나오는 납에 노출됨으로 해서 납의 혈중 농도가 증가하는 것으로 여겨지고 있다.

(6) 기타

생물학적인 원인 이외에 정신 사회학적인 요인도 거론되고 있다. 즉 가정 내의 불화, 부모의 양육 방식 등도 간접적인 원인이 될 수가 있다.

3. 주의력 결핍 과잉 행동 장애의 증상

· 손발을 가만히 있지 못하고 움직이거나 몸을 비비꼰다.
· 가만히 앉아 있으라고 하여도 차분히 앉아있지 못한다.
· 외부 자극에 의해 주의가 쉽게 산만해진다.
· 놀이 중이나 단체 생활에서 자기 차례를 기다리지 못한다.

· 질문을 끝까지 듣지도 않고 불쑥 대답해 버린다.

· 다른 사람의 지시를 잘 따르지 않는다.

· 공부하거나 놀 때에 꾸준히 하지 못한다.

· 흔히 어떤 일을 하다가 끝맺지도 않고 다른 일을 시작한다.

· 조용히 놀지를 못한다.

· 흔히 말을 너무 많이 한다.

· 다른 아이들의 놀이에 끼어들거나 방해한다.

· 다른 사람이 이야기하는 것에 귀를 기울이지 않는 것처럼 보인다.

· 자기 일이나 물건(장난감, 연필, 책, 숙제 등)을 잘 잃어버린다.

· 흔히 일어날 결과를 생각지도 않고 위험한 행동(예를 들면, 살피지도 않고 찻길에 뛰어드는 행동)을 자주한다.

4. 주의력 결핍 과잉 행동 장애의 식이요법 핵심 포인트

1. 집중력 결핍 과잉 행동 장애에서는 뇌세포의 활성을 개선하는 것이 중요하다. 여러 가지 원인으로 인해 뇌세포가 손상되면 신경계의 이상으로 집중력 결핍 과잉 행동 장애가 발생할 수 있다. 특히 뇌염, 다른 뇌세포를 손상시키는 기질적 질환이 있는 경우 이에 대한 치료가 먼저 이루어져야 한다. 손상된 뇌세포를 활성화시키기 위해서는 뇌세포의 재료가 되는 단백질의 섭취가 중요한데, 특히 단백질은 효소의 재료가 되어 세포의 재생 효과가 뛰어나다. 따라서 세포 재생을 촉진시키는 양질의 식물성 단백질이 들어있는 효소, 효모, 화분, 발효 식품, 콩류 등의 식품을 적당히 섭취하는 것이 좋다. 또한 뇌신경 세포를 활성화시키는 물질인 DHA, L-카르니틴, 사포닌 성분 중의 하나인 진세노사이드 같은 성분이 함유된 식품도 충분히 섭취하는 것이 좋다.

401

2. 집중력 결핍 과잉 행동 장애에서는 신경 전달 물질의 작용을 촉진시키는 것이 중요하다. 뇌에서 주의력을 관장하는 도파민, 노르에피네프린 등의 신경 전달 물질의 분비가 부족하거나 전달 경로에 문제가 있는 경우 집중력 결핍 과잉 행동 장애가 나타날 수 있다. 도파민, 노르에프네프린 등의 호르몬은 단백질인 티로신으로부터 생성되는데 이러한 신경 전달 물질의 충분한 생성을 위하여 단백질이 결핍되지 않게 충분히 섭취하는 것이 좋다. 또한 신경에 내한 기능을 증강시키는 성분도 같이 섭취하는 것이 도움이 된다. 비타민 B군은 신경을 튼튼히 해주는 비타민으로 특히 비타민B1(티아민), 비타민B6(피리독신), 비타민B12(코발아민)는 신경의 작용을 증강시키는 성분들이다. 칼슘, 마그네슘 등의 무기질 성분도 신경을 안정시키는 작용을 한다. 또한 식이섬유가 결핍되면 장내 세균이 비타민 B군 생성을 억제하여 B군 결핍을 초래하기도 한다. 따라서 이러한 성분이 함유된 식품을 적당히 섭취하는 것이 좋다.

3. 집중력 결핍 과잉 행동 장애에서는 뇌의 혈액 순환과 당대사를 개선시키는 것이 중요하다. 환자에서는 특히 전두엽 부위의 혈액 순환과 당대사가 저하되어 있는 경우가 원인이 될 수가 있다. 따라서 말초 부위에 혈액 개선을 증강시키는 비타민E, 비타

민B3(나이아신)와 세포의 대사를 증강시키는 비타민B군을 적당히 섭취하는 것이 좋다. 특히 비타민B1(티아민)은 세포의 당대사 촉진 비타민이므로 결핍되지 않도록 충분히 섭취하는 것이 좋다.

4. 집중력 결핍 과잉 행동 장애에서는 항산화제 성분의 섭취가 도움이 된다. 활성산소가 많이 생겨서 과산화지질이 되면 각종 세포를 파괴하는데 뇌에서 생성이 많아지면 뇌신경 세포를 손상시킬 수가 있다. 뇌신경 세포가 손상되면 신경 전달 기능에 문제가 생길 수 있다. 따라서 뇌신경 세포의 손상을 막기 위하여 항산화 성분이 함유된 식품을 적당히 섭취하는 것이 좋다.

5. 집중력 결핍 과잉 행동 장애에서는 납 중독에 대한 주의를 기울이는 것이 중요하다. 납은 페인트, 세라믹, 유리, 가솔린, 담뱃재, 포도주, 과일 통조림, 자동차 배기가스 등에 많이 포함돼 있다. 이러한 납중독 환경을 멀리하도록 하는 것이 좋다. 또한 납 같은 중금속을 체내에서 배출하는 데는 알긴산, 식이섬유, 키토산 등이 함유된 식품을 섭취하는 것이 좋다.

6. 임산부의 경우 임신 기간 동안에 흡연, 음주, 약물 복용 등은 되도록 피하는 것이 중요하다. 이러한 요인은 태아의 정상적인 두뇌 형성에 안 좋은 영향을 미칠 수가 있다. 여러 가지 특히 임신 중에 산모가 술을 마시는 경우에는 위험성이 높은 것으로 보고 되고 있다.

iii 신경 질환에 좋은 성분

1. 신경증(노이로제)에 좋은 성분

성분	권장량	작용
도움되는 성분		
칼슘 마그네슘		칼슘에는 신경이 초조해지는 것을 억제하고, 안정시키는 작용이 있기 때문에 결핍되면 뇌의 활동이 저하되어 불안하거나 신경과민, 우울증 등의 증상이 나타난다. 마그네슘도 칼슘과 균형을 이루어 신경을 안정시킨다. 칼슘의 흡수를 높이는 비타민D나 마그네슘이 결핍되지 않도록 섭취해야 한다.
비타민B군		신경이 뇌의 중추 신경을 비롯해 수족의 말초 신경까지 정상으로 작용하기 위해서는 비타민B군이 필요하다. 특히 B1이 결핍되면 도움을 주는 성분이 없어져 신경이 불안정해진다. 비타민B5는 항스트레스 호르몬으로 스트레스에 대한 방어력을 높여준다. B6는 신경 전달 물질인 세로토닌의 양을 증가시켜주고 결핍되면 신경과민과 불면, B12가 결핍되면 우울증과 집중력 저하 등 신경 장애 증상이 나타난다. B군의 동료인 이노시톨과 콜린도 신경을 보호하고 신경 전달을 원활하게 한다.
항산화 물질		활성신소가 뇌에 많이 생성이 되면 뇌신경 세포를 손상시킬 수 있고 뇌신경 세포가 손상되면 신성 전달 기능에 문제가 생길 수 있으므로 뇌신경 세포의 손상을 막기 위하여 항산화 성분이 함유된 식품을 섭취하는 것이 좋다.
비타민C		신경증의 원인으로 스트레스를 들 수 있는데 비타민C는 스트레스에 저항하는 호르몬의 생성에 작용한다. 스트레스를 많이 받을수록 비타민C의 소비도 많아지므로 충분한 섭취가 필요하다. 피로를 물리쳐 정신 상태를 경쾌하게 하여 정신 분열증이 개선되었다는 보고도 있다.
카제인(우유의 단백질 성분)		카제인이 아미노산에 부착되는 과정에서 각종 오피오이드펩티드가 발생하는데 이들 펩티드에는 신경을 진정시키는 작용이 있다. 모유에 많은 베타 카조

성분	권장량	작용
		몰핀도 그 중 하나이다. 오피오이드펩티드는 육체적인 고통과 정신적인 고통을 줄여 주어 신경증을 개선해 주는 효과가 있다. 또 카제인의 본체인 CPP도 칼슘의 흡수를 도와 진정 효과를 더욱 높여 준다.
식이섬유		식이섬유가 결핍되면 장내 세균이 비타민B군 생성을 억제하여 B군 결핍을 초래하기도 하고 장내 환경이 나빠져 부패가스가 발생함으로써 뇌신경 세포를 자극하여 신경을 예민하게 할 수 있다.

2. 주의력 결핍 과잉 행동 장애(과동증)에 좋은 성분

성분	권장량	작용
매우 중요한 성분		
칼슘		칼슘에는 신경이 초조해지는 것을 억제하고, 안정시키는 작용이 있기 때문에 결핍되면 뇌의 활동이 저하되어 불안하거나 신경 과민, 우울증 등의 증상이 나타난다. 칼슘의 흡수를 높이는 비타민D나 마그네슘이 결핍되지 않도록 섭취해야 한다.
마그네슘		마그네슘은 칼슘, 칼륨, 나트륨과 함께 신경 자극 전달에 관여하는데 신경 전달 물질인 아세틸콜린의 분비를 감소시키고 분해를 촉진하여 지나친 신경 전달을 안정시키는 역할을 한다. 마그네슘의 부족은 불안정과 과민, 경련 등의 원인이 된다.
비타민B군		신경이 뇌의 중추 신경을 비롯해 수족의 말초 신경까지 정상으로 작용하기 위해서는 비타민B군이 필요하다. 특히 B1이 결핍되면 도움을 주는 성분이 없어져 신경이 불안정해진다. 비타민B5는 항스트레스 호르몬으로 스트레스에 대한 방어력을 높여준다. B6는 신경 전달 물질인 세로토닌의 양을 증가시켜주고 결핍되면 신경 과민과 불면, B12가 결핍되면 우울증과 집중력 저하 등 신경 장애 증상이 나타난다. B군의 동료인 이노시톨과 콜린도 신경을 보호하고 신경의 전달의 원활하게 한다.

성분	권장량	작용
단백질 효소		손상된 뇌세포를 활성화시키기 위해서는 뇌세포의 재료가 되는 단백질의 섭취가 중요한데, 특히 단백질은 효소의 재료가 되어 세포의 활성 효과가 뛰어나다.
트립토판		트립토판은 체내에서 세로토닌으로 대사되는데 세레토닌은 신경 세포를 자극하여 신경 전달 기능에 참여해 심적 동요로부터 편안히 하여 주고 우울 상태에서 자극적인 작용이 있으므로 우울증 및 노이로제 치료에 유효하다.
DHA		뇌신경 세포를 활성화시키는 물질이다.
카르니틴		카르니틴은 노화 현상을 지연시키는 강력한 인자이며 뇌와 신경계의 기능에도 강하게 작용하여 신경 전달 물질인 아세틸콜린의 원료로 이용되고 기억력 상실을 막아주며 주의력과 언어 및 행동까지도 영향을 줌으로써 알츠하이머 증상의 진행 과정을 늦추어 준다.
필수 지방산 달맞이꽃 종자유		필수 지방산은 정상적인 신경계의 기능을 위하여 필요하다. 달맞이꽃 종자유에는 천연적인 감마 리놀렌산이 함유되어 있다. 필수 지방산이 결핍되면 주의력 결핍 과잉 행동 장애가 발생할 수 있다.

도움되는 성분

성분	권장량	작용
맥주 효모		비타민B의 효율적인 공급원이다.
비타민 복합체		충분한 비타민과 무기질의 공급은 치료에 기본이다.
미네랄 복합체		
비타민C		비타민C는 스트레스에 저항하는 호르몬의 생성에 작용한다. 스트레스를 많이 받을수록 비타민C의 소비도 많아지므로 충분한 섭취가 필요하다. 피로를 물리쳐 정신상태를 경쾌하게 하여 정신 분열증이 개선되었다는 보고도 있다.
아연		기억력의 기능을 위한 필수 성분으로 부족할 때는 과동증이나 학습 능력 부진 등이 나타난다.
식이섬유 키토산		납 중독으로 인한 과잉 행동 장애에서는 납 같은 중금속을 체내에서 배출하여야 하는데, 이때 식이섬유, 키토산 등이 함유된 식품을 섭취하는 것이 좋다.

성분	권장량	작용
주의력 결핍 과잉 행동 장애에 도움되는 약용 식물		쥐오줌풀 뿌리 추출물

주의력 결핍 과잉 행동 장애에 도움되는 사항

① 과동증에 조심해야 할 음식 : 인공 색소나 향이 든 음식, 보존제가 들어있는 음식, 가공 식품, 자연산 살리실산염이 함유된 식품(아몬드, 사과, 살구, 체리, 건포도, 베리, 복숭아, 서양자두, 말린자두, 토마토, 오이, 오렌지 등), 인이 많이 들어있는 음식(탄산음료와 육류 : 돼지고기, 소시지, 핫도그, 베이컨, 햄 등), 설탕, 치즈, 초콜릿, 밀가루, 옥수수, 겨자, 마가린, 아이스크림 등은 섭취를 줄이는 것이 좋다.

② 구리와 GABA(감마 아미노 뷰트릭산)의 과잉 섭취는 과잉 행동 장애가 나타날 수 있다.

VII 림프계

림프계는 조직액을 혈액 순환으로 운반하는 보조계로서 순환계의 일부이다. 임파계라고도 하며 조직액을 혈액 속으로 회수하는 일을 하며 인체를 이물질로부터 보호하는 일을 한다. 림프계는 림프, 림프관, 림프절 및 림프 소절, 비장, 편도, 흉선으로 구성되어 있다.

1. 림프(임파)

혈액의 액체 성분인 혈장은 모세혈관 벽을 통하여 혈관 밖으로 나와서 조직액이 된다. 조직액은 모세혈관 벽을 통해 재 흡수되기도 하지만 재 흡수되지 않는 것은 모세림프관으로 흡수된다. 모세혈관에서 하루에 여과되는 양이 약 20ℓ 이며, 이 중 16~18ℓ 가 모세혈관으로 재 흡수되고 나머지 2~4ℓ 가 림프모세관으로 흡수되는데 이 림프관속을 흐르는 액체를 '림프' 또는 '림프액' 이라고 한다. 림프는 액체 성분(림프장), 백혈구(림프구, 포식 세포), 항원(이물질, 세균, 바이러스 등)으로 이루어진다.

＊ 모세혈관의 혈장의 배출과 재 흡수 과정

모세혈관의 혈장 성분이 모세혈관 밖으로 나옴

↓

조직과 조직 사이의 간질액이 됨

↓

모세혈관으로 재 흡수(80~90%)	모세 림프관으로 흡수(10~20%)
	↓
	(림프장이 형성)

액체는 혈액의 혈장과 유사하고 백혈구는 대부분이 림프구와 큰포식 세포이고, 그 밖에 온갖 이물질이나 세균, 바이러스 등이다. 혈장의 일부가 모세 혈관 벽을 스며 나와 조직액이 되고 이것은 조직과 모세 혈관 사이에서 물질 교환의 중개 역할을 한다. 조직액의 일부는 다시 재 흡수되고 흡수되지 못한 일부는 모세 림프관으로 들어가서 림프가 되며, 림프는 여러 과정을 거쳐 혈관과 합쳐져서 다시 혈액으로 된다. 림프계는 보통 1분에 30ml 이하의 림프액을 정맥으로 돌려보낸다.

(1) 림프의 형성

혈액 순환 과정에서 모세혈관 중 압력이 높은 동맥 쪽에서 혈장 성분이 나오고 다시 정맥 쪽의 모세혈관으로 흡수되며 재 흡수되지 못한 액체가 조직 사이에 남게 되어 조직액량이 증가한다. 조직액의 압력이 증가하면 조직액의 일부분이 모세 림프관에 스며들어서 이것이 림프가 된다.

(2) 림프의 구성 성분

림프는 백혈구인 림프구, 액체 성분인 림프장, 그 외 이물질로 구성되어 있다.

구성		종류	구분	생성되는 곳	작용	수명(80%가 100~200일)	파괴되는 곳
세포 성분	림 프 구	B림프구	형질 세포	골수, 지라, 림프절	항체 분비	2-7일	골수, 지라
			기억 세포		항원을 기억	길게는 수십 년	
		T림프구	헬퍼 T세포	골수, 지라, 림프절 ↓ 흉선에서 분화, 성숙	B림프구를 활성화	짧게는 수일에서 길게는 20년 정도 생존하는 것도 있다	
			억제 T세포		B,T림프구의 활동 억제		
			킬러 T세포		감염된 세포를 파괴		
			기억 T세포		항원을 기억		
		NK세포	자연살해 세포	골수, 지라, 림프절	주로 종양 세포 공격		
액체 성분	림 프 장		혈장의 일부가 혈관 밖으로 흘러 나간 것. 주로 수분이며 단백질, 무기질, 피브리노겐, 지방 등		물질의 운반, 내부 환경의 유지	모세혈관에서 배출과 재흡수를 반복	
그 외 이물질			세균 및 바이러스 등의 이물질				

림프 조직 내 림프구 보유량

조직	T세포	B세포	NK세포
혈액	70~80%	10-15%	10~15%
골수	5~10%	80-90%	5~10%
흉선	99%	1%미만	1%미만
림프절	70~80%	20-30%	1%미만
비장	30~40%	50-60%	1~5%

1) 림프구

골수, 지라, 림프절에서 생성되어 골수(B림프구), 흉선에서 성숙(T림프구)한다. 1mm^{3}당 3000~7000개이며 항체를 형성하여 면역 작용에 관여한다. 림프구는 크게 3가지로 나뉜다. 그 하나는 골수 유래의 간 세포에서 분화되는 도중에 흉선의 영향을 받은 T세포(T는 흉선, 즉 thymus의 머리 글자)이고, 다른 하나는 골수 유래의 B세포(B는 골수, 즉 bone marrow의 머리 글자)이다. 또 하나는 골수에서 유래하는 N.K세포이다. T세포와 B세포는 그 표면 막의 구조, 생체 내에서의 분포, 여러 가지 물리 · 화학적 처리에 대한 기능 등이 다르다. 그 중에서도 뚜렷한 차이점은 면역 기능이다. 어느 것이나 항원에 대응하여 항체를 생성하는 것은 동일하지만, 면역 글로불린, 즉 혈액 속을 흐르는 항체를 만드는 작용을 가지는 것은 B세포이다. 이에 대해서, 세포와 강하게 결합하여 떨어지지 않는 세포성 항체를 가지는 것은 T세포이다. B세포가 항체를 만들 때, T세포는 이것을 돕기도 하고(헬퍼 T세포) 때로는 억제(억제 T세포)하기도 한다. B세포와 T세포는 항체가 생성되는 데 서로 영향을 주고 있다. N.K세포는 항원에 대한 항체 반응이 없어도 스스로 활동할 수 있는 세포이며 주로 종양과 같은 세포를 공격한다.

2) 림프장

모세혈관에서 스며 나온 혈장으로서, 단백질과 같은 고분자 물질은 모세혈관 벽을 통하여 나오기 어렵기 때문에 혈장보다는 단백질 함량이 적다. 혈액을 굳게 하는 피브리노겐이 들어 있으므로 응고성이 있고 또한 무기질과 기타의 여러 물질이 들어 있다.

3) 그 외 이물질

세균, 바이러스, 박테리아, 암 세포, 죽은 세포 등의 이물질들이 림프로 흡수되어 림프절로 이동되어 식균 작용 및 정화 작용을 거쳐서 걸러진다.

(3) 림프의 기능

1) 혈장 성분 환류

모세혈관에서 세어 나온 물이나 단백질 분자 등은 림프에 의해 운반되어 정맥으로 들어가서 혈액으로 되돌아간다.

2) 이물질의 운반

세균 및 박테리아나 바이러스 같은 물질을 림프절로 운반하여 정맥에 유입되기 전에 걸러지도록 운반하는 역할을 한다. 단, 바이러스는 잘 걸러지지 않는다.

2. 림프관(임파관)

림프가 이동하는 통로로서 크게 모세 림프관, 림프관, 림프본간으로 이루어진다.

(1) 모세 림프관

모세 림프관은 림프관계에서 가장 가는 맥관이다. 림프계는 대부분 조직강에 위치한 모세 림프관으로 시작된다. 모세 림프관은 한 층의 내피 세포로 이루어진 가는 관으로 벽은 상당히 얇으면서 매우 투과도가 높으며 조직액과 단백질을 수집한다. 모세 림프관은 모세혈관보다 크고 많은 구멍을 가지고 있어 조직액 내에 있는 이물질을 쉽게 흡수할 수 있다. 이 모세관은 세포 사이의 공간에서 큰 림프관까지 림프를 운반한다. 소장에는 특수한 모세 림프관인 유미관이 있는데 이는 소화산물 중 지용성 성분인 지방산이나 비타민A 등을 흡수한다. 따라서 유미관은 흡수한 지방 때문에 림프액이 맑지 않고 젖색을 띄게 된다.

☞ 모세 림프관으로 조직액이 흡수되는 과정

모세 림프관의 벽을 형성하는 내피 세포는 느슨하게 배열되어 있고 내피 세포의 일부분은 다음 세포와 일부분 중첩되어 있어서 이곳이 소판막 구실을 한다. 소판막은 조직강 내의 액체 압력이 모세 림프관에 들어오는 액체의 압력보다 더 클 때 열린다. 또한 림프관 내의 압력이 더 클 때는 내피 세포의 소판막이 닫혀져서 림프가 새어나오는 것을 막는다.

412

(2) 림프관

모세 림프관의 연속으로 모세 림프관이 나무 줄기처럼 모이고 또 모여서 림프관이 되는데 이 림프관의 구조는 정맥과 비슷하다. 벽은 세 개의 층으로 이루어진다. 내피, 평활근, 교원질의 세층으로 되어 있으며, 림프관의 평활근은 림프가 이동하는 것을 도우며, 림프관에는 판막이 있어 림프가 한 방향으로만 흐르게 하고 림프의 역류를 방지한다. 이러한 림프관은 정중선을 경계로 오른쪽 머리, 오른쪽 목, 오른쪽 가슴부와 오른쪽 상지에 분포하는 림프관을 우림프관 영역이라 하고 나머지 상반신의 왼쪽 부위와 하체에 분포하는 림프관을 합쳐서 흉관 영역 혹은 좌림프관 영역이라고 한다.

(3) 림프본간

림프관은 림프절이라는 특정화된 기관에 이르고 이 조직들을 떠난 후에는 합병되어 더 큰 림프본간을 형성한다. 신체의 비교적 큰 부위에서 림프를 끌어들이는 림프본간은 있는 부위에 따라 명칭이 다르다.

1) 림프본간의 종류

· 요 림프본간 : 하지와 하복벽 그리고 골반 기관에서 림프를 흡수한다.

· 장 림프본간 : 복부 내장 기관에서 림프를 흡수한다.

· 기관지종격 림프본간 : 흉벽과 흉부 내장(심장, 폐, 기관)에서 림프를 흡수한다.

· 쇄골하 림프본간 : 상지의 림프를 흡수한다.

· 경 림프본간 : 머리 부위의 림프를 흡수한다.

2) 림프본간의 정맥과의 합류

각 모세 림프관에서 이동한 림프는 림프관, 림프절, 림프본간을 거쳐서 결국에는 좌측은 흉관(좌림프관)*을 거쳐서 좌쇄골하 정맥, 우측은 우림프관을 거쳐서 우쇄골하 정맥으로 합류되어 심장으로 들어가는데, 좌, 우측의 림프 순환의 경로가 조금 차이가 있다. 인체를 중심으로 좌우의 림프 순환이 좌, 우 대칭적으로 똑같은 것이 아니라 좌측의 림프 순환은 좌측 상반신과 좌, 우측 하반신을 담낭하고 우측의 림프 순환은 우측 상반신만 담당한다.

---

* 흉관(좌림프관)과 우림프관 : 가장 큰 림프관으로서 이곳에서 정맥과 합류한다.

좌측의 림프본간과 흉관의 합류는 위에서 설명한 대로 두가지 경로를 밟는다. 우선은 좌측의 상반신 부분인데, 좌측의 경 림프본간, 쇄골하 림프본간, 기관지종격 림프본간은 왼쪽 윗 가슴 부위에서 흉관(좌림프관)의 바로 앞에서 합쳐져서 흉관(좌림프관)*을 거쳐서 좌쇄골하 정맥으로 들어간다.

또 하나는 좌·우측 하반신 부분인데, 좌·우측의 하반신의 요 림프본간과 장 림프본간이 흉관이 시작되는 첫부분인 '유미조' 라는 부분에서 합쳐지는데 위로 쭉 올라온 후 좌쇄골하 정맥으로 들어간다. 유미조는 림프를 일시적으로 저장하기 때문에 팽창되어 있다.

좌측 림프본간의 합류

414

좌상반신 부위		좌·우하반신 부위
좌측 경 림프본간		장 림프본간
좌측 쇄골하 림프본간	→ 흉관과 합류 ←	
좌측 기관지종격 림프본간	↓	좌·우 요 림프본간
	좌 쇄골하 정맥	

우측의 림프본간과 우림프관의 합류는 좌측의 상반신 부분과 똑같은 경로를 밟는다. 우측의 경 림프본간, 쇄골하 림프본간, 기관지종격 림프본간이 오른쪽 윗가슴 부위에서 우림프관의 바로 앞에서 합쳐져서 우림프관을 거쳐 우쇄골하 정맥으로 들어가 심장으로 간다.

*** 흉관(가슴관)**

흉관은 제 2요추 전면에서 시작하여 위로 올라와서 좌측 윗가슴 부위를 지나 좌쇄골하 정맥으로 유입된다. 시작 부위를 유미조라 하고 위로 올라가는데 장 림프관과 요 림프관은 이 유미조에서 합류하고 좌측 윗가슴 부위에서는 좌경 림프본간, 좌쇄골하 림프본간, 좌기관지종격 림프본간이 합류되어 좌쇄골하 정맥으로 들어간다.

우상반신 부위

우측 경 림프본간

우측 쇄골하 림프본간   → 우림프관과 합류 → 우 쇄골하 정맥

우측 기관지종격 림프본간

3. 림프의 순환

엄밀한 의미의 림프의 순환은 림프장과 림프구가 만나 림프관을 통해 전신을 순환하는 것이다. 림프장의 순환과 림프구의 순환을 따로 떼어서는 림프의 순환이라고 말할 수 없다. 림프구, 림프장의 순환을 먼저 살펴보고 이 둘이 합쳐진 림프의 순환을 살펴보도록 한다.

(1) 림프구의 생성과 순환 과정

림프구는 골수, 지라, 림프절에서 생성되는데 주로 골수에서 생성된다. 이때 골수의 조혈간 세포에서 유래하는데 조혈간 세포는 2가지 형태의 전구 세포로 분화한다. 골수 전구 세포와 림프구 전구 세포로 분화하는데, 골수 전구 세포는 림프구를 제외한 백혈구와 적혈구로 분화한다. 림프구 전구 세포는 분화하여 림프구가 형성된다. 림프구 전구 세포는 B림프구 전구 세포, T림프구 전구 세포로 분화하며, B림프구 전구 세포는 골수에서 다시 B림프구로 분화된다. T림프구 전구 세포는 골수를 떠나 흉선으로 이동한 후 흉선에서 T림프구로 분화, 기능을 부여받는다. 이렇게 골수에서 B림프구가 생성되고 흉선에서는 T림프구가 성숙된다. 생성된 림프구들은 정맥을 타고 심장으로 가서 다시 동맥을 타고 나와 전신의 림프 조직으로 가서 림프구의 역할을 하

게 된다.

림프구의 전신 순환은 3가지 과정으로 설명할 수 있다.

① 첫 번째 과정은 정맥을 통해 심장으로 들어온 림프구가 동맥을 타고 림프절의 모세혈관에 이르러 세정맥의 'HEV' 라는 특수한 내피 세포를 통과하여 림프절로 흡수된다. 그리고 수출 림프관으로 나와 흉관을 통해 쇄골하 정맥을 타고 심장으로 돌아오는 과정이다.

☞ 심장 → 동맥 → 림프절의 모세혈관 → 'HEV' 통과 → 림프절로 흡수 → 수출 림프관 빠져나옴 → 흉관으로 감 → 쇄골하 정맥으로 들어감 → 심장

② 두 번째 과정은 정맥을 통해 심장으로 들어온 림프구가 동맥을 타고 림프절의 모세혈관에 이르러 정맥으로 흘러나와 심장으로 돌아오는 과정이다.

☞ 심장 → 동맥 → 림프절의 모세혈관 → 세정맥 → 더 큰 정맥으로 감 → 심장

③ 세 번째 과정은 정맥을 통해 심장으로 들어온 림프구가 동맥을 타고 비장으로 간 후 비장을 거쳐 다시 정맥을 타고 심장으로 돌아오는 과정이다. 이때 비장에서 일부 수명이 다한 림프구가 파괴된다.

☞ 심장 → 동맥 → 비장 → 모세혈관을 거쳐 정맥으로 나옴 → 더 큰 정맥으로 감 → 심장

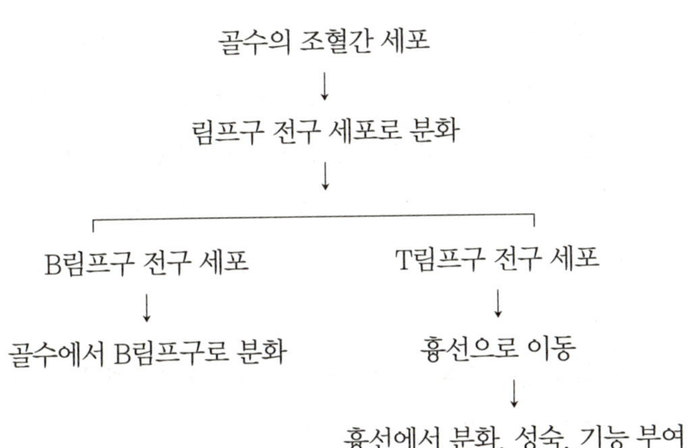

림프구 생성 과정
골수의 조혈간 세포
림프구 전구 세포로 분화
B림프구 전구 세포
T림프구 전구 세포
골수에서 B림프구로 분화
흉선으로 이동
흉선에서 분화, 성숙, 기능 부여

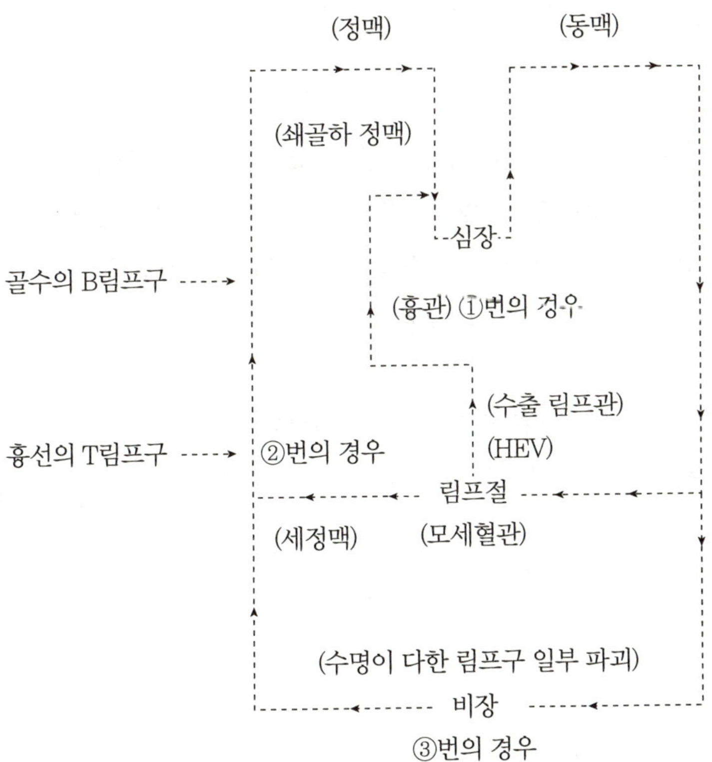

림프구의 전신 순환 과정
(정맥)
(동맥)
(쇄골하 정맥)
심장
골수의 B림프구
(흉관) ①번의 경우
(수출 림프관)
흉선의 T림프구
②번의 경우
(HEV)
림프절
(세정맥)
(모세혈관)
(수명이 다한 림프구 일부 파괴)
비장
③번의 경우

(2) 림프장의 생성과 순환

림프장은 모세혈관에서 조직으로 나간 혈장 성분이 모세 림프관으로 흡수되면 림프장이 된다. 림프장의 순환 과정은 림프구의 순환 과정과는 다르다. 림프구의 순환은 림프관 이외에도 혈관을 타고 가지만 림프장의 순환은 주로 림프관을 타고 간다. 림프장의 순환은 림프구의 순환 중 ①번 순환 과정과 흡사하다.

〈림프장의 순환 과정〉

모세혈관에서 혈장 성분이 빠져나감 → 조직 사이의 조직액이 됨 → 모세 림프관으로 흡수(흡수된 조직액을 '림프장'이라고 함) → 더 큰 림프관을 타고 림프절을 지나 림프본간을 지남 → 쇄골하 정맥으로 들어온 후 심장으로감 → 심장을 나와서 대동맥으로 감 → 상, 하, 좌, 우의 동맥으로 감 → 모세혈관에 이름 → 모세혈관에서 다시 나와 조직액이 되고 다시 림프모세관으로 흡수되어 림프장이 됨

(3) 림프(림프구+림프장)의 순환 과정

림프구의 전신 순환과 림프장의 전신 순환을 살펴보았지만 이들 자체로는 림프의 순환이라고 할 수 없다. 림프는 림프구와 림프장이 합쳐진 것을 이르기 때문에 이 림프구와 림프장이 만나서 림프관이라는 통로로 흐르는 경우를 림프의 순환이라고 할 수 있다. 결국 림프 순환이라는 것은 림프구와 림프장이 같이 림프관을 순환하고 있는 것이다.

림프구와 림프장이 전신의 림프관, 림프절 등 여러 곳에서 만나서 림프의 순환이 되풀이되는데, 림프의 전신 순환은 두 경로를 통해 정맥으로 합류되어 심장으로 들어간

다. 특이한 것은 인체의 정중앙을 기준으로 좌측과 우측의 림프 순환이 같은 것이 아니라 다르다는 점이다. 좌측의 림프 순환은 좌측 상반신 부위와 좌, 우측 하체 부분을 포함하고 우측의 림프 순환은 우측 상반신 부위만 포함한다.

1) 좌측 림프 순환 과정

① 좌우 하반신의 림프 순환

하반신의 모세혈관 → 림프 모세관의 림프 흡수 → 림프관으로 이동함 → 림프절을 거치고 → 림프본간을 거침 → 흉관을 타고 상부로 올라옴 → 윗가슴 부근에서 좌쇄골하 정맥으로 유입 → 심장으로 들어감 → 대동맥을 타고 → 동맥을 타고 → 모세혈관으로 감

② 좌측 상반신의 림프 순환

좌측 상반신의 모세혈관 → 림프 모세관의 림프 흡수 → 림프관으로 이동함→ 림프절을 거치고 → 림프본간을 거침 → 흉관으로 들어감 → 좌쇄골하 정맥으로 유입 → 심장으로 들어감 → 대동맥을 타고 → 동맥을 타고 → 모세혈관으로 감

2) 우측 림프 순환 과정

① 우측 상반신의 림프 순환

우측 상반신의 모세혈관 → 림프 모세관의 림프 흡수 → 림프관으로 이동함 → 림프절을 거치고 → 림프본간을 거침 → 우림프관으로 들어감 → 우쇄골하 정맥으로 유입 → 심장으로 들어감 → 대동맥을 타고 → 동맥을 타고 → 모세혈관으로 감

3) 이 과정이 끝나면 다시 혈장이 모세혈관에서 조직액으로 나오게 되고 림프가 생성되어 순환을 되풀이하게 된다.

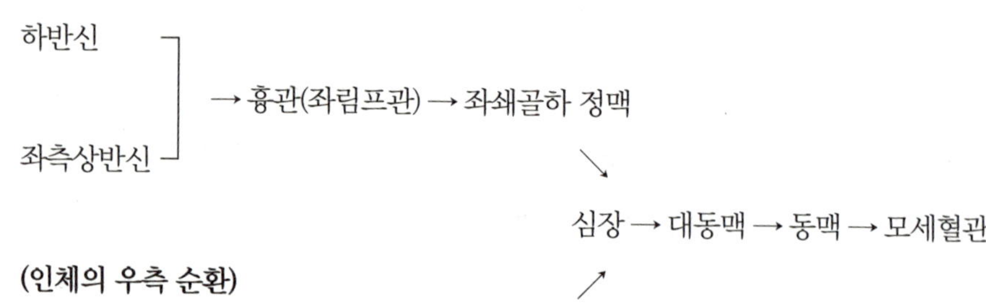

(4) 림프 순환의 조절기전

림프의 순환은 몸의 근육 운동, 판막의 작용, 호흡에 의한 조절, 또한 주위의 동맥 및 근육의 수축과 팽창도 림프액 순환의 원동력이 된다.

1) 근육의 수축

림프관을 압박하거나 느슨하게 하는 근육의 수축과 이완을 통해 림프가 흐르는데, 수면 중에도 근육이 움직여 림프는 흐르게 된다. 수축 시 림프관의 판막이 림프관을 폐쇄하여 림프액의 역류를 막아 림프관이 압박당하므로 림프관 내의 림프액이 이동한다. 오랫동안 서 있으면 근육의 운동이 적어지고 림프의 이동이 저해되어 하지 및 발에 부종이 생길 수 있다.

2) 판막

심장 작용이 없는데 림프관을 지나서 일정방향으로 흘러가는 것은 판막의 작용 때문이다. 림프관 군데군데에 판이 있고 다음 림프절 방향으로 열려있다. 림프는 밀려서 열린 방향으로 흐르고 역으로 흐르려고 하면 판이 닫혀서 역류를 막는다. 서있어도 아래쪽으로 고이지 않는 것은 이 때문이다.

3) 호흡에 의한 조절

흡식 운동 시 횡격막이 수축하여 내려가면 복강 내압이 증가하는 동시에 흉강 내압은 감소한다. 이때 흉관의 복강부의 압력이 증가하고 흉강 부위의 압력이 감소하게 되므로 복강 내의 림프액이 흉강 내로 이동하여 오르막길을 따라 흐르게 된다.

4) 기타조절

또한 림프의 흐름을 유발시키는 것으로는 림프관 주변에 있는 동맥의 박동과 림프관 자체의 연동 운동(평활근), 림프관 안의 신경 자극을 받았을 때 피부를 자극하는 림프 마사시 등이 있다.

4. 림프절과 림프소절(임파절, 임파소절)

흔히 임파선이라고도 한다. 림프절과 림프소절은 림프 조직의 덩어리이다. 림프절과 림프소절은 그 크기와 위치의 측면에서만 차이가 있을 뿐이다. 림프소절은 모든 점막의 표피 바로 밑에 위치한 림프 조직의 작은 덩어리를 의미한다. 소장의 파이어판(소장의 벽에 위치한 림프구 조직), 인두의 편도선 등이 여기에 속한다. 림프절은 림프관을 따라 집단으로 위치하며 림프는 이 경로를 따라 쇄골하 정맥 쪽으로 이동한다. 림프가 림프절을 거치는 동안에 박테리아나 다른 이물질들이 고정 거식구에 의해 탐식된다. 인체에는 많은 집단의 림프절이 있으나 세 가지 쌍을 이루고 있는 림프절이 그 위치상의 중요성 때문에 중요시 된다. 세 가지 종류의 림프절은 경부 림프절(머리 부위), 액와 림프절(겨드랑이) 및 서혜림프절(사타구니)이다.

(1) 림프절의 구조

림프절은 세망 조직으로 구성된 타원형 또는 신장형의 기관이며, 크기는 쌀알부터 완두콩 크기 정도이다. 림프절은 보통 길이가 약 1~30mm 정도이다. 림프소절은 그 길이가 약 1mm 미만에서 수mm까지 다양하다. 림프절은 볼록한 곳으로 여러 개의 수입 림프관이 들어온다. 반대편의 약간 오목한 곳을 '문' 이라 하며, 이곳을 통하여 혈관과 신경이 드나들고 몇 개의 수출 림프관이 빠져나간다. 림프절의 표면은 피막으로 덮여있고, 피막에서 림프절의 내부로 다수의 돌기인 지주가 들어가 림프절을 여러 구획으로 나눈다. 림프절의 내부 구조를 보면 주변부인 피질에는 림프구들의 집단인 림프소절들이 많이 분포되어 있다.

1) 수입 림프관

림프액을 림프절로 이동시키는 림프관. 수입림프관들은 멀리있는 부분으로부터 모아진 림프액을 보내주는 기능을 한다. 수입림프관에는 판막이 있어 림프액의 역류를 방지한다. 림프액은 림프절을 적시고 수출림프관으로 옮겨지게 된다.

2) 수출림프관

림프액을 림프절로부터 밖으로 이동시키는 림프관.

(2) 림프절의 기능

1) 방어 기능

여과 및 식작용을 한다. 체내에 들어온 미생물 여과와 식균 작용을 한다. 체내에 들어온 미생물이나 이물질, 손상된 세포, 세포 부스러기 등이 림프절의 세망 내피 세포나 식균 세포들에 의해 살균 또는 포식된다. 만약 병원성 세균이 림프 내로 유입되면 이 병원성 세균은 림프가 체간을 통해 쇄골하 정맥 내로 배수되기 이전에 림프절에 의해 파괴된다.

2) 조혈 기능

림프절은 많은 양의 림프구를 생산하고 있다. 림프구는 림프관에 의해 림프절로 운반되어 온 세균 및 바이러스에 대하여 제거 작용을 하며 림프 조직 안에 있는 B림프구가 항체를 생산하거나 형질 세포로 변형하여 순환 항체인 'γ-글로불린'*을 만들어 유출한다.

---

* 감마(γ)글로불린 : 혈액 단백질인 글로불린 가운데 하나. 사람이나 그 밖의 많은 포유동물에서 항체의 하나로서 생성된다. 감마글로불린이 없거나, 제대로 생성되지 못할 경우 각각 무(無)감마글로불린혈증, 저(低)감마글로불린혈증이라고 하는데, 전염병에 대해 적절한 면역 반응을 하지 못하기 때문에 감염이 빈발하게 된다.

5. 비장

(1) 비장의 구조

비장은 복강의 상부 좌측 사분원 내에서 위장의 뒤쪽, 횡격막 바로 밑에 위치한다. 외형은 3각형 또는 타원형에 가깝고 무게는 약 170g 정도이고, 길이는 약 12cm 정도, 폭 약 3cm 정도 두께 약 3cm 정도로 사람마다 차이가 있다. 늑골의 하단은 비장이 물리적 외상을 받지 않도록 보호해준다. 태아기 동안 비장은 적혈구를 생성하나 생후에는 골수의 적골수에서 적혈구를 생성하게 된다.

(2) 비장의 기능

1) 방어 작용

비장 실질에는 망상 내피 세포(대식 세포)가 풍부하여 혈액 내 미생물에 대하여 식균 작용을 하고 혈액의 여과기로 작용하기 때문에 감염된 경우 활동이 왕성하게 되어 비장종대나 비장염을 일으킬 수 있다.

2) 조혈 작용

림프구와 형질 세포를 생산한다. 출생 전에는 비장에서도 적혈구를 생산하나 출생 후에는 극심한 용혈성 빈혈(적혈구가 쉽게 파괴되어 생기는 빈혈)이 있을 때에만 소량의 적혈구를 생산한다. 또한 혈액 중의 노후 된 적혈구나 임파구 불완전한 혈소판을 파괴한다. 파괴된 적혈구는 철분과 글로빈으로 분해되어 간이나 골수에 저장된다.

3) 혈액의 저장

비장은 약 350ml 정도의 혈액을 저장하는 저장고 역할을 한다. 운동 시, 출혈 시, 산소 결핍 시, 심한 스트레스 등의 상황에서 단시간 내에 비장 외피의 평활근이 수축하여 간직하고 있던 혈액 중 150~200ml 정도가 순환 혈액으로 유출되어 이용된다.

6. 흉선

(1) 흉선의 구조

흉선은 편평하고 분홍색과 회색을 띤 2개의 엽으로 된 기관으로서 흉골 후면 종격 상부에 위치하며 각 엽은 섬유 조직으로 된 피막으로 덮여 있다. 태아기와 영아기에는 흉선의 크기가 커서 흉골 부위까지 위치하게 된다. 나이가 증가하게 되면서 흉선이 위축되게 되므로 성인에서는 비교적 소량의 흉선 조직만이 남게 된다.

(2) 흉선의 기능

흉선의 대표적인 기능은 T림프구를 성숙시키는 것인데, 골수에서 생성된 간세포가 흉선에서 T림프구로 분화, 성숙된다. 이때 흉선 내의 상피 세포에서 분비되는 '티모신' 이라는 흉선 호르몬의 영향을 받는다. 티모신은 흉선을 떠나 다른 림프 조직으로 이동한 후 T림프구의 숙성을 돕는다.

흉선 호르몬은 T세포가 이물항원의 인식을 잘하게 하고 면역 반응을 유발하게 한다. 이러한 T세포의 능력은 생의 초기에 형성되며 임파구 자체의 고유 성질로 자리 잡게 된다. 신생아의 면역계는 아직 완전히 성숙되어 있지 않기 때문에 영아는 상대적으로 일부 감염증에 취약하게 된다. 보통 2세경이 되면 면역계가 성숙되어져서 모든 기능을 수행할 수 있게 된다. 그래서 영아의 경우 15~18개월 이내에 백신을 투여하지 않는다. 백신 투여 시 강력히 반응할 만큼 면역계가 성숙되어 있지 않기 때문이다. 이 밖에 흉선의 기능은 림프구의 생성, 항체 생산에 관여하며 형질 세포 및 골수 세포도 생산한다.

7. 편도

(1) 편도의 구조

편도선이란 구강 내 인두 점막 안에 발달한 임파선 조직이며 면역 세포의 집합체로서 점막으로 덮여 있다. 구개 편도와 인두 편도, 설편도, 이관 편도가 하나의 고리 모양의 형태를 이루며 구성되어 있다. 편도선은 입안을 크게 벌려보면 목젖 옆에 위치하는 림프 조직으로 구강 및 비강으로 유입되는 병원체와 싸우는 일차적인 방어막이라 할 수 있다.

(2) 편도의 기능

① 호흡기를 통해 침입한 세균에 대한 방어 기능과 여과 기능을 한다.

② 림프 조직이므로 항체를 생성하여 감염에 대한 저항성을 유지한다.

③ 우리 몸의 열 조절을 한다.

i 임파선염

1. 임파선염이란?

림프절염이라고도 한다. 임파선이 염증을 일으켜 붓고 아픈 병이다. 대개 급성과 만성으로 나눈다. 신체 각 부분의 임파선이 붓는 경우는 흔히 있는 일이고, 일반적으로 임파선염이라고 하면 화농하여 농이 나오는 것을 생각하는데, 대개의 경우 화농하지 않고 낫는 수가 많다. 목이나 겨드랑이, 팔꿈치, 허벅다리 안쪽 등에 임파선이 발생하기 쉽다.

2. 급성 임파선염

(1) 정의

임파선이 염증을 일으켜 붓고 아픈 병으로 급진적으로 진행된다. 신체 각 부분의 임파선이 붓는 것은 흔히 있는 일이거니와 악하부(턱 밑)나 경부(목 부위), 액와부(겨드랑이 밑), 서경부(사타구니)의 임파선이 붓는 일이 많다. 임상상 화농성(고름이 나오는 형태), 비화농성(고름이 생기지 않는 형태), 화농성 봉와식염성(고름이 주로 피하에 생기는 형태)으로 나눈다.

(2) 원인

원인은 얼굴이나 손발에 상처를 입는다거나 염증이 있으면 세균(주로 연쇄상 구균, 포도상 구균) 및 바이러스 등이 그 영역의 턱, 목, 겨드랑 밑, 사타구니 등의 임파선에 달하여 염증을 일으킨다. 고양이에게 물리거나 할퀴었을 때 '로달이마에' (Rodalimaea)란 박테리아가 사람에게 전염되어 임파선염이 생길 수도 있다.

(3) 증상

1) 임파선 부음, 발적

국소(경부, 액와부, 서경부 등)의 임파선이 붓는데 크기는 여러 가지가 있다. 계란보다 큰 것도 있고 새끼손가락 끝만한 것도 있다. 부은 임파선의 피부는 발적(피부가 빨갛게 부어오르는 상태)하는 일이 많다.

2) 통증

몹시 아픈 목의 임파선염인 경우는 통증 때문에 목을 움직일 수 없게 되고 한쪽으로 목이 기울게 되는 '사경'이 발생할 수도 있고 만지면 더욱 아프다.

3) 발열

피부는 열이 있어 뜨겁게 느껴지며 기운이 더하고 부운 임파선이 부풀어 오르면 대개 화농한 경우이다.

3. 만성 임파선염

만성 임파선염은 경부, 서경부, 액와, 기타의 임파선이 염증을 일으켜 부기가 빠지지 않고 오래 지속되는 병으로 화농성과 비화농성이 있다.

(1) 만성 화농성 임파선염

화농했을 경우를 만성 화농성 임파선염이라고 하는데 만성 임파선염은 독력이 약한 균의 지속적 자극에 의하여 일어나며 만성 화농성 임파선염에서 병원체가 뚜렷한 경우는 결핵균에 의한 예가 가장 많다. 스피로헤타팔리다(매독)나 극히 드물게는 방선균에 의해 일어나기도 한다. 화농성 임파선염은 농이 나온 뒤의 피부 상처가 언제까지나 메워지지 않는 것이 특징이고 더구나 차례차례로 임파선이 저절로 문드러져 상처가 여러 개 생긴다.

429

☞ 결핵성 임파선염

결핵균이 임파선으로 침입하여 임파선에 염증이 생긴 병이다. 림프절 결핵이라고도 한다. 보통 폐결핵과 동반하는 경우도 있고 자체로 진행할 수도 있다.

증상

임파선, 특히 경부 임파선이 모르는 사이에 엄지손가락 실 끝부분보다도 크게 부어오르고 미열이 날 때도 있다. 모르고 있으면 부은 임파선 부위의 피부가 약간 불그레해지고 그 속에 울퉁불퉁한 임파선이 손으로 만질 수 있게 된다. 그리고 임파선이 자연히 문드러져 농이 나온다.

(2) 만성 비화농성 임파선염

화농하지 않는 경우를 만성 비화농성 임파선염 또는 임파선 종창이라고 하는데 발병 빈도가 높다. 만성 비화농성 임파선염은 바이러스 감염에 의해서 일어나는 일이 많지만 원인이 분명치 않은 경우도 있다.

증상

후두부, 귀의 뒤, 경부 등의 임파선이 오래 부어있으나 자연히 낫는 경우가 많다. 임파선이 엄지손가락 윗부분보다 큰 경우는 아주 드물고 화농해서 문드러지는 일도 없다. 비화농성 임파선염은 대개는 감기의 원인이 되는 바이러스 감염을 거듭하여 임파선이 부은 것인데 거의 대부분이 자연히 낫는다.

ii 림프 부종

1. 림프 부종이란?

여러 가지 원인으로 이러한 임파 시스템이 손상된 경우에는 이런 체액들을 효과적으로 이동시키지 못하여 세포 사이에 고이게 된다. 수술이나 외상, 감염, 임파선의 선천적인 기형 등으로 임파선의 기능이 완전, 또는 불완전 상실되어 임파관으로 배출되는 체액과 단백질 등의 물질들이 이동, 흡수되지 못하고 그대로 축적되어 생긴 부종을 임파 부종이라고 한다. 임파 부종이 되면 병변 부위가 무거워 질뿐만 아니라 근처 조직으로 산소 공급이 원활히 되지 않아 상처 치유가 늦어지며 단백질이 풍부하여 세균들의 좋은 배양지가 되기에 감염도 잘 일어나게 된다. 이러한 임파 부종은 주로 팔다리에 잘 생기지만 가끔 얼굴, 목, 생식기, 복부 및 폐에도 나타날 수 있다.

2. 림프 부종의 원인

(1) 일차적 원인

① 선천적으로 임파관 발달이 충분히 되지 않은 경우가 주로 많다(무형성 및 저형성).

② 가끔 너무 많이 확장되어 효과적으로 이동을 시킬 수 없어 생기는 경우 등이 있다(과형성).

③ 두 가지 형태의 이상이 같이 있는 경우도 있다.

주로 태어날 때부터 생긴 임파 부종(선천적 임파 부종), 사춘기 때 발생하는 임파 부종(조발성 임파 부종), 그리고 35세 정도에 나타나는 임파 부종(속발성 임파부종) 등 3가지 타입이 있다. 보통 아주 큰 임파관 일부분이 좁아져 있으므로 나타나게 된다. 가끔은 다른 부위에 이차적으로 임파 부종이 생긴 이후 나타나는 경우도 있다.

(2) 이차적 원인

① 수술 : 특히 임파절을 절제하는 수술. 특히 유방암 수술 후 팔에 생기는 임파 부종, 자궁암 수술 후 생기는 하지 부종 등이 대표적이다.

② 방사선 치료 : 방사선 치료를 하게 되면 임파절이 파괴되고 섬유 조직들이 임파 시스템을 방해한다.

③ 외상 : 임파관들은 한 번 찢어지면 다시 연결되지 않는다. 그리고 외상 후 생긴 섬유 조직들이 이런 임파 시스템을 차단하여 임파 부종을 일으킬 수 있다.

④ 기생충 (피라리아충)에 의하여 임파 부종이 생길 수 있다.

⑤ 다리가 마비되면 다리 근육이 움직이지 못하여 임파액을 짜줄 수 없어 생길 수 있다.

⑥ 만성적인 정맥 부전이 있는 경우 생긴 부종으로 임파관이 막혀서 임파 부종이 생길 수 있다.

3. 림프 부종의 진행

(1) 1기

부은 부위를 손가락으로 누르면 안으로 들어간 부위가 그대로 있다가 한참 후에나 원 상태로 나오는 형태의 부종이다. 정상적으로 돌아가는 일시적인 부종이 있는 경우를 말한다. 보통 낮에 일을 하거나 활동을 한 후 나타나지만 잠을 자고 아침에 일어나면 사라지는 형태의 가벼운 임파 부종이다.

(2) 2기

부종은 스폰지 형태로 손가락으로 누르면 바로 밀려 나오는 정도이다. 이 시기부터 병이 있는 부위가 점점 커져서 무거워지고 딱딱해지기 시작한다. 습진 혹은 피부가 빨갛게 염증성 변화가 보이기도 한다. 그러나 적절한 치료를 하면 정상으로 돌아올 수 있다.

(3) 3기

부종으로 조직의 섬유화 및 경화성 변화가 일어나 딱딱해지고 병변 부위가 매우 커지게 된다. 피부 감염도 많아지고 유두증, 즉 울퉁불퉁하게 유두모양으로 자란 형태로 변할 수 있다. 치료를 하여도 증식된 조직들이 그대로 남아 완전하게 치유가 되기 어려운 상태이다. 심해지면 코끼리 다리처럼 보이는 상태까지 된다.

4. 림프 부종의 증상

① 문제가 있는 팔다리 부위가 조이는 듯한 느낌과 무거워 진 것을 느낄 수 있다.

② 터질 것 같은 통증을 느낄 수 있다.

③ 하지 부종인 경우는 엉덩이 부위가, 상지인 경우에는 어깨 뒷부분에 통증이 온다.

④ 핀이나 바늘로 찌르는 듯한 느낌이 올 수 있다.

⑤ 팔꿈치나 무릎 뒷부분이 조이는 듯한 느낌이 올 수 있다.

⑥ 다리에 부종이 있는 경우 사타구니 부위에 통증이 올 수 있다.

⑦ 다리에 부종이 있는 경우 배가 부푼 듯한 느낌이 올 수 있다.

⑧ 병변 부위의 피부가 따뜻하게 느껴진다.

⑨ 선천성 임파 부종은 아주 서서히 병변이 커지기에 통증을 못 느끼는 경우가 있다. 그러나 감염이 되면 갑자기 더 커지기에 통증을 호소하게 된다.

⑩ 관절 특히 무릎 부위 역시 부종이 생긴 경우 흡사 관절염처럼 느낄 수 있다.

⑪ 가끔은 임파액이 피부의 손상 부위로 새어나와 세균 감염이 쉽게 될 수 있다.

iii 악성 림프종

1. 악성 림프종이란?

임파종, 임파선암, 임파선종이라고도 한다. 악성 림프종은 우리 몸의 면역 체계를 구성하는 림프 조직에서 발생하는 암으로, 이 질환이 미치는 장소는 주로 림프절이지만 피부, 뇌, 눈, 비강, 부비강, 타액선, 갑상선, 유선, 폐, 종격, 흉막, 위, 소장, 대장, 간, 고환, 난소, 뼈 등 온몸의 여러 장소에서 발생하기도 한다. 그 빈도는 전체 암의 약 5% 정도로 우리나라에 흔한 위암, 폐암, 간암 등의 고형암에 비해서는 훨씬 낮지만, 우리 몸의 면역 체계를 구성하는 림프 조직에서 발생하는 암이다. 조직학적으로 크게 호지킨 림프종과 비호지킨 림프종으로 구분된다. 호지킨 림프종은 현미경으로 암세포를 볼 수 있어 암으로 생각하기도 하나 일반적인 염증 질환 같은 성질도 있고 항암 화학 요법에 치료가 잘되어 호지킨암이라 하지 않고 흔히 호지킨씨병이라 한다. 한편 비호지킨 림프종은 호지킨병과 전혀 다른 별개의 것으로 취급한다. 호지킨병이 국소에서 시작해서 인접된 임프절로 퍼지는 질병인 데 비하여 비호지킨 림프종은 초기부터 림프절 이외의 부위에서 발견되는 경우도 비교적 많고 실질 장기를 동시에 침습하는 수도 있다.

2. 악성 림프종의 종류

(1) 호즈킨 림프종

1) 정의

호지킨병은 림프절에 생기는 악성 종양인 림프종의 하나이다. 인종에 따라 호지킨병의 발생률에 차이가 있는데, 백인은 흑인보다 발생률이 높다. 국내의 호지킨병 발생률은 서구보다 낮다. 또한 서구에서 호지킨병이 전체 림프종의 35~50% 정도인 반면, 국내에서는 전체 림프종의 10% 전후로서 차이가 있다. 발병을 잘하는 연령도 나라마다 다소의 차이가 있는데, 국내에서는 주로 20대, 40대에서 많이 발생하고 있다. 이 질환의 70%에서 진단 시부터 국소적인 림프절 비대를 가져오기 때문에, 특히 경부 림프절에 나타나므로 그 진단이 용이하다. 또 림프절 침범이 연결되어 인접된 림프절을 따라가며 퍼지는 특징이 있다. 병리조직학적으로 네 가지 유형으로 분류되며, 각각은 특징적인 임상 양상을 보이며 예후에도 차이가 있다.

2) 조직학적 분류

① 림프구 우세형

많은 림프구의 증식이 있고 결절형과 미만형으로 성장하며 조직구의 증식도 동반된다.

② 림프구 소실형

림프구가 소수이며 다소 섬유화가 진행된다.

③ 혼합 세포형

림프구가 많은 형과 적은 형의 중간 정도 형태를 취한다. 림프구와 조직구의 증식이 비슷한 수준으로 섞여 있는 형이다.

④ 결절 경화형

띠 모양의 콜라겐이 종양을 여러 개의 소결절로 나누고 있는 형태로 대개 젊은 층에서 발생하는데 성장 속도가 느리고 생존율이 높다. 젊은 여성에서 흔하고 종격동*에서 잘 발생한다.

2) 원인

호지킨병의 원인은 확실하게 알려져 있지 않다. 감염력이나 독성이 강한 바이러스가 원인인 것으로 추정되고 있다. 또한 면역이 억제된 환자, 자가 면역 질환 환자, 특정 약제를 복용하는 경우에 발생위험이 높다.

3) 증상

가장 대표적인 증상으로는 림프절의 비대이다. 특히 경부(목부위) 림프절이고 그 다음으로 액와(겨드랑이) 림프절, 서혜부(사타구니)림프절 비대가 많은 것이 보통이다. 림프절은 서서히 커지며, 단단하고 농승이 없으며, 특징직으로 히나 혹은 여러 개의 림프절이 커진다. 대부분 한곳의 림프절에서 시작되어 림프가 순환되는 방향으로 주위 림프절로 진행되는 양상을 보인다. 림프절 이외의 침범되는 장기로는 폐·뼈·골수·간 등이다. 가슴의 종격동 림프절이 커지면 가끔 기침이 나거나 우연히 흉부 방

---

* **종격동** : 좌우의 흉막강 사이에 있는 부분으로 앞쪽은 흉골, 뒤쪽은 척주, 아래쪽은 횡격막에 의하여 경계 지어지는 장소.

사선 촬영 때 발견되는 수도 있다. 이 밖에도 섭씨 38도 이상의 고열, 야간 발한(밤에 잘 때 나는 땀), 체중 감소 등도 나타난다.(이 세 가지 증상을 B증상이라고 한다). 지속적인 가려움증, 드물기는 하지만 음주 후에 종양 부위에 통증이 나타나는 경우도 있다.

(2) 비호즈킨 림프종

1) 정의

국내에서는 서양에 비하여 호지킨병의 발생이 드물기 때문에, 국내 림프종의 많게는 약 90%가 비호지킨 림프종이다. 호즈킨 림프종과는 달리 병의 초기부터 림프절 이외의 부위에서 발병되는 경우도 비교적 많고, 실질 장기를 동시에 침습하는 수도 있다. 또 발병 시에는 림프절에 국한되어 나타나더라도, 진행되어 가는 양상이 혈관이나 림프 통로를 따라 예측할 수 없는 장소로 퍼져 나간다. 또, 골수 침범이 처음부터 흔하며, 근본적인 치료를 받지 않거나 국소적인 방법으로만(예 : 방사선 치료) 치료를 하면 후에 급성 백혈병으로의 전환율이 50% 이상이 된다.

2) 분류

종양 세포의 증식 형태로부터 여포성 림프종과 미만성 림프종으로 나눈다.

① 여포성 림프종

고 연령의 남성에게 많고, 경과가 긴 것이 특징이며 생존율이 10년 정도이다. 림프 종양 세포는 림프 여포의 B세포에서 유래하고 결절상의 증식을 나타낸다.

② 미만성 림프종

증식하는 림프종 세포가 여포성 결절을 만들지 않고 미만성(넓게 퍼져 스며들듯이 자라는 것)으로 증식하며 B,T 세포기원 림프종이 모두 존재한다.

3) 원인

원인은 확실하게 밝혀져 있지 않지만, 바이러스 감염과 면역 체계의 이상이 림프종의 발생에 영향을 주는 것으로 알려져 있다. 특히, 장기 이식 후 면역 억제제를 복용하는 환자나 면역 결핍 바이러스(HIV), EB 바이러스(Epstein-Barr)에 감염된 경우에 림프종 발생의 위험이 높은 것으로 알려져 있다. 특히 위궤양과 관련이 있는 것으로 알려진 헬리코박터 감염은 위에서 발생하는 특수한 림프종의 위험 요인인 것으로 최근 보고 되고 있다. 그러나 대부분의 림프종 환자에서 뚜렷한 위험 요인이 발견되지는 않는다.

4) 증상

가장 흔하고 중요한 증상은 림프절이 커지는 것(림프절 비대)인데, 특징적으로 통증이 없는 경우가 많다. 그러나 비호지킨 림프종의 약 20~30%는 소화기관, 폐, 뼈, 고환, 뇌와 같이 림프계 조직이 아닌 곳에서 발생한다. 림프절 비대가 목 주위, 겨드랑이, 사타구니 등과 같이 외부일 경우에는 쉽게 만져지지만, 흉부나 복부 속에 발생하거나 폐, 뼈, 고환, 뇌 등의 장기에 발생하면 주위를 압박하여 증상이 나타나거나 각 장기의 기능 손상에 따른 증상이 동반된다. 일반적으로 통증이 동반되는 림프절 비대는 림프종보다는 염증성 질환일 가능성이 높다. 또한, 발열, 체중 감소, 흠뻑 젖을 정도의 야간 발한, 가려움증, 피로감 등의 전신적인 증세가 동반될 수 있다.

iv 임파선 질환의 식이요법 핵심 포인트

1. 임파선 질환에서는 세균 및 바이러스 등의 감염이 가장 문제가 된다. 세균 및 바이러스 등이 임파선으로 침입하여 염증 등을 일으켜 임파선이 붓거나 통증이 생기게 된다. 임파선 질환에서는 이러한 세균이나 바이러스를 억제하는 것이 가장 중요한데, 여기에 가장 크게 관여하는 것이 인체 내 온도이다. 세균과 바이러스는 인체의 온도가 낮아져서 37도 이하가 되면 활동력이 왕성해진다. 따라서 임파선 질환에서는 세균 및 바이러스를 억제하기 위하여 몸을 차지게 하지 말고 따뜻하게 해주는 것이 중요하다. 몸을 차지게 하는 원인으로는 과식, 찬 공기 흡입, 찬 음식(찬물, 찬 음식, 찬술, 찬 음료수 등)의 섭취인데, 이러한 것은 되도록 피하는 것이 좋고 음식은 따뜻하게 먹는 것이 좋다.

440

2. 세균 및 바이러스 등에 대항하기 위해서 몸의 면역력을 증강시키는 것이 중요하다. 몸의 면역력을 증강시키기 위해서는 우선 균형 있는 영양의 섭취가 이루어져야 하는데 균형 있는 영양소의 섭취는 에너지원 영양소인 탄수화물, 지방, 단백질과 에너지화 영양소인 비타민, 무기질, 효소 등을 골고루 섭취하는 것이다. 이러한 영양소들을 균형 있게 섭취하여야 효율적인 에너지 연소가 이루어지고 그로인해 면역 물질의 생성, 대사가 원활해진다. 에너지원 영양소(탄수화물, 단백질, 지방)는 조리 과정 중 거의 파괴되지 않아 평소에 많이 섭취하지만 에너지화 영양소는 열을 가하면 파괴되는 단점이 있다. 에너지화 영양소인 비타민, 무기질, 효소 등은 주로 식물의 종자의 배아 부분에 많다. 따라서 이러한 균형을 맞추기 위해서는 곡물류(통 곡식)를 열에 의한 조리법이 아닌 형태로 많이 섭취해주는 것이 좋다. 특히 비타민 B군이 부족하지 않게 해주어야 한다. 비타민B군은 '면역 비타민'이라고 불릴 만큼 중요하며 이것이 부족하면 면역 계통의 작용이 현저히 저하된다. 특정 B군 비타민만을 섭취해서는 안 되고 비타민B군 전체로 골고루 영양을 섭취해야 한다. 또한 무기질 중에서는 셀레늄과 게르마늄, 아연 성분이 면역 기능을 강화시켜주는 성분인데, 이러한 면역력을 강화시키는 영양소가 평소에 부족하지 않도록 골고루 섭취를 해주는 것이 좋다.

3. 세균 및 바이러스에 대항하기 위해서 항세균·바이러스 성분이 함유된 식품을 섭취해주어 세균·바이러스에 대한 방어력을 높여 주는 것이 치료에 도움이 된다. 비타민C는 항바이러스 영양소로서 감염에 대한 저항력을 증진시켜주고 항-감염 비타민이라고 부르는 비타민A는 점막 세포를 튼튼하게 하여 감염에 대한 저항력을 높여준다. 따라서 이러한 성분이 함유된 식품을 섭취하여 세균, 바이러스에 대한 저항력을 증진시켜주는 것이 치료에 도움이 된다.

4. 림프액에는 우리 몸의 면역을 담당하는 백혈구의 일종인 림프구가 포함되어 있다. 이러한 림프구는 우리 몸을 순환하면서 세균 및 바이러스 등의 이물질을 여과 처리하는데, 이러한 작용을 원활히 하기 위해서는 인체 내에서 림프액의 순환이 원활히 이루어져야 한다. 림프액을 순환시키는 주된 작용이 주위 골격 근육의 이완, 수축 인데 근육이 수축되면 림프관 안의 압력이 높아져 림프는 이동하게 된다. 따라서 전신에 림프액의 원활한 순환을 촉진시키기 위해서는 근육의 수축, 이완이 중요하므로 운동을 해주어 근육을 수축, 이완시켜주는 것이 좋다. 무리하지 않는 가벼운 산책이나 조깅, 스트레칭 등이 좋다. 또한 근육의 수축, 이완을 촉진시키는 성분인 마그네슘, 칼슘이 함유된 식품을 섭취하는 것도 근육의 운동을 촉진시켜 림프액의 순환에 도움을 주므로 적당히 섭취하는 것이 좋다.

5. 림프구 등의 각종 면역 물질은 구성 성분이 단백질이다. 단백질의 부족은 면역 물질의 생성 저하로 면역력의 저하를 초래할 수도 있다. 림프계 질환인 경우 면역 물질의 생성 및 작용이 불충분하기 때문에 이러한 면역 물질의 생성을 촉진시켜주는 것이 중요하다. 그러기 위해서는 면역 물질의 재료가 되는 단백질 성분의 섭취가 부족되지 않게 충분히 섭취하여야 하는데, 육류와 같은 동물성 단백질은 소화되어 분해되는 과정에서 요산, 요소, 암모니아, 인돌 등 각종 독성 물질을 많이 생성하므로 되도록 육류성 단백질의 섭취는 적게 하고 대신에 분해산물이 적은 식물성 단백질의 섭취를 적극 섭취해주는 것이 좋다. 식물성 단백질의 급원 식품으로는 효소, 효모, 화분, 콩류 등이 좋다.

6. 림프계 질환에서는 간 기능을 개선시키는 것이 중요하다. 간은 인체에서 각종 영양소의 대사 과정을 담당하고 해독 작용을 하는 중요한 장기인데 혈액 속의 세균 및 이물질 등을 여과하는 작용을 한다. 이러한 작용을 원활히 하기 위해 간의 기능을 개선시키는 것이 중요한데 간의 대사 작용을 활성화시켜주는 데에는 식물성 단백질과 효소가 좋다. 위에서 말한 것처럼 식물성 단백질과 효소의 섭취가 부족하지 않도록 충분히 해주는 것이 좋다.

V. 림프 부종의 식이요법

1. 우선은 임파선 질환의 전체적인 섭생법을 따르고 림프부종은 림프액이 소통되지 않고 정체되어 있으므로 부종이 생기는 것이므로 림프액을 순환시켜주는 것과 감염을 막는 것이 치료의 핵심이다.

2. 부종은 세포 외액이 증가한 상태인데 이때 나트륨 성분은 세포 외로 물을 끌어당기는 작용을 한다. 나트륨이 많아지면 이러한 작용이 더 커져서 부종이 가중되게 된다. 나트륨은 소금의 주성분이다. 반대로 칼륨은 나트륨과는 길항 작용으로 수분을 빼는 작용을 한다. 따라서 부종이 있을 시는 부종을 가중시키는 물과 소금의 섭취는 되도록 피하는 것이 좋고 칼륨이 함유된 식품을 섭취하여 수분을 빼주는 것이 좋다.

3. 림프 부종에서는 림프액이 순환되지 못하고 정체되어 있는데 지속될수록 림프관과 림프절에도 손상이 생기므로 더욱더 체내에 단백질 성분이 많이 함유된 체액이 축적되다가 섬유화가 되어 점점 피부가 두꺼워지고 단단해진다. 이것은 세포로 가는 산소와 영양의 공급을 감소시키고 세포 활동의 인체 대사산물의 양을 증가시켜 상처 치유를 방해하며 감염을 일으키기에 최적의 환경을 조성하게 된다. 상처나 외상으로 인한 세균 및 이물질의 감염에 대한 방어력이 떨어진 상태이므로 림프 부종에서는 감염이 되지 않도록 특히 상처나 외상에 주의를 하여야 한다.

4. 림프액의 정체로 면역 기능이 떨어져 감염되기가 쉬우므로 감염에 대한 방어력을 높여주는 것이 중요하다. 위의 전체 식이섭생법의 감염에 대한 방어력을 높여주는 방법을 병행하도록 하는 것이 좋다.

5. 림프 부종에서는 여러 가지 원인으로 인한 림프액의 정체를 순환시켜 주는 것이 치료의 핵심이다. 외과적 수술로 인해 림프관, 림프절이 파열된 경우 림프는 우회하여 얇은 림프관을 타고 순환하게 된다. 림프액을 순환시켜주는 데 가장 좋은 것은 근

육을 움직여 주는 것이다. 그렇게 함으로써 근육의 수축과 이완 작용으로 림프액이 이동을 하게 된다. 따라서 림프 부종이 있는 경우 림프액의 순환을 증강시키기 위해 근육에 무리가 가지 않는 가벼운 운동(산책, 스트레칭 등)을 지속적으로 해주는 것이 좋다.

6. 림프 부종에서는 비만이 되지 않도록 주의하여야 한다. 많이 먹게 되면 비만해지기 쉽고 전신에 지방의 축적이 증가하게 된다. 임파선과 임파절 주변에도 지방이 많이 끼게 되고 임파액의 흐름을 더욱 방해하여 부종을 더욱 가중화시킨다. 그러므로 림프 부종에서는 비만이 되지 않게 과식을 피하고 적절한 체중을 유지할 수 있도록 조절해주는 것이 좋다.

vi 임파선 질환의 증상별 식이요법

1. 임파선(림프절) 부음, 발적(피부 붉어짐), 발열, 통증

임파선은 림프관의 중간중간에 있는 결절 조직으로서 온갖 세균 및 바이러스 등의 이물질을 여과하고 정화하는 작용을 한다. 임파선에 세균 및 바이러스 등의 이물질의 침입 시 이것들을 물리치기 위한 인체의 면역 반응 과정으로 염증 반응인 부종, 발적, 발열, 통증 등이 나타나게 된다.

☞ 이때에는 염증의 원인이 되는 세균과 바이러스 등의 활동을 억제시켜 주고 염증의 치료를 촉진시켜 주는 것이 중요하다. 세균 및 바이러스 등은 인체의 온도가 낮으면 활동력이 증진되므로 몸이 차게 하는 것은 좋지 않다. 그러기 위해서는 찬 공기 흡입, 찬 음식(찬물, 찬술, 찬 음료수 등), 과식은 피하는 것이 좋고 음식은 따뜻하게 먹는 것이 좋다. 또한 염증 치료에 효과가 있는 비타민C, 비타민A와 같은 영양소가 함유된 식품을 섭취해 주는 것이 좋다.

2. 체중 감소, 피로감

득히 악성 림프종에서 나타나기 쉽다. 종양 세포에 의하여 영양의 흡수가 제대로 이루어지지 않고 이로 인해 체내 조직의 근육 및 지방 등이 분해가 일어니면 조지이 줄어들어 체중감소가 생길 수 있다. 이러한 현상의 반복으로 인해 에너지가 부족하게 되면 피로감이 동반되기도 한다.

☞ 이때에는 균형 있는 영양을 섭취하여 적절한 체중을 유지할 수 있도록 해주는 것이 좋다. 균형 있는 영양을 섭취하기 위해서는 에너지원 영양소(탄수화물, 단백질, 지방)와 에너지화 영양소(비타민, 무기질, 효소 등)의 균형을 이루는 것이 중요한데, 평소에 이런 비타민, 미네랄, 효소, 발효 식품 등의 성분들이 부족하지 않도록 해주는 것이 중요하다. 이러한 비타민, 미네랄, 효소 등이 많이 들어있는 곳은 식물의 종자의 배아 부분이므로 곡물류(통 곡식)를 많이 먹어주는 것이 좋다. 이런 에너지화 영양소는 가열하면 대부분 파괴되

므로 되도록 가열하지 않은 조리 방법으로 섭취해야 한다.

3. 야간 발한

야간 발한은 밤에 땀을 많이 흘리는 것으로 역한 염증 반응이 체내에서 일어나는 경우에 그 결과로 땀이 나게 된다. 심한 염증 반응으로 인하여 열이 많이 발생하면 열을 식히는 과정에서 땀이 많이 나게 된다.

☞ 이때에는 발한으로 인한 수분의 손실을 보충하는 것이 중요하고, 발한은 세균 및 바이러스 등과의 이물질에 대한 심한 염증 반응으로 인하여 발생하는 것이기 때문에 세균 및 바이러스의 활동을 억제하기 위하여 속은 따뜻하게 하는 것이 좋고, 피부의 열을 식히기 위해서는 겉은 차갑게 하는 것이 좋다. 속을 따뜻하게 하기 위해서는 찬 공기 흡입, 찬 음식(찬물, 찬술, 찬 음료수 등), 과식은 피하는 것이 좋고 음식은 따뜻하게 먹는 것이 좋다. 또한 염증 치료에 효과가 있는 비타민C, 비타민A와 같은 영양소가 함유된 식품을 섭취하는 것이 좋다. 겉을 차갑게 하기 위해서는 물수건 등으로 피부의 열을 식혀주는 것이 좋다.

1. 임파선염에 좋은 성분

성분	권장량	작용
중요한 성분	임파선염은 '면역 기능 저하에 좋은 성분' 을 참조	

2. 임파선암에 좋은 성분

성분	권장량	작용
중요한 성분	임파선암은 '면역 기능 저하' 와 '암에 좋은 성분' 을 참조	

VIII 암

1. 암이란?

인체의 모든 기관은 수많은 세포로 구성되어 있으며 이 세포들은 위치와 기능에 따라 여러 종류로 나누어지지만 하나의 수정란에서 기원하고 있기 때문에 동일한 유전 정보를 가지고 있으며 일정한 세포 주기를 가지고 분화하고, 성장하고, 소멸한다. 예를 들어 혈액 세포인 적혈구의 경우 골수에서 생성되어 약 120여일 후 비장에서 자연 소멸하게 되고, 신경 세포의 경우 일생에 한 번만 생성되는데 사망과 동시에 소멸하게 된다. 그러나 이러한 자연적인 세포 주기에 이상이 생겨 세포가 정상적으로 분화하지 않고, 어느 정도 분화한 후에는 성장을 멈추어야 하는데도 불구하고 계속 성장하는 것을 종양이라 하며 종양에는 양성 종양과 악성 종양이 있다. 이중 악성 종양을 암이라고 한다.

〈암 세포의 특징〉

암 세포는 통제되지 않고 분열함으로써 정상 세포에게 공급되어야 할 영양 물질을 빼앗아 가며 그 형태, 모양 및 성질이 정상 세포와 전혀 다르고 혈류나 임파관 등을 통하여 다른 장기나 조직에 침윤*되거나 전이*되는 특징을 갖고 있다. 또한 정상 세포보다 암 세포가 훨씬 빠르게 증식한다는 것(1만 6천 배)과 또한 전이가 빨리 이루어지

---

* 침윤이란?
어느 부위에서 발생한 암 세포가 늘어나면서(커지면서) 조직 내 및 주위로 파고 들어가는 것을 의미한다.
* 전이란?
어느 부위에서 발생한 암 세포의 개체나 집단이 혈관이나 임파관을 통하여 멀리 떨어져 있는

며, 그 종양을 제거하여도 재발할 가능성이 높다.

☞ 재발이 높은 이유?

여러 가지 치료를 통해서 암 세포를 제거했다 하더라도 몇 년 후에 암이 재발하는 경우가 많은데, 이것은 치료를 통해 암 세포가 완전히 제거되지 않았기 때문이다. 제거되지 않은 암 세포는 다시 성장하여 일정한 시간이 지난 후 다시 암이 재발하게 되는 것이다.

(1) 종양의 종류

1) 양성 종양

양성 종양은 제한된 성장으로 근본적으로 인체에 해를 입히거나 생명을 위협하지는 않는다. 그러나 양성 종양도 신체 공간을 점령하므로 인체의 중요한 부위에 생기면 관을 폐쇄시킬 수 있고 생명에 필수적인 조직에 압박을 가하여 생명을 위협할 수도 있다. 양성 종양은 쉽게 절제할 수 있어서 예후가 좋다.

2) 악성 종양

악성 종양을 암이라 하는데 공간을 차지할 뿐 아니라 세포가 무절제하고 빠르게 성장하기 때문에 아주 위험하다. 또한 암 세포는 전신에 전파될 수 있으며 인체의 대사산물이나 영양분을 빼앗아 환자를 쇠약하게 하고, 빈혈을 일으키고, 감염을 일으킬 수 있다. 악성 종양은 주위 조직으로 침윤되고 또한 먼 곳까지 전이되는 특성이 있어서 이런 경우 외과적 절제나 완치가 어렵다. 이러한 침윤과 전이가 양성 종양과의 가

다른 장기에 퍼져 2차적으로 새로운 암을 발생시키는 것을 말한다.

장 큰 차이점이라고 할 수 있다.

양성 종양과 악성 종양의 비교

특성	양성 종양	악성 종양
성장 속도	천천히 자람	빨리 자람
성장 형태	확대 팽창하면서 성장함	주위 조직으로 침윤하면서 성장함
피막	피막이 있어서 주위 조직으로의 침윤을 막음	피막이 없어서 주위 조직으로 침윤이 잘되고 수술로 종양을 제거하기가 힘듦
세포의 특성	분화가 잘되어 있고 세포가 성숙함	분화가 잘 안되어 있고 세포가 미성숙함
재발	수술로 제거하면 재발이 거의 없음	주위 조직으로 퍼지는 성질이 있어 수술 후 재발이 흔함
전이	없음	흔함
종양의 영향	인체에 거의 해가 없으나 주요 기관에 압박을 가하거나 폐쇄 시 문제가 됨	수술, 방사선 요법 또는 화학 요법으로 치료하지 않으면 사망함
예후	좋음	진단 시기, 분화 정도, 전이 여부에 따라 다름.

2. 암의 원인

정상 세포가 어떠한 기전을 통해 암 세포로 형질 전환되는가에 대해서는 아직 완벽하게 밝혀지지는 않았지만, 80~90%가 환경 인자와 직접 또는 간접적으로 연관되어 발생되는 것으로 알려져 있다. 발암의 원인은 크게 내적 요인인 유전 인자, 면역학적 요인에 의한 것과 외적 환경 인자인 흡연, 음주, 음식물, 방사선, 화학 물질, 바이러스 등에 의한 것이 있다.

(1) 내적 요인

1) 유전 인자

내적 요인 중 하나로 유전 인자가 암 발생에 중요한 역할을 한다. 암 유전자*의 발현으로 정상적인 세포 주기에 필요한 여러 신호 전달 체계에 이상이 발생하거나, 억제 유전자의 이상으로 암 유전자가 억제되지 못하고 활동하는 경우에 암이 발생하는 것으로 생각하고 있다. 몇몇 암에서 유전자의 돌연변이가 일어날 경우 암이 유발되는 것으로 밝혀졌다. 암 발생률이 높은 가족에서 암 유전자를 공유하고 있는 것으로 알려져 있는데 암 유전자가 따로 있는 것이 아니고 정상적으로 우리 몸에 존재하고 있는 유전자들이 없어지거나 돌연변이를 일으켜 비정상적으로 작동할 때 그것을 암 유전자라고 한다.

2) 면역학적 요인

인체의 면역계는 종양의 성장을 조절하는 기능이 있다. 면역계가 정상적으로 작용하면 종양세포의 성장과 증식을 막는 작용을 하지만 면역계에 이상이 있으면 암 세포의 성장을 억제하지 못한다. 약물학적 방법으로 면역계를 억제시키거나 면역 결핍 질환에서는 암의 위험이 높다.

(2) 외적 요인

1) 흡연

흡연은 암 사망 원인의 약 30% 정도 관련이 있는데 흡연자는 비흡연자에 비해 암에 걸릴 확률이 10배 이상이고 폐암, 후두암, 구강암, 식도암, 췌장암, 신장암, 방광암,

---

* 암 유전자 : 암을 일으킬 수 있는 소지를 가진 유전자를 암 유전자라고 부른다. 암 유전자는 암 유전자로 활성화되기 전에 원암 유전자로 정상적인 세포에도 존재하며 세포의 증식 · 분열의 제어와 분화 · 발생 등의 기능에 중요한 작용을 한다. 이러한 것이 발암 물질이나 방사선 작용에 의하여 돌연변이를 일으켜 암 유전자로서 활성화되면 보통 때와는 다른 단백질을 생성하고 그것이 계기가 되어 암화 과정으로 진전되는 것으로 여겨지고 있다. 활성화된 암 유전자에

위암, 자궁암 등과 관련이 있다. 흡연은 발암 원인 중 하나이다. 담배는 벤조피렌·벤조안트라센 등 발암물질 40여종을 포함해 유해 물질이 100여 종이나 들어 있는 발암물질 덩어리다.

2) 태양광선(자외선)

자외선은 피부암의 원인이 되기도 한다. 자외선이 피부에 닿으면 속으로 침투해 DNA에 상처를 준다. 한번 상처를 입은 DNA는 다시 복구되지만 자주 상처를 입으면 암 세포의 발생으로 연결된다. 일반 피부암의 대부분은 노년기에 생긴다. 그러나 태양에 의한 피부암은 10대 혹은 그 이전에도 생길 수 있다.

3) 음주

동물 실험에서는 알코올 자체가 직접 암을 일으킨다는 연구 결과는 거의 없다. 그러나 알코올이 간접적으로 발암을 돕는 발암 촉진제라는 사실은 많이 보고되어 있다. 사람의 경우 행동 방식이나 취미가 다르고, 식사의 패턴과 주거 환경이 각기 다르지만, 암의 발생 빈도와 음주량과는 밀접한 상관 관계가 있다. 특히 구강암과 식도암의 경우는 음주량과 암의 발생 빈도가 정비례한다. 그러나 위암, 췌장암, 대장암 등 소화기 영역의 암은 알코올과 약간 관련이 있거나 혹은 없는 것으로 보고 되어 있다. 간암의 경우에는 알코올은 중요한 요인 중 하나로 알려져 있다. 이 경우 간암 바이러스 존재 여부가 가장 중요한 원인이 되고, 알코올이 중요한 보조 역할을 하는 것으로 알려졌다. 알코올 섭취는 여성 호르몬인 에스트로겐을 상승시켜 여성에게 흔히 발생하는 유방암과 약간의 상관 관계가 있다고 보고 되고 있다. 그러나 여성에게 생기는 다른

의해 생성된 단백질들은 성장인자 수용체, 신호 전달 단백질, DNA 결합 단백질 등이 있는데, 이들의 비정상적인 작용으로 인하여 세포의 조절 능력을 상실하게 되며 정형적인 암 세포로 형질 전환되어 간다.

암들(자궁경부암, 질암, 난소암)과 음주는 무관하다고 알려져 있다.

식도암, 후두암, 폐암, 간암, 구강암, 위암, 대장암, 직장암, 유방암의 원인으로 알려져 있고 특히 음주와 흡연을 동시에 하였을 경우는 구강암, 후두암, 식도암, 간암의 발생률이 훨씬 높아지게 된다.

4) 방사선

많은 양의 방사선에 노출되면 발암의 위험이 있으므로, 방사선 노출이 직업과 관련된 경우 주의를 요한다. 인체는 방사선이 통과할 때 방사선 에너지를 흡수하여 전리현상이 일어난다. 이때 인체의 대부분을 구성하고 있는 물 중 일부가 분해되고, 여기에서 생성되는 유리산소가 세포의 분열에 관계하는 염색체의 DNA를 변형시킴으로써 정상적인 세포가 아닌 암 세포가 생길 수 있다.

5) 호르몬

때론 과다한 호르몬은 암의 발생과도 관련이 있다. 에스트로겐의 경우 지나칠 시에는 유방암, 자궁암 등의 발병과 관련이 있다.

6) 약물

지나친 약물의 사용은 약물 대사를 수행해야 하는 간과 같은 조직에 부담을 주므로 발암의 원인이 될 수 있으며, 약의 종류에 따라 체내 호르몬 대사, 면역 작용 등에 영향을 주어 암의 원인이 될 수 있다.

7) 발암 물질

동물이나 사람에게 암을 발생시키는 천연 및 합성, 화학 물질을 말한다. 발암성 물질을 분류하면, 합성 발암성 물질과 자연계에 존재하는 발암 물질이 있다. 합성 발암성 물질은 식품 첨가물(발색제로 사용되는 아질산염과 질산염), 향료, 의약품, 농약, 화장품, 공업 화학 물질 등 인공적으로 합성된 것으로 일상 생활 환경 중에 다수 존재한다. 한편 자연계에 존재하는 발암성 물질에는 식물 기원의 발암성 물질, 곰팡이의 독, 불에 타서 눌은 것(아미노산의 가열 분해 산물 중에 발암성 물질이 존재한다) 등이 있다.

8) 식습관

암의 약 35% 정도는 잘못된 식생활 습관에서 기인한다고 하며 그 중 소화기계 암은 식생활과 더욱 밀접한 관계가 있다.

① 과식(비만)

과식은 체내에 지방을 많이 축적시킨다. 이는 비만으로 이어지고 인체의 신진 대사 효율을 저하시키고 각종 노폐물을 축적시켜 여러 문제를 일으킨다. 지방의 과다는 각종 호르몬의 불균형을 초래하여 유방암이나 자궁내막암 같은 질환을 초래하기도 한다.

② 육식 과다

육식을 많이 하면 소화시키기 위해서 담낭에서는 담즙 분비를 촉진하게 되고 그 중

담즙산은 대장에서 박테리아와 작용하여 발암 물질을 생산한다. 이것이 암을 유발하는 요인으로 작용한다.

③ 자극성 강한 음식

짠 음식, 절인 생선, 염장류, 뜨거운 음식, 차가운 음식 등은 특히 소화관을 자극하기 쉽다. 이는 주로 소화관 내의 암을 유발하는 요인으로 작용한다.

④ 탄 음식, 부패 음식

불에 탄 음식에는 카르보인 유도체가 생기게 되고 여기에 발암 물질이 있다. 또한 곰팡이가 생기거나 부패한 음식도 발암 물질을 함유하고 있어서 암을 유발할 수도 있다.

9) 스트레스

스트레스가 암 발생에 영향을 미칠 수 있다. 스트레스를 많이 받는 집단일수록 지나친 흡연, 음주 등 암 유발 인자에 노출될 위험이 훨씬 높다고 한다. 이는 암을 일으키는 스트레스의 간접적 역할을 암시한 것이고, 지나친 스트레스가 인체에 직접적으로 미치는 영향 역시 크다. T림프구는 인체 면역의 중요한 역할을 맡고 있는데, 그 가운데 우리 몸 곳곳을 돌아다니며 세균 같은 외부 침입자는 물론 노화되거나 암 세포로 변형된 세포를 찾아내 죽이는 자연 살상 세포라는 것이 있다. 그런데 스트레스에 시달리게 되면 시상하부가 우리 몸이 항상 비상 사태인 것으로 착각하여 코티솔 등을 과잉 분비하게 되며, 이 때문에 자연 살상 세포의 수는 물론 기능도 약화되어 암 발생의 감시 체계가 허물어지는 것이다.

10) 활성산소

활성산소가 정상 세포핵 내 유전 물질인 DNA를 산화시키면 DNA가 손상을 받게 됨으로써 DNA의 유전 정보에 변화가 일어나게 된다. 이 DNA의 잘못된 유전 정보에 따라 세포가 정상 상태를 벗어나 비정상적인 암 세포로 변하게 된다. 이와 같이 유전자인 DNA가 손상을 받게 되면 DNA의 유전 정보에 변화가 일어나게 되는데 이를 유전자의 돌연변이라 한다. 돌연변이 된 세포는 정상적인 유전자의 통제로부터 벗어나 비정상적인 유전자의 지시를 받게 됨으로써 무한정 증식하게 되는데 이것이 바로 암 세포이다. 즉 활성산소가 암을 일으키는 것이다.

11) 기타

그 외에 감정, 바이러스 등의 요인이 있다.

3. 주요 암의 위험 인자와 증상

종류	위험 인자	주 증상
위암	짠 음식, 절인 음식, 탄 음식, 흡연, 질산염, 뜨거운 음식, 채소나 과일의 부족, 비타민 부족, 훈연 가공 식품, 고 질산 함유 음식 등	복부 불쾌감, 설사, 구토, 구역질, 체중 감소, 피로, 식욕 부진, 위통증, 토혈, 흑색변, 복수, 황달 등
간암	곰팡이가 핀 음식, 음주, 태운 음식, 황변비, 육류의 과잉 섭취, 아플라톡신오염 식품 등	피로, 식욕 부진, 구역질, 복부 팽만감, 황달, 체중 감소, 복수 등
대장암 직장암	유전적 소인, 고지방식, 저 섬유식, 생선과 육류를 요리할 때 생성되는 아민류, 태운 음식 등	직장출혈, 혈변, 변비, 배변 시 통증, 변에서 심한 악취 등
자궁암	고 지방식, 고 열량식, 비만, 육류의 과다 섭취, 윤락 여성, 10대의 성 경험자, 출산 횟수의 과다, 에스트로겐 장기 투여자 등	대하(나쁜 냄새), 성교 후 종종 출혈, 배변·배뇨 때 출혈, 골반 신경통, 하복부 부종 등, 질 분비물의 색깔·양 이상 등

종류	위험 인자	주 증상
폐암	흡연, 공기오염, 비타민A 결핍 등	기침, 혈담, 각혈, 가래, 흉통, 얼굴 부종, 발열, 호흡 곤란, 체중 감소 등
유방암	고 지방식, 고 열량식, 비만, 운동 부족, 육류의 과다 섭취, 유전적 소인, 임신 경험이 없는 여성, 초경이 빠르고 폐경이 늦은 여성 등	응어리 만져짐, 유두에서 혈성 물질 분비, 유방 부위 피부의 함몰, 궤양, 겨드랑이의 멍울 등
피부암	과도한 자외선, 방사선, 화상·창상·반흔·궤양·만성 자극 및 열 등을 포함한 외상, 화학 물질, 체질(특히 악성 흑색종의 경우), 선천적·후천적 면역 억제 상태 및 암 전구 증세 등	가벼운 경우 얼굴부위에 피부궤양 증가, 궤양 주위에 융기. 심한 경우 몸에 검은 반점, 빛깔 짙어짐, 출혈과 함께 딱지짐
전립선암	고 지방식, 고 열량식, 비만, 육류의 과다 섭취 등	처음에는 뚜렷한 자각 증상이 없다가 진행되면 배뇨 장애, 신기능 장애 등
췌장암	고 지방식, 고령(60세 이상), 흡연, 만성 췌장염, 비용종성 대장암 증후군 등	식욕 감퇴, 체중감소, 오심, 허약, 상복부 및 등에 둔통, 황달, 소양증 등
갑상선암	방사선 노출, 유전 등	갑상선 부위에 덩어리가 만져짐, 목(턱밑)이 붓고 림프 결절이 딱딱하게 만져짐. 연하 곤란, 성대 마비, 통증, 쉰 목소리, 호흡 곤란, 가래에 피 등
난소암	출산 경험이 없는 여성, 지속적인 배란, 호르몬 이상, 골반염, 발암 물질 등	헛배 부름, 아랫배 더부룩, 식욕이 없고, 가스 참, 메스꺼움, 체중 저하, 자주 소변이 마렵고 변비, 성교 시 통증 등

4. 암과 영양소 대사

(1) 에너지 대사의 변화

암 세포는 정상 세포에 비해 기초 대사율이 증가하는 경향이 있으며, 환자의 경우 체중 감소가 더욱 심하다. 또한, 환자의 비정상적인 대사로 인해 영양소의 이용 효율이 저하된다.

(2) 단백질 대사의 변화 .

암으로 인해 체 단백질의 소모가 급증하여 저알부민 혈증이 나타나고 면역 체계가 손상된다. 특히, 당신생 합성이 활발하여 근육 소모가 크고, 근육 손실은 체중 감소의 주요 원인이 된다.

(3) 탄수화물 대사의 변화

종양 세포의 포도당 이용률이 증가하고, 코리 회로*의 활성 증가 및 젖산에서 당신생 합성이 증가한다. 일반적으로 암 환자의 경우 인슐린에 대한 예민도가 감소하는 경향도 보인다.

(4) 체지방 소모의 증가

지방 대사가 변화하여 지방 조직에서 지방 합성이 감소되고, 지방 분해가 증가하여 혈액 내 유리 지방산과 글리세롤이 높아지며, 체지방의 손실과 체중의 감소를 초래한다.

---

* 코리 회로

골격근에서 생산된 대부분의 젖산은 혈액을 통해 간으로 수송된다. 간세포에 존재하는 젖산 탈수소 효소가 젖산을 다시 피루브산으로 전환시킨다. 대부분의 다른 기관과 달리 간은 피루브산을 이용하여 포도당-6-인산을 만드는 특이한 효소를 가지고 있다. 간에서 이 포도당-6-인산은 글리코겐 합성 물질로 사용되거나 자유로운 포도당으로 전환되어 혈액으로 방출되기도 한

(5) 수분과 영양소 손실

설사나 구토 환자의 경우 수분과 혈중 나트륨, 칼륨 수준이 감소한다. 혈중 비타민 C, 티아민, 엽산, 비타민A, 철분, 아연 등의 미량 영양소 수준도 감소한다.

다. 젖산이나 아미노산, 글리세롤과 같은 비탄수화물 분자들이 피루브산을 거쳐 포도당으로 되는 과정을 '당신생'이라고 한다. 운동 중에 골격근이 만든 젖산은 당신생 과정을 통해 간에서 혈당으로 전환되고 새로 만들어진 포도당은 다시 근육으로 보내져 운동에 필요한 에너지를 생산하는데 쓰이고 있다. 즉 골격근과 간 사이에 일종의 회로가 형성되는데 이를 코리 회로라고 부른다(약 48시간 소요).

ⅰ 암의 식이요법 핵심 포인트

1. 암에서는 암을 유발할 수 있는 외부적 발암 물질을 차단하는 것이 중요하다. 각종 화학물질, 식품 첨가물(아질산염과 질산염), 약물 남용, 곰팡이 등은 암의 유발 물질이 되므로 이런 물질과의 접촉을 피하는 것이 좋다.

2. 암에서는 면역력을 증강시키는 것이 중요하다. 면역력이 높으면 암 세포에 대한 저항력이 강해서 암을 물리치기가 쉬워진다. 반대로 면역력이 낮게 되면 저항력이 약해져서 암을 이기기가 어렵게 된다. 따라서 암에 대한 면역력을 증강시키기 위해서는 면역력 강화의 섭생법을 병행하는 것이 중요하다.〈면역 기능 저하 참조〉

3. 암에서는 활성산소를 억제하는 것이 중요하다. 활성산소는 인체에서 필요하지만 과량 생성될 시는 과산화 지질로 변해 세포를 파괴, DNA를 변형시켜 비정상적인 세포로 만들게 된다. 이러한 비정상적인 세포는 암 세포로 될 수가 있고 전신에서 여러 가지 문제를 일으킨다. 활성산소는 지방과 만나서 과산화 지질이 되어서 세포를 파괴한다. 따라서 암에서는 과산화 지질의 생성을 억제하도록 하기 위해 항산화 물질이 함유된 식품의 충분한 섭취가 중요하고 또한 동물성 지방 식품(육류)의 섭취는 되도록 적게 하는 것이 좋다.〈항산화 영양소 참조〉

4. 암에서는 몸을 따뜻하게 하는 것이 중요하다. 몸이 차지면 활성산소의 생성이 많아지게 된다. 이로 인해 더욱 암 세포의 생성, 증식이 촉진될 수가 있다. 따라서 암에서는 활성산소의 생성을 되도록 적게 하도록 하기 위해 찬 음식(찬물, 찬술, 찬 음료수 등)은 피하고 음식은 따뜻하게 먹고 몸을 따뜻하게 하는 것이 중요하다.

(인체에서 가장 따뜻한 심장에는 암이 없다.)

5. 암에서는 과식을 피하고 비만이 되지 않도록 하는 것이 중요하다. 과식은 체내에 지방을 많이 축적시킨다. 이는 비만으로 이어지고 인체의 신진 대사 효율을 저하시키

고 각종 노폐물을 축적시켜 여러 문제를 일으킨다. 지방의 과다는 각종 호르몬의 불균형을 초래하여 유방암이나 자궁내막암 같은 질환을 초래하기도 한다. 또한 과식은 몸을 차게 만들어 활성산소를 많이 만들게 한다. 따라서 암에서는 과식을 피하고 비만이 되지 않도록 조절하는 것이 중요하다.

6. 암에서는 태운 음식, 부패 음식을 먹지 않도록 하는 것이 중요하다. 태운 음식과 부패 음식에는 발암 물질이 들어있으므로 피하도록 한다.

7. 암에서는 음주, 흡연을 피하는 것이 중요하다. 알코올은 발암 물질의 용매로 작용하며, 영양소의 섭취 이용을 감소시켜 영양 결핍을 초래하며 암 발생 위험률을 증가시킨다. 담배의 타르 속에 포함되어 있는 '벤조피렌'은 강력한 발암 물질로서 암 세포의 성장을 돕는다. 따라서 암에서는 음주, 흡연은 피하는 것이 좋다.

8. 암에서는 암 세포의 성장을 억제하는 특정 성분의 섭취가 도움이 된다. 암 세포는 영양을 흡수하기 위해 계속해서 새로운 혈관을 만들어 낸다. 비타민D는 이 신생 혈관의 생성을 억제하는 작용을 한다. 또한 베타글루칸도 암 억제 작용이 있는 다당체이다. 마크로파지나 림프구의 T세포, NK세포를 활성화시켜 암 세포를 파괴하고, 증식을 억제하며, 전신의 면역력을 높여서 암을 예방한다. 칼슘은 암의 전구 세포가 암 세포로 되는 것을 방지하는 작용을 한다. 또한 키토산도 암의 증식과 전이 억제의 효과가 뛰어나다. 비피더스균은 장내의 부패균이 증식하는 것을 억제하여 유해 물질의 생성을 막는다. 또한 체내의 면역 기능을 높여 암 세포에 대한 저항력을 높여 준다. 비타민C는 발암 물질의 체내 생성을 억제하여 암을 예방한다. 발암성이 강한 화학 물질인 니트로소아민을 억제하고 위암과 간장암 등의 예방에 효과가 있다. 또한 장내 세균에 의해 생기는 발암 물질의 생성을 억제하는 효과도 있다. 또 버섯균사체 추출물 AHCC는 내추럴 킬러 세포와 킬러 T-세포를 증가시키고 활성화시키며 세포 내 항종양 작용이 있는 인터페론의 재생을 촉진시킨다. 따라서 암에서는 기본 식이요법에 이러한 특정성분 비타민D, 칼슘, 베타글루칸, 키토산, 비피더스균, 비타민C,

AHCC이 함유된 식품의 섭취를 충분히 하는 것이 치료에 도움이 된다.

9. 커피, 차, 콜라, 초콜릿 등에 들어있는 카페인은 방광을 포함한 하부 요로에서 암의 성장을 촉진시킨다. 카페인은 유전 물질에 손상을 입히고, 정상적인 DNA 수리 기전을 일어나지 못하게 함으로써 암이 발생할 가능성을 높인다.

ii 암에 좋은 성분

성분	권장량	작용
필수적인 성분		
항산화 물질		베타카로틴-플라보노이드
베타카로틴	10,000unit	강력한 항산화제로 유리기를 파괴한다. 암은 증식을 위해 신생 혈관을 만드는데 베타카로틴은 이것을 저해하는 작용이 있으며, 각종 암의 예방에 효과가 있다는 사실이 알려져 주목받고 있다.
레티놀(비타민A의 한 형태)		장기의 점막이 약해지거나 상처를 입으면 발암 물질이 침투하기 쉬워져 암 발생 가능성이 높아진다. 비타민A는 점막을 정상으로 유지할 뿐만 아니라 암 세포를 정상 세포로 되돌리는 작용도 하므로 식도암, 위암, 폐암 등 점막암의 예방과 치료에 효과가 있다.
코엔자임 큐10	10100mg/일	코엔자임 큐10은 지용성의 항산화제이다. 항산화제로 작용을 끝낸 산화형의 코엔자임 큐10은 세포 내의 효소에 의해 다시 환원형으로 바뀐다. 코엔자임 큐10은 세포벽의 지방산 및 LDL들이 과산화 지질로 변질되지 않도록 산화를 막아준다. 코엔자임 큐10은 강력한 항산화력을 이용하여 유방암을 비롯하여 암 세포의 전이를 예방하는 데도 이용되고 있다.
게르마늄	200mg/일	조직에 산소를 공급시켜 암 세포 증식을 억제, 면역을 활성화시키고, 불쾌함과 고통을 줄여준다.
셀레늄	200mcg/일	과산화 지질을 분해하고 활성산소로부터 세포막과 생체막을 지킨다. 셀레늄의 항산화 작용은 비타민E와 동시에 작용할 때 최고의 효과를 발휘한다. 단백질 소화에 도움.
SOD		강력한 항산화제로 활성산소로부터 세포막을 보호한다.
비타민E	1,000IU/일	과산화 지질의 생성을 억제한다. 활성 산소에 의해 생기는 과산화 지질은 세포를 파괴하고, 암의 원인이 된다. 비타민C와 함께 섭취하면 비타민E의 항산화 작용은 한층 높아진다.

성분	권장량	작용
비타민C	5,000~10,000mg /하루에 나눠서	강력한 항암 물질이다. 비타민C는 발암 물질의 체내 생성을 억제하여 암을 예방한다. 특히 발암성이 강한 화학 물질인 니트로소아민을 억제하고 위암과 간장암 등의 예방에 효과가 있다. 또한 장내 세균에 의해 생기는 발암 물질의 생성을 억제하는 효과도 있다.
비타민P(바이오 플라보노이드)		비타민P는 암 세포의 유전자를 조각내는 기작을 유도하여 암 세포를 소멸시키는 작용을 한다.
베타글루칸		베타글루칸은 버섯류에 들어있는 성분으로 암 억제 작용이 있는 다당체이다. 마크로파지나 림프구의 T세포, NK세포를 활성화시켜 암 세포를 파괴하고, 증식을 억제하며, 전신의 면역력을 높여서 암을 예방한다.
커큐민		커큐민은 카레의 황색 색소이자 향신료로 쓰이는 심황의 뿌리 부분의 주성분이다. 이것은 강력한 항산화 물질로서 세포가 암 세포로 변이되는 것을 막는다. 뿐만 아니라 암 세포의 증식을 돕는 효소의 작용을 억제하는 항암 작용을 한다.
세사미놀		세사미놀은 참깨의 씨에 함유되어 있는 천연 항산화 물질로서 참기름을 정제할 때 탈색 공정에서 많이 생성되며, 참깨보다는 참기름에 다량 함유되어 있다. 참기름이 다른 식용유에 비해 잘 산화되지 않는 이유는 세사미놀의 항산화 작용 때문이다. 이 항산화 작용은 과산화 지질의 분해에 큰 역할을 한다. 과산화 지질은 몸을 구성하는 세포막 등에 함유되어 있는 불포화 지방산이 산화되어 생기며 암 세포를 만드는 하나의 원인이다. 세사미놀은 과산화 지질의 생성을 막아 세포가 암 세포로 되는 것을 억제해준다.
카테킨		차의 떫은 맛 성분으로 녹차에 많이 함유되어 있다. 동물에게 카테킨을 경구 투여한 결과 피부, 식도, 위, 십이지장, 소장, 대장, 폐, 간장, 유선, 방광 등 각 부위의 암 예방에 효과가 있다는 결론이 나왔다. 이 결과 세포의 유전자를 파괴하는 변이 물질의 작용을 녹차의 카테킨 성분이 억제하는 것은 아닌가 하는 추측을 하고 있으며 암의 발생 및 증식을 억제하는 카테킨이 주목을 받고 있다. 또한 해외에서의 연구도 활발하여 카테킨이 발암성 물질인 니트로사민의 생성을 억제한다는 결과도 보고 되었다.

성분	권장량	작용
알리신		마늘에 많이 함유되어 있는 향 성분이다. 간장에는 체내로 들어온 발암 물질을 해독하는 효소가 있는데 알리신은 이 효소의 작용을 도와준다. 또한 활성 산소를 제거하는 강력한 항산화 작용 때문에 항암 성분으로 기대를 모으고 있다.
플라보노이드		식물의 잎과 과일 등에 많이 함유되어 있는 갈색 색소 성분이다. 일반적으로 섭취량은 하루 5~50mg이며, 체내에서는 조금밖에 흡수되지 않지만 미량으로도 발암 물질의 활성화를 저해한다. 플라보노이드는 크게 양파, 마늘 등에 함유되어 있는 플라보노이드류(케르세틴, 케노페놀 등), 콩 등에 함유되어 있는 이소플라본류(다이드제인, 제니스테인 등), 주로 녹차에 함유되어 있는 카테킨류(에피가로카테킨등)로 분류되며, 모두 암에 효과적이다. 플라보노이드는 발암 물질에 의한 활성산소의 유해를 막는 항산화 작용 때문에 큰 기대를 모으고 있다.
칼슘	2,000mg/일	지방질의 섭취량이 많으면 장내에서 유리 지방산이 많아지고 담즙 분비량이 증가하는데 유리 지방산과 담즙산이 많아지면 결장암으로 발전될 가능성이 증가한다. 지방질의 소화와 흡수에 필요한 담즙산은 소장에서 재 흡수되고, 나머지는 결장에서 장내 세균의 공격을 받아 리토콜산, 데옥시콜산 같은 2차 담즙산으로 변하게 된다. 2차 담즙산은 박테리아 작용에 의해 발암 물질로 알려진 20-메틸콜라스렌(20-methyl-cholanthrenc)으로 전환되기도 하는데 이는 결장암 유발을 촉진한다. 칼슘은 유리 지방산, 담즙산과 결합하여 체외로 배출시킴으로써 대장암의 위험을 감소시키는데 칼슘이 결핍되면 이러한 물질의 배출 감소로 대장암의 위험이 증가한다.
마그네슘	1,000mg/일	마그네슘은 전 세포의 생명 현상 유지를 위한 중요한 효소 반응을 촉매하는 필수적인 물질이다. 또한 마그네슘 결핍은 활성산소의 생성을 증가시키는데, 이러한 활성산소의 증가는 과산화 지질의 생성을 촉진하며 세포막을 손상시키게 된다.
비타민D		암 세포는 영양을 흡수하기 위해 계속해서 새로운 혈관을 만들어 낸다. 비타민D는 이 신생 혈관의 생성을 억제하는 작용을 한다. 결국 비타민D는 암 세포의 증식을 막고, 암 유전자를 회복시키며, 암을 축소

성분	권장량	작용
		시킨다.
키틴, 키토산		키틴, 키토산은 세포 면역 기능을 강화함으로써 자연 치유력을 높이고 암을 억제한다. 특히 키틴에 함유되어 있는 N-아세틸키토올리고당이나 키토올리고당은 면역 기능을 높이는 작용 외에도 암의 증식과 전이 억제, 암의 중심부 축소 등의 효과가 있어 항암제로의 이용이 기대되고 있다.
비피더스균		장내에 비피더스균이 감소하면 위장 장애나 간 장애를 일으키거나 암을 유발하는 원인이 된다. 비피더스균은 장내의 부패균이 증식하는 것을 억제하여 유해 물질의 생성을 막는다. 예를 들면 위 속에서 생성되는 발암 물질은 디메틸니트로사민을 무독화시킨다는 보고가 있다. 또 암 예방에 효과가 있는 비타민B군 등을 장내에서 합성하여, 흡수하고 이용하는 작용도 한다. 특히 비피더스균의 구성 성분인 다당류는 체내 면역 기능을 높여 암 세포에 대한 저항력을 높여 준다. 비피더스균 함유 식품(요구르트, 첨가 우유 등)의 형태로 이용하는 것이 좋다.
HACC		버섯 균사체 추출물로 내추럴 킬러 세포(NK세포)와 킬러 T세포를 증가시키고 활성화시키며 세포 내 항종양 작용이 있는 인터페론의 재생을 촉진시킨다.

도움되는 성분

성분	권장량	작용
식이섬유		식물 섬유는 변의 양을 늘려서 발암 물질의 농도를 낮추고 배변 횟수를 늘려서 발암 물질이 장내에 머무르는 시간을 단축시킨다. 또 장내 세균의 균형을 잡아 주며 대장암 발생과 관계가 깊은 담즙산에 흡착하여 체외로 배출시킨다. 특히 버섯에 함유된 식물 섬유의 베타글루칸은 항암제로 기대를 모으고 있다.
비타민B군	100mg/일	정상적인 세포 분열과 기능에 필수적이다. 비타민B군은 면역력을 높여 암에 대한 저항력을 길러 준다. B2는 과산화 지질의 작용을 막고, B3는 암 치료와 억제에 효과가 있고, B6는 암 세포의 증식을 억제하는 작용이 있어서 모두 간장암 예방에 도움이 된다. 그 밖에 위암을 예방하는 B12, 비타민E와 비슷한 항산화 작용을 하는 B15(판가믹산) 등이 있다.

성분	권장량	작용
카르니틴		카르니틴은 면역계의 기능을 좋게 하며, 스트레스에 의해 산화되는 과정을 막아주고 항산화 작용을 갖고 있는 효소의 작용을 도와주기도 하고, 세포 내외의 모든 막이 손상되지 않도록 해준다. 이러한 작용으로 암과 같은 퇴행성 질병에도 카르니틴 보충이 도움이 된다.
시스테인		글루타치온의 구성 성분으로 약물, 알코올, 흡연 등으로 발생되는 독성 물질을 해독시킨다.
메티오닌		소화를 촉진하고, 독성 물질의 해독과 배설을 촉진, 납과 같은 중금속의 배설을 촉진한다. 인체에 독성 물질이 증가하면 메티오닌은 글루타치온의 전구 물질인 시스테인으로 전환한다.
타우린		백혈구 속의 가장 풍부한 아미노산인 타우린은 백혈구의 자가 파괴로부터 보호한다. 타우린이 적게 공급되면 백혈구 세포는 공격을 중단하여, 면역 시스템을 약화시킨다.
콜라겐		세포나 조직을 연결하고 체내 각 부위의 기능을 활성화한다. 동물 실험에 의해 면역 기능을 강화하고, 암 세포에 대한 효과가 있는 점이 밝혀져 암 예방에 기대를 모으고 있다.
PABA(파라 아미노 벤조익산)	400IU이하/일	피부암을 방지한다.
칼륨		칼륨은 암 치료에 있어서 중요한 물질이다. 칼륨은 적혈구가 산소와 이산화탄소를 운반하는 데 중요한 역할을 한다.
콜린	500-1,000mg/일	콜린은 과잉의 지방이 체내에 축적되는 것을 막아주고, 간장에서 지방을 제거시키는 작용을 갖고 있다.
효소 복합체		소화 작용을 돕고 전신의 세포를 활성화시킨다.
비타민 무기질 복합체		비타민과 무기질의 충분한 공급은 원활한 신진 대사를 위해 필요하다.
마늘 캡슐		천연의 항생제로 면역 기능을 강화한다.
단백질		외부에서 침투한 세균으로부터 신체를 보호하는 항체는 단백질로 구성되어 있으며, 항원과 결합하여 이

성분	권장량	작용
		를 제거하는 역할을 한다. 특정 항원에 특정한 항체가 결합되므로 항체의 종류는 매우 많고, 항체 합성에는 상당량의 단백질이 요구된다. 또한 백혈구 역시 단백질로 구성되어 있다.
맥주 효모		비타민B군의 효율적인 공급원이다.

암에 도움되는 사항

① 암을 억제하는 식단 : 곡류, 콩류, 씨, 현미 등을 많이 먹고, 과일 쥬스는 아침에, 야채 쥬스는 오후에 마시는 것이 좋다. 양배추, 마늘, 토마토, 아몬드(제암제인 '레이어트릴'을 함유) 등의 항암 억제 식품을 많이 먹는 것이 좋다.

② 암에 조심해야할 음식 : 철분제 사용을 금해야 함(혈액내의 과량의 철분은 암의 위험을 높인다고 하며, 암 세포를 처리하는 마이크로파지, B세포, T세포의 기능을 저해한다고 함). 포화지방, 설탕, 소금, 알코올, 커피, 가공된 단백질, 훈제 고기, 땅콩 등의 섭취는 줄이는 것이 좋다.

③ 물은 증류수를 많이 마시는 것이 좋다.

IX 관절 조직

1. 관절이란?

관절이란 2개 또는 그 이상의 뼈가 서로 연결되는 것을 말한다. 인체에는 약 150개 정도 존재한다. 관절은 대부분 한쪽 뼈의 머리가 둥글게 나오고 다른 쪽 뼈가 깊이 우묵해져 있다. 이 두 뼈가 맞물린 형태로 되어 있어 약간 움직일 수 있거나 자유롭게 운동을 할 수 있게 연결되어 있다. 우리 몸의 관절은 몸의 골격을 유지하는 것과 운동성을 부여하는 기본적인 기능을 가지고 있다.

2. 관절의 분류

골격계의 기능 중의 하나는 인체를 움직이게 하는 것이다. 움직임이 일어나는 것은 뼈 스스로가 아니라, 관절을 이루는 뼈들 사이의 연합에 의해서이다. 관절의 구조는 그것이 허용하는 동작의 방향과 범위를 결정한다. 모든 관절이 움직일 수 있는 것은 아니지만, 인체의 한 부분이 움직일 때, 다른 관절들이 인체의 안정성과 균형을 유지하기 위하여 굳어진 채로 유지한다. 관절들의 협응 작용은 걷기, 먹기, 쓰기, 말하기와 관련된 일반적인 모든 동작을 허용하는 것과 같이, 체조나 발레 무용수의 유연하고 우아한 동작을 허용한다. 인체의 관절들은 세 가지의 기본적인 범주에서 그들의 구조들에 의하여 분류되며, 관절을 분류하는 데는 여러 가지 기준이 적용될 수 있으나 가장 많이 쓰는 분류는 구조적인 면(관절을 연결하는 조직의 종류)과 기능적인 면(관절을 움직이는 운동성)에 따라서 분류한다.

① 조직의 종류에 따른 분류 : 섬유성 관절, 연골성 관절, 윤활 관절(활액성 관절)로 분류한다.
② 관절의 운동성에 따른 분류 : 부동 관절, 가동 관절로 나눈다.

〈조직의 종류에 따른 분류〉

(1) 섬유성 관절

섬유성 관절은 뼈들이 섬유 결합 조직에 의해 단단히 연결된 관절이며 관절을 강하게는 하나 관절강은 없다. 두 뼈 사이의 거리에 상관없이 두 관절 면을 섬유 조직이 강하게 이어주며 뼈 사이의 움직임이 거의 불가능하기 때문에 부동 관절이라고도 한다. 그러나 실제로 어떤 부동 관절은 움직이는 것도 있다. 골단 사이에 다른 물질은 없다. 섬유 관절은 유형에 따라 다시 세 가지 종류로 나누어지는데 인대 결합(긴 섬유), 봉합(짧은 섬유) 및 정식이 그것이다.

1) 봉합

봉합 관절은 '이음새' 역할로서 두개골의 뼈 사이에 있다. 만일 두개골이 움직이면 뇌에 치명적인 손상을 줄 수 있으므로 부동 관절로서 뇌를 보호하는 기능을 한다. 봉합은 두 뼈가 닿고 있는 모양에 따라 평면 봉합, 비늘 봉합 및 톱니 봉합 세 가지로 나눈다.

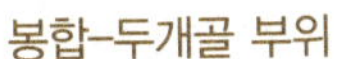

봉합-두개골 부위

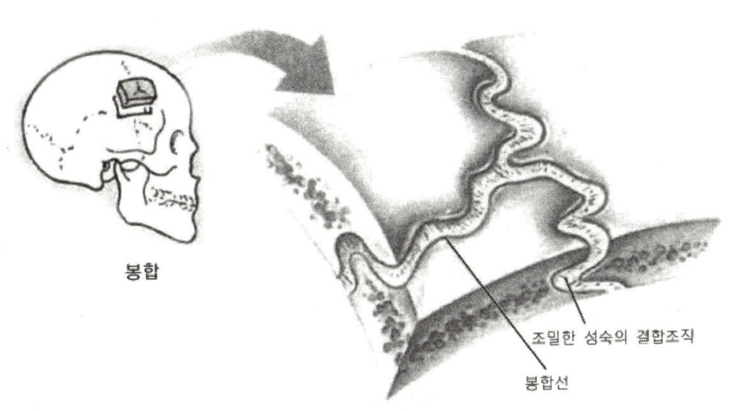

2) 인대 결합

섬유성 관절로 두 뼈 사이가 약간 떨어져 있어 거리가 있지만 섬유성 결합 조직막인 인대 혹은 골간막과 결합되어 있다. 실질적인 움직임은 자단되어 있기 때문에 인내결합은 기능상 움직일 수 없는 부동 관절로 분류된다.

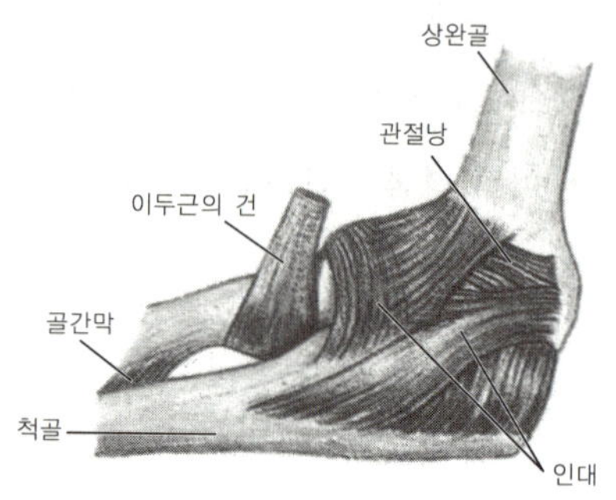

3) 정식

정식은 한 뼈의 뾰족한 부분이 다른 뼈의 구멍에 못같이 틀어박힌 것을 말하며, 예를 들면 위턱뼈나 아래턱뼈에 박혀있는 이(치아)의 관절이다.

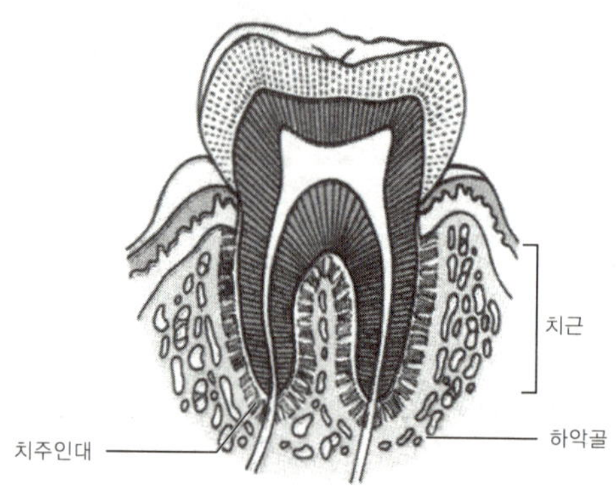

(2) 연골성 관절

연골성 관절에서는 뼈가 연골에 의해 연결된다. 어떤 연골 결합에서는 운동성이 없고 기능적으로는 부동 관절이다. 그 연골 종류가 유리 연골이냐 섬유 연골이냐에 따라 관절 이름도 유리 연골 결합과 섬유 연골 결합으로 나눈다.

1) 유리 연골 결합

유리 연골 결합을 하는 뼈는 초 자성 연골에 의해 연결되는 것으로 많은 연골 결합은 일시적인 결합으로 뼈로 대치된다. 이와 같은 대치는 긴뼈의 골단과 골간이나 두 개골 사이에서 일어난다. 제1~10번 늑골 사이에 형성된 관절과 늑연골은 영구적인 유리 연골 결합이다. 이 유리 연골 형태의 관절에서는 움직임이 없고 또 성장 후에는 연골이 뼈로 바뀌게 되는 관절이다.

2) 섬유 연골 결합

섬유 연골 결합으로 연결된 뼈의 관절면은 얇은 초 자성 연골 층으로 덮여있다. 섬유 연골이 들어있는 섬유 연골 결합의 예로는 위아래 척추 뼈 몸통과 그 사이를 잇는 척추 사이 원반에 의하여 이루어지는 척추 사이 결합을 들 수 있다. 섬유 연골 결합은 관절면에 얇은 유리 연골판이 있고 그 사이에 섬유 연골판이 끼어 있으므로 약간의 움직임이 허용되며 운동의 정도는 이 섬유 연골의 성질에 따라 달라진다.

(3) 활액 관절(윤활 관절)

인체 대부분은 활액 관절(윤활 관절)이며 자유롭게 움직일 수 있는 특성이 있다. 자유롭게 움직일 수 있는 활액 관절은 활액을 포함하고 있는 관절낭에 의하여 둘러싸여 있다. 관절면의 모양과 관절이 허용하는 동작의 종류에 따라, 활액 관절들은 활주 관절, 돌쩌귀 관절, 축 관절, 과상 관절, 안장 관절, 그리고 구 관절로 분류된다. 인체에 있는 관절의 가장 분명한 형태는 자유롭게 움직일 수 있는 활액 관절이다. 활액 관절들의 기능은 광범위하게 정확한 동작과 부드러운 동작을 할 수 있도록 하는 것과 동시에 안정성과 힘과 어떤 면에서, 인체의 견고함을 유지할 수 있도록 하는 것이다. 활액 관절 운동은 인대, 근육, 건 또는 연결되는 뼈에 의해 제한되나 자유롭게 움직이므로 가동 관절이라고도 한다. 관절 운동에 약간의 제한과 관절강 내에 액체가 가득 차 있다.

관절의 구조

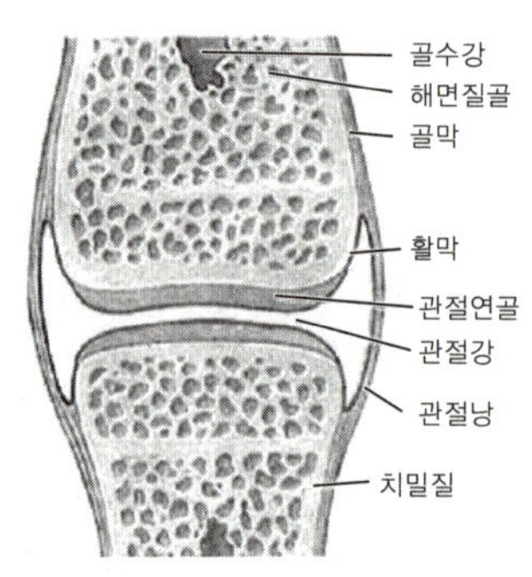

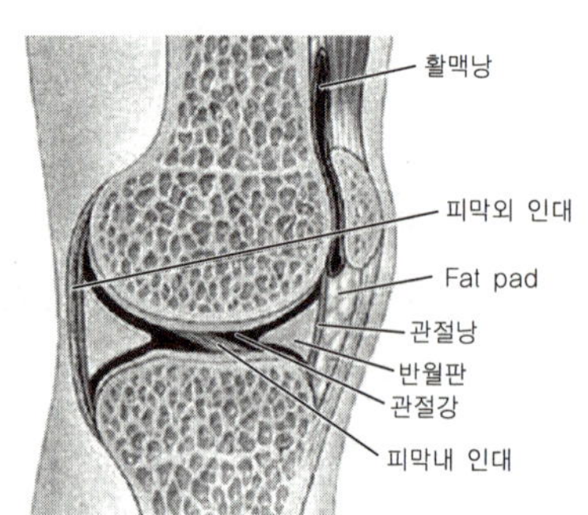

1) 활액 관절의 구성 요소

활액 관절은 미끄러운 활액으로 채워진 탄성 섬유의 관절낭에 의하여 둘러싸여 있다. 활액 관절은 다음의 일곱 가지로 구성되어 있다.

① 연골

연골은 뼈의 끝을 덮고 있는 끈끈한 물질로 관절을 움직일 때 생기는 뼈와 뼈 사이의 충격을 방지하고 관절을 보호한다. 따라서 연골은 외부 충격이나 체중 부하가 많이 되는 경우 손상되기 쉬우며 연령이 증가함에 따라 연골질의 변화가 나타난다.

a. 연골의 기질 형성 성분

연골은 70~75%의 수분, 20%의 단백질인 콜라겐 섬유, 5%의 프로테오글라이칸, 1% 미만의 연골 세포로 구성되어 있으며, 탄력성이 있어 체중의 7배를 지탱하는 것이 가능하다. 연골의 섬유는 단단한 점액성의 콜라겐 물질로 서로 직각으로 놓여져 십자 형태로 되어 4개의 층을 형성하고 있다. 프로테오글라이칸은 콜라겐 섬유로 둘러 쌓여있는 콜라겐 망상 구조 내에 안전하게 고정되어 있다.

연골의 구조와 성분

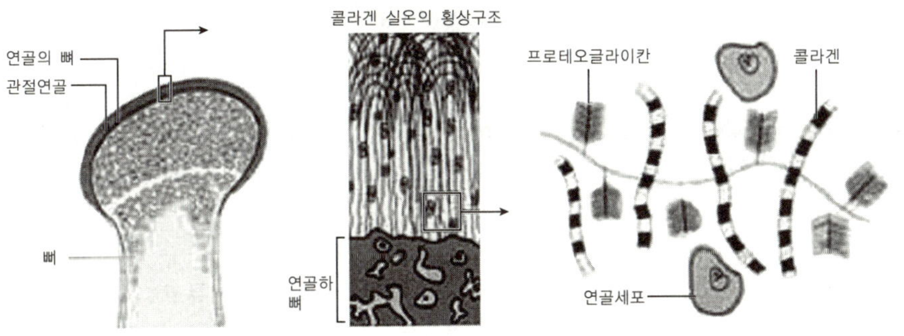

☞ 건강한 연골을 유지하기 위해서는 다음의 세 가지가 필수적이다. 액체를 흡수하

고 유지하기 위한 프로테오글라이칸, 프로테오글라이칸을 제 위치에 유지하기 위한 콜라겐, 그리고 콜라겐, 프로테오글라이칸을 생성하는 연골 세포이다. 이 구성 요소들이 서로 연결되어 연골의 충격 흡수와 유연성을 형성한다.

가. 프로테오글리칸

단백질과 당류(하이알루로닉산과 황산콘드로이틴)로 구성된 거대 분자로서 병을 세척하는 솔과 같은 구조로 되어 있다. 프로테오글라이칸은 콜라겐 섬유와 엉겨 붙어 연골 내에 빽빽이 밀집된 구조, 또는 틀을 형성하여 몸을 형성한다. 프로테오글라이칸은 탄력성과 수분 함유력이 매우 높아 뼈와 뼈 사이에서 스펀지처럼 완충 작용을 하고, 연골에 계속적인 관절 운동이 요구되는 탄력성을 준다. 이곳에 물을 포함하는 물질이 없다면 연골은 충격을 흡수할 수 없어 부딪쳐 금이 가거나 부러질 수 있다.

(개) 히아루론 산 : 히아루론 산이란 인체의 모든 기관에 일정량이 포함되어 있는 다당류로 이론적으로는 히알론산 1g당 600ml 이상의 수분을 보관 유지가 가능하다. 대표적인 두 가지 기능이 있는데, 첫 번째로서는 윤활유의 역할로써 관절이 부드럽게 잘 움직일 수 있도록 하며, 두 번째로는 관절 내에서 충격 흡수를 하는 완충제 역할을 한다.

(내) 황산 콘드로이틴 : 황산 콘드로이틴은 체내에 가장 풍부한 뮤코 다당류(점질 다당류)로 연골의 중요한 구성 물질이며 충분한 양이 합성되지만 노화가 진행될수록 농도가 감소한다. 황산콘드로이틴은 액체 자석과 같은 작용을 주어 액체가 프로테오글

라이칸 분자에 붙어 있게 하여, 연골이 원활하게 움직일 수 있도록 하는 역할을 한다. 황산 콘드로이틴은 연골, 인대, 피부, 점막, 눈과 같은 신체 여러 조직을 구성한다.

※ 프로테오글라이칸의 구조와 기능

㈎ 프로테오글라이칸의 구조

· 마치 병을 닦는 솔 모양으로 여러 개의 프로테오글라이칸(PG)이 히알루론산(HA)에 부착되어 있다. 이들 모두 관절 연골의 안정성에 관여한다.

· 프로테오글리칸이 나무의 커다란 몸통에 해당한다면, 몸통에서 나온 줄기는 핵심 단백질이고, 이 줄기에서 자란 100여 개의 작은 가지는 콘드로이틴 사슬이다.

· 콘드로이틴 사슬은 음전기를 띠고 있어 서로 밀어내어 연골의 작은 공간을 만들게 된다. 한 개의 프로테오글리칸 분자 안에 이 같은 고리가 1만 개나 있어 매우 효과적으로 물을 담아둘 수 있다. 활액이 연골에 머물도록 도와주는 역할을 한다.

· 또한, 연골 내 촘촘한 망을 형성하고 스펀지와 같이 수분을 함유할 수 있어 연골에 탄력을 주어 충격을 흡수한다.

㈏ 프로테오글라이칸의 기능

· 연골 파괴 효소의 작용을 막아 기존 연골이 일찍 파괴되는 것을 막는다.

· 연골로 가는 양분의 이동 통로를 끊으려는 다른 효소들의 작용을 억제한다.

· 새로운 연골을 만드는데 필요한 프로테오글라이칸, 글라이코스 아미노 글라이칸(GAGS), 콜라겐의 생성을 촉진시킨다.

나. 콜라겐

콜라겐은 섬유성 단백질의 일종으로 연골 조직의 주요 성분인 중요 연결 조직으로 다양한 형태로 존재하며 다양한 기능을 수행한다. 연골 내에 신축성을 주어 충격 흡수 역할을 하는 것과 프로테오글라이칸을 유착시키기 위한 틀을 형성한다. 또한, 체내에서 유착제 또는 접착제 성분과 유사한 역할을 하면서 골격 유지를 돕는다. 연골의 콜라겐은 90% 이상이 한 개의 알파-2 체인 콜라겐이고 물기 없는 연골 무게의 50~60%를 차지한다. 콜라겐은 장에서 아미노산으로 분해된 후 콜라겐으로 합성되어 전신의 장기 · 표피 · 근육 · 관절 등으로 공급된다.

※ 콜라겐과 프로테오글라이칸은 연골에 놀라운 탄력성과 충격 흡수력을 주는 성분들로 양 골절의 끝이 부드럽고 유연하게 움직일 수 있도록 해준다.

다. 연골 세포

연골 세포는 연골 구조 전체에 퍼져있는 특수 세포로 콜라겐, 프로테오글라이칸을 생성하는 역할을 한다. 또한, 프로테오글라이칸과 글루코사민의 합성 능력이 높다. 또한 연골 세포는 노화된 콜라겐과 프로테오글라이칸 분자를 파괴하는 특수 효소를 생산한다.

㈎ 글루코사민

글루코사민은 몸에서 연료로 사용되는 포도당과 글루타민이라고 불리는 아미노산으로 구성되어 있다. 글루코사민은 동물이나 인간의 체내에 존재하는 아미노산의 일종으로 자연계에서는 이 형태로는 거의 존재하지 않고 키토산이라는 형태로 존재한다. 키토산을 가수 분해한 것이 바로 글루코사민이다.

㈏ 글루코사민의 기능

·글루코사민은 건강한 연골에 필수적인 프로테오글라이칸과 잘 결합하고 프로테오글라이칸 합성에 필요한 전구 물질을 제공한다.

·손상된 연골을 정상화시키며, 연골 세포를 자극하여 연골 대사 과정을 조절하며, 연골의 파괴를 막아준다.

·통증에 관여하는 단백 분해 효소를 자연스럽게 억제하여 통증을 완화시켜준다.

·관절에 영양을 주어 좌골, 척추, 무릎 등의 신경계를 보호한다.

b. 연골의 특성

① 연골은 충격을 흡수하고 변형력에 저항하며 하중을 견디는 기능을 하는 결체조직이다. 또한, 바탕질 속의 성분이 다른 만큼 뼈와 연골은 구조, 물리적 특성, 혈관 분포, 성장과 재생의 방식이 서로 완연히 다르다. 태생기의 뼈대는 대부분이 연골로 구성되어 있지만 자라면서 이 중의 대부분은 뼈로 바뀌게 되고 어른이 되면서 연골은 윤활 관절의 관절면, 가슴우리의 앞쪽 일부, 후두, 기관, 기관지, 코 및 귀, 그리고 일부 머리 뼈 바닥에 약간의 작은 덩어리로 남아있을 뿐이다.

※ 뼈의 구성 성분

뼈에서는 세포 사이 물질로서 유기질인 아교 섬유 외에도 무기질이 많이 침착되어 있어 뼈에서는 세포 사이 물질을 특히 뼈바탕질이라고 부른다. 결국 뼈는 이 뼈바탕질에 침착되어 있는 무기질에 의해 다른 조직과는 달리 단단한 물리적 성질을 나타내게 된다. 따라서 이 무기질이 제거되면 뼈도 다른 조직처럼 휘어지기도 하고 접혀지기도 하는 유기질의 특성만 남는다.

※ 뼈의 성분 비율

전체 뼈의 약 3분의 1은 유기질이며 3분의 2가 무기질이다. 무기질의 성분 중 약 85%는 인산칼슘, 약 10%는 탄산칼슘, 소량의 불화탄소와 불화마그네슘(5%) 등으로 구성되어 있다. 유기질은 뼈의 탄력성과 강인성을 나타내며 무기질은 견고성을 나타내는데 발생 중에 있는 뼈에는 어른보다 유기질의 비율이 더 높아 탄력성이 높다.

② 연골 역시 뼈의 경우처럼 표면은 섬유성 막인 연골막으로 덮여 있어 연골의 재생은 이 막에서 이루어진다. 그러나 뼈와는 달리 연골 속에는 혈관이나 림프관, 신경이 분포되어 있지 않은 것이 특징이다. 그러므로 연골 세포는 주위의 결합 조직(연골막)에 있는 모세혈관으로부터 확산에 의하여 영양분을 공급받거나 관절강의 윤활액으로부터 영양을 공급받는다.

③ 연골은 신진 대사의 대사율이 낮고 재생도 느리며 조직이 한번 생기게 되면 수명이 오래 간다. 한편 물리적 특성은 매끄러우면서도 질기고 때로는 탄력성이 있기 때문에 몸에서는 힘을 많이 받는 곳, 저항력과 탄력성이 필요한 곳, 바깥의 힘을 흩어지게 할 수 있는 곳에 연골이 놓여 있다.

c. 연골의 종류

연골은 기질 안에 분포하는 섬유의 종류에 따라 초자성 연골, 탄력성 연골, 섬유성 연골의 세 종류로 나누며 초 자성연골(유리 연골)이 가장 많이 분포되어 있다. 연골막은 연골 주위의 중간엽 세포가 납작해지면서 섬유성 막을 형성하여 만들어진 치밀 결합 조직으로 연골을 둘러싸는데 섬유성 연골과 초 자성 연골에는 연골막이 없다.

가. 초 자성 연골(유리 연골)

초 자성 연골은 우리 몸에 가장 많이 있는 연골 종류로서 연골 바탕질과 아교 섬유가 풍부하며 전체적으로 맑고 투명한 청백색을 나타내며 굴절성과 탄력성이 있으며, 지지 역할을 한다. 대부분이 골 연골로 움직이는 관절에서는 골단 부위를 덮고 있는 관절 연골, 흉골과 늑골을 연결하는 늑 연골, 후두의 골격을 형성하는 후두 연골, 호흡기의 기관과 기관지 연골, 코의 비 연골에 분포되어 있다.

나. 탄력성 연골

탄력성 연골은 초 자성 연골과 매우 유사하게 보이나 바탕질 속에 탄력 섬유가 많기 때문에 자체가 매우 탄력성이 큰 연골이다. 황색을 띠고 초 자성연골에 비하여 투명도는 떨어지며 세포 성분은 많으나 세포 간 기질이 비교적 적어서 반복된 굴절에 잘 견딜 수 있다. 탄력성 연골은 귓바퀴의 실제 내용물 대부분을 이루는 귓바퀴 연골, 후두 덮개, 귀인두관(승이관) 및 바깥 귀길(외이도)에 분포되어 있다. 탄력성이 크게 요구되는 곳은 이 연골로 구성된다.

다. 섬유성 연골

섬유성 연골은 초 자연성 연골과 치밀 결합 조직의 중간형으로 섬유 연골은 적은 양의 바탕질 속에 많은 양의 아교 섬유가 들어 있어 마치 질긴 결합 조직과 비슷한 성질을 가진다. 이 섬유 연골은 관절 사이에 끼어 두 뼈의 마찰을 줄이는 일도 하고 있지만 서로 모양이 다른 관절면을 알맞게 맞추어 주는 일도 한다. 압박이나 장력에 대한 저항력이 강하다. 이러한 종류의 연골로는 턱 관절의 원반, 무릎 관절 속의 반달 및 위아래 척추 뼈 몸통 사이에 있는 척추 뼈 사이 원반, 골반의 두덩 결합에서도 양쪽 두덩뼈(치골) 사이에 이 연골이 들어 있다. 인대와 건의 뼈 부착 부위에도 나타나는데 이들은 주위의 초 자성 연골이나 치밀골 조직으로 점차 이행된다.

d. 연골의 성장

연골의 성장 방식은 내부에서는 간질성장, 표면 쪽에서는 부가성장의 두 가지 방법으로 일어난다.

가. 간질 성장

연골 세포가 분열하여 연골 세포 무리를 형성하고, 세포 사이에 기질이 축적되어 세포 간격이 벌어짐에 따라 연골이 커지는 성장 방식이다. 연골의 기질이 단단하기 때문에 연골 내부의 연골 세포가 분열할 경우 가까운 곳에 모여 있게 되고 이때 세포들은 같은 세포에서 유래하기 때문에 동원 세포 집단이라고 부른다. 섬유성 연골에서 동원 세포 집단은 아교 섬유의 방향을 따라 세포로 줄을 지어 있다.

나. 부가 성장

연골막에서 일어나며 연골막의 연골 형성 세포가 연골 세포로 분화되고 그 주위에 기질이 축척됨에 따라 연골 세포로 분화되어 연골 표면에 덧붙음으로써 연골이 커지는 방식을 말한다. 부가 성장은 간질 성장보다 늦게 시작하나 일생동안 계속된다.

② 활액낭과 건초

활액막은 2가지 다른 구조를 형성하는데, 진정한 의미의 활액 관절은 아니지만, 이들과 관련이 있는 활액낭과 건초이다. 이들 구조는 모두 활액을 함유하고 있고 피부, 근육, 건, 인대와 뼈 사이의 마찰을 감소시킨다.

a. 활액낭

관절의 주위에는 활막이 싸고 있고 그 속에는 윤활액(활액)이 있다. 윤활액(활액)은 활액막 세포에서 생산되는 히아루론산에 의해 끈끈한 계란 흰자와 같은 점성을 가진다. 윤활액(활액)은 관절낭의 안쪽에 늘어서 있는 얇은 활액막에 의하여 분비된다.

b. 윤활액(활액)의 특성

· 윤활액(활액)은 간질액(세포사이에 있는 액체)과 비슷하다.

· 윤활액(활액)의 구성 성분 : 관절강을 채우는 액으로 단백질(알부민 등), 당, 산소, 칼슘 등의 영양소+소량의 히아루론산 등으로 구성되어 있다.

· 윤활액(활액)은 연골끼리의 마찰을 줄여주는 받침막 역할을 하며, 연골의 세포에 영양을 공급한다.

· 윤활액(활액)에는 식 세포가 있어서 관절강 속의 미생물이나 세포 불순물 등을 제거하기도 한다.

c. 건초

1 개 또는 여러 개의 건을 집같이 싸고 있는 결합 조직성의 낭으로서 건 운동이 많은 손과 발의 운동을 원활하게 한다. 이것은 2층으로 되어 있는데 내층은 활액초이고, 외층은 섬유초이며, 그사이에 활액이 차 있다.

③ 활막

활막은 외부 충격이나 병원체로부터 관절을 보호해 주고 활액을 분비하는 작용이 있다. 활막 내에는 많은 미세 혈관이 존재하며 류머티스 관절염과 같은 전신적인 염증성 질환에서는 염증성 세포의 침윤 및 활막 세포의 증식으로 활막이 두꺼워지며, 단백질 분해 효소 같은 관절 파괴 물질이 분비되어 질환의 병태 생리에 중요한 역할을 하는 부위이다. 즉 활막 세포들은 임파선 세포*와 비슷하다.

④ 점액낭

점액낭은 관절강 밖에 있는 조그만 주머니로 관절과는 떨어져 있지만 관절 주위 근육의 움직임을 부드럽고 원활하게 해주는 액을 가지고 있다. 그리고 근육과 근육, 근육과 뼈 사이에도 존재하여 활막 내 활액과 같이 윤활유 역할을 한다. 점액낭은 주로 마찰이 많이 일어나거나 압력을 받는 경우에 점액낭염이 유발되기 쉽고, 국소적 동통을 유발하여 엄밀한 의미의 관절염(활막염)과 혼동되는 경우가 많다.

---

* **임파선 세포** : 박테리아, 바이러스와 같은 감염성 미생물은 신체 상피의 보호막을 뚫고 들어와 증식하게 되고, 이때 이 미생물들은 식세포, 림프구에 의한 감염 반응으로 퇴치된다. 림프구는 적골수에서 생성되며, 항원에 대해 인체를 보호한다. 활성화된 T세포는 면역 반응을 조절하며 독소를 생산하여 직접 항원을 파괴시킨다. B세포는 혈장 세포를 생산하여 인체를 보호한다. 항체는 항원을 고정시켜서 식세포나 다른 방법에 의해 파괴되는 것을 돕는다. 림프계의 거식구

⑤ 근육

근육은 부드러운 섬유 조직의 하나로 수축과 이완을 반복하면서 신체를 움직이게 한다. 근육염이 발생하면 근육 기능의 약화로 근력이 감소하여 일부에서는 근육통을 유발하기도 한다. 또한 통증이 전이되어 관절 주위에도 통증이 나타날 수 있으므로 관절염과 혼동되기도 한다.

⑥ 힘줄(건)

힘줄(건)은 근육에서 뼈를 연결해 주는 단단하고 질긴 구조물(부착물)로써 강한 장력에 견디도록 인대와 매우 비슷한 구조로 되어있으며, 이런 연결 섬유는 근육의 양쪽에서 발견된다. 유연성을 지닌 조직이며 굵기, 길이, 형태는 근육의 종류에 따라 다르다. 건이 뼈나 연골에 부착되는 곳에서는 건 섬유의 일부는 골막에 부착하고, 일부는 골막을 뚫고 골질 또는 연골질 속에 들어가 있다. 건 자체는 매우 단단하여 끊어지는 일은 없으나, 너무 강하게 당기면 건과 뼈 사이가 벗겨지는 수가 있으며, 이러한 건의 박리 현상은 아킬레스건에서 자주 일어난다.

⑦ 인대

인대는 뼈와 뼈를 연결하여 관절의 안전성을 유지하는 구조물로써, 교원 섬유와 탄성 섬유가 주성분인 기질과 섬유모 세포라고 불리는 세포들로 이루어진다. 인대는 관질강 내에 위치하고 있거나, 또는 강의 밖에 위치하기도 한다. 연부 조직*으로서 단단한 뼈를 지지하는 인대는 여러 가지 힘에 견딜 수 있어야 하기 때문에 섬유 조직들이 평행으로 배열하여 매우 밀집된 구조를 지닌다.

는 신체 방어와 면역 반응에 아주 중요한 역할을 한다.
* **연부 조직이란** : 연부 조직은 폐나 간장 등의 실질 장기와, 몸의 지주인 뼈와 피부를 제외한 근육, 결합 조직(건), 지방, 혈관, 림프관, 관절, 신경을 포함하고 있다.

☞ **힘줄(건)과 인대의 차이점**

힘줄과 인대는 몇 가지 공통적인 면이 있다. 이들은 신장력이 크지 않는 강인한 연결 조직이라는 공통점을 갖고 있다. 물론 인대는 대체로 힘줄보다는 많이 늘어난다. 하지만 이들의 기능은 서로 다르다.

· 힘줄 : 근육에 붙은 강인한 끈이다. 힘줄은 근육의 인력을 뼈로 전달해 뼈와 몸이 움직이도록 해준다.

· 인대 : 끈 모양을 하기도 하고 더러는 넓고 평평하며 반창고 같은 형태를 하고 있으며 관절 주위를 감싸주기도 한다. 그렇게 함으로써 관절을 압박으로부터 보호해 탈구를 막아주며 삐거나 파열되지 않게 해준다. 인대는 신체 어디에서나 발견할 수 있다. 특히 손목과 발목, 무릎, 어깨 그리고 팔꿈치 관절 주위에 인대가 붙어 있다. 그 생김새가 반창고처럼 납작하거나 신발 끈처럼 긴 인대는 목뼈와 척주를 단단히 고정시켜 주는 역할도 담당한다.

2) 활액 관절의 종류

활액 관절들은 그들이 할 수 있는 동작과 구조에 기초하여 6가지의 범주로 분류된다. 6가지의 범주들은 활주 관절(평면과절), 경첩 관절, 차축 관절, 과상 관절, 안장 관절, 그리고 구상 관절이다.

① 활주 관절(평면 관절)

활주 관절은 약간의 회전을 가진, 옆과 옆, 앞과 뒤 동작만을 허용한다. 이것은 관절 운동의 가장 간단한 형태이다. 관절면들은 거의 평편하거나, 또는 약간 오목하고, 다

른 하나는 약간 볼록하다. 수근간 관절과 족근간 관절들과, 추관 관절, 경비골 관절 등
이다.

② 경첩 관절

경첩 관절은 마치 문의 경첩과 같이 오직 한쪽 면으로만 움직임이 허용되는 단 일축
관절이다. 이러한 형태의 관절에서, 한 뼈의 관절면은 항상 오목하며, 다른 뼈는 볼록
하다. 경첩 관절은 활액 관절의 가장 일반적인 형태이다. 주 관절, 슬 관절, 대퇴 관절
그리고 지절골 사이의 관절 등이 그 예이다.

③ 차축 관절

차축 관절에서의 움직임은 중심축을 중심으로 회전하는 것으로 제한된다. 이러한
형태의 관절에서 한 뼈의 관절면은 원뿔형이거나 원통형이며, 다른 뼈의 움푹 파진
곳에 꼭 맞는다. 예를 들면, 문의 손잡이를 돌리는 동작을 할 때, 전완의 회전을 위하
여 요골과 척골의 근위단 관절과 머리를 돌릴 수 있게 하는 환추와 축추 사이의 관절
이다.

④ 과상 관절

과상 관절은 달걀모양 또는 볼록한 관절면이 다른 뼈의 오목하게 들어간 부분에 꼭
맞도록 되어 있는 구조를 가지고 있다. 이것은 상하 운동, 좌우 운동과 같이 두 방향에
서 각 운동을 허용한다. 과상 관절은 그래서 2축 관절이라 불린다. 손목의 요골-수근
골 관절과 중수골-지절골 관절들이 그 예이다.

⑤ 안장 관절

안장 관절의 각 관절면들은 한 방향에서 오목한 면을 가지고 있으며, 다른 방향에서 볼록한 면을 가지고 있다. 이 관절은 광범위한 운동을 할 수 있는 변형된 과상 관절이다. 안장 관절은 인체에서 두 곳에서 발견된다. 그 중의 한 곳은 제1 중수골과 손목뼈의 사변형골 사이의 관절이다. 다른 한 곳은 중이의 추골과 침골 사이의 관절이다.

⑥ 구상 관절

구상 관절들은 둥글고 볼록한 관절면과 컵 모양의 오목한 강에 의하여 이루어진다. 이 다중 축을 가진 관절은 모든 활액 관절의 가장 큰 동작의 범위를 가진다. 즉, 모든 축 운동, 평면 운동, 회전 운동 등이 가능하다. 예를 들면, 고 관절과 견 관절 등이다.

i 골 관절염(퇴행성 관절염)

1. 골 관절염이란?

골 관절염은 그리스 문자 그대로 번역하면 '뼈/관절 염증' 이란 의미로 풀이된다. 그러나 이 의미는 골 관절염의 보다 정확한 의미는 아니다. 왜냐하면 이병은 염증보다는 통증이라는 큰 특징을 가지고 있기 때문이다. 또한 많은 관절염의 특징이 염증인데 반해 골 관절염의 경우에는 이 증상이 나타나지 않는다. 그래서 일부에서는 이 질병을 '퇴행성 관절 질환' 이라고 부르는 이유가 바로 여기에 있다. 골 관절염(퇴행성 관절염)은 관절을 구성하는 여러 가지 성분 중에서 연골과 주위 골에 퇴행 변화가 나타나서 생기는 관절염으로, 주로 체중을 많이 받는 관절, 즉 무릎(슬) 관절, 엉덩이(고) 관절 등에 심한 통증과 운동 장애를 나타내며, 장기간 방치할 경우에는 관절의 변형까지 초래하는 가장 흔한 관절 질환이다. 관절의 구성은 관절 연골, 주위 골(뼈), 관절막 등으로 구성되는데, 나이가 들면서 나타나는 퇴행성 변화는 관절 연골에서 시작된다. 연골 구성 성분을 생산하는 연골 세포가 시간이 지나면서 생성 양이 줄어들고, 기본 물질이 적어지면 연골의 탄력성이 없어져 외부의 충격으로부터 관절을 보호하는 능력이 약해진다. 시간이 흐르면서 연골의 표면이 거칠어지고, 점차적으로 병이 진행되면 관절강 내로 유입되는 여러 가지 물질에 의해서 염증이 반복되어 나타난다. 이 때문에 관절이 붓고, 통증이 심해진다.

☞ **퇴행성이란**

연골의 기능, 즉 충격 흡수 기능이 소실되는 것을 말한다.

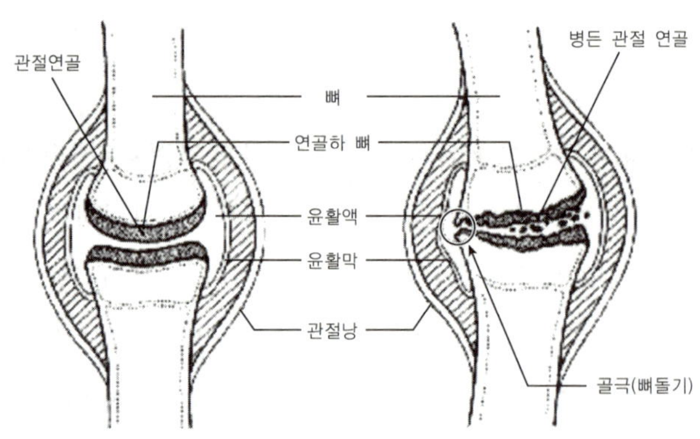

490

2. 골 관절염의 세 가지 유형

(1) 첫 번째 유형

매우 가벼운 경우로 손가락 관절이 커져 있으며, 손의 모양이 나이 먹은 사람의 손 처럼 된다. 이때는 약간의 강직 현상이 있을 수 있지만, 미용적인 문제 외에는 별 문제 가 없다.

(2) 두 번째 유형

척추에 침범되는 골 관절염으로서 흔히 퇴행성 관절 질환이라고 한다. 목이나 척추

하부의 뼈가 관절 주변에서 과도하게 증식되면서(골증식체라함) 척추사이의 간격이 좁아지게 되고 연골조직보다 추간판(디스크)이 얇아지게 된다. 척추의 이런 상태는 누구에게나 일찍부터 나타나지만 병적인 증상으로 진전되는 경우는 매우 드물다.

(3) 세 번째 유형

체중이 가해지는 골반이나 무릎 관절에 오는 관절염으로 이 경우에는 매우 심각하다. 골반이나 무릎에 오는 관절염은 이상 세 가지 유형의 관절염이 모두 같이 나타나거나 한가지 이상의 유형이 같이 발생하기도 한다.

3. 골 관절염의 분류와 원인

퇴행성 관절염은 과거부터 일차성(원발성) 또는 이차성(특발성,속발성)으로 분류돼 왔다. 특별한 원인이 없다고 생각되는 경우는 전자에 속한다. 원인을 확실히 증명할 수 있는 경우, 즉 선천성 기형이나 외상의 병력이 확실한 경우 그리고 생화학적 이상이 동반된 경우 등이 후자에 속한다. 그러나, 일차성과 이차성의 구별이 갈수록 점점 더 불분명해지고 있다. 외상의 병력이 있다고 하여 모든 경우에서 퇴행성 관절염으로 발전하는 것은 아니고, 퇴행성 관절염이 외상 부위에 발생한 환자는 반대편의 동일한 관절이나 다른 부위의 관절에 같은 현상이 발생할 수도 있다고 한다.

(1) 일차성(원발성) 퇴행성 관절염

이차성보다 일반적인 질병인데, 대개 45세 이후에 발생하는 느리고, 점진적인 진행 양상을 가진다. 확실한 원인은 아직 밝혀져 있지 않다. 그러나 나이, 성별, 유전적 요소, 비만증 등이 선행 인자로 생각되고 있다. 중년 이후에는 나이가 많을수록 발병 빈도가 높아지며 남성보다는 여성에게서 더 많이, 그 정도도 심하게 나타난다. 역학 조사에 의하면, 가족력과 관계가 있는 경우가 많다고 한다. 비만증이 있는 경우는, 정상인에서 보다 약 2배 정도로 발생률이 높다고 하며, 이때는 주로 체중 부하 관절에 나타나기 쉽다.

☞ 흔히 침범되는 관절

체중 부하와 압박력을 받는 요추, 고 관절, 슬 관절, 그리고 발의 모지의 중족지 관절 등이다. 그리고 관절 내에서도 일정 부위, 즉 예를 들면 슬 관절의 내측 관절이 잘 침범된다. 여성의 경우, 수지의 원위지 관절(몸통에서 먼 손가락 관절)과 제1 수근중수 관절(손바닥의 관절)에 잘 침범되고, 남성의 경우는 고 관절의 침범이 흔하게 나타난다.

(2) 이차성(속발성) 퇴행성 관절염

일차성 골 관절염보다는 상당히 다른 원인에 의해 발생한다. 이차성 골 관절염은 주로 40세 이전에 나타나며 원인이 분명하다. 관절 연골에 손상을 줄 수 있는 외상, 질병 및 기형이 모두 원인이 될 수 있다. 선천성 기형으로는 고 관절 발육 부전이나 관절의 정렬이 틀어진 경우들이 있다. 화농성·결핵성 관절염 후 관절 연골이 파괴된 경우, 무혈성 괴사*, 심한 충격 또는 반복적인 가벼운 외상 등에서 퇴행성 관절염이 속발되는 경우는 흔히 있다. 또한, 당뇨병 등 내분비 이상이나, 통풍 등의 대사성 질환에서도 퇴행성 관절염이 나타나는 일도 많이 있다.

---

* **무혈성 괴사** : 무혈성 괴사란 표현은 주로 정형외과에서 쓰는 표현인데 뼈나 관절 주위에 혈관이 막히거나 퇴행이 오게 되면 혈액 공급이 끊어져 뼈세포나 관절 세포들이 괴사하는 병을 말한다.

4. 골 관절염의 병인에 따른 변화

골관절염 환자의 관절 파괴 과정

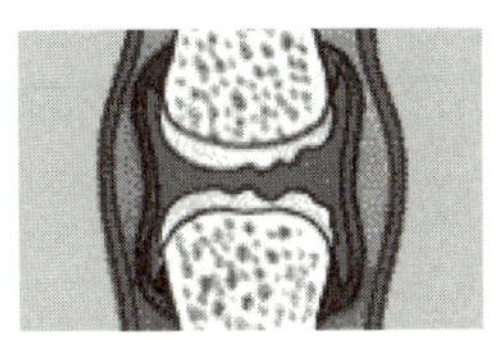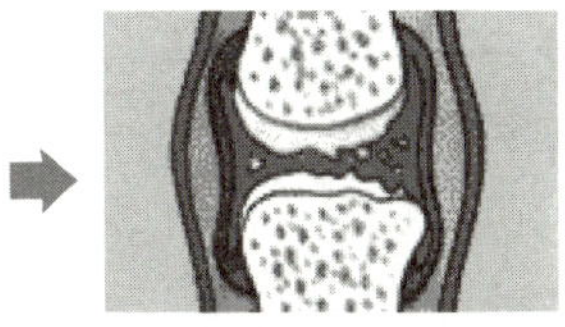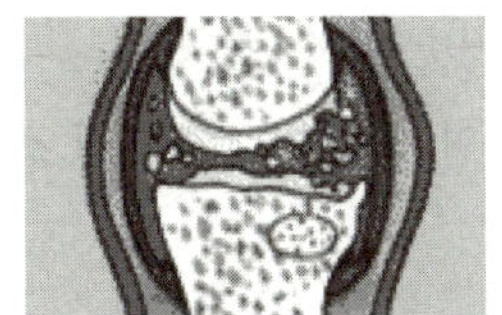

연골이 닳아서 약해지고 갈라진다.

연골이 계속 파괴되어 뼈가 드러난다.

뼈에 돌기가 생기고 관절이 붓고 통증이 심하다.

(1) 1단계 연골의 변화

연골 기질의 단백 분해 파괴가 일어난다. 연골대사는 영향을 받아 연골기질을 파괴하는 금속단백분해효소가 증가한다. 이로 인해 활막이 붓고 염증 관절 부위에 액이 축적되어 부종이 생긴다.

(2) 2단계 원 섬유화

연골이 파괴되면서 연골 표면이 갈라지고 찢어지면서 손상되어 뼈가 드러나고 관절강이 좁아진다.

(3) 3단계 연골 합성

연골 세포가 연골을 회복하기 위해 연골 생성을 시작한다. 그러나 연골 생성보다 연골 파괴가 더 빠르게 일어나기 때문에 전반적으로 연골이 줄어든다.

(4) 4단계 뼈 변화

진행된 골 관절염에서 뼈가 변형되어 관절 기형 및 기능 장애를 초래한다.

(5) 5단계 관절

연 조직의 변화 – 연 조직이 두꺼워진다.

5. 골 관절염의 증상

(1) 관절 통증

초기에는 활동 시, 특히 계단을 내려올 때 슬 관절의 통증이 나타나고 쉬면 나아지는데 더 악화되면 가만히 있을 때도 통증이 나타난다. 관절 속에서 연골 또는 골편이 관절 사이에 끼이면 가끔 관절이 걸리거나 갑자기 힘이 빠지는 경우가 있다.

① 비정상적인 뼈 성장으로 뼈에 있는 혈관을 수축시킬 수 있다. 혈관 혈압이 증가하여 밤에 통증을 야기할 수 있다.

② 활막 염증은 통증 지각 신경을 직접 자극하여 휴식 시의 통증을 야기할 수 있다.

③ 활막 조직의 비후와 활액 생성이 증가되어 관절강 내 혈압을 증가시킬 수 있다. 이 때문에 활막 조직이 늘어나면서 밤에 통증을 나타낼 수 있다.

④ 작은 골절이 활동 시 통증을 야기할 수 있다.

(2) 강직(뻣뻣함)

골 관절염의 흔한 증상으로 초기에는 휴식 후 활동을 시작할 때만 간헐적으로 느끼며 운동 후 풀어지기까지 30분을 넘지 않는다. 이 증상은 통증이 없을 때에도 나타난다. 관절을 움직이면 염발음(딱딱거림)이 난다.

(3) 관절 균열

크레피투스(관절 마찰음)로 알려진 우지직하는 소리와 삐걱거림은 질병이 좀더 진행되면서 일어난다. 대부분 무릎과 드물게는 엉덩이 관절에 나타나는 증상으로 일상적인 운동이나 관절을 수동적으로 움직일 때 관절 내의 뼈들이 마찰하여 유발한다. 병세가 진행되면 감각이 둔화되어 통증을 느낄 수가 없다.

(4) 변형과 관절 부종/염증

연골이 퇴화하면서 뼈가 손상되고 신체의 정상적인 반응에 문제가 생기면 병에 시달리는 관절은 변형된다. 골극은 관절의 윤곽을 변형시켜 뼈의 움직임을 어렵게 할 수도 있다. 손 끝마디에 생긴 골극을 헤베르덴 결절이라 하고, 가운데 마디에 골극이 생긴 것을 부샤르 결절이라고 한다. 이런 결절은 주로 여자에서 생기며 40대 초반부터 생길 수도 있으며 가족력이 있는 경우가 많다.

☞ 골 관절염은 모든 부위에서 유발될 수 있지만 특히 발병하기 쉬운 부위는 손가락과 체중을 지탱하는 무릎, 둔부, 목, 허리(척추) 그리고 때때로 발가락 관절 등이다.

6. 골 관절염의 위험인자 내인성 인자

이전에는 단순히 노화에 따른 관절의 퇴행 변화와 여기에 무리한 하중 부하가 원인으로 생각하였으나 최근 연구에 따르면 유전적 경향, 호르몬의 영향, 관절의 모양, 노화 현상 등 여러 가지 요인이 복합적으로 작용하여 발생하는 것으로 추정되고 있다.

(1) 연령

나이는 가장 확실한 위험 인자로 남자는 50세, 여자는 40세 이후 증상을 동반한 퇴행성 관절염의 발병이 급격히 증가한다. 55세 이상에서는 약 80%에서 엑스레이 이상 퇴행성 소견을 보이고 그중 1/4에서 즉, 20%에서 관절염 증상을 보인다.

(2) 성별

특히 손가락, 슬 관절염의 발생이 여자에게서 많이 나타나고 고 관절염은 남자에게 많이 나타난다.

(3) 인종

흑인종과 동양인은 백인종보다 히프 골 관절염 발병율이 낮다.

(4) 유전적 소인

손가락, 발가락 골 관절염이나 전신성 골 관절염은 유전적인 경향이 있다. 이것은 관절 연골 생성과 파괴와 관련 있는 유전자의 이상에 기인한다고 한다.

(5) 비만

뚱뚱한 사람은 관절의 부하 체중이 증가되므로 골 관절염의 위험 인자라고 여겨진다.

(6) 직업

반복적으로 특정 관절을 사용하는 경우 발병률이 증가하지만, 적은 충격을 반복적으로 주는 레크레이션이나 조깅 등은 관절염 발병을 증가시키지 않는다.

(7) 외상

외상에 의하여 인대나 연골 손상이 발생한 경우 퇴행성 관절염의 발생이 증가한다.

* 기타 : 폐경 이후의 여성이 호르몬의 이상으로 관절염이 올 수 있고, 골밀도, 당뇨, 고혈압, 고뇨산혈증* 등에서도 올 수 있다.

---

* **고뇨산혈증** : 체내에 요산이 많이 생기거나 신장 기능의 이상으로 잘 배출되지 않아 요산이 체내에 축적되는 상태를 말한다. 요산은 핵산의 일종인 퓨린이라는 물질이 대사된 후에 생기는 최종 산물로서, 일반적으로 퓨린 함량이 높은 식품은 산성의 함량이 높으며 소변을 산성화하는 경향이 있다.

ii 류머티스 관절염

1. 류머티스 관절염이란?

류머티즘은 희랍어의 '흐른다' 라는 뜻에서 나온 말이다. 옛사람들은 병독이 몸속을 흘러 다니다가 몸의 어느 부위에 멈추어서 통증을 일으키거나 붓게 하는 것이라고 생각하여 손발이나 등에 생기는 질병을 모두 넓은 뜻에서 '류머티즘' 이라고 했다. 류머티스 관절염은 인체 내 관절의 활막에 발생하는 만성 염증을 말하며, 만성이라고 하는 것은 활막의 염증이 6주 이상 지속됨을 의미한다. 일단 류머티스 관절염이 시작되면, 활막 조직의 혈액으로부터 여러 가지 염증 세포들로 이루어진 '판누스' 라는 덩어리를 형성하고 이것이 연골을 파괴하고 관절의 변형을 가져오며 관절 주위에 있는 뼈도 약하게 만든다. 이러한 관절 염증의 결과 관절이 붓고 아프게 되며 관절의 운동 범위가 제한을 받게 되고 관절 주위가 벌겋게 변하며 만져 보면 따뜻한 느낌도 들 수 있다. 이 질환은 인체 면역 기능에 이상이 오는 것이다. 쉽게 설명하면 정상적으로는 우리 몸속에서 세균 같은 외부의 이 물질에 대하여 몸을 방어하는 역할을 해야 하는 면역계가 알 수 없는 이유로 우리 자신의 몸을 스스로 공격하기 때문에 발생하는 병이다. 이런 상태를 '자가 면역' 이라고 부르며, 이런 원리로 관절 부위에 만성 염증 소견이 나타나고, 때로는 근육, 폐, 피부, 혈관, 신경계, 눈 등에도 이상이 오게 되는 것이다. 남녀노소를 막론하고 류머티스 관절염에 걸릴 수 있지만 주로 30대와 40대에서 잘 생기며 여자의 경우가 남자보다 약 3배 많이 발생한다. 16세가 안된 아이들에게 나타나는 경우도 있다. 우리나라에는 100만 명이 넘는 류머티스성 관절염 환자가 있고 세계적으로는 전체 인구의 3퍼센트, 곧 1억 2 천만 명 이상이 류머티스성 관절염으로 고통을 받고 있다.

2. 류머티스성 관절염의 원인

류머티스 관절염의 발병기전은 밝혀졌지만 그 원인은 아직 밝혀지지 않고 있다. 발병기전은 외부에서 침입한 세균이나 바이러스와 싸우는 우리 몸의 백혈구가 세균과 자신의 정상 세포를 구분하지 못하고 정상적인 우리 몸, 특히 관절을 공격하여 신체 조직을 파괴하는 것이다. 이러한 질환을 자가 면역 질환이라고 말하는데 여러 가지 자가 면역 질환 중에 관절에 주로 병을 일으키는 질환을 류머티스는 관절염이라고 한다. 이 병의 원인으로 유전적인 요인과 감염, 호르몬의 이상 등이 추정되고 특히 특이한 체질의 사람에게 특정 바이러스나 박테리아가 감염되어 병을 유발하는 것에 대한 연구가 활발히 진행되고 있습니다.

(1) 감염증에 의한 경우

바이러스나 박테리아 등 수많은 감염 물질이 관절 공간을 침습, 그 결과 염증이 야기되는 경우를 말하며 가장 빈번한 형태의 감염성 관절염은 급성으로 주로 임균 및 포도상 구균에 의거 야기된다. 또한, 몸 안의 다른 곳, 이를테면 편도선이나 신장 같은 곳에 만성 유균성 염증이 원인이 되어 류머티스성 관절염으로 발전할 수도 있다. 그러나, 반드시 몸에 염증이 있을 때 류머티스성 관절염이 오는 것도 아니고, 또 류머티스성 관절염 환자에게 염증성 질병이 안 나타나는 것도 아니다.

(2) 호르몬의 이상

내분비 계통의 이상, 곧 호르몬 분비에 이상이 생겨 류머티스성 관절염이 생길 수도 있다. 호르몬 중 어느 한 가지가 부족하거나 균형이 깨져서 생길 수도 있다. 우리 몸속에 있는 T림프구 억제 세포의 기능이 약해졌거나 보조 세포의 기능이 항진되었을 때 몸 안에서 면역 조절 기능에 탈이 생겨 여러 가지 항체를 만들어 내게 되는데 류머티스성 관절염의 혈청 내에서는 자체의 항원에 대한 류머티스 인자*가 증가한다. 이 같은 면역조절 기구의 불균형은 호르몬 분비의 이상이나 세균이나 바이러스의 침입, 유전적 원인, 환경적 원인 등 여러 가지 원인이 복합적으로 작용하여 일어나는 것으로 추측하고 있다.

(3) 유전

류머티스 관절염에 잘 걸릴 수 있는 체질이라 함은 특수한 조직형을 말하는데 우리 몸에서 DR이라고 하는 물질이 사람마다 독특하다고 알려져 있다. 특히 DR4 , DRI 조직형이 류머티스 관절염에 잘 걸리고(없는 사람에 비하여 약 5배) 또 심하게 발병한다.

---

* 류머티스 인자

류머티스 관절염이 있는 환자들의 약 70%에서 나타나는 혈액 내의 비정상적 항체를 말한다. 그러나 다른 질환이 있는 사람이나 심지어 정상인에서도 간혹 나오기 때문에 이 검사가 양성이라고 반드시 류머티스 관절염이라고 할 수는 없다.

3. 류머티스 관절염의 진행 과정

(1) 일차적으로 관절 안쪽의 활액 막에 염증이 생겨 관절 막과 인대, 건으로 퍼진다.

(2) 염증을 일으킨 활액 막에서 나오는 화학 물질로 인해 관절 연골의 점차적인 파괴로 관절 간격이 좁아지고 관절 막과 인대의 장력 소실이 생긴다.

(3) 염증이 뼈로 침범하여 뼈의 부분적 침식이 일어난다.

(4) 관절 기능의 소실이 된다.

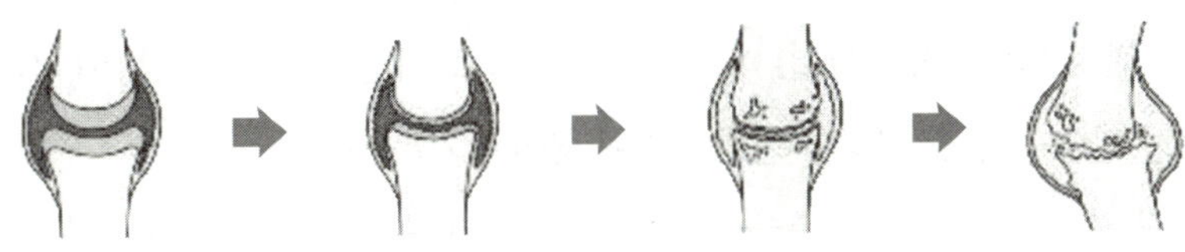

4. 류머티스성 관절염의 증상

류머티스 관절염의 증상은 크게 관절 증상과 관절 외 증상으로 나타날 수 있다. 류머티스 관절염의 관절 증상은 매우 다양하나, 보통 수주나 수개월에 걸쳐 관절과 근육에 통증과 경직 증상이 서서히 나타나게 된다. 이런 증상은 주로 손가락과 손목의 관절에 많이 생기며 팔꿈치, 어깨, 무릎, 발가락과 발목의 관절에도 잘 생긴다. 보통 3~4 개의 관절이 동시에 아프기 시작하며, 오른쪽과 왼쪽 모두에 동시 발생한다. 처음에는 날씨가 흐리거나, 비오는 날에만 악화되다가 시간이 길수록 통증이 더 심해지고 관절이 붓기 시작한다. 목뼈에도 관절염이 발생되어 뒷목이 뻣뻣하고, 목을 움직일 때 아프고, 뒷머리가 아픈 경우도 있다. 심한 경우에는 목뼈가 탈골되어 척수 신경을 눌러 팔, 다리가 저리고, 마비되고, 심한 통증이 발생되는 경우도 있다. 시간이 지나면서 통증과 경직이 심해져서 관절 기능의 손상을 가져오면 일상 생활에 어려움을 갖게 된다. 더 진행되면 손가락의 중간 마디(PIP)와 손가락 뿌리(MCP)의 여러 관절이 빨갛게 붓고, 뜨끈뜨끈해지며, 만지면 아프게 되는 전형적인 관절염이 발생되고 좀 더 진행되면 백조 목 변형과 단추 모양 변형의 류머티스 관절염의 특징적인 손가락 변형이 발생된다. 손가락 이외에 손목, 무릎, 어깨에도 관절염이 많이 발생하고 1번과 2번 경추 사이에 염증이 생기면 목이 아프고 목을 돌리기 어려운 경우도 있다. 이 외 류머티스 관절염의 특징은 발열, 피부의 발진과 결절, 체중 감소, 피곤감, 폐, 심장, 눈의 염증성 변화 등 관절 이외의 신체 장기에 병이 생기는 것이다.

☞ 류머티스 관절염의 특징적인 증상

502

㉠ 관절 증상은 손가락에 가장 많이(91%에서 발생) 생기는데 특징적으로 아침 강직이란 현상이 생긴다. 즉, 아침에 깨어나서부터 손가락이나 손목을 비롯한 관절이 뻣뻣하게 굳는 현상을 말한다. 손가락 마디가 뻣뻣해지고 손이 부어서 손을 쥐었다 펴는 것을 잘 못하게 되는 현상이 일어난다. 그래서 아침에 도저히 일어나기가 힘든 경우가 많다고 호소한다. 이 현상은 보통 아침에 1시간 이상 지속되고 질환이 악화될수록 지속 시간이 길어져서 질환의 활성도와 관련이 있다.

㉡ 류머티스 관절염의 또 다른 특징은 관절염이 대칭적으로 온다는 것이다. 즉 오른쪽 손가락 관절에 관절염이 있으면 왼쪽 손가락 관절에도 관절염이 있다는 것이다. 그러나 오른쪽 가운데 손가락에 생겼다고 왼쪽에도 반드시 가운데 손가락에 염증이

온다는 뜻은 아니고 엄지나 둘째손가락에도 올 수 있다는 뜻이다.

4. 류머티스 관절염의 합병증

류머티스성 관절염이 무서운 것은 신체 어떤 부분의 관절이든 특별한 까닭 없이 감염될 수 있다는 점이다. 콩팥, 심장, 순환기 계통 등의 어떤 부위든지 류머티스성 관절염으로 인해 나쁜 증상이 나타날 수 있다.

5. 류머티스성 관절염과 골 관절염의 다른 점

골 관절염과 류머티스 관절염은 그들의 병명이 비슷하고 둘 다 관절에 고통을 주기 때문에 자주 혼동된다. 그러나 그들은 엄연히 다른 질병이다. 류머티스 질환은 면역 계통의 질환이다. 골 관절염과 일반적인 류머티스성 관절염을 구분하는 특징을 적어 보면 아래와 같다.

503

골 관절염	류머티스 관절염
보통 40세 이후에 발생한다.	초기 발병은 대략 25세에서 50세 사이에 발병한다.
몇 년 동안 점진적으로 진행된다.	종종 경고 없이 발병했다 사라진다.
일반적으로 몸의 한쪽 관절에서 시작된다.	일반적으로 몸의 양쪽에서 동시에 나타난다. (예 : 양쪽 손)
붉은 반점, 열, 염승 등의 승상은 드물다. 일차적으로 무릎, 손, 둔부, 발, 허리의 관절에 영향을 미치며 드물게는 손가락 관절, 손목, 팔꿈치 또는 어깨에도 발병한다.	붉은 반점, 열, 염승 등의 승상이 보편적이다. 손가락 관절, 손목, 팔꿈치, 그리고 어깨는 물론 거의 대부분의 관절에 영향을 미친다.
전체적인 병의 자각증상을 유발시키지 않는다.	체중 감소와 열을 동반한 병과 피로의 전체적인 자각 증상을 유발시킨다.

iii 섬유성 조직염

1. 섬유성 조직염이란?

섬유성 조직염이란 근육, 인대 그리고 건에 통증이 있는 것을 말한다. 또한 섬유성 조직염은 류머티스 질환이지만 관절이 아닌 근육에 오는 질환으로 근육통은 일으키지만 염증은 나타나지 않는다. 온 몸의 이곳저곳이 모두 아프고 특별히 힘든 일을 하지 않았는데도 몹시 피곤함을 느끼는 병으로, 아직 정확한 원인은 밝혀져 있지 않다. 대부분 환자들은 온몸이 아프다고 호소하며, 특정한 곳을 눌러 보면 심한 통증이 발생하는 통점이 있는 것이 가장 중요한 특징이다. 그러나 실제로 압통이 있는 부위를 조직 검사하여 관찰해 보면 염증 소견은 발견되지 않는다. 섬유 조직염은 관절염과 차이를 보이는데, 관절염은 관절이 붓고, 누를 때 통증이 있으며, 만져보면 열감을 느끼고 움직일 때 장애가 있다. 그러나 관절염 없이 전신이 어디가 아픈지 정확히 가리킬 수 없게 아프다면 섬유 조직염을 생각해 보아야 할 것이다. 섬유 조직염은 유전의 뚜렷한 증거가 없으며 전염되지 않는다. 또한 류머티스 관절염과 달리, 관절 변형도 오지 않고 장애를 남기지도 않는다.

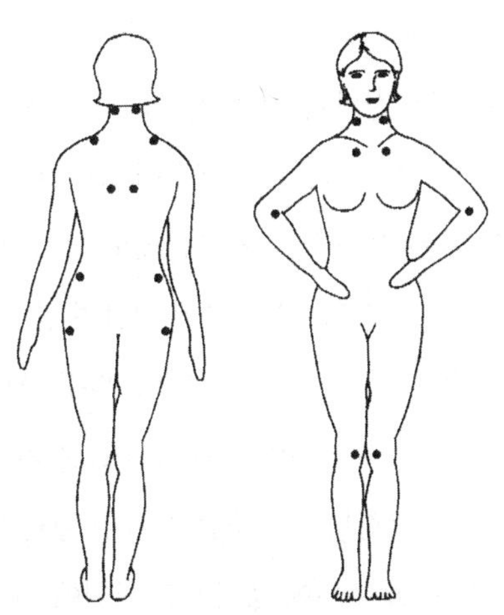

섬유성 조직염의 호발 부위

2. 섬유성 조직염의 원인

아직 정확한 원인은 모르고 있으며, 이 병을 일으키는 몇 가지 가설을 제시하고 있다.

(1) 섬유성 조직염 환자의 뇌척수액에는 펩타이드(substanceP) 라는 통증 단백질의 양이 증가되어 있다.

(2) 이 환자의 몸은 마치 보일러의 온도 조절계처럼 통증 조절계가 다르게 정해져 있다.

(3) 혈소판 속의 세라토닌*의 양이 정상보다 낮다.

(4) 섬유성 조직염 환자의 근육은 혈액 순환이 감소되어 있다.

* **세라토닌** : 신경 전달 물질의 하나이다. 혈액이 응고할 때 혈소판으로부터 혈청 속으로 방출되는 혈관 수축 작용을 하는 물질이다. 혈관뿐만 아니라, 자궁·기관지 등의 민무늬근도 수축시키는 작용이 있다. 뇌 신경계에도 많은데, 뇌 조직의 세로토닌은 뇌에서 만들어지며, 지나치게 많으면 뇌기능을 자극하고, 부족하면 침정 작용을 일으킨다. 세로토닌의 대사 산물은 5-히드록시인돌아세트산인데, 이것이 만들어지는 데는 효소의 일종인 모노아민옥시다아제가 관여하며, 몸에 악성 종양이 있으면 오줌으로 다량 배설된다.

3. 섬유성 조직염의 증상

섬유성 조직염은 매우 흔한 질환이며, 여성에게 월등하게 많이 발생한다. 주로 40~50세에 많이 발생하지만, 청소년층과 노년층에서도 발생할 수 있다. 증상으로는 전신의 여러 곳이 아프고, 힘든 일을 하지 않았는데도 몹시 피곤(만성피로)하며, 아침에 일어나면 온몸이 굳어버린 것 같고, 밤새 꿈에 시달려 잔 것 같지 않으며, 편두통이나 과민성 대장증상(설사, 변비 또는 설사와 변비의 반복), 생리 불순, 오줌소태, 입마름증, 손발 저림 등이 있다. 이중 전신적인 근육의 통증은 가장 흔한 증상으로 약 2/3의 환자가 온몸이 아프다고 호소한다. 이 증상이 다른 질환과 섬유성 조직염을 감별하는데 도움을 준다. 통증은 관절 주위에 생기지만 관절에 침범하지는 않는다.

☞ **섬유성 조직염의 증후(Wolfe 1990)**
- 전신에 걸친 통증 (97.6%) : 3개월 이상 지속
- 누르면 아픈 압통점 (11/18 곳 이상) (90.1%)
- 하루 종일 몸이 피곤 (81.4%)
- 아침에 일어나면 몸이 뻣뻣함 (77.0%)
- 잠을 깊이 충분히 자지 못함 (74.6%)
- 저린감이나 둔한 감각 (이상 감각) (62.8%)
- 두통 (52.8)
- 불안증 (47.8%)
- 생리통이 있었던 경우 (40.6%)
- 우울증이 있었던 경우 (31.5%)

- 배가 아프거나 설사 등(과민성 대장 증후군) (29.6%)
- 손과 발이 차다
- 어지러움
- 기억이나 집중력 장애
- 피부 발진이나 가려움증
- 기타

iv 루푸스

1. 루푸스란?

루푸스란 전신성 홍반성 루푸스의 줄임말로써 면역 계통에 이상이 생겨 자가 항체가 형성되고 그로 인해 조직에 염증이 나타나는 자가 면역 질환의 일종이라고 알려져 있다. 프랑스의 피부과 의사인 '카제나브'는 피부에 나타나는 발진이나 반흔 자국들이 늑대에 물린 자국과 같다 하여 늑대라는 뜻으로 '루푸스'라고 명명하였다. 그 후 피부에 나타나는 발진이 염증으로 인해 빨갛게되는 현상 때문에 붉은 늑대를 뜻하는 의미로 홍반성 루푸스라고 불리게 되었다. 현재 우리나라에는 15만 명 내외의 환자가 있는 것으로 알려져 있으며 환자의 90%정도가 여성이라고 한다. 주로 15~40세에서 발병하는 것으로 알려져 있다.

2. 루푸스의 원인

루푸스의 원인은 아직 확실하지 않으나 루푸스가 신체 내부의 면역 기능 이상으로 인해 발생하는 자가 면역 질환이라는 견해가 거의 정설로 굳혀지고 있다. 해로운 세균이 몸 안에 침입하면 이 세균을 공격하기 위한 항체가 형성되는 것이 정상적인 면역의 과정이다. 그러나 자가 면역 질환에 걸린 사람은 외부에서 침입한 세균이 없어도 항체가 형성되어 자기 몸을 공격하여 파괴하는 현상이 일어난다. 즉, 자가 면역 질환이란 인체의 면역 시스템이 비정상적으로 작동하여 자기 자신의 장기나 세포를 공격하는 것으로 인해 생기는 각종 질환을 말한다. 그러면 왜 이러한 일이 발생하는지에 대해서는 대개 다음 세 가지 가능성이 언급되고 있다.

(1) T보조 세포가 B세포에게 활동 신호를 너무 많이 보내기 때문에 B세포가 항체 생산을 비정상적으로 너무 많이 만들었을 가능성이다.

(2) B세포가 T억제 세포에서 나오는 신호를 무시하고 항체 생산을 계속할 가능성이다.

(3) T억제 세포에서 B세포로 가는 항체 생산 중단 신호가 혼란되어 B세포가 항체 생산을 계속할 가능성이다.(면역 체계 참조)

위의 세 가지 가능성 중 마지막 가능성 (3)에 대한 증거가 제시되고 있다. 그 이유는 루푸스 환자의 T억제 세포 수는 건강한 사람에 비해 적어서 T억제 세포가 B세포에 신호를 제대로 보내지 못해 B세포가 항체 생산을 멈추지 못하고, 대신 보체*에 도움을 요청하기 전에 건강한 조직을 재빨리 공격해 버린다. 또한 신체의 방어기전은 생성된 수많은 면역 복합체*를 없애기 위해 과로하게 되는 결과가 초래된다. 위와 같은 내용이 면역기전에 어떻게, 왜 제대로 기능하지 않는지에 대한 현재까지의 이해 수준이다.

☞ **루푸스를 자가 면역 체계 질환으로 보는 견해는 면역계에 이상이 발생하는 이유**

㉠ 유전적 요소

유전적인 요인이 루푸스의 원인이라고 말하는 학자도 있으나 루푸스 환자의 10%

---

* 보체 : 간에서 형성되어 혈청 내에 존재하는 물질로서 염증 과정에 도움을 준다. 루푸스의 활성기에 항원–항체 복합체를 형성하면 보체가 감소한다.

* 면역 복합체 : 항체와 보체로 싸여진 항원으로 염증을 활성화시키고 주요 장기에 손상을 준다.

이내에서 환자 가족이 루푸스를 이미 앓고 있거나 앞으로 발병할 가능성이 있는 것으로 알려졌다. 통계에 의하면 루푸스를 앓고 있는 부모에게서 태어난 아이가 이 병에 걸릴 확률은 약 5% 정도이다.

㉡ 환경적 요소

자외선, 흡연, 음주, 환경 오염 물질, 약물 복용 등에 의해 발생한 활성산소에 의한 산화 스트레스로 인해 면역 체계에 이상이 생길 수 있다.

㉢ 호르몬의 영향

루푸스는 여성에서 빈도가 월등히 높다. 원인은 여성 호르몬인 에스트로겐이 질병의 발생과 진행에 영향을 주는 것으로 알려져 있다.

이러한 세 가지 요인에 의해 인체의 면역 체계에 혼란이 생겨 인체가 내 · 외부의 자극에 대해 제대로 인식하지 못하기 때문에 루푸스가 생기게 된다고 한다. 그러나 이러한 원인론은 대단히 모호하기 때문에 치료에는 별다른 도움이 되지 못한다. 루푸스뿐만 아니라 치료법을 알지 못하는 난치병들 거의 대부분이 그 원인으로 유전, 환경, 호르몬의 세 가지 요소를 들고 있다.

3. 루푸스의 증상

이병처럼 다양한 증상이 나타나는 병도 없다고 할 만큼 환자마다 각각 다른 양상을 보이는 것이 이병의 특징이다. 또 어떤 구체적이고 심각한 증상으로 발전될 때까지

---

* 산화 스트레스란 : 과도한 흡연, 음주, 약물, 환경 오염 물질, 자외선, 식습관 등의 외부요인이나 세포 내 에너지 대사 과정에서 생기는 활성산소에 의한 세포내 단백질, 지질 및 DNA의 기능적 손상을 말하며 이러한 산화 현상을 산화 스트레스라고 한다.

환자 자신은 별다른 이상을 느끼는 일 없이 지내는 수도 있다.

(1) 초기에 느낄 수 있는 병의 징후

· 열(심한 경우 40도 정도의 열이 며칠씩 계속될 수도 있다.)

· 식욕 감퇴와 전신 쇠약감, 체중 감소, 극심한 피로감

· 관절통 및 근육통, 임파선 비대(겨드랑이 목 사타구니 등에 가래톳이 돋는다.)

· 두통, 메스꺼움과 구토, 며칠씩 계속되는 우울증

· 머리가 유난히 빠진다.

· 조금만 부딪혀도 쉽게 멍이 들고, 얼굴 등이 잘 붓는다.

(2) 위와 같은 증상은 다른 병에서도 얼마든지 나타날 수 있다. 그러나 이러한 초기
증상 이외에 다음의 증상이나 징후가 나타나면 전신성 낭창을 강력하게 의심할 수 있
다.

· 코를 중심으로 하여 뺨의 양쪽에 대칭적으로 붉은 반점이나 발진이 생기는 경우

· 햇빛이나 자외선에 오래 노출된 후 생기는 발진

· 추운 데에 있거나 찬물에 담그면 손발이 푸른빛을 띠는 경우

· 입안이 이유가 없이 헐 때(짓무르거나 물집이 잡히는 것은 제외하고)

· 두 군데 이상의 관절에 염증이 있을 때(붓거나 열이 나거나 뻣뻣해지면서 통증)

· 늑막이나 심낭(심장을 싸는 물주머니 같은 막)에 염증

· 빈혈이나 다른 혈액 검사 상 이상(백혈구, 혈소판의 감소)

· 신경 조직(뇌)의 이상으로 인한 발작, 경련

· 심한 단백뇨 현상 등

* 이외에도 드물지만 손발이 심하게 저리거나 심한 감각 이상, 신경 장애에 의한 운동 장애, 복막염 등 다양한 증상이 생긴다.

4. 루푸스의 종류

루푸스는 대략 다음과 같은 몇 가지 종류가 있다.

(1) 전신성 루푸스

루푸스 환자의 약 70%가 이 질환에 해당한다. 전신성 루푸스는 피부, 신장, 신경 조직, 폐, 심장, 혈액을 만드는 조직 등에 나타난다. 이 중 절반 가량은 신장 등 주요한 신체의 내부기관에 이상을 일으킨다.

(2) 원판상 루푸스

원판상 루푸스는 일종의 피부병으로서 만성적이고 흉터를 남기기도 한다. 루푸스 환자의 약 15%가 이러한 증상을 보이고 피부에 국한해서 발병하는 것이 특징이다.

(3) 약제 유발성 루푸스

루푸스 환자의 약 10% 정도가 약물 사용의 원인으로 증상을 나타내며 사용 중인 약제를 중단하면 이러한 증상은 대부분 없어진다.

(4) 신생아 루푸스

신생아 루푸스는 전신성 루푸스에 걸린 산모로부터 태어난 신생아에게서 드물게 나타나며 대부분 피부와 심장에 이상 현상을 보인다.

5. 루푸스의 발생 빈도

국내에서의 유병율은 아직 정확한 조사가 없으나 백인에게 보고 되고 있는 0.05~0.1%의 유병율보다는 높을 것으로 생각된다. 약 500~1000명당 1명꼴로 발생하는 것으로 추정하면 약 5만 명 정도가 이 질환을 앓고 있는 것이 된다. 5세 이하의 어린이는 드물며 전 세계적으로 모든 민족에서 발생하는 것으로 알려져 있다.

(1) 원판성 루푸스

환자 중 70%는 여성이며 보통 30세 전후이다.

(2) 전신성 루푸스

환자 중 90%가 여성이고 그 중 반수가 15~20세에 첫 증상을 보인다.

Ⅴ 강직성 척추염

1. 강직성 척추염이란?

강직성 척추염의 어원은 '굽다(현재는 융합 또는 유착의 뜻으로 사용)'라는 의미의 고대 그리스어인 'ankylosis'와 척추계를 뜻하는 'spondylos'의 합성어에서 유래되었다. 강직성 척추염은 골격계와 비골격계 모두를 침범하는 일종의 혈청인자음성 척추 관절증이다. 주로 골반골과 척추체의 인대와 관절 부위를 포함한 축성 골격을 침범하여 동통과 진행성 강직을 일으키는 만성 염증성 질환이다. 척추 아래에 있는 엉덩이 뼈 일부의 관절에도 염증이 생긴다. 오랜 기간에 걸쳐 염증이 있은 후에 관절에 여러 가지 변화가 일어나서 관절의 움직임이 둔해지는데 이런 상태를 관절의 '강직'이라고 의사들은 이야기한다. 따라서 말을 그대로 옮기면 '척추에 염증이 생기고 움직임이 둔해지는 병'이라고 할 수 있다. 이러한 염증은 척추 이외에도 무릎, 어깨, 발뒤꿈치, 갈비뼈 등에 나타나며, 눈동자, 심장, 콩팥 등에도 나타날 수 있다. 남녀 발생 빈도를 보면 과거의 문헌에서는 남자가 여자보다 2~3배 많은 것으로 보고 되었으나 최근의 보고에는 남녀의 발생 빈도가 유사하며 단지 질환의 이환 정도가 여자가 남자보다 덜 심하다고 한다.

<강직성 척추염의 특징>

우리 몸의 중심 기둥에 해당하는 척추는 24개의 뼈와 그 사이에 크고 작은 수많은 관절들로 이루어져 있으며 위로는 머리뼈(두개골), 아래로는 엉덩이뼈(골반뼈)와 연결되어 있다. 척추의 제일 윗부분에 있는, 목에 해당하는 경추는 척추 중에 가장 잘 움직이는 부분이며, 가슴에 있는 흉추는 갈비뼈와 함께 폐와 심장을 보호하며, 허리에 해당하는 요추는 그 아래로 천골이라는 뼈와 붙어 있다. 천골은 엉덩이뼈의 뒤쪽 가운데를 차지하는 부분으로 꼬리뼈 위로 역삼각형 모양이며 그 양쪽

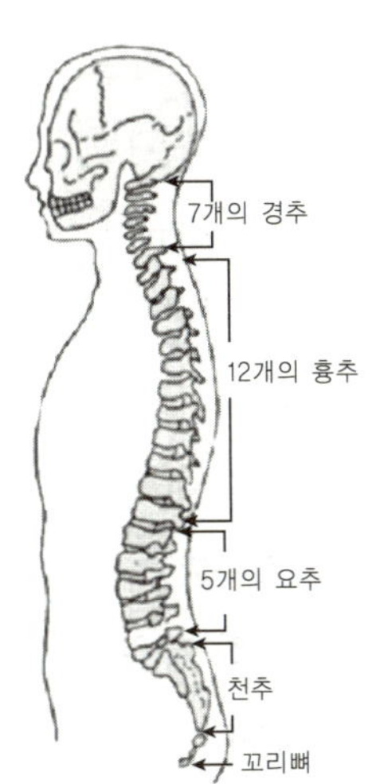

에 장골이라는 넓적한 뼈가 새 날개 모양으로 붙어서 엉덩이뼈의 일부를 이룬다. 천골과 장골의 사이에 천장 관절이 있는데 많은 실 같은 인대라는 질긴 조직으로 관절이 형성되어 있다. 대부분의 강직성 척추염 환자에서 바로 여기에 염증이 생기면서 병이 시작된다. 그러니까 강직성 척추염은 인대, 건 부착 부위(근육이 가늘어지면서 뼈에 붙게 되는 곳)에 염증이 발생되는 것이 특징이다.

2. 강직성 척추염의 원인

현재까지 이 질환의 원인은 불분명하나 환자의 혈액을 뽑아서 검사해 보면 백혈구의 항원 중에서 다른 사람에게서는 잘 나타나지 않는 항원(HLA-B27), 즉 유전적 소인이 있는 사람에게서 흔히 나타난다. 가족 중에 같은 병을 가진 경우가 종종 발견되

고 자가 면역 질환에 의한 것이라고도 알려진다. 또 나쁜 병균이 유전적으로 병이 잘 일어 날 수 있는 가능성을 가진 사람의 몸에 침입할 경우 병균이 강직성 척추염을 일으키는 원인이 된다고 설명하는 설도 있다. 강직성 척추염은 궤양성 대장염 및 크론병*을 포함하는 염증성 장 질환과 눈의 감염(열상 혹은 포도막염), 그리고 눈의 급성 염증과 밀접한 관련이 있다.

3. 강직성 척추염의 증상

강직성 척추염은 16세와 35세 사이의 남자들에게 주로 발생하며 여자는 드물고 그 증상이 경미한 경우가 많으며 남자에 비해 진단이 더 지연된다. 강직성 척추염의 5%는 소아 때부터 시작하며 주로 소년들에서 발생한다. 염증이 우선적으로 일어나는 부위는 건이나 인대가 부착하는 부위인 섬유성조직과 뼈 조직과의 연결부이다. 그 결과 섬유성 조직 부착염(섬유염)이 생기고 이는 다시 골미란을 일으키고 결국 골화를 유발한다. 이 질환은 진행이 되다가 진행이 멈추는 경우도 있으나 수년 내지 수십 년에 걸쳐 서서히 진행되는 경우가 더 많다. 강직성 척추염이 자주 발생하는 부위는 척추, 천골, 장골, 관절, 어깨 관절 등이다.

· 어린 나이에 발병하는 환자들 : 대개 발목, 무릎, 고 관절 부위의 관절통으로 시작하여 수개월 또는 수년 후에 척추, 천장 관절 같은 다른 관절에 염증이 파급된다.

· 청장년에 발생하는 강직성 척추염 : 허리 및 천장 관절(엉치)부터 서서히 통증이 시작되는 경우가 많다.

---

* **크론병** : 장에 만성적인 원인 불명의 염증이 일어나는 질환으로 궤양성 대장염과 더불어 염증성 장 질환의 대표적인 질환이다. 세균성 장염이나 결핵성 장염 등도 넓은 의미에서 여기에 포함되지만 보통 궤양성 대장염과 크론병만을 지칭한다. 이 질환은 주로 유럽, 북미 등 선진국에 많고 동양인에게는 비교적 드문 질환으로 알려져 있다. 그러나 최근 우리나라에서도 환자가 급격하게 증가하고 있다.

☞ **강직성 척추염에서 보이는 허리 및 천골장골 관절통의 특징**

· 몇 주에 걸쳐 서서히 발생한다.

· 20~25세 정도의 젊은 남자에 주로 발병한다.

· 아침에 통증과 함께 뻣뻣함을 느낀다.

· 증상이 3개월 이상 지속된다.

· 운동을 하면 호전되고, 휴식 시 더 나빠진다.

4. 관절 질환의 식이요법 핵심 포인트

1. 면역력을 향상시켜 내병력을 키우는 것이 중요하고, 혈액을 개선하여 관절의 활막과 연골의 기능을 강화하도록 하는 것이 중요하다. 그리고 근육을 강화하여 인체 기능을 종합적으로 관리하는 것이 중요하다. 그러므로 결합 조직에 주성분인 각종 단백질과 세포 활성화에 효과 있는 효소 등을 골고루 섭취해서 면역력을 향상시키는 것이 중요하고, 혈액 개선에 효과가 있는 EPA, DHA, 감마 리놀렌산 등과 근육 강화에 좋은 비타민P, K 등과 관절의 염증성 예방에 좋은 비타민A, C, E, B5, B6(참조) 등이 함유된 식품을 섭취해주는 것이 좋다.

2. 동물성 단백질과 포화 지방의 섭취는 적게 하는 것이 좋다. 동물성 단백질과 포화 지방을 많이 섭취하면 이것들을 분해하는 과정에서 요산, 유산, 인산, 초산, 염산 등 유해한 강산류가 생긴다. 이들 강산류로 인해 피가 산성화되면 인체 면역성이 떨어지게 되어 세균에 대한 저항력이 저하되고, 활성산소(유리기)도 증가하게 된다. 활성산소가 지질(불포화 지방산)과 만나 과산화 지질로 되기 쉽고, 과산화 지질은 매우 독성이 강해서 세포벽을 파괴하고 있다. 인체는 약 60~70조의 세포로 구성되어 있으며, 각 세포는 불포화 지방산을 함유한 물질로 막을 형성하고 있다. 또한 세포 내의 소기관인 핵, 미토콘드리아, 라이소좀 등도 역시 동일한 막을 형성하고 있다. 문제는 과산화 지질이 재생산해내고 있는 활성산소(유리기)가 이 세포막과 생체막의 성분인 불포화 지방산을 과산화 지질로 변화시켜 버린다는 데 있다. 이렇게 보면 핵 속의 유전자인 DNA가 손상을 입게 된다. 미토콘드리아의 생체막이 공격을 받으면 에너지 대사에 교란이 일어나 에너지를 축적한 물질인 ATP(아네토신 3인산)의 생산이 중단된다. 이것은 해당 조직이나 장기의 기능이 떨어짐을 의미한다. 라이소좀의 생체막이 공격을 받았을 때엔 그 속에 저장되어 있던 각종 분해 효소가 터져 나와 세포 자체를 용해해 버린다. 관절의 뼈세포도 다른 세포와 마찬가지로 활성산소(유리기)의 공격 대상이 되는 것은 물론이다. 특히 뼈세포 안의 라이소좀이 유리기의 공격을 받아 파괴되면 그 안에서 단백 분해 효소나 인산 칼슘 분해 효소 등의 각종 가수 분해 효소가 흘

러나와 뼈세포와 주변의 결합 조직 세포들을 녹여 버린다. 뼈세포를 둘러싸고 있는 결합 조직의 콜라겐은 일종의 단백질이다. 단백질이 녹으면 물처럼 된다. 관절 연골도 마찬가지로 활성산소(유리기)의 공격으로 녹아 버린다. 또한 혈액의 산성화로 인한 체질의 산성화는 심각한 배설 장애를 일으킨다. 배설 기능을 관장하는 신장은 알칼리성 조건 하에서 활발하게 운동하는 장기이므로 육식에 의해 피가 산성화되면 현저한 신장의 기능 저하를 가져온다. 그러므로 동물성 단백질과 포화 지방의 섭취는 적게 하고 활성산소 제거를 위한 항산화 물질이 많이 함유된 식품(참조)을 섭취해 주는 것이 좋다. (식물성도 튀기면 동물성과 같아지므로 튀김류도 적게 섭취하는 것이 좋다.)

3. 몸이 차지면 세균과 바이러스의 증식으로 염증이 생기기 쉬워진다. 또한, 몸이 차져 바이러스가 증식되면 면역계에 이상이 생겨서 자기 자신의 몸을 공격하는 항원을 만들 수 있다. 그러므로 몸을 차게 하는 찬물, 찬 음료, 찬술, 빙과류 등을 피하는 것이 좋다.
   * 체내의 온도는 37~38도 일 때가 가장 좋다.

4. 과식을 하지 않는 식생활을 한다. 과다한 체중은 엉덩이와 무릎처럼 체중을 지탱하는 관절에 있어서 치명적이다. 만약 체중이 5kg 증가하면, 관절은 10kg 내지 45kg의 무게를 견뎌내야만 하다. 그러므로 과식을 하지 않도록 한다.

5. 흰 설탕, 인스턴트 음식, 튀김, 훈제, 방부 처리된 가공 식품, 화학 조미료 등을 지나치게 먹거나 편식하는 등의 나쁜 식생활로 몸의 저항력을 떨어뜨리지 않도록 해야 한다. 특히 흰 설탕은 인체의 윤활유를 파괴하는 역할을 한다. 설탕을 지나치게 섭취할 경우 장벽이 악화되고 변형되는데 이때 장벽에서 설탕을 임의로 흡수하여 관절 활막으로 이동하고 조직액이 굳어지게 한다. 그러므로 흰 설탕, 인스턴트 음식, 훈제, 방부 처리된 가공 식품, 화학 조미료 등을 적게 섭취하는 것이 좋고 천연 자연식을 하는 것이 좋다.

5. 규칙적인 운동을 하는 것이 좋다. 규칙적인 운동은 근 골격 강화, 근 위축 방지, 혈행 개선에 도움을 준다. 단, 운동은 땀나지 않게 천천히 40분~1시간 정도 해주는 것이 좋다.

6. 스트레스가 지속되면 부신피질에서 부신피질 호르몬이 분비된다. 부신 피질 호르몬인 코티졸은 장기적으로 혈압을 높이고 임파구 수를 감소시키는 등 면역 기능의 악화를 가져온다. 그러므로 스트레스를 받지 않도록 하는 것이 좋다.

☞ 스트레스 예방에 효과 있는 비타민B군, 비타민C, 비타민E 그리고 칼슘, 마그네슘 등이 함유된 식품을 섭취하는 것이 좋다.

7. 글루코사민은 연골 손상을 원상적으로 회복시키는 물질이며, 프로테오글라이칸의 생산을 위해 연골 세포를 자극하고 연골 대사 과정을 정상화시켜 연골 파괴를 막아준다. 콘드로이친은 연골 생성을 촉진시키고 연골 파괴 효소를 억제시키고, 관절 가동성의 개선 및 통증을 감소시키는 역할을 한다. 히아루론산은 생체 내 연골에서 자연적으로 존재하는 주요 성분으로서 관절을 보호하고 윤활시키는 역할을 하며 충격을 완화하고 관절의 움직임을 부드럽게 해준다. 위와 같은 성분들이 관절에 효과가 있어 시중에 많은 제품으로 나와 있는데 제품을 선택할 때는 음양의 균형이 맞아 있는 것을 선택하는 것이 좋다.

vi 통풍성 관절염

1. 통풍성 관절염이란?

이 병은 기원전 5세기경 히포크라테스가 기술한 문헌에서 언급될 만큼 오랜 역사를 가진 병입니다. 통풍은 피 속에 요산이 높은 상태가 오래 지속되어 형성된 요산의 결정체가 여러 가지 조직에 침착하여 여러 가지 증상을 유발하는 대사성 질환이다. 또한 통풍은 관절염의 일종으로 만질 수도 없고 바람만 스쳐도 아플 정도로 통증이 너무 심한 것이 특징적이다. 엄지발가락 등 각종 관절이 갑자기 벌겋게 부으며 통증을 일으킨다. 통풍은 동양 사람보다 서양 사람에게 흔한 병이다. 유럽은 100명 중 1명이 통풍으로 고통받고 있다. 우리나라에서는 20년 전만 하더라도 매우 드문 편이었으나, 식생활이 서구화되어 가면서 차츰 늘어가고 있는 추세이다.

2. 통풍성 관절염의 원인

통증의 원인이 되는 요산은 인체 세포가 파괴되어 핵 속의 퓨린체가 분해되어 생기는 최종 산물로서 크게 2가지 경로에 의해 만들어지는데, 그 하나는 섭취한 음식물에 포함되어 있는 퓨린체에서 유래한 것이며, 또 다른 하나는 환자 자신의 신체에서 파괴되는 세포에서 유래하는 내재성 요산이다. 우리 몸을 구성하는 세포에는 핵산이 있고 이는 지속적인 대사 과정을 거친다. 우리 몸의 세포가 죽으면 생기는 단백질의 일종인 퓨린이 체내에서 분해되면 요산이 나온다. 요산은 대부분이 간장에서 합성된 요산의 약 ⅓은 담즙과 함께 장으로 배설되어, 장내 세균에 의해 분해되고, 나머지 2/3는 신장에서 소변으로 배설된다. 체내에는 약 1,200mg의 요산이 모여 있고, 그 중 약 60%가 매일 교체되는 것으로 알려져 있다. 이와 같이 요산은 날마다 대량으로 만들어진다. 또한 요산은 대량으로 만들어지면서 몸의 체액 성분으로 용해되기는 어려운 성질을 갖고 있다. 특히 몸이 산성화되면 더욱더 용해되기 어려워진다. 그러므로 요산의 과잉 생산이나, 요산의 배설 감소, 요산의 장내 분해 감소의 복합된 결과로 통풍이 발생하게 된다.

(1) 요산

1) 요산의 정의

우리 몸은 수많은 세포들로 구성되어 있는데 세포는 세포질과 핵으로 이루어져 있다. 모든 세포의 핵은 유전과 관련된 핵산이 존재하며 핵산은 퓨린체와 피리미딘체로 구성되어 있다. 세포가 나이가 들어 죽게 되면 핵 안에 있는 여러 가지 물질들도 각각의 운명에 따라 분해되게 되는데 핵 안의 퓨린체가 분해되어 생기는 최종 산물이 바로 요산이다. 핏속의 요산은 2가지 경로로 만들어진다.

① 섭취한 음식물에 포함된 퓨린체에서 유래된 것이다.

② 또 다른 하나는 환자 자신의(수술이나 외상 등의 이유)신체에서 파괴되는 세포에서 유래된 것이다.

그러나 혈중 요산치의 유지에 더 중요한 역할을 하는 것은 신체 내부에서 유래된 요산이다. 이렇게 만들어진 요산은 소변으로 배출된다. 따라서 요산의 생산과 몸 밖으로의 배출이 서로 균형을 이룬다면 실제로 혈중 요산치는 정상으로 유지될 수 있다.

· 혈중 정상 요산 수치 : (남자 7~8mg/dl, 여자 6mg/dl)

· 요산의 용해 조건 : 온도 37℃, pH 7.4

· 무릎, 발목 등 염증성 반응을 일으키는 조건 : 온도 32℃ 이하, 요산의 농도7mg 이상일 때 염증성 반응을 일으키기 쉽다.

2) 요산의 과잉 생산, 배설 감소 요인

① 동물성 단백질과 지방의 과다 섭취(과식)

단백질, 지질, 당질 등 어느 영양소이건 지나치게 섭취하면 대사 과정에서 요산치가 상승하게 되는 원인이 될 수 있다. 통풍의 주범은 퓨린과 요산인데, 이 두 물질은 단백질에서 만들어지므로, 단백질이 많이 들어있는 고기, 생선(특히 등 푸른 생선), 알류의 섭취를 많이 한다면 통풍에 걸릴 위험이 높아진다. 특히, 동물성 단백질은 간이 힘들게 분해해야 하는 유독 물질인 요산을 지나치게 많이 함유하고 있다. 또한, 육식에 의해 피가 산성화가 되면 현저한 신장 기능의 저하를 가져오는데 혈액의 산성화로 인한 체질의 산성화는 심각한 배설 장애를 일으킨다.

퓨린 식품이 함유된 식품

제1군 고 퓨린 식품 (식품 100g당 100~1000mg의 퓨린 질소를 함유)	멸치, 고기 국물, 육즙, 염통, 청어, 콩팥, 간, 고등어, 연어, 쇠고기 (특히 소 혀), 송아지 고기, 다랑어, 빙어, 조개, 지라, 효모, 메주 (통풍 환자에게 금해야 할 식품들이다.)
제2군 중정도의 퓨린 함량 식 품(식품 100g당 9~150mg의 퓨린 질소를 함유)	베이컨, 닭고기, 오리고기, 연어, 송어, 고등어, 대구, 전갱이, 게, 장 어, 굴, 넙치, 가자미, 새우, 버섯, 강낭콩, 대두, 소시지, 아스파라 거스, 콩나물, 버섯, 시금치 등
제3군 극히 적은 퓨린을 함유 한 식품	미음, 탄산음료, 음식, 국수, 채소, 달걀, 우유, 빵(쌀, 보리, 흰 빵과 옥수수 빵) 팝콘, 커스터드, 마카로니, 케이크, 과자, 버터, 마가린, 기름, 향료, 소금, 설탕, 감미료 등 제 1·2군에 포함되지 않은 채소 류, 과일류, 과즙, 주스

② 단순당(설탕류)나 알코올 등 산성화 식품의 과다 섭취

    음식물은 체내에서 연소되면서 에너지를 발생하고, 몸 밖으로 배출된다. 이 때 배출되는 속도보다 연소되는 속도가 빠르면 몸이 산소를 빼앗겨 산성화가 되기 쉬워진다. 단순당(특히 백설탕)은 연소되는 속도가 아주 빠르기 때문에 몸이 산성화가 되기 쉬워진다. 그런데 알코올은 설탕보다 훨씬 빨리 연소된다. 빠른 속도로 탄산이라는 산성 노폐물이 생기기 때문에 몸이 제대로 배설하지 못해 탄산이 섞인 피가 산성화가 되면 현저한 신장 기능의 저하를 가져온다. 혈액의 산성화로 인한 체질의 산성화는 심각한 배설 장애를 일으키기 쉬워진다. 또한, 과당(설탕이 분해되어 생긴 당)은 요산 생합성을 촉진시킨다.

③ 수술이나 외상으로 인한 세포의 파괴

수술이나 외상으로 세포가 파괴 되어 핵산으로부터 과량의 요산이 생성될 수 있다.

④ 유전적인 요인

요산을 분해하여 배설하는 데 필요한 효소의 생성이 유전적인 결함이 있는 경우이다.

⑤ 약물의 복용

티아지드계 혈압강하 이뇨제 및 항결핵제의 사용으로 요산 배설이 감소될 수 있다.

3) 요산의 장내 분해 감소

장내 환경이 좋아야 한다.

간장에서 합성된 요산의 약 1/3은 담즙과 함께 장으로 배설되어 장내 세균에 의해 분해되고, 나머지 2/3는 신장에서 소변으로 배설된다. 즉 신장의 기능과 장내 환경이 좋지 않으면 요산의 분해가 잘 이루어지지 않고, 그로 인해 배설도 안 좋은 영향을 받을 수 있다.

3. 통풍성 관절염의 증상

통풍은 대개 건강하게 보이는 30대에서 40대의 남자들에게 흔히 나타난다. 어느 날 갑자기 발가락의 관절이 몹시 아프면서 부어오른다. 통풍성 관절염은 약 80~90%가 한군데의 관절에 급성 관절염의 형태로 나타나는 관절염이다. 주로 엄지발가락,

발목, 무릎 등 하지의 관절에 흔히 발생한다. 특히 엄지발가락은 전 통풍 환자의 90% 이상에서 관절염이 발생하기 때문에 가장 특징적으로 침범되는 관절 부위라고 할 수 있다. 증상이 오래 지속되는 경우는 팔꿈치나 손가락 같은 상지의 관절도 침범할 수 있다. 대개 급성 발작은 갑자기 관절이 붓고 벌겋게 되며 손을 댈 수 없을 정도의 아주 심한 통증이 있다. 거의 대부분의 환자는 관절이 아픈 증상이 수일에서 10일 정도 지나면 좋아지는데 초기에는 재발의 빈도가 낮으나, 시간이 지나거나 혈중 요산치가 높을수록 재발의 횟수가 높아지게 된다. 통풍성 관절염을 제대로 치료하지 않고 오래 지나게 되면 요산의 결정체가 덩어리를 이루어서 피하 조직에 침착하면서 딱딱한 혹을 만들게 된다. 이런 혹은 관절 주위뿐 아니라 귓바퀴 심지어 심장에까지 발생할 수 있다. 이렇게 결절이 전신적으로 퍼진 경우는 관절에서 만성적인 관절 증상이 나타나며, 만성적인 관절의 통증과 운동 장애 및 관절의 변형이 초래되므로 치료하기가 어렵다. 이런 상태가 오기 전에 미리 예방하는 게 좋다.

☞ **신체 부위별로 통풍이 일어나는 기관**

· 발꿈치에 있는 척골

· 신장 안의 요산 결정

· 무릎 관절에 생긴 통풍 결정

· 외이의 통풍 결정

· 손가락 마디가 빨갛게 부어오름

· 발가락, 발꿈치 뼈에 결정이 생김

· 발등의 인대에 생기는 통풍 결정

vii 통풍성 관절염의 식이요법 핵심 포인트

1. 비만이 되지 않도록 과식하지 않는 식생활이 중요하다. 특히 퓨린체가 함유된 식품의 과식은 피하는 것이 좋다. 아무리 퓨린체가 적은 것을 먹는다 하더라도 과식을 하게 되면 비만의 원인이 되며 혈액 속의 요산치를 상승시키는 요인이 될 수 있다. 비만할 경우 피하 지방이 요산의 배설을 저해하기 때문에 과식은 하지 않는 것이 좋다.

※ 특히 저녁 늦게 과식(특히 동물성과 지방)은 피한다.

저녁 늦게 과식을 하면 거의 활동보다는 그대로 자는 경우가 많아 체지방으로 변할 가능성이 높고, 요산 결석을 형성시킬 수 있기 때문에 과식을 삼가는 것이 좋다.

2. 동물성 단백질과 지방의 과다 섭취는 피하는 것이 좋다. 단백질, 지질, 당질 등 어느 영양소이건 지나치게 섭취하면 대사 과정에서 요산치가 상승하게 되는 원인이 될 수 있다. 통풍의 주범은 퓨린과 요산인데, 이 두 물질은 단백질에서 만들어지므로, 단백질이 많이 들어있는 고기, 생선(특히, 등 푸른 생선), 알류의 섭취를 많이 하면 통풍에 걸릴 위험이 높아진다. 특히 동물성 단백질은 간이 힘들게 분해해야 하는 유독물질인 요산을 지나치게 많이 함유하고 있다. 또한, 육식에 의해 피가 산성화가 되면 현저한 신장 기능의 저하를 가져오는데 혈액의 산성화로 인한 체질의 산성화는 심각한 배설 장애를 일으킨다. 보통의 고기 한 덩이에는 0.9그램의 요산이 들어 있는데 당신의 몸은 하루에 0.5그램의 요산밖에는 제거해 낼 수가 없다. 그러므로 동물성 단백질과 지방의 과다 섭취는 피하는 것이 좋다.(퓨린체가 함유된 식품 참조)

3. 단순당(설탕류)이나 알코올 등 산성화 식품의 과다 섭취는 피하는 것이 좋다. 음식물은 체내에서 연소되면서 에너지를 발생하고, 몸 밖으로 배출된다. 이 때 배출되는 속도보다 연소되는 속도가 빠르면 몸이 산소를 빼앗겨 산성화가 되기 쉬워진다. 단순당(특히 백설탕)은 연소되는 속도가 아주 빠르기 때문에 몸이 산성화가 되기 쉬워진다. 그런데, 알코올은 설탕보다 훨씬 빨리 연소된다. 빠른 속도로 탄산이라는 산성

노폐물이 생기기 때문에 몸이 제대로 배설하지 못해 탄산이 섞인 피가 산성화가 되면 현저한 신장 기능의 저하를 가져오게 된다. 혈액의 산성화로 인한 체질의 산성화는 심각한 배설 장애를 일으키기 쉬워진다. 또한, 과당(설탕이 분해되어 생긴 당)은 요산 생합성을 촉진시킨다. 그러므로 단순당(설탕류)이나 알코올 등 산성화 식품의 과다 섭취는 적게 하는 것이 좋다.

4. 간장에서 합성된 요산의 약 1/3은 담즙과 함께 장으로 배설되어 장내 세균에 의해 분해되고, 나머지 2/3는 신장에서 소변으로 배설된다. 즉 장내 환경이 좋지 않으면 요산의 분해가 잘 이루어지지 않고, 그로 인해 배설도 안 좋은 영향을 받을 수 있다. 그러므로 장내 환경이 좋아야 한다.

528

☞ 장내 환경이 좋아지려면

· 동물성 단백질은 독소를 만들므로 피하는 것이 좋다.

· 장내 온도인데 몸이 차져서 체온이 37도 이하가 되면 세균이나 바이러스가 급증할 수 있는 조건이 형성된다. 그러므로 찬 음식은 피하는 것이 좋다.(찬물, 찬술, 찬 음료수, 빙과류 등)

(세균, 바이러스의 활성 억제 온도 : 39~40℃)

(효소의 최적 활성 온도 : 35~40℃)

· 과식을 하게 되면 흡수되지 않은 과잉의 영양분이 혈액을 탁하게 만들고 몸을 차지게 하는 주원인이 되므로 과식은 피하는 것이 좋다.

5. 운동이 부족하면 지방을 만드는 효소 작용이 활발해지기 때문에 운동으로 소비 작용이 활발해지면 지방 세포 속에 포도당이나 아미노산이 들어가는 양이 적어지고, 그만큼 지방 축적이 저하된다. 운동 부족은 지방을 분해하는 호르몬 분비를 막는다. 운동을 하면 신진 대사가 활발해지고 카테콜라민의 분비가 왕성해진다. 카테콜라민 호르몬은 지방을 분해하는 작용을 한다. 이러한 피하 지방은 요산의 배설을 저해하므

로 꾸준한 운동을 해주는 것이 좋다. 단, 운동을 할 때에는 땀나지 않게 40분~1시간 정도로 천천히 땀나지 않게 해주는 것이 가장 좋다.

　6. 신장은 피질, 수질, 신우로 구분된다. 피질은 신장의 겉 부분으로 말피기소체(사구체+보우만 주머니)가 분포한다. 수질은 신장의 안쪽 부분으로 세뇨관(헨리고리, 집합관)이 분포한다. 수질의 안쪽으로 갈수록 조직액의 삼투압이 높아진다. 신우는 수뇨관에 의해 방광과 연결된다. 신단위(네프론)은 오줌을 걸러내는 기본 단위로 사구체, 보우만주머니, 세뇨관으로 구성되며 세뇨관은 근위 세뇨관, 헨리루프(고리), 원위 세뇨관으로 구성된다. 이 원위 세뇨관이 집합관과 연결된다. 통풍의 원인이 되는 요산의 분비는 신세뇨관의 근위 세뇨관에서 일어난다. 이와 같은 요산의 분비가 원활히 되기 위해서는 신장의 기능이 원활해야 한다. 그러므로 우선 전체적인 식이요법을 잘 해주어 신장에서 원활한 요산의 배설이 될 수 있도록 하는 것이 중요하고, 신장기능 향상에 좋은 비타민 C, B1, B2, B6 등이 함유된 식품을 골고루 섭취해주는 것이 중요하다.

　7. 비타민B3(나이아신)는 혈중 요산량을 증가시킬 수 있으므로 금기한다.

viii 관절염의 주 증상별 식이요법

1. 골 관절염의 주 증상별 식이요법

(1) 관절 통증

골 관절염의 관절 통증은 다음과 같은 상황에서 발생할 수 있다. 비정상적인 뼈의 성장으로 뼈에 있는 혈관을 수축시킬 수 있으며, 이로 인해 혈관 혈압이 증가하여 밤에 통증을 야기할 수 있다. 또한, 활막 염증은 통증 지각 신경을 직접 자극하여 휴식 시의 통증을 야기할 수 있으며, 활막 조직의 비후와 활액 생성이 증가되어 관절강 내 혈압을 증가시킬 수 있다. 이 때문에 활막 조직이 늘어나면서 밤에 통증을 나타낼 수 있다.

☞ 이때에는 우선 연골 재생에 효과가 있는 글루코사민, 콘트로이친, 히아루론산 등을 골고루 섭취해 주는 것이 좋다. 그리고 혈액 순환을 촉진하여 통증 물질인 히스타민을 흘려보내는 것도 좋다. 혈액 순환이 좋아지면 관절이나 주변의 근육에 영양과 산소를 공급할 수가 있어서 염증 회복이 빨리 될 수 있다. 그러므로 EPA, DHA, 비타민C, E, 칼슘, 항산화제 등이 함유된 식품을 섭취해 주는 것이 좋다.

(2) 강직(뻣뻣함)

강직 현상은 관절의 염증의 결과로 발생한 염증 액이 관절에 축적이 되어 생기거나, 혹은 관절이 움직이지 않았을 때, 관절액이 굳어지는 현상에 의한 것으로 생각하고 있다.

☞ 이때에는 우선 전체적인 식이요법(연골 재생에 효과가 있는 글루코사민, 콘트로이친, 히아루론산 등)을 잘 해주는 것이 중요하고, 염증 완화에 효과가 있는 EPA, DHA, 알파 리놀렌산, 커큐민, 비타민C, 항산화제 등이 함유된 식품을 섭취해 주는 것이 좋다. 관절액이 굳지 않도록 무리가 되지 않게 운동을 해 주는 것도 좋다.

(2) 관절 균열

대부분 무릎과 드물게는 엉덩이 관절에 나타나는 증상으로 일상적인 운동이나 관절을 수동적으로 움직일 때 관절 내의 뼈들이 마찰하여 유발한다.

☞ 이때에는 우선 전체적인 식이요법(연골 재생에 효과가 있는 글루코사민, 콘트로이친, 히아루론산 등) 을 잘 해주는 것이 중요하고, 운동을 무리하지 않도록 주의하는 것이 좋다.

(4) 변형과 관절

연골이 퇴화하면서 뼈가 손상되고 신체의 정상적인 반응에 문제가 생기면 병에 시달리는 관절은 변형된다. 골극은 관절의 윤곽을 변형시켜 뼈의 움직임을 어렵게 할 수도 있다.

☞ 이때에는 우선 연골 재생에 효과가 있는 글루코사민, 콘트로이친, 히아루론산 등을 골고루 섭취해 주는 것이 좋다.

2. 류머티스 관절염의 주 증상별 식이요법

(1) 만성 염증

체내에서 만들어진 변형 단백에 대해 몸이 항원항체 반응을 일으켜 류마토이드 인자라는 자기 항체를 만드는데 이 류마토이드 인자(류머티스 부분 참조)가 세포 사이에 있는 결합 조직에서 염증을 일으킨다.

☞ 염증이 생기는 부분인 결합 조직은 콜라겐, 엘라스틴, 콘드로이틴 등의 다양한 다당류로 구성되어 있으므로 결합 조직을 강화하는 것이 중요하다. 또한 결합 조직에 생기는 염증을 억제하려면 혈액 순환이 원활히 될 수 있게 해 주는 것이 중요하다. 그러므로 콜라겐, 엘라스틴, 콘드로이틴, 글루코사민 등을 골고루 섭취해 주고, EPA, DHA, 비타민C, E, 항산화제 등이 함유된 식품을 섭취해 주는 것이 좋다.

(2) 근육통

근육에 염증이 있는 경우 주로 근 부위 근육의 근력이 저하되면서 근육통이 발생한다.

☞ 이때에는 우선 전체적인 식이요법을 잘 해주는 것이 중요하고, 근육의 염증 상태에 좋은 비타민C, 비타민A, 비타민B1, 항산화제 등과 통증 완화에 좋은 칼슘 등이 함유된 식품을 섭취해 주는 것이 좋다.

(3) 관절 변형(목 디스크), 아침 강직 현상

류머티스 관절염에서는 활액막의 염증으로 활액막이 증식되어 두꺼워지며, 진행이 되면 연골의 손상을 동반하고 골 미란(뼈가 염증에 의해 녹아나는 현상을 말함)에 의해 결국에는 관절의 변형(목 디스크 : 관절염증이 목으로 전이되어 나타난다.) 및 강직 (움직이지 못하는 상태)을 초래한다.

☞ 이때에는 우선 전체적인 식이요법을 잘 해주는 것이 중요하고, 염증을 억제하려면 혈액 순환이 원활히 될 수 있게 해주는 것이 중요하다. 그러므로 콜라겐, 엘라스틴, 콘드로 이틴, 글루코사민 등을 골고루 섭취해 주고 EPA, DHA, 비타민C, E, 항산화제 등이 함유 된 식품을 섭취해 주는 것이 좋다.

3. 섬유성 조직염의 주 증상별 식이요법

(1) 압통점, 하루 종일 몸이 피곤, 아침에 일어나면 몸이 뻣뻣함, 저린 감각이나 둔한 감각(이상 감각), 생리통, 두통

혈류 흐름의 감소, 근육 대사의 이상과 뇌에 통증을 전달하는 뇌물질 섭스테인P 등 이 증가되어 위의 증상이 나타날 수 있다.

☞ 이때에는 우선 전체적인 식이요법(연골 재생에 효과가 있는 글루코사민, 콘트로이친, 히아루론산 등)을 잘 해주는 것이 중요해 주는 것이 중요하고, 혈액 순환과 근육 대사를 원활하도록 해주는 것이 중요하다. 그러므로 혈액순환에 좋은 EPA, DHA, 감마 리놀레산 과 근육 대사와 근육통에 좋은 비타민B1, 항산화제 (비타민C, E 등), 칼슘 등이 함유된 식 품을 골고루 섭취해 주는 것이 좋다.

(2) 불안증, 잠을 깊이 충분히 자지 못함, 우울증이 있었던 경우

세로토닌은 신경 전달 물질의 하나로 뇌 신경계에도 많은데, 뇌 조직의 세로토닌은 뇌에서 만들어지며, 세라토닌이 부족하면 위와 같은 증상을 일으킬 수 있다.

☞ 이때에는 우선 전체적인 식이요법을 잘 해주는 것이 중요하고, 세로토닌 합성의 전 구물질인 트립토판을 섭취하는 것이 중요하며 또한 원활한 신경 전달에 효과 있는 비타민 B6, 아연 , 셀레늄, 칼슘 등이 함유된 식품을 섭취하는 것이 중요하다.

(3) 배가 아프거나 설사 등 (과민성 대장 증후군)

바이러스의 감염이 원인이 될 수 있다.

☞ 이때에는 우선 전체적인 식이요법을 잘 해주는 것이 중요하고, 몸을 따뜻하게 해주고 감염 예방에 효과 있는 비타민C 등을 섭취해주는 것이 좋다.

4. 루푸스 주 증상별 식이요법

(1) 피부 발진, 면역력 저하, 전신 쇠약, 피로감, 신경 조직 이상, 겨드랑이, 사타구니 가래톳

루푸스는 자가 면역 질환으로 조직 및 세포가 손상을 받아 면역력이 떨어지면 전신 쇠약, 피로감, 신경 조직 이상 등이 나타날 수 있고, 피부 방어력도 떨어져서 여러 종류의 균에 감염되어 피부 발진 등이 나타날 수 있다. 또한 겨드랑이, 사타구니의 임파선이 붓는 현상도 나올 수 있다.

☞ 이때에는 우선 전체적인 식이요법을 잘 해주는 것이 중요하고, 세포를 활성화시켜 면역력을 향상시키는 것이 중요하다. 효소와 키토산이 많이 함유된 식품을 섭취해 주는 것이 좋다.

(2) 열

세균이 침입한 경우에는 이 세균을 방어하기 위해 몸에 열을 내게 한다.

(3) 늑막염, 심막의 염증, 백혈구 감소증

루푸스는 자가 면역 질환으로 심장과 폐에 침범하여 조직 및 세포가 손상을 받아 늑막염, 심막의 염증 등이 나타날 수 있고, 극심한 세균 감염이 있을 때 백혈구 감소증 등이 발생할 수 있다.

☞ 이때에는 우선 전체적인 식이요법을 잘 해주고, 세포를 활성화시켜 면역력을 향상시키는 것이 중요하다. 또한 염증을 억제하려면 혈액 순환을 원활하도록 만드는 것이 중요하다. 그러므로 효소와 키토산 등을 골고루 섭취해 주고, 염증 억제에 좋은 EPA, DHA, 항산화제(비타민C, E 등) 등이 함유된 식품을 섭취해 주는 것이 좋다.

5. 강직성 척추염의 주 증상별 식이요법

(1) 만성 염증, 동통, 진행성 강직

강직성 척추염은 골격계와 비골격계 모두를 침범하는 일종의 혈청인자음성 척추 관절증이다. 주로 골반골과 척추체의 인대와 관절 부위를 포함한 축성 골격(척추 뼈들)을 침범하여 동통과 오랜 기간에 걸쳐 염증이 있은 후에 관절에 여러 가지 변화가 일어나는 경우와 관절의 움직임이 둔해지는 경우 진행성 강직 현상 등이 나타날 수 있다.

☞ 이때에는 우선 전체적인 식이요법을 잘 해주는 것과 세포를 활성화시켜 면역력을 향상시키는 것이 중요하다. 근육의 강직에 효과가 있는 비타민B1, C 등이 함유된 식품을 섭취해주는 것이 좋다.

6. 통풍성 관절염의 주 증상별 식이요법

(1) 염증, 통증

요산이 배설되지 않아 요산염이란 형태로 핏속을 떠돌다가 농축되어 석출된 요산이 관절을 잇는 자루 안쪽에 있는 골막 등에 침착하여 염증과 통증을 일으킬 수 있다.

☞ 이때에는 우선 전체적인 식이요법을 잘 해주어 간과 장과 신장에서 원활한 요산의 배설이 될 수 있도록 하는 것이 중요하고, 염증 억제에 좋은 EPA, DHA, 항산화제(비타민 C, E 등) 등과 통증 억제에 좋은 칼슘 등이 함유된 식품을 섭취해 주는 것이 좋다.

(2) 딱딱한 혹

통풍성 관절염을 제대로 치료하지 않고, 오래 지나게 되면 요산의 결정체가 덩어리를 이루어서 피하 조직에 침착하여 딱딱한 혹을 만들게 된다.

☞ 이때에는 우선 전체적인 식이요법을 잘 해주어 간과 장과 신장에서 원활한 요산의 배설이 될 수 있도록 하는 것과, 혈액순환이 잘될 수 있도록 해주는 것이 중요하다. 그러므로 혈액 순환에 좋은 EPA, DHA, 감마 리놀레산 등이 함유된 식품을 골고루 섭취해 주는 것이 중요하다.

ix 관절에 관련된 질환에 좋은 성분

1. 골절에 좋은 성분

성분	권장량	작용
매우 중요한 성분		
칼슘	1,000~2,000mg/ 하루에 나눠서	칼슘은 뼈를 이루는 가장 중요한 성분이다. 칼슘의 섭취가 부족하면 골격의 석회화가 불충분하여 뼈 조직의 구성과 성장이 위축된다.
마그네슘	1,000mg/일	마그네슘은 칼슘이나 인과 복합체를 이루어 골격과 치아를 구성한다. 마그네슘의 결핍은 골격 성장의 중지와 조골 형성 작용의 감소 및 뼈 골절을 유발한다.
무기질 복합체		무기질의 충분한 공급은 뼈 조직의 원상복구에 기본적으로 필요하다.
규소		칼슘의 흡수와 연결 조직의 치료에 필요하며 봄철의 속새가 좋은 공급원이다.
비타민C	3,000~6,000mg/ 하루에 나눠서	비타민C는 콜라겐 합성에 관여한다. 콜라겐은 소위 기초 단백질에 속하며 피부의 탄성 조직 및 지지 결합 조직의 기초 물질이며 생물의 골격 물질의 기초 물질이다. 특히 뼈와 뼈를 이어주고 있는 연골의 50%가 콜라겐으로 구성되어 있다. 비타민C가 결핍되면 50%의 콜라겐으로 구성되어 있는 뼈와 뼈 사이의 연골이 너무 약해져서 이늘 미네랄류를 끌격 내에 비축해 둘 수 없게 된다. 이로 인해 뼈가 희박성을 가지게 되어 깨지기 쉽고 탄성과 강도를 잃는다. 그러한 골격은 쉽게 골절된다.
비타민P(바이오 플라보노이드)		비타민P는 비타민C가 콜라겐을 합성하는데 도움을 준다.
비타민D	400~1,000IU/일	비타민D는 칼슘 흡수를 도와주며 치료에 필요하다. 비타민D의 결핍 시에는 소장의 칼슘 결합 단백질의 생성이 느려져 칼슘의 흡수에 지장을 초래한다. 심지어 식사 중의 칼슘이 적절할 때조차도 칼슘은 흡수되지 않고 장을 빠져나간다. 따라서 비타민D의 결핍 증세는 칼슘의 결핍 증세와 같다.

성분	권장량	작용
비타민B5	100mg/하루 3번	판토텐산은 부신을 자극하여 부신피질 호르몬 생성량을 증가시키는데, 이는 피부 및 신경의 건강을 위해 대단히 중요한 일이다. 이는 스트레스에 저항할 수 있는 힘과 인내력을 증가시킨다. 비타민B5는 항 스트레스 비타민으로 불리며 신체가 스트레스를 받을 때 부신호르몬에 의해 필요하다. 부족 시 연골의 석회화 및 골 변형이 증가한다.
단백질		단백질은 모든 세포조직의 성분이고 체중의 약 16% 가량을 차지하고 있다. 체내의 모든 장기, 근육, 피부, 머리카락 등은 대부분 단백질이다. 단백질 중에 콜라겐은 뼈와 치아의 구조적 틀의 역할을 하며, 건과 인대를 구성하여 세포와 세포 사이의 접합을 도와주는 역할도 한다. 또한 액틴과 미오신은 근육의 수축과 이완을 담당하는 단백질이다. 그러므로 단백질의 보충은 상해된 조직의 정상적인 보수 작용에 필요하다.
단백질 분해 효소		염증을 줄여준다.

도움되는 성분

성분	권장량	작용
아연	80mg/일	아연은 DNA나 RNA와 같은 핵산의 합성과 분해 및 안정화에 관여하고, 단백질의 대사와 합성을 조절한다. 이러한 단백질 합성 작용으로 새로운 세포 형성이 필요한 조직의 보수나 상처 치유에도 작용한다.
옥타코사놀	3,000mg/일	옥타코사놀은 소맥, 쌀, 사탕수수 등의 배아와 사과, 포도 등의 껍질에서 발견되는 천연의 포화 고급 지방족 알코올의 일종으로 조직의 산화 대사를 증진시킨다.
칼륨	99mg/일	칼륨은 이뇨 작용이 있어 골절로 인한 부기를 줄이고 나트륨과의 균형을 잡는다.
비타민A	하루50,000IU로 시작, 25,000로 줄인다.	비타민A는 뼈와 치아의 정상성장과 발육에 필요하다. 뼈의 형성과 성장 과정은 조골 세포라는 특수 세포의 기능이며 비타민A는 뼈의 연골 성장판을 석회질화 할 수 있는 건강한 조골 세포의 발달에 필요한 것으로 알려져 있다. 지금까지의 연구 결과는 비타민A가 미성숙 세포를 조골 세포와 뼈 용해에 관련하는 효소를 방출하는 파골 세포로 전환시키는데 관여하

성분	권장량	작용
		는 것으로 보고 있다. 단백질은 비타민A와 같이 사용해야 효과를 높일 수 있다.
해초류		칼슘과 무기질이 풍부하여 효율적인 공급원이다.
골절에 도움되는 약용 식물		홍화씨 등

* 골절에 도움되는 사항

인이 많이 함유된 식품(청량음료, 저장 음식, 붉은 살코기 등), 카페인이 든 음식 등은 골 손실을 유발할 수 있어 섭취량을 줄인다.

2. 관절염에 좋은 성분

성분	권장량	작용
필수적인 성분		
혈액개선, 혈액 순환 성분		
감마 리놀렌산 EPA DHA		관절의 혈액 순환을 촉진시킨다.
항산화 영양소		비타민C-SOD
비타민C		비타민C는 강력한 항산화제로 콜라겐 합성에 관여한다. 콜라겐은 소위 기초 단백질에 속하며 피부의 탄성 조직 및 지지 결합 조직의 기초 물질이며 생물의 골격 물질의 기초 물질이다. 특히 뼈와 뼈를 이어주고 있는 연골의 50%가 콜라겐으로 구성되어 있다. 비타민C가 결핍되면 50%의 콜라겐으로 구성되어 있는 뼈와 뼈 사이의 연골이 너무 약해져서 이들 미네랄류를 골격 내에 비축해 둘 수 없게 된다. 이로 인해 뼈가 희박성을 가지게 되며 깨지기 쉽고 탄성과 강도를 잃는다. 그러한 골격은 쉽게 골절된다. 또한 항염증 효과로 염증을 제거하는데 도움이 되며 통증을 완화시킨다.

성분	권장량	작용
비타민E		강력한 항산화제로 활성산소로부터 세포의 손상을 보호하고 염증을 제거하고 말초 부위의 혈관을 확장시켜 혈액 순환이 좋아지면 관절이나 주변의 근육에 영양과 산소를 공급할 수 있어 염증의 회복이 빨라질 수 있다.
비타민A		비타민A는 강력한 항산화제로 뼈와 치아의 정상 성장과 발육에 필요하다. 뼈의 형성과 성장 과정은 조골 세포라는 특수 세포의 기능이며 비타민A는 뼈의 연골 성장판을 석회질화 할 수 있는 건강한 조골 세포의 발달에 필요한 것으로 알려져 있다. 지금까지의 연구 결과는 비타민A가 미성숙 세포를 조골 세포와 뼈 용해에 관련하는 효소를 방출하는 파골 세포로 전환시키는데 관여하는 것으로 보고 있다. 단백질은 비타민A와 같이 사용해야 효과를 높일 수 있다.
셀레늄		활성산소는 세포막을 파괴시키고 염증을 유발시킨다. 이는 관절 조직에서 관절염을 유발하는 하나의 원인이 된다. SOD는 강력한 항산화제로서 활성산소를 파괴한다.
코엔자임 큐10	60mg/일	코엔자임 큐10은 항산화제이고 연결 조직 수리에 필요한 산소 대사를 증가시킨다.
SOD		활성산소는 세포막을 파괴시키고 염증을 유발시킨다. 이는 관절 조직에서 관절염을 유발하는 하나의 원인이 된다. SOD는 강력한 항산화제로서 활성산소를 파괴한다.
칼슘	2,000mg/일	칼슘은 뼈를 이루는 가장 중요한 성분이다. 칼슘의 섭취가 부족하면 골격의 석회화가 불충분하여 뼈 조직의 구성과 성장이 위축되고 원활한 신경 전달에 효과가 있어 염증 및 통증 완화에 유효하다.
마그네슘	1,000mg/일	마그네슘은 칼슘이나 인과 복합체를 이루어 골격과 치아를 구성한다. 마그네슘의 결핍은 골격 성장의 중지와 조골 형성 작용의 감소 및 뼈 골절을 유발한다.
비타민B1		관절 부위에 근육의 근력이 저하되면 근육통이 발생하는데, 이는 근육에 염증이 있는 경우로 이때 비타민B1이 효과적이다.

538

성분	권장량	작용
비타민B3	100mg/하루 3번	말초 혈관을 확장시키는 작용으로 관절 조직의 혈액 순환을 향상시킨다. 이것이 부족하면 근육이 쇠약해지고 뼈, 연골, 섬유, 근육 조직이 약해지고, 손발가락 골막, 연골의 압통이 유발된다.
비타민B5		판토텐산은 부신을 자극하여 부신피질 호르몬 생성량을 증가시키는데, 이는 피부 및 신경의 건강을 위해 대단히 중요한 일이다. 이는 스트레스에 저항할 수 있는 힘과 인내력을 증가시킨다. 비타민B5는 항스트레스 비타민으로 불리며 신체가 스트레스를 받을 때 부신호르몬에 의해 필요하다. 부족 시 연골의 석회화 및 골 변형이 증가한다.
비타민B6		관절 부위의 부종을 제거하는 작용을 한다.
비타민B12		소화와 세포조직, 미엘린(축색의 겉을 여러 겹으로 싸고 있는 인지질 성분의 막)의 생성에 필요하다. 신경 손상을 막는다.
PABA(파라 아미노 벤존산)		PABA는 체내 각종선의 정상 기능을 위해 필수적으로 필요한 영양소이다. 류머티스성 관절염에 영양을 주는 뇌하수체 선의 기능을 정상으로 유지하는 데 도움을 주므로 류머티스성 관절염 치료에 이용되고 있다. 붓기에 좋다.
커큐민		커큐민은 카레의 황색색소이자 향신료로 쓰이는 심황의 뿌리 부분의 주성분이다. 체내에서 강력한 항산화 물질인 테트라히드로커큐민으로 변화되어 항산화 작용에 의한 염증 및 암의 예방에 사용된다.
비타민P(바이오 플라보노이드)		비타민P는 비타민C의 작용을 보강하고 콜라겐의 합성을 촉진시켜 모세혈관을 튼튼하게 하여 모세혈관의 투과성이 과잉되는 것을 억제해 조직을 튼튼하게 한다.
비타민K		비타민K는 조골 세포에서 골이 형성될 때 비타민K 의존성 단백질이 필요한데, 이때 비타민K는 골무기질화의 기능을 가지고 있기 때문에 정상적인 골혈성 및 연골 조직의 유지를 위해서 필요한 성분으로 뼈의 형성 및 보수에 필요하고 골다공증 예방에도 도움을 준다.

성분	권장량	작용
마늘 타블렛		천연 항생제로 염증 및 관절에 영향을 주는 활성산소를 억제하는 작용을 한다.
시스테인		유황을 함유한 아미노산으로 결합 조직을 튼튼히 하여 관절염의 치료에 도움이 된다.
페닐알라닌		페닐알라닌은 항염증 작용이 있는 아미노산으로 치료에 도움을 주고 또한 엔도르핀을 방출하여 통증을 완화시킨다. 위험 : 임신, 고혈압, 당뇨병 등이 있을 경우는 사용하지 마라.
면역활성 성분		효소, 키토산
효소		효소는 세포의 대사 기능을 활성화시켜 늙은 세포와 새로운 세포의 교체를 촉진시켜 정상적인 세포 작용을 유지시킨다.
키토산		키토산(수용성 고분자 키토산)은 체내에 흡수되면 면역세포가 활성화되어 산화질소(NO)를 합성하는 효소(iNOS)을 배출하여 산화질소가 효율적으로 발생, 작용하도록 한다. 이 산화질소는 바이러스, 박테리아를 제거하여 인체 면역력을 증가시키고, 신경 전달 물질로 올바르게 정보를 신경에 전달한다.
단백질 분해 효소		단백질의 소화를 돕는다. 관절을 활성산소로부터 보호한다.
연골 재생 물질		글루코사민-규소
글루코사민		글루코사민은 게에서 추출한 키토산을 분해해 얻어낸 아미노당의 일종으로 새로운 연골의 생성을 촉진하고 히알루론산의 합성을 증진시키며 관절의 통증을 줄이고 활막염을 줄인다.
콘드로이친		뮤코 다당체의 한 형태인 콘드로이친은 상어 연골이나 닭 날개, 추어탕, 달팽이 같이 끈적끈적한 물질에 많이 함유되어 있는데, 관절 속 연골 세포의 합성을 증진시키고, 연골 세포를 파괴하는 효소를 억제하며 관절을 둘러싸고 있는 혈관과 활액 공간에 있는 혈액 응고, 섬유소, 지질, 콜레스테롤의 합성체를 활성화시킨다.
히알루론산		히알루론산은 체내의 모든 결합 조직 중에 존재하는 뮤코 다당류의 일종으로 단백질과 결합하여 세포의

성분	권장량	작용
		극간을 메우는 작용이 있는데, 기능 중에서 가장 강조할 것은 강력한 '보수력(保水力)'이다. 히알루론산은 자신의 무게의 6천배나 되는 물을 품을 수 있는 능력이 있다. 또한 점성이 크고 세균의 침입이나 독물의 침투를 막는 데 중요하다. 히알루론산은 동물 식품, 특히 피부, 관절, 뼈, 사탕무 등에 많이 포함되어 있다.
콜라겐		프로테오글라이칸은 콜라겐 섬유로 둘러싸여 있는 콜라겐 망상 구조 내에 안전하게 고정되어 관절을 윤활하고 영양을 공급하는 액체 속에서 자기 무게의 몇 배를 잡아놓기 때문에 건강한 연골에 절대적으로 필수적인데, 콜라겐이 이러한 프로테오글라이칸을 제 위치에 유지시키는 역할을 한다. 망간연골 구성물의 합성에 관여하고 산화 방지제로서 중요한 기능을 수행한다.
비타민D		비타민D는 칼슘 흡수를 도와주며 치료에 필요하다.
규소		칼슘 흡수와 연결 조직에 필요하다.
관절염에 도움되는 약용 식물		악마의 발톱, 유카추출물(북아메리카 원산이며 외떡잎식물 백합목 용설란과의 상록관목으로 사막에서는 주로 관절염 치료에 사용하고 우리나라에서는 남부지방에서 주로 관상용으로 사용.), 셀러리, 파슬리, 유황을 함유한 약초(양파, 마늘 등)

*** 관절염에 도움되는 사항**

① 가지 속 야채(고추, 가지, 토마토, 감자, 피망 등은 sotanine이라고 불리는 독소가 함유되어 있어 관절염을 앓고 있는 사람들에 통증과 불편감을 일으킴), 철분이 든 음식(철분은 통증, 부종, 관절 파괴가 관련이 있음), 우유(비타민D는 관절의 쓰라림을 일으킴), 붉은 색 고기, 설탕이 들어간 제품, 감귤류, 흡연, 음주, 소금의 섭취는 되도록 적게 해야 한다.

② 클라미디아(성병의 일종)에 의한 비특이적인 자궁염은 젊은 여성에게 있는 관절염의 원인이다. 원인을 모르는 관절염을 겪는 여성의 절반에게 관절에서 클라미디아가 나왔다. 이 중 75%가 혈중 항체 수준의 증가를 보였다.

③ 증류수만을 마시는 것이 중요하다.

3. 류머티스 관절염에 좋은 성분

성분	권장량	작용
글루코사민		글루코사민은 게에서 추출한 키토산을 분해해 얻어 낸 아미노당의 일종으로 새로운 연골의 생성을 촉진하고 히알루론산의 합성을 증진시키며 관절의 통증을 줄이고 활막염을 줄인다.
콘드로이친		연골 세포의 합성을 증진시키고, 연골 세포를 파괴하는 효소를 억제하며 관절을 둘러싸고 있는 혈관과 활액 공간에 있는 혈액 응고, 섬유소, 지질, 콜레스테롤의 합성체를 활성화시킨다. 상어 연골이나 닭 날개, 추어탕, 달팽이 같이 끈적끈적한 물질에 많이 함유되어 있다.
콜라겐		프로테오글라이칸은 콜라겐 섬유로 둘러싸여 있는 콜라겐 망상 구조 내에 안전하게 고정되어 관절을 윤활하고 영양을 공급하는 액체 속에서 자신의 무게의 몇 배를 잡아놓기 때문에 건강한 연골에 절대적으로 필수적인데, 콜라겐이 이러한 프로테오글라이칸을 제 위치에 유지시키는 역할을 한다.
EPA		체내에서 프로스타글란딘이라고 하는 호르몬 모양의 물질이 생체 기능 조절에 관여하고 있다. 프로스타글란딘은 생선의 지방인 EPA와 고기에 많은 아라키돈산에서 만들어진다. 그러나 EPA가 많이 함유된 식사는 염증을 가라앉히고, 아라키돈산이 많이 함유된 식사는 염증을 진행시킨다. 이는 체내에서 만들어진 프로스타글란딘의 종류가 다르기 때문이다.
감마 리놀렌산		관절의 혈액 순환을 촉진시킨다.
알파 리놀렌산		오메가 3계열의 다가 불포화 지방산인 알파 리놀렌산은 체내에서 EPA를 거쳐 프로스타글란딘이 된다. EPA와 마찬가지로 항염증 효과가 있다.
비타민C		비타민C는 통증을 억제하는 스테로이드 호르몬의 분비를 돕고, 관절의 결합 조직(콜라겐)을 강하게 하여 류머티즘 증상을 경감시킨다. 만성 관절 류머티즘 환자는 혈관염과 같은 합병증이나 출혈이 쉽게 일어나므로 충분히 보충해 주는 것이 좋다.
비타민E		강력한 항산화제로 활성산소로부터 세포의 손상을 보호하고 염증을 제거하고 말초 부위의 혈관을 확장

성분	권장량	작용
		시켜 혈액 순환이 좋아지면 관절이나 주변의 근육에 영양과 산소를 공급할 수 있어 염증의 회복이 빨라질 수 있다.비타민B1관절 부위에 근육의 근력이 저하되면 근육통이 발생하는데, 이는 근육에 염증이 있는 경우로 이때 비타민B1이 효과적이다.
항산화제		비타민A-SOD
비타민A		비타민A는 강력한 항산화제로 뼈와 치아의 정상 성장과 발육에 필요하다. 뼈의 형성과 성장 과정은 조골 세포라는 특수 세포의 기능이며 비타민A는 뼈의 연골 성장판을 석회질화 할 수 있는 건강한 조골 세포의 발달에 필요한 것으로 알려져 있다. 지금까지의 연구 결과는 비타민A가 미성숙 세포를 조골 세포와 뼈 용해에 관련하는 효소를 방출하는 파골 세포로 전환시키는데 관여하는 것으로 보고 있다. 단백질은 비타민A와 같이 사용해야 효과를 높일 수 있다.
셀레늄		활성산소는 세포막을 파괴시키고 염증을 유발시킨다. 이는 관절 조직에서 관절염을 유발하는 한 원인이 된다. SOD는 강력한 항산화제로서 활성산소를 파괴한다.
코엔자임 큐10	60mg/일	코엔자임 큐10은 항산화제이고 연결 조직 수리에 필요한 산소대사를 증가시킨다.
게르마늄		강력한 항산화제로 활성산소를 제거하며 통증을 줄여준다.
SOD		활성산소는 세포막을 파괴시키고 염증을 유발시킨다. 이는 관절 조직에서 관절염을 유발하는 한 원인이 된다. SOD는 강력한 항산화제로서 활성산소를 파괴한다.
칼슘	2,000mg/일	칼슘은 뼈를 이루는 가장 중요한 성분이다. 칼슘의 섭취가 부족하면 골격의 석회화가 불충분하여 뼈 조직의 구성과 성장이 위축되고 원활한 신경 전달에 효과가 있어 염증 및 통증 완화에 유효하다.
마그네슘	1,000mg/일	마그네슘은 칼슘이나 인과 복합체를 이루어 골격과 치아를 구성한다. 마그네슘의 결핍은 골격 성장의 중

성분	권장량	작용
		지와 조골 형성 작용의 감소 및 뼈 골절을 유발한다.
면역 증강 물질		키토산·아연
키토산		키토산(수용성 고분자 키토산)은 체내에 흡수되면 면역세포가 활성화되어 산화질소(NO)를 합성하는 효소(iNOS)를 배출하여 산화질소가 효율적으로 발생, 작용하도록 한다. 이 산화질소는 바이러스, 박테리아를 제거하여 인체 면역력을 증가시키고, 신경 전달 물질로 올바르게 정보를 신경에 전달한다.
효소		효소는 세포의 대사 기능을 활성화시켜 늙은 세포와 새로운 세포의 교체를 촉진시켜 정상적인 세포 작용을 유지시킨다.
단백질		외부에서 침투한 세균으로부터 신체를 보호하는 항체는 단백질로 구성되어 있으며, 항원과 결합하여 이를 제거하는 역할을 한다. 특정 항원에 특정한 항체가 결합되므로 항체의 종류는 매우 많고, 항체 합성에는 상당량의 단백질이 요구된다. 류머티스 관절염 환자는 혈 중 단백질 농도가 낮다.
아연		아연은 면역 기능에 관여하는데, 아연이 부족되면 적과 싸우는 T세포의 형성과 흉선의 기능이 저하되어 버린다. 류머티스 관절염 환자는 아연의 혈중 농도가 낮다.
비타민B6	60mg/일	단백질 대상에 작용하는 수용성 비타민으로 면역 반응을 정상화시켜 주기 때문에 면역 이상으로 인한 만성 관절 류머티즘에 효과가 있다.
엽산		류머티스 관절염 환자는 엽산의 혈중 농도가 낮다.
커큐민		커큐민은 심황에 함유되어 있는 황색색소의 주성분이다. 만성 관절 류머티즘 환자의 관절이 붓거나 아침에 관절이 경직되는 현상들의 증상을 완화하는 효과가 있다. 환자 18명을 대상으로 실험한 결과에 의하면 커큐민 1,200mg이 소염약 페닐부다존 300mg에 필적하는 항염증 활성을 나타냈다.

4. 통풍에 좋은 성분

성분	권장량	작용
매우 중요한 성분		
비타민B군	100mg/하루 2번	비타민B군은 스트레스에 대한 방어력과 정상적인 면역체계의 유지를 위해서 중요한 영양소이다. 다양한 알레르기 반응에 이용된다. 주의 사항 : 많은 양의 비타민B3(나이아신)을 피한다.
엽산		엽산은 핵세포, 핵단백질의 물질 대사에 중요한 역할을 한다. 엽산은 통풍의 원인 물질인 요산의 생성을 억제한다.
비타민B5	500mg/하루에 나눠서	비타민B5는 항스트레스 비타민으로 불리며 신체가 스트레스를 받을 때 부신 호르몬에 의해 필요하다. 비타민B5는 또한 요산의 배설을 증가시킨다.
비타민C	3,000~5,000mg/하루에 나눠서	혈중 뇨산을 낮춰준다.
칼륨		요산의 배설을 촉진하기 위해서는 소변을 알칼리화 시켜야 한다. 소변이 알칼리화 하면 요산이 소변에 녹아 쉽게 배설되고 요로 결석의 예방에도 효과가 있다. 칼륨과 나트륨은 체액에서 균형을 유지하는 관계이므로 칼륨이 결핍되면 나트륨이 과잉되어 고혈압 등의 증상이 생긴다.
나트륨		나트륨은 칼륨과 함께 작용하여 혈액의 침투압을 조질하고, 세포의 투과성을 유지하는 등 중요한 생리 작용을 한다. 체내에서 칼륨과 일정한 비율로 균형을 유지하므로 칼륨 섭취량이 늘어나면 나트륨 섭취량도 늘려야 한다.
중요한 성분		
게르마늄	100mg/하루 2번	게르마늄은 생체 내에서 진통 작용을 하는 엔케팔린(enkephalin)의 분해를 막아 진통 효과를 지속시켜 주므로 통증을 완화시키고 세포에 산소 공급을 촉진시켜 종창의 치료에 효과가 있다.
해초류		혈중 요산을 줄이는 데 필요한 비타민 무기질과 단백질의 효율적인 공급원이다.
SOD		요산은 활성산소를 아주 많이 발생시킨다는 사실이

성분	권장량	작용
		최근 연구에 의해 밝혀졌다. 과잉 누적된 요산은 단순히 인체 내부에 고이는 것으로 끝나지 않고, 다량의 활성산소를 발생시켜 세포에 상처를 입히고 염증을 유발시킨다. SOD는 강력한 항산화제로 활성산소를 제거한다.
비타민E	하루100IU로 시작해 천천히 600IU까지 증가.	강력한 항산화제로 활성산소로부터 세포의 손상을 보호하고 염증을 제거한다. 말초 부위의 혈관을 확장시켜 혈액 순환이 좋아지면 관절이나 주변의 근육에 영양과 산소를 공급할 수 있어 염증의 회복이 빨라질 수 있다.
아연	50~80mg/일	아연은 DNA나 RNA와 같은 핵산의 합성과 분해 및 안정화에 관여하고, 단백질의 대사와 합성을 조절한다. 이러한 단백질 합성 작용으로 새로운 세포 형성이 필요한 조직의 보수나 상처 치유에도 작용한다.
식이섬유		장내 환경이 좋지 않으면 요산의 분해가 잘 이루어지지 않는다. 장내 환경 개선을 위해서는 식이섬유가 효과적이다.

도움되는 성분

성분	권장량	작용
칼슘	1,500mg/일	칼슘은 체액의 알칼리성 유지 작용에 관여한다. 수면 중에 효과를 발휘한다.
마그네슘	750mg/일	체액의 pH균형을 이루는 데에 필요하다.
비타민A	25,000~50,000IU/일.	한달 안에 15,000까지 감량한다. 항산화 작용으로 요산으로 인해 생성된 활성산소를 제거한다.
통풍에 도움되는 약용 식물		자작나무, 우엉, 노간주열매 등〈통풍에 좋은 성분〉

*** 통풍에 도움되는 사항**

① 어떤 종류의 육류도 섭취하지 말아야 한다(육류는 많은 양의 요산을 함유하고 있다). 퓨린이 풍부한 음식(멸치, 아스파라거스, 청어, 육류, 버섯, 참치, 정어리, 빵 등), 백색 밀가루, 설탕, 알코올(요산의 생성을 증가시킴) 등은 섭취를 적게 해야 하고 통풍 증세가 있을 시, 식물성 단백질이 풍부한 식품(건조 콩, 오트 밀, 완두콩, 효모 제품 등), 양배추, 물고기, 가금류, 시금치 등의 식품은 섭취를 제한하여야 한다.

② 통풍 환자는 단식이나 급격한 다이어트를 해서는 안 된다. 이로 인해 요산수치가 증가할 수도 있다.

③ 물은 증류수만을 섭취하고, 체리와 딸기, 셀러리 쥬스는 요산을 중화시키므로 많이 먹는 것이 좋다.

5. 구루병(곱사병)에 좋은 성분

성분	권장량	작용
필수적인 성분		
칼슘	1,500mg/일	칼슘은 뼈를 이루는 가장 중요한 성분이다. 칼슘의 섭취가 부족하면 골격의 석회화가 불충분하여 뼈 조직의 구성과 성장이 위축된다.
비타민D	00~600IU/일 이 양을 초과하지 않는다.	4비타민D는 칼슘 흡수를 도와주며 치료에 필요하다. 비타민D의 결핍 시에는 소장의 칼슘 결합 단백질의 생성이 느려져 칼슘의 흡수에 지장을 초래한다. 심지어 식사 중의 칼슘이 적절할 때조차도 칼슘은 흡수되지 않고 장을 빠져나간다. 따라서 비타민D의 결핍 증세는 칼슘의 결핍 증세와 같다.
인		인은 칼슘과 함께 골격을 이루는 주성분이다. 인의 결핍은 골격의 형성에 지장을 주어 뼈의 석회화가 지연된다. 뼈에서 인의 상대적인 부족은 칼슘이 많아져서 오히려 골의 연화를 촉진시킬 수 있어 골연화증이 발생할 수도 있다. 심해지면 골다공증으로 발전할 수 있다.
규소	500mg/일	뼈와 결합 조직을 강화시켜주며 칼슘의 흡수를 높여준다.
비타민 복합체		충분한 비타민과 무기질의 공급은 뼈의 건강에 중요하다.
무기질 복합체		
중요한 성분		
비타민A	10,000IU/일	비타민A는 뼈와 치아의 정상 성장과 발육에 필요하다. 뼈의 형성과 성장 과정은 조골 세포라는 특수 세포의 기능이며, 비타민A는 뼈의 연골 성장판을 석회질화 할 수 있는 건강한 조골 세포의 발달에 필요한

성분	권장량	작용
		것으로 알려져 있다. 지금까지의 연구 결과는 비타민 A가 미성숙 세포를 조골 세포와 뼈 용해에 관련하는 효소를 방출하는 파골 세포로 전환시키는데 관여하는 것으로 보고 있다. 단백질은 비타민A와 같이 사용해야 효과를 높일 수 있다.
아연	30mg/일	아연은 DNA나 RNA와 같은 핵산의 합성과 분해 및 안정화에 관여하고, 단백질의 대사와 합성을 조절한다. 이러한 단백질 합성 작용으로 새로운 세포 형성이 필요한 조직의 보수나 상처 치유에도 작용한다. 또한 정상적인 성장과 발달에 필요하고, 칼슘의 흡수를 도와준다.
붕소	3mg/일. 이 양을 초과하지 않는다.	칼슘의 흡수를 높여주며 성인만 사용할 것.
베타인 염산		구기자의 함유 성분 중 베타인은 함질소 화합물로서 세포내의 산화와 환원 평행에 관계, 보효소로서의 작용, 방사선 억제, 발암 물질의 해독, 알코올성 지방간 방지, 활성산소 제거, 항산화 활성 등의 기능을 가지며 식품의 감칠맛과 풍미를 강화시킨다. 적당한 소화에 필요하며 성인만 사용할 것.
단백질 분해 효소		소화를 도와주며 성인만 사용할 것.
구루병에 도움되는 약용 식물		남가새(우리나라의 제주도와 거제도 그리고 함경북도 명천군의 바닷가 모래땅에 자라는 한해살이풀로 남가새를 한자로는 '백질려' 또는 '자질려' 라 하고 열매를 '질려자' 또는 '백석리', '석리', '실리자라고 한다. 남가새는 뼈의 성장을 도와주고 칼슘과 마그네슘을 많이 함유하고 있어 구루병에 효과적이다), 민들레 등

*** 구루병에 도움 되는 사항**

① 칼슘이 많이 들어있는 식사를 하는 것이 중요하고, 칼슘을 배출하는 인의 함량이 많은 식품 (탄산음료, 가공 식품, 저장 식품, 설탕 등) 등의 음식은 섭취를 적게 한다.

② 모발 성분 검사를 해서 어떤 무기질이 필요한지 알아보아야 한다.

X 성장

1. 뼈의 성장

키가 커지는 것은 뼈의 길이와 넓이가 성장하는 것이다. 뼈의 성장은 뼛속의 성장판이라는 부위에서 일어난다. 모든 뼈가 자라게 되는데 특히 장골과 같이 긴 뼈에 성장판이 많기 때문에 뼈의 성장은 장골의 발달과 관계가 있게 된다. 유아기와 청년기 동안 장골은 골단판 간질성 성장이 계속되어 길이가 길어지고 부가성장으로 두께가 굵어진다. 안면골의 일부, 즉 코나 아래턱 등의 뼈들은 평생 동안 아주 조금씩 자라는데 뼈의 성장은 여자는 18세, 남자는 21세경에 완성된다.

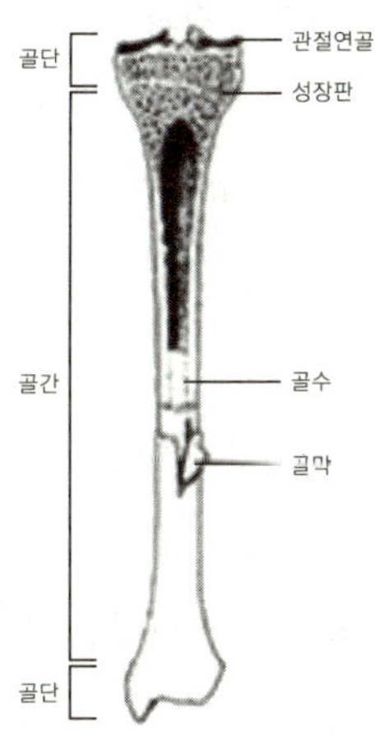

(1) 장골의 길이 성장

골단(장골의 양쪽 끝 둥근부분)과 골간(가운데 긴 부분)사이에는 '성장판'이라고 하는 골단 연골이 있는데, 이 부분에서는 성장 호르몬(정확히는 성장 호르몬의 대사 산물인 인슐린 유사 성장 인자)과 다른 성장에 관여하는 호르몬의 작용을 받아 뼈를 구성하는 새로운 세포가 만들어져 뼈의 길이 성장을 담당하고 있다. 성장기에 있어서 뼈 길이의 성장은 골단 연골이 증식하고 이것이 골질(골 조직의 세포 간질을 형성하는 물질)로 치환됨으로써 뼈가 자라게 되는 것이다. 장골은 '연골 내 화골(골형성)'이라는 성장 방법에 의해 길이가 성장한다. 장골의 골단판은 골간과 마주보고 있는 표면에 새로운 연골을 형성하는데, 이 연골 세포들의 분열로 골단판은 양쪽으로 보다 멀리 이동하여 골간의 길이가 길어진다.

1) 장골

장골은 넓이보다 길이가 매우 길며 골간과 두 개의 골단으로 이루어져 있고 내면에 골수강을 형성하고 있다. 슬개골과 손목, 발목에 있는 뼈를 제외한 사지의 모든 뼈는 장골이며 각 손가락을 구성하는 3개의 뼈도 장골이지만 매우 작다.

2) 연골 내 골화(골형성)

장골들의 발생은 대개 이 형태로 이루어진다. 인체 대부분의 뼈는 초자성 연골 상태로 시작되는데, 뼈가 성장 발달하는 동안에 연골은 점점 관절면을 제외한 곳에서 뼈로 대치된다. 처음에 초자성 연골이 골의 형태로 바뀌고 그 후 일부에 칼슘 침착이 일어나면서 그 부위의 연골은 소실되고 골이 형성된다. 이 때 연골 세포는 골모 세포(새

뼈를 만드는 특화된 세포)로 바뀌어간다. 즉 연골이 골로 변하는 간접 골화로서 뼈의 길이 생장에 관여한다.

※ 초자성 연골

연골은 혈관이 없는 치밀 결합 조직으로서 세포 사이 기질이 많고, 기질 안에 분포하는 섬유의 종류에 따라 초자성 연골, 탄력성 연골 및 섬유성 연골의 세 종류로 나누며, 초자성 연골이 가장 광범위하게 분포되어 있다. 초자성 연골의 세포는 둥근 모양으로 아교질 섬유소로 되어 있다. 생체 내에서는 청백색으로 반투명하게 보이고, 굴절성과 탄력성이 있으며 지지역할을 한다.

3) 장골의 길이 성장의 세포 변화

각 골단판의 바깥쪽 끝에는 급속히 분열하는 활동적인 연골 세포층이 있다. 이들 중의 일부는 골간을 향해 하부의 증식 활동에 의해 밀려나며 비대해지는데 세포외 기질을 분비하고 결국에는 기질이 석회화되기 시작하면서 퇴화하고 급속히 골로 대치된다. 연골 세포가 증식하는 속도가 석회화 속도보다 크거나, 혹은 같을 경우 성장은 계속되나 성장 기간의 말기에 가서는 석회화 속도가 증식 속도를 추월하게 되고 연골의 마지막은 골로써 대치된다. 또 골단판은 사라지게 되고 그 시점에서 골의 성장은 완성된다.

그러나 이러한 길이 성장이 일어나는 성장판은 사춘기가 시작되어 성 호르몬의 분비가 늘어나기 시작하면 점차 골간처럼 딱딱한 뼈로 변화하면서 더 이상의 길이 생장은 일어나지 않고 멈추게 되는 것이다. 이것을 흔히 성장판이 닫힌다고 표현하는 것이다. 장골의 성장이 완성되면 연골 생산은 중지되고 골단판은 치밀골(매우 딱딱하고 조밀한 부분)로 대치된다. 이러한 현상을 '골단판 종결'이라고 하고 더 이상의 뼈의 길이 성장은 억제된다. 아동기와 10대 동안 골단판은 일정한 두께로 유지되는데 이는 골간면에서의 뼈 조직의 대치와 골단면에서의 연골 성장 비율이 균형을 맞추기 때문이다. 보통 남성은 21세, 여성은 18세에 뼈의 길이 성장이 끝난다. 그러나 뼈는 과도한 근육 활동이나 체중에 의한 부담을 받는다면 부가 성장(두께와 직경 성장)으로 인해 직경이나 두께가 계속 증가할 수 있다.

(2) 부가 성장

뼈의 성장은 길이 성장을 하는 것처럼 폭도 넓어져야 하는데 연골처럼 뼈는 장골의 경우 부가 성장에 의해 두께와 직경이 증가한다. 골 외막(치밀뼈의 가장 바깥층)의 골모 세포는 파골 세포가 골 내면으로부터 낡은 뼈를 재흡수하는 동안 골간의 골 외면에 새로운 뼈를 침전시킨다. 골 내면으로부터 뼈의 재흡수는 골수강을 더 크게 만들고 최적의 굵기로 뼈를 유지시킨다. 뼈의 침전과 재흡수는 뼈의 굵기 성장이 완성될 때까지 계속된다.

(3) 호르몬 조절

골 성장은 어린 시절에 일어나 성인이 되면 끝나는데, 호르몬의 작용에 의해 조절된다. 영아기와 아동기 동안 골단판의 자극에 의해 뇌하수체 전엽에서 분비되는 성장 호르몬은 대부분의 조직에서 단백질 합성과 성장 촉진, 지방 분해와 혈당량을 증가시키는 작용을 한다. 성장 호르몬은 '소마토트로핀'이라고도 한다. 이 호르몬을 분비하는 세포들은 성장 호르몬 방출 호르몬에 의해 합성을 촉진한다. 분비된 성장 호르몬은 간세포의 표면에 존재하는 수용체와 결합하고 그러면 간에서 인슐린 유사 성장 인자(소마토메딘)가 방출된다. 이 호르몬은 연골에서 작용하여 연골 세포의 분열과 성장을 촉진한다. 이때 갑상선 호르몬 T3(트리오타로닌)과 T4(티록신)는 성장 호르몬의 활동을 조정하여 골격이 일정한 비율로 성장하도록 한다. 사춘기 때는 여성과 남성 호르몬의 비율이 증가되어 초기에는 골격을 남성화 또는 여성화되도록 성장을 증진시키며, 후기에는 골단판의 폐쇄를 유도하고 장골의 성장을 멈추게 한다. 이러한 호르몬의 결핍이나 과잉은 골격의 이상을 초래한다. 예를 들어 어린 시절에 성장 호르몬이 과다 분비되면 거인증을 초래하고 결핍되면 난장이의 특징을 나타낸다.

1) 성장 호르몬

뇌하수체 전엽에서 분비한다. '소마토트로핀'이라고도 불리는 이 호르몬은 소아와 청소년의 성장의 촉진한다. 성장 호르몬 분비는 잠잘 때는 증가하고 활동할 때는 감소한다.

① 구성 성분

191개의 아미노산으로 이루어져 있다.

② 분비 조절

소마토스타틴이라는 호르몬에 의해 억제되고 성장 호르몬 방출 호르몬에 의해 분비가 촉진된다. 또한 성장 호르몬 분비는 혈장 아미노산 농도의 증가와 혈장 포도당 농도의 감소에 의해 촉진된다. 이는 고단백질 식사를 하는 도중 아미노산이 흡수될 때 일어난다. 또 성장 호르몬 분비는 혈장 포도당이 낮고 혈장 아미노산 농도가 근육 단백질 분해에 의해 증가하는 장기간 단식 중에 증가한다.

③ 기능

　성장 호르몬은 동화 및 이화 작용을 나타내고 단백질 합성을 촉진하는데, 이는 인슐린 작용과 유사하다. 단식 기간 중 지방 조직으로부터 지방 분해와 지방산 방출을 촉진한다. 성장 호르몬에 의해 유도된 혈장 지방산 농도의 증가는 많은 기관에서 해당률(포도당을 분해하는 것)을 감소시킨다. 이로 인해 성장 호르몬은 혈당 농도를 증가시키는데 작용하므로 '당뇨병 유발성 효과'를 가지고 있다. 성장 호르몬은 간을 자극하여 '인슐린 유사 성장인자(소마토메딘)의 분비를 촉진시킨다. 이 소마토메딘은 연골 세포에 작용하여 세포 분열을 촉진시킨다. 또한 근육 및 기타 기관에서 단백질 합성을 촉진한다.

ⅰ 성장 장애

1. 성장 장애란?

성장 장애는 일반적으로 키가 또래보다 잘 자라지 않는 현상을 말하는데 성장 부진 또는 성장 지연이라고도 하며 한방에서는 오지(五遲) 또는 오연(五軟)이라고 한다. 의학적으로는 같은 나이 같은 성별을 가진 사람들 중 키가 작은 순서의 3%에 속하거나, 1년에 4㎝ 이하로 자라는 아이의 경우를 말한다. 예를 들어 같은 학급에서 키 작은 순으로 줄을 세웠을 때 100명 중 3번째 안에 들 때 왜소증이라 할 수 있다. 요즘은 큰 키를 선호하는 사회이다 보니 키가 작지 않더라도 다른 사람에 비하여 작다고 생각하는 상대적인 성장 장애를 느끼는 사람들이 많이 있다. 정상 성장이란 일반적으로 신장과 체중이 자신의 또래와 비교하여 정상의 범위에 들어가는 경우를 말한다. 질환에 의한 경우가 전체의 20%를 차지하고, 나머지 80%는 원인 질환이 없는 경우로 가족성 저신장증과 체질성 성장 지연이 여기에 속한다. 특히 1세 미만 영아에게 나타나는 성장 지연증은 기질적인 질환을 가질 확률이 더 높아 60~80%에 이른다.

2. 성장 장애의 원인

선천적인 원인과 후천적인 원인에 의해 나눌 수 있다.

(1) 선천적인 원인

1) 자궁 내 성장 발육의 지연

태아가 엄마의 뱃속에 있을 때 엄마의 태반을 통한 영양 공급이 잘 안 된 경우나 임신 중의 엄마의 영양이 부족한 경우, 엄마가 고혈압, 흡연, 음주 및 과도한 약물 복용을 했을 경우에 태어난 아이에게 성장 장애가 나타나게 된다. 출생 시 체중이 정상적인 상태의 10% 미만인 경우가 이에 해당되고 특히 3% 미만이면 심한 발육 지연인 상태이다.

2) 유전적인 성장 장애

연골 무형성증, 다운증후군, 터너증후군＊ 등 유전자 이상으로 키뿐만 아닌 다른 성장 발육도 정상적으로 이루어지지 않는 경우이다. 이러한 경우는 선천적인 유전자의 결함에 의해 성장호르몬 결핍증이 생긴 경우이며 별도의 성장 호르몬 치료가 필요하다. 무분별한 성장 호르몬 투여는 부작용으로 갑상선 질환 및 당뇨를 유발할 수 있으니 남용은 피해야 한다.

3) 가족적 저 신장증

부모, 형제, 가까운 친척 중에 키가 작은 사람이 많은 편이고 키가 작은 것을 제외하고는 특별한 질병이 없는데도 정상적으로 키가 작은 경우이다. 우리나라에서 가장 흔히 볼 수 있는 것으로 부모의 키가 작은 유전 인자로 인해 아이의 키도 작은 경우이다. 실제로 50% 이상이 이 경우다.

＊ 터너증후군Turner's syndrome

1938년 H.H.터너가 기재한 성염색체이상으로 생긴 증후군으로 염색체 수는 이상이 없으나 성염색체 수에서 1개가 결손되어 XO 형태를 나타낸다. 성기의 외형은 여성형이나 음모의 발육이 전혀 없거나 불량하며, 유방·자궁 및 질 등의 성기발육부전이 심하고, 원발성 무월경 외에 체격이상으로 성인인데도 120~140cm 밖에 안 되는 등의 특징이 있다

(2) 후천적인 원인

1) 만성적인 병에 의한 성장 장애

어려서부터 만성적인 질병이 있어 정상적으로 자라지 못하는 경우를 말한다. 선천성 심장병, 만성 폐질환, 신장 질환, 간 질환 및 위장 질환, 소아 당뇨병, 비타민D의 결핍 등의 대사성 질환이 그 원인이다. 이러한 경우 X-ray 검사에 의한 뼈의 나이(골 연령) 측정에서 자신의 실제 나이보다 2세 이상 어리게 나타나는 경우가 많다. 이러한 만성 질환은 성장을 위한 영양소 대사, 신진 대사에 장애를 일으켜 성장이 저하된다. 또한 척추 측만증, 척추 과다, 과소 전만증 등의 척추 변형도 성장 장애의 요인이 된다.

※ 골 연령

골 연령이란 쉽게 얘기하면 육체적 나이를 말한다. 골 연령을 측정하면 앞으로의 성장 가능성이나 키가 멈추는 시기를 추정할 수 있다. 골 연령은 일반적으로 손목의 뼈 사진을 보면 알 수 있는데, 경우에 따라서는 팔꿈치나 어깨를 보기도 한다. 현재 키가 작아도 골 연령이 실제 나이보다 어리면, 어린 만큼 키가 클 가능성이 많고, 골 연령이 실제 나이보다 많으면 많은 만큼 성장이 일찍 멈추는 것이다. 또한, 이 골 연령과 현재의 키를 고려하면 성인이 됐을 때의 키를 예측할 수 있다. 골 연령은 정해진 나이에서 화골핵의 수와 크기, 골단부의 형태와 밀도 및 선명함, 골단핵과 석회화 사이의 거리 또는 이 둘 사이의 융합 정도 등에 따라 결정된다. 일반적으로 골 연령은 치아의 성숙도처럼 생각하면 이해하기 쉽다. 골 연령은 남녀, 성별, 인종, 영양, 질병 상태에 따라 차이가 많은 편이며, 여자가 남자에 비해 골 성숙 과정이 빨라 2년 정도 먼저 성장이 끝나는 편이다.

2) 체질적인 성장 지연

대부분의 성장 장애 중 가장 많은 부분을 차지하는 경우이다. 이러한 성장 지연은 태어날 때 몸무게나 키는 정상이지만 1살이 지난 전후로 이유 없이 잘 크지 않아서 그 때만 성장 속도가 떨어지는 경우를 말한다. 이러한 경우에는 다른 사람들보다 사춘기가 1~2년 늦게 시작되고, 이 때에 키가 급속히 자라서 어른이 되었을 경우에는 정상적인 키가 된다. 그러므로 이러한 경우는 성장 장애가 아닌, 성장 지연이라고 표현하는 것이 맞다.

3) 수면 부족에 의한 성장 장애

성장은 체내의 원만한 성장 호르몬의 작용에 의해 이루어지는데, 성장 호르몬의 분비는 1일 8시간 이상의 충분한 수면을 통해 이루어진다. 보통 오후 11시에서 새벽 2시 사이에 성장 호르몬의 분비가 원활히 분비된다. 이 시간대에는 충분한 수면을 이룰 수 있도록 해 주어야만 하며 낮 동안의 낮잠 시간에는 성장 호르몬의 분비가 이루어지지 않으므로 낮잠을 피하고 저녁 숙면을 취하는 것이 중요하다.

4) 운동 부족에 의한 성장 장애

성장은 뼈 말단에 있는 성장판의 자극에 의해서 활발하게 이루어지므로 적절한 운동은 성장판을 자극하여 성장을 이롭게 한다. 다만 성장은 특히 무릎뼈와 척추뼈가 주로 좌우하게 되므로, 농구나 태권도, 조깅, 축구 같은 주로 하체를 쓰는 운동이어야 하며 상체의 성장판을 주로 자극하는 유도나 수영, 헬스, 기계체조 같은 운동은 오히려 성장을 저해할 수 있다.

5) 영양 결핍에 의한 성장 장애

성장기에 단백질, 탄수화물, 지방, 칼슘과 기타 무기질 등을 충분히 공급해주지 못할 경우 키는 정상적으로 자라지 못한다. 이러한 경우 성장이 멈추기 전에 충분한 영양이 공급되면, 성장이 다시 정상적으로 이루어지게 된다. 그러나 남들이 자랄 동안 충분히 자라지 못한 채 성인기를 맞이하므로 그 공백만큼 최종적인 키는 결과적으로 작게 된다.

6) 비만에 의한 성장 장애

밥이나 빵 등 탄수화물을 과식하는 경우 몸의 혈당이 올라가는데 이 혈당이 지속적으로 높아져 한창 클 나이인 청소년기의 성장을 방해한다. 즉 혈당이 낮을 때에는 성장 호르몬의 분비가 촉진되지만 탄수화물 과다 섭취로 고혈당이 되면 성장 호르몬의 분비가 억제 되어 성장 장애를 초래하며 당의 잉여 에너지는 바로 지방으로 축적되어 성장기 비만을 일으킨다. 비만은 하체에 부담을 주어 키가 크는데 제일 중요한 대퇴골과 무릎뼈 정강이뼈에 부담을 주고 또한 성장 호르몬이 불필요한 지방 대사에 소모되어 성장을 방해하는 결과를 가져올 수 있다. 그러므로 성장을 위해서도 적정한 체중을 유지하도록 하는 것이 중요하다.

7) 호르몬의 문제

성장 호르몬, 인슐린 분비 부족, 갑상선 호르몬 분비 부족, 흉선 손상. 성장 호르몬의 결핍은 대부분 시상하부나 뇌하수체의 이상과 관련이 있다. 또한 호르몬은 정상적으로 분비되지만 우리 몸이 그것을 이용할 능력이 떨어져 호르몬의 효과가 나타나지 않는 경우도 간혹 있다. 성장 호르몬 결핍의 원인은 정확히 밝혀지지 않았지만 심한 두부 손상, 질병에 의한 뇌손상, 방사선 치료, 뇌종양 등이 있으며 성장 호르몬이 결핍된 경우 키는 작지만 신체 비례는 정상적이며 약간의 체중 과다를 나타낸다.

그 외에 성장 장애를 유발할 수 있는 요인은 정신적인 스트레스, 환경 오염 등이 있다.

ii 성장 장애의 식이요법 핵심 포인트

1. 성장 장애에서는 성장을 지연시키거나 방해하는 만성 질환이 있을 경우 원인 질환의 치료가 우선되어야 한다. 또한, 선천적 유전자 이상으로 인한 성장 호르몬 결핍의 경우에는 양방의 성장 호르몬 요법을 병행해주는 것이 좋다.

2. 성장 장애에서는 성장 호르몬의 분비가 충분하도록 하는 것이 중요하다. 성장 호르몬은 보통 오후 10시에서 새벽 2시 사이에 성장 호르몬이 원활히 분비된다. 이 시간대에는 충분한 수면을 이룰 수 있도록 하여야 하는데, 낮잠은 밤의 숙면을 방해하여 성장 호르몬의 분비가 이루어지지 않게 하므로 피하는 것이 좋고 밤에 정상적으로 숙면을 취하는 것이 좋다.

561

3. 성장 장애에서는 영양을 골고루 섭취하는 것이 중요하다. 성장기에는 인체의 신진대사가 매우 활발하게 일어나므로 단백질, 탄수화물, 지방, 무기질, 비타민, 효소 등의 영양소가 많이 필요하게 된다. 이러한 영양소가 충분히 공급되어야만 성장이 원활하게 이루어지는데, 충분히 공급해주지 못할 경우 성장을 위한 재료가 부족하게 되어 키는 정상적으로 자라지 못하게 된다. 따라서 성장 장애에서는 성장을 위한 재료가 부족하지 않도록 모든 영양소를 끌고루 섭취하는 것이 중요하다. 특히 단백질은 인체 조직의 재료가 되고 성장 호르몬의 재료가 되기 때문에 결핍되지 않게 충분히 섭취하는 것이 좋다.

4. 성장 장애에서는 비만을 예방, 치료하는 것이 중요하다. 비만하게 되면 평소 혈당이 높게 되어 성장 호르몬의 분비가 억제되고 성장 장애를 초래하게 된다. 더구나 비만은 다른 2차적인 문제를 불러일으킬 수 있기 때문에 더욱 주의가 필요하다. 비만은 과식에 의해 생긴다. 따라서 성장 장애에서는 비만을 방지하기 위해 과식을 피하는 것이 좋다.

5. 성장 장애에서는 뼈의 영양을 해주는 영양소의 충분한 섭취가 중요하다. 뼈의 성장에는 특히 칼슘이 중요하다. 칼슘은 뼈의 재료가 되는 성분이다. 평소 칼슘의 섭취가 부족하지 않게 하는 것이 중요한데, 칼슘의 흡수율과 이용률을 높이기 위해서는 칼슘만 섭취하여서는 안 되고 흡수를 도와주는 영양소를 같이 섭취해야 한다. 비타민 D, 마그네슘은 칼슘의 흡수율과 이용률을 도와주는 성분이다. 비타민D는 적당한 햇빛을 쬐면 활성 비타민D가 생성되고 마그네슘은 칼슘과 2:1(칼슘2:마그네슘1)의 비율에서 가장 흡수율이 좋다. 따라서 성장 장애에서는 칼슘, 비타민D, 마그네슘이 부족하지 않게 함유 식품을 충분히 섭취하는 것이 좋다. 과다한 인은 칼슘을 체외로 배출되게 한다. 인은 주로 인스턴트 식품에 많이 들어있으므로 인스턴트 식품의 섭취는 되도록 적게 하는 것이 좋다.

6. 성장 장애에서는 적당한 운동을 하는 것이 중요하다. 키가 자라기 위해서는 골단부 성장판에 적당한 물리적 자극이 가해져야 뼈가 길이 성장을 하게 되며, 이러한 자극은 일회적인 것이 아닌 성장기 동안 계속적으로 이루어져야 한다. 그러므로 키가 크기 위해서는 성장 호르몬의 분비를 높이고 성장판에 적당한 자극을 줄 수 있는 운동을 꾸준히 지속적으로 하는 것이 중요한데, 특히 스트레칭 운동이 뼈와 근육의 성장에 도움이 된다. 반면에 근력을 요하는 운동(무거운 것 들기 같은)은 성장을 방해할 수 있다.

7. 성장 장애에서는 자세를 교정하는 것이 중요하다. 바르지 못하고 구부정한 자세는 척추의 곧은 발육을 방해하여 척추의 변형을 초래하기도 한다. 척추의 변형은 성장을 저해하는 요인이 된다. 따라서 성장 장애에서는 성장기에 올바른 자세를 유지할 수 있도록 바른 자세가 생활화될 수 있도록 하는 것이 좋다.

8. 성장 장애에서는 성장 촉진 성분의 충분한 섭취가 도움이 된다. 초유(임신 말기 혹은 분만 직후 처음으로 분비되는 유즙)에는 인슐린 유사 성장 인자가 함유되어 있는데 초유의 충분한 섭취는 키의 성장에 도움이 된다. 또한 비타민 B2(리보플라빈)도 성

장 촉진 인자로서 함유 식품을 충분히 섭취하는 것이 좋다.

9. 임신의 경우 태아가 영양이 부족하지 않도록 하는 것이 중요하다. 임신 상태에서 영양이 부족하게 되면 출생 후 정상적인 성장에 지장을 초래할 수 있다. 그러므로 임신 상태에서는 영양소가 부족하지 않게 골고루 충분히 섭취하는 것이 중요하다.

10. 성장 장애에서는 스트레스를 조절하는 것이 중요하다. 스트레스를 받아서 신경을 많이 쓰면 바로 뇌하수체의 기능에 문제가 생기게 된다. 뇌하수체의 전엽에서 성장 호르몬이 분비되는데 뇌하수체의 기능 저하는 정상적인 성장 호르몬 분비에 영향을 미친다. 호르몬에 문제가 생기면 정상적인 성장에 문제가 생기게 된다. 따라서 성장 장애에서는 스트레스를 잘 조절하는 것이 중요하다.

iii 성장 장애에 좋은 성분

성분	권장량	작용
단백질		단백질은 모든 세포 조직의 성분이고 체중의 약 16% 가량을 차지하고 있다. 체내의 모든 장기, 근육, 피부, 머리카락 등은 대부분 단백질이다. 성장기에 있는 어린이뿐만 아니라 성인도 체내의 모든 세포에서 계속적으로 새로운 단백질이 합성되고, 오래된 단백질은 분해되므로 단백질의 교체를 위해 지속적인 단백질 공급이 필요하다.
효소		세포의 대사 기능을 활성화시켜 늙은 세포와 새로운 세포의 교체를 촉진시켜 정상적인 세포 작용을 유지시켜 성장을 촉진시킨다.
라이신		라이신은 성장 호르몬 생성에 필요하고 칼슘의 흡수를 도와 성장 및 뼈의 생성에 관여하여 정상적인 발육에 필요하다.
GABA(감마 아미노 뷰트릭산)		성장 호르몬의 분비를 촉진시키는 효과가 있다.
요오드		요오드는 체내 대사율을 조절하고 성장 발달을 촉진하는 갑상선 호르몬인 트리요오드 트로닌과 티록신(테트라요오드티로닌)의 구성 성분이다. 갑상선 호르몬은 아미노산인 티로신과 요오드가 결합되어 갑상선에서 생산되며 티록신과 트리요오드 티로닌이 생리적으로 유효하다. 갑상선 호르몬은 산소의 이용이나 포도당을 이용하는 효소계의 반응 속도를 높여서 세포내 물질의 산화를 촉진시키거나 기초 대사율을 조절한다. 따라서 요오드는 간접적으로 체내 대사에 지대한 영향을 준다고 볼 수 있다. 요오드 부족은 성장 부진 문제를 일으킬 수 있다.
아연		아연은 여러 가지 효소의 구성 성분이고 단백질 대사에 관여하는데 아연이 부족한 어린이들은 성장이 둔화되거나, 입맛을 잃거나, 집중력의 부족 증상들이 나타난다.
칼슘		정상적인 뼈의 발육에 중요한 성분으로 성장기 어린이에 있어서 칼슘 섭취가 불충분하면 골격과 치아의

성분	권장량	작용
		석회화가 완전히 되지 못하므로 골격, 치아 조직의 구성 및 성장이 위축되거나 기형적 조직을 형성한다. 장기간 섭취 부족 시에는 구루병이 발생하여 약해진 뼈로 인해 앞가슴 뼈와 등뼈가 구부러지는 기형현상이 나타나고 다리가 O형 또는 X형으로 휘어지거나 관절이 굵어지고도 한다.
마그네슘		마그네슘은 칼슘이나 인과 복합체를 이루어 골격과 치아를 구성한다. 마그네슘의 결핍은 골격 성장의 중지와 조골 형성 작용의 감소 및 뼈 골절을 유발한다.
오르니틴		오르니틴은 아미노산으로서 성장 호르몬의 분비가 촉진되도록 돕는다. 식물·동물·미생물 중에서 널리 발견된다.

도움되는 성분

성분	권장량	작용
비타민B2		세포 분열과 성장에 간접적으로 영향을 미치며 성장 촉진 인자로 작용한다.
비타민B5		비타민B5는 스트레스에 대한 방어력을 높여주는 비타민으로 스트레스 완화에 도움을 준다.
비타민B6		비타민B6의 대사기능은 보조 효소로서 탄수화물, 지방, 단백질 대사에 관여하지만 수요 기능은 단백질 및 아미노산의 대사와 관계가 깊다. 특히 RNA, DNA의 합성에 필요한 성분이다.
비타민C		비타민C의 결핍은 정상적인 콜라겐의 합성이 안 되서 결합 조직의 변화를 주어 골격 형성에 방해되어 어린이의 성장 지연 현상을 가져온다.
초유		초유는 동물이 새끼를 갓 낳고 처음에 나오는 모유로 초유에는 인슐린 유사 성장 인자가 함유되어 있는데, 초유의 충분한 섭취는 키의 성장에 도움이 된다. 소의 초유가 제품 형태로 많이 이용된다.
불포화 지방산		정상적인 발육과 뼈의 성장에 꼭 필요한 성분이다.
대구 간유		정상적인 발육을 위해 필요함. 강한 근육과 뼈에 필

성분	권장량	작용
		요한 비타민D와 A를 포함한다.
페닐알라닌		페닐알라닌은 다른 아미노산의 작용을 도우므로 인체에 활력을 주는 성분이다. 페닐알라닌의 부족은 발육 장애를 유발시킬 수 있다.
셀레늄		셀레늄의 역할 중 중요한 것은 글루타치온 과산화효소의 구성 성분으로 작용한다는 점이다. 글루타치온 과산화효소는 항산화효소로서 세포막을 파괴하고 DNA를 손상시키는 활성산소를 제거하여 세포를 보호하는 역할을 한다. 이로 인해 셀레늄의 부족은 성장 저하를 일으킬 수 있다.
크롬		크롬의 결핍은 성장 장애를 일으킬 수 있다.

장애에 도움 되는 사항

· 납중독에 의해서도 성장 장애가 일어날 수 있다.

XI 기타 질환들에 좋은 성분

1. 각기병에 좋은 성분

성분	권장량	작용
중요한 성분		
비타민B1(티아민)	50mg/하루 3번	각기병이란 비타민B1의 부족으로 일어나는 질병으로 다리가 붓고 마비되어 걸음을 제대로 걷지 못하는 병이다. 비타민B1이 결핍되면 각기병이 발생한다.
비타민 복합체		필수적인 비타민과 무기질의 균형을 맞춘다.
무기질 복합체		
비타민B군	100mg/일	비타민B군은 각종 신진 대사를 촉진시키고 치료에 도움을 준다.
도움되는 성분		
맥주 효모		비타민B군의 효율적인 공급원이다.
비타민C	2,000~5,000mg/ 하루에 나눠서	면역 기능에 중요하며 순환을 향상시키고, 치료를 돕는다.
칼슘 마그네슘		칼슘, 마그네슘 등의 결핍은 조직의 티아민의 수준을 낮추고 티아민의 기능을 방해한다.
엽산		엽산의 결핍은 티아민의 흡수 불량을 가져온다.
비타민B6 (피리독신)		피리독신의 결핍은 티아민의 조직 수준을 감소시킨다.

* 각기병에 도움되는 사항

· 식사하면서 물을 많이 먹지 않는 것이 좋다.

2. 간질에 좋은 성분

성분	권장량	작용
필수적인 성분		
타우린	500mg/하루 3번	적당한 두뇌 기능에 중요하다. 간질이거나 유사한 뇌 과민으로 발작이 일어나는 증상을 개선한다.
마그네슘		마그네슘은 뇌의 한곳에서 다른 곳으로 전기의 흐름을 느리게 하여 발작을 억제하는 효과가 있다고 알려지며, 여러 연구 자료에서 마그네슘이 부족한 경우 더 흔히 간질 발작을 일으키는 것으로 알려진다.
망간		망간이 부족한 경우 경련에 대해 더 민감한 것으로 밝혀졌으며 간질 발작이 더 심해지는 것으로 나타났다.
비타민B6	100~600mg/하루에 나눠서	간질은 비정상적인 뇌의 전기 자극으로 인해 생기는 질환이다. 비타민B6는 뇌의 전기 자극을 억제하는 감마아미노 뷰트릭산(GABA)을 만드는데 필요한 물질로 이 비타민이 부족하면 GABA의 농도도 감소하는 것으로 알려진다.
매우 중요한 성분		
티로신		아드레날린 및 노르아드레날린, 도파민과 같은 스트레스의 방어에 작용하는 신경 전달 물질의 전구체로 신경 안정에 효과적이다.
칼슘	1,500mg/일	칼슘은 신경 세포막에서 나트륨 통로의 막 단백질과 결합되어 신경 세포막 외부의 나트륨이 신경 세포 내로 과량 들어오지 못하도록 조절하여 정상적인 세포막 전압을 형성하도록 해준다. 또한 신경 자극이 신경 세포의 끝부분에 다다르면 신경 세포막의 칼슘 채널이 열려서 칼슘 이온이 세포 속으로 들어가게 된다. 세포 내 칼슘이온의 농도가 올라가면 아세틸콜린 같은 신경 전달 물질이 방출되어 신경 자극이 가까이에 있는 다른 신경 세포나 근육 세포로 계속 전달되도록 한다. 따라서 칼슘은 정상적인 신경 전달 체계에 중요하다.
비타민B군		비타민B군은 정상적인 신경 전달 체계에 중요하다.
비타민B3	50mg/일	비타민B3는 신경 기능에 관여하는데 비타민B3가 부족하면 우울, 흥분, 성격의 변화 등이 올 수 있다.

성분	권장량	작용
비타민B5		비타민B5는 부신을 자극하여 부신피질 호르몬 생성량을 증가시키는데, 이는 피부 및 신경의 건강을 위해 대단히 중요한 일이다. 이는 스트레스에 저항할 수 있는 힘과 인내력을 증가시킨다. 비타민B5는 항 스트레스 비타민으로 불리며 신체가 스트레스를 받을 때 부신호르몬에 의해 필요하다. 또한 비타민B5는 조효소A의 전구 물질인데, 조효소A는 콜린과 결합하여 신경 전달 물질인 아세틸콜린을 형성하여 신경 건강에 기여한다.
엽산		엽산은 퓨린 및 피리미딘의 생합성에 중요하다. 퓨린과 피리미딘의 생합성은 모든 세포의 기능적 요소와 직접적 관계가 있다. 이러한 엽산의 작용은 적혈구와 신경조직의 구성 성분 뿐 아니라, 세포 내에서 유전 정보를 운반하는 분자인 핵산의 합성에도 관련된다. 이러한 작용으로 엽산은 신경계와 골수가 제대로 기능을 유지하는 데 필요한 성분이다.
비타민B12		비타민B12는 모든 세포의 정상화에 필수 성분인데, 특히 골수의 세포, 신경계의 세포 및 위장 관계의 세포에 중요하다.
아연	50-80mg/일	아연은 세포 신호 전달의 역할을 하며 호르몬 분비, 신경 자극 전달에도 영향을 미치는 것으로 알려졌다.

중요한 성분

성분	권장량	작용
크롬	200mcg/일	크롬은 세포 내로 들어가서 인슐린 수용체의 수를 증가시키거나, 인슐린이 세포막에 결합하는 작용을 도와 세포막을 통한 포도당의 이동을 촉진시키는 것으로 알려져 있다. 이는 포도당만을 에너지로 쓰는 뇌의 당대사에 중요하다.
게르마늄	200mg/일	세포의 산소 대사를 향상시킨다.

도움되는 성분

성분	권장량	작용
효소복합체		세포의 대사 기능을 활성화시켜 늙은 세포와 새로운 세포의 교체를 촉진시켜 정상적인 세포 작용을 유지시킨다.
비타민 무기질 복합체		비타민과 무기질의 충분한 공급은 신진 대사의 활성화를 위해 중요하다.

성분	권장량	작용
비타민A	25,000IU/일	비타민A는 강력한 항산화제로 두뇌 기능을 보호한다.
비타민C	2,000-7,000mg/ 하루에 나눠서	비타민C는 항스트레스 비타민으로 스트레스를 억제하는 부신의 기능을 활성화시킨다.
비타민P(바이오 플라보노이드)		비타민C의 작용을 높여주는 역할을 한다.
비타민E	400IU로 시작해서 1,600IU까지 늘려라.	비타민E는 강력한 항산화제로 비타민E가 결핍되면 불포화 지방산의 산화가 세포막을 따라서 쉽게 확산되어서 세포의 손상을 가져오고, 결국 생식 기관, 근육, 신경세포의 손상까지 가져올 수 있다.

*** 간질에 도움되는 사항**

· 간질은 뇌혈류를 조절하는 것이 중요하고, 스트레스와 긴장을 피하는 것이 중요하며 또한, 적절한 식이요법과 운동은 간질을 조절하는 가장 중요한 수단이다.

· 간질에 주의해야할 음식: 알코올, 동물성 단백질, 카페인, 인공 감미료, 니코틴(흡연), 정제된 음식이나 설탕 등은 섭취를 적게 한다.

· 누군가가 발작을 일으켰을 때의 행동 요령

　1. 날카롭고 위험한 물건은 치운다.

　2. 바닥이나 침대에 눕힌다.

　3. 꼭 죄는 옷은 풀어준다.

　4. 가능하면 옆으로 눕힌다.

　5. 입에 아무것도 넣지 말고, 무엇을 삼키는 것은 혀를 깨무는 것보다 위험하다.

　6. 조용히 기다리면서 그 사람은 발작동안 아무것도 느끼지 못한다는 점을 기억해야 한다.

3. 구취증에 좋은 성분

성분	권장량	작용
매우 중요한 성분		
엽록소		엽록소는 입 냄새가 가시는 효과가 있다. 엽록소에는 탈취 작용을 하는 성분이 있다는 것이 최근의 연구에 의해 알려졌다. 엽록소는 녹색 식물의 잎에 풍부하다.
식이섬유		대장에는 수백 종류의 균이 살고 있는데 그 중에는 유용한 균도 있고, 해로운 균도 있다. 유익한 균의 부족이나 해로운 균이 많이 넘칠 경우 입 냄새가 심하게 날 수 있다. 유용한 균이 성장할 수 있는 배양지 또한 섬유질이므로 건강한 장의 상태를 위해서도 필수적이다. **주의 사항** : 만일 비타민이나 다른 약을 복용하고 있다면 섬유소는 이를 흡수하므로 같이 복용하지 않는다.
비타민C	2,000~6,000mg/일	입과 잇몸 질환을 치료하는 데 중요하며 잇몸 출혈을 방지한다. 또한 좋은 독소 제거제이며 입 냄새를 일으키는 독소와 과도한 점액을 제거하는 데 좋다.
중요한 성분		
유산균		장에 유익한 박테리아를 공급, 보충한다. 이런 유익한 박테리아의 부족이나 해로운 박테리아가 많이 넘칠 경우 입 냄새가 심하게 날 수 있다.
알팔파		쌍떡잎식물 장미목 콩과의 여러해살이풀로 엽록소가 풍부하다. 엽록소는 입 냄새가 종종 시작되는 혈류와 장을 세척한다.
마늘 캡슐		냄새가 없는 마늘은 천연 항생제로 장과 입에 있는 외부 박테리아를 제거하는데 효과가 있다.
도움되는 성분		
프로폴리스		꿀벌이 자신의 생존과 번식을 위해 여러 식물에서 뽑아낸 수지(樹脂)와 같은 물질에 자신의 침과 효소 등을 섞어서 만든 물질로 꿀벌은 벌집의 틈이 난 곳에 프로폴리스를 발라 병균이나 바이러스로부터 스스로를 보호하고, 말벌이나 쥐와 같은 적의 침입을 막는다. 잇몸을 치료하는데 도움을 주며 몸 안의 감염

성분	권장량	작용
		을 조절하는데 효과가 있고 박테리아 제거에 효과가 있다.
비타민A	15,000IU/일	비타민A는 점막을 튼튼하게 하는 영양소로 구강 점막의 치료와 염증의 치료에 필요하다.
베타카로틴	10,000IU/일	베타카로틴은 비타민A의 전구 물질이다.
엽산		엽산의 결핍은 혀의 염증을 일으킬 수 있는데, 그로 인한 구취에 효과가 있다.
비타민B군 비타민B2 비타민B3		비타민B2, B3, B6의 결핍은 점막에 이상이 생기거나 입속에 점막이 찢어져 강한 통증을 동반하는 구내염이 발생하기 쉽고 이로 인한 구취에도 효과가 좋다.
구취증에 도움되는 약용 식물		페퍼민트, 로즈마리, 레몬차 등

572

*** 구취증에 도움 되는 사항**

① 식단의 반 이상은 생식을 하는 것이 구취에 도움이 된다.

② 박테리아가 변성하는 것을 막기 위하여 식사 후 입안과 혀를 닦고 한달에 한 번 칫솔을 바꾸고, 구강 세척제를 사용하는 것이 좋다.

4. 기생충에 좋은 성분

성분	권장량	작용
중요한 성분		
황		유황 성분은 살균, 살충 작용을 돕는다.
염소		염소의 섭취가 적으면 염산의 생성이 적어져서 위액의 산도가 저하되어 염산의 본래 기능인 살균력이 저하되어 각 종 세균 및 이물질의 감염이 쉬워진다.
마늘 캡슐		냄새가 없는 마늘, 어린이에게는 신선한 작은 마늘을 신발에 넣어주면 피부를 통해 흡수될 수 있다. 마늘의 알리신 성분이 대장을 자극하므로 정장 작용도 있고, 변비나 설사, 배뇨 곤란 등의 배설 기능의 이상을 치유하고 회충이나 십이지장충, 요충 등을 체외로 배출하는 기생충 배설 효과도 있다.
호박 추출물		아연을 함유하고 있으며 해충을 내쫓는 효과가 있다. 호박씨는 구충제로 쓰이기도 했다. 호박씨에 들어 있는 아미노산 가운데 쿠쿠르비틴이란 성분이 구충 작용을 한다.
식이섬유		섬유질은 소화기 안에서 해로운 물질들을 흡착, 배설하는 성질이 있는데, 소화기 안의 기생충의 알 등을 흡착, 배설하는 데 도움을 준다.
프로폴리스		꿀벌이 자신의 생존과 번식을 위해 여러 식물에서 뽑아낸 수지(樹脂)와 같은 물질에 자신의 침과 효소 등을 섞이서 만든 물질로 꿀벌은 벌집의 틈이 난 곳에 프로폴리스를 발라 병균이나 바이러스로부터 스스로를 보호하고, 말벌이나 쥐와 같은 적의 침입을 막는다. 프로폴리스는 천연 항생제로 세균이나 바이러스, 곰팡이균을 억제하는 데 효과적이다.

* 기생충에 도움되는 사항

① 기생충 감염이 되면 영양 결핍이 생기기 쉬우므로 균형 잡힌 식단을 짜서, 영양을 공급해 주는 것이 좋다.

② 일년에 1~2회 기생충약을 복용하는 것이 좋다.

5. 다운증후군에 좋은 성분

성분	권장량	작용
도움되는 성분		
코엔자임 큐10	10mg/일	코엔자임 큐10은 강력한 항산화제로 미토콘드리아 막과 세포핵의 산화를 막아 정상 상태로 보존하여 준다. 연구에 의하면, 코엔자임 큐10을 투여함으로서 알레르기, 천식 또는 호흡기 질환이나, 히스타민에 대응하는 것으로 되어 있다. 또한 정신 신경의 이상으로 나타나는 정신 분열증이나 알츠하이머 질환에도 이용되고 있다.
셀레늄	200mcg/일	다운증후군의 경우 셀레늄의 수치가 낮게 나타난다. 셀레늄의 역할 중 중요한 것은 글루타치온 과산화효소의 성분으로 작용한다는 점이다. 글루타치온 과산화효소는 항산화효소로서 과산화물을 독성이 아닌 약한 물질인 알코올 유도체와 물로 전환하는 과정에 작용한다. 과산화물은 반응성이 큰 유리라디칼(활성 산소 종의 일종)로 전환되어 세포막을 파괴하고 DNA를 손상시키는데 글루타치온 과산화효소는 세포막이나 DNA 등에서 산화에 의한 손상을 방지하여 세포를 보호하는 역할을 한다.
칼슘		마그네슘칼슘과 마그네슘은 신경을 안정시키는 작용이 있어 신경 과민, 불안증, 경련, 우울증 등의 증상에 효과적이다.
비타민B군		비타민B군은 정상적인 신경 작용을 유지시켜 준다. 기억 상실과 배울 수 있는 수용 능력을 증가시켜주고 심혈관계 병균을 대항하여 보호하여 준다.
비타민B2		리보플라빈은 비타민B6와 엽산을 각각의 활성 형태로 전환시키는데 필요한데, 비타민 B6와 엽산은 DNA 합성에 필수적이므로 리보플라빈은 세포 분열과 성장에 간접적으로 영향을 미치게 된다.
비타민B6		비타민B6의 대사 기능은 보조 효소로서 탄수화물, 지방, 단백질 대사에 관여하지만 주요 기능은 단백질 및 아미노산의 대사와 관계가 깊다. 특히 RNA, DNA의 합성에 필요한 성분이다.
엽산		DNA, RNA 합성에 필요한 퓨린과 피리미딘 염기 합성에 관여함으로서 세포의 증식을 돕는다.

성분	권장량	작용
비타민B12		엽산염과 비타민B12 중 하나가 부족하면 정상적인 DNA합성이 어렵게 되어 세포 분열이 이루어지지 않으므로 세포 증식이 활발한 적혈구 성장에 커다란 장애가 된다.
비오틴		히스톤은 DNA에 결합하는 단백으로 DNA를 압축하여 치밀한 구조인 염색체를 형성한다. 비오틴은 이 과정을 촉진시킨다.
아연		아연은 DNA나 RNA와 같은 핵산의 합성과 분해 및 안정화에 관여하고, 단백질의 대사와 합성을 조절한다. 핵산 합성에 있어 가장 중요한 효소인 DNA와 RNA 중합 효소, 그리고 데옥시티미딘 키나아제는 아연을 함유하고 있다. 또한 DNA에서 RNA를 전사하는데 필요한 특정 DNA-결합 단백질(zinc finger)의 구조를 안정화시키는 데에도 관여하여 전사를 조절함으로써 단백질 합성에 관여한다. 이러한 단백질 합성 작용으로 새로운 세포 형성이 필요한 조직의 보수나 상처 치유에도 작용한다.
글리신		글리신은 근육 조직에 필요한 물질인 크레아틴을 공급하므로 근육의 변성을 막아준다. 크레아틴은 DNA, RNA의 구조에도 이용되므로 핵산의 합성에도 필수 성분이다.
필수 지방산 감마 리놀렌산 DHA		필수 지방산과 이들 유도체들은 두뇌 기능과 정상적인 심장의 기능에 중요하다.
식물성 단백질, 아미노산		아미노산인 트립토판 · 티로신 · 글루탐산은 신경 전달 물질의 전구체로 사용되어 뇌기능에 중요하다.
레시틴		뇌세포 사이의 신호 전달은 아세틸콜린이라는 신경 전달 물질을 통하여 이루어지는데 레시틴은 몸 안에서 분해되어 아세틸콜린으로 변하여 정상적인 신경 전달 작용을 돕는다.
타우린		타우린은 신경 활동을 활성화시키는데 관여한다.
칼륨	200mg/일	신경 세포막에서 칼륨은 나트륨과 전압 차이를 형성하는데 중요하다. 나트륨이 세포 안으로 들어오고 칼

성분	권장량	작용
		륨이 세포 밖으로 나감으로써 일정한 세포막 전압차가 형성되어 신경의 자극이 인접 세포로 전달된다. 충분한 칼륨 이온이 있어야만 신경 작용 전달이 원활하다.
콜린	100mg/일	뇌세포 사이의 신호 전달은 아세틸콜린이라는 신경 전달 물질을 통하여 이루어지는데 콜린은 아세틸콜린의 전구 물질이다.
비타민C	3,000mg/일	비타민C는 노르에피네프린이라는 신경 전달 물질의 합성에도 관여한다. 신경 전달 물질은 감정 조절을 위한 뇌의 기능을 위한 필수 성분이다. 비타민C를 함유하는 비타민-무기질 복합체 또는 비타민 복합체를 정신박약자, 다운증후군, 자폐증 환자에게 투여하면 IQ가 상승하는 경우도 있다.
비타민E	400IU/일	면역계를 증가시키며 레시틴의 신체 흡수를 쉽게 한다.
비타민 복합체		비타민과 무기질의 충분한 공급은 정상적인 인체 대사를 위해서 필요하다.
무기질 복합체		

*** 다운증후군에 도움 되는 사항**

· 다운증후군에 조심해야 할 음식 : 가공 식품과 유제품, 글루텐(단백질의 종류)이 높은 음식(밀, 보리 등) 등은 적게 섭취해야 한다.

6. 대상포진에 좋은 성분

성분	권장량	작용
필수적인 성분		
라이신	500mg/하루 2번	라이신은 헤르페스 바이러스를 억제하는 작용이 있다. 이 헤르페스 바이러스는 대상포진을 일으킨다. 또한 라이신은 조직의 복구 작용을 통해 상처 치료에 중요하다.
비타민C	2,000mg/하루 2번	비타민C가 가지는 면역과 항균 기능을 보면 백혈구의 이동을 증가시키고, 세포 내에서의 에너지 생성을 촉진하며, 백혈구막의 산화 손상을 보호하고 인터페론 형성을 증가시키는 기능을 가진다. 또한 바이러스의 이중 나선 구조를 절단하여 바이러스를 격멸하는 작용이 있어 면역력을 증강시킨다.
비타민P(바이오 플라보노이드)		비타민C가 파괴되지 않게 하여 비타민C의 작용을 높여 준다.
매우 중요한 성분		
셀레늄		백혈구, 자연 살해 세포(NK 세포)등의 활성을 증가시키며 세포성 면역 체계와 호르몬성 면역 체계의 기능을 강화시킨다. 또한 셀레늄은 글루타치온 과산화 효소의 일부로 작용하며 면역 작용을 돕기도 한다. 셀레늄 부족은 바이러스 감염에 약하며, 바이러스에 감염된 경우에도 혈중 셀레늄이 부족하면 질병이 빠른 속도로 진행된다.
아연	50-80mg/일	아연은 면역 과정에 필수적이며 아연의 결핍은 흉선의 발육 부전을 가져오고 여러 가지 표준 항원에 대한 응답 능력도 저하되고 특이적 감염에 대한 저항력이 저하된다.
비타민A		비타민A는 감염과의 싸움에 중요한 역할을 한다. 건강한 상피 조직의 유지는 박테리아와 바이러스의 침입을 막는데 도움이 된다.
효소		단백질의 소화와 면역 강화에 필수적이다. 효소가 부족하면 세균 침입 시 염증의 소염 작용이 약해지고 백혈구를 끌어들이는 작용이 약해져서 몸의 면역력이 약화된다.
단백질		외부에서 침투한 세균으로부터 신체를 보호하는 항

성분	권장량	작용
		체는 단백질로 구성되어 있으며, 항원과 결합하여 이를 제거하는 역할을 한다. 특정 항원에 특정한 항체가 결합되므로 항체의 종류는 매우 많고, 항체 합성에는 상당량의 단백질이 요구된다. 또한 백혈구 역시 단백질로 구성되어 있다.

중요한 성분

성분	권장량	작용
칼슘	1,500mg/일	칼슘과 마그네슘은 신경 자극의 전달과 감각 신경 말단의 보호에 중요한 역할을 한다.
마그네슘	750mg/일	
비타민D	1주일 동안 하루 1,000IU씩 2번. 그 후에 400IU로 감소	비타민D는 면역 조절 세포, 상피 세포, 악성 종양 세포 등 여러 세포의 증식과 분화의 조절에도 관여하여 조직의 치료를 도와주고 칼슘의 흡수에 도움이 된다.
비타민E	400-800IU/일	상처가 난 조직을 보호해주고 캡슐제를 열어 감염된 피부에 바로 발라주면 효과가 있다.
고추 캡슐		고추에 함유되어 있는 캡사이신은 만성 통증을 완화시켜 치료를 돕는다.
비타민B군	100mg/하루 3번	비타민B군은 정상적인 면역 기능에 중요하다.
비타민B12		비타민B12는 탄수화물 대사에 관여하는 몇 효소의 구성 성분인 글루타치온을 형성하는데 관여하여 신경 세포에 에너지 공급을 원활하게 하는 데 작용한다.

도움되는 성분

성분	권장량	작용
코엠자임 큐10	60mg/일 200mg/일	코엔자임 큐10은 비타민E와 같이 지용성 항산화제이다. 비타민E는 코엔자임 큐10과 같이 있을 때 소모량이 줄어든다. 뿐만 아니라 항산화제로 작용한 후의 비타민E를 원 상태로 복구하여 주는 역할도 담당한다. 따라서 미토콘드리아막과 세포핵의 산화를 막아 정상 상태로 보존하여 준다.
게르마늄		활성산소를 제거해주고 면역계를 강화시켜준다.
비타민 복합체		비타민과 무기질의 충분한 공급은 치료에 기본이다.
무기질 복합체		

* 대상포진에 도움되는 사항

· 과식을 피하고 바람을 쐬지 말아야 하며, 아세트아미노펜이 함유된 타이레놀의 복용은 피해야 한다(이 성분은 대상포진을 더 오래가게 하기 때문).

7. 무좀에 좋은 성분

성분	권장량	작용
필수적인 성분		
유산균		병원성 유기체를 억제하는 친근한 세균을 보급한다. 칸디다증과 같은 균류의 감염을 막는다.
매우 중요한 성분		
마늘 캡슐		냄새 마늘의 주성분인 알리신이 강력한 살균 및 항균 작용을 하여 균류를 파괴한다.
황		유황 성분은 살균, 살충 작용을 돕는다.
프로폴리스		꿀벌이 자신의 생존과 번식을 위해 여러 식물에서 뽑아낸 수지(樹脂)와 같은 물질에 자신의 침과 효소 등을 섞어서 만든 물질로 꿀벌은 벌집의 틈이 난 곳에 프로폴리스를 발라 병균이나 바이러스로부터 스스로를 보호하고, 말벌이나 쥐와 같은 적의 침입을 막는다. 프로폴리스는 천연 항생제로 세균이나 바이러스, 곰팡이균을 억제하는 데 효과적이다.
중요한 성분		
비타민C	3,000~10,000mg/하루에 3번 나눠서	비타민C는 스트레스에 저항하는 호르몬의 생성에 작용하여 스트레스에 대한 방어력을 높여주고 또한 면역력을 증강시킨다.
아연	50mg/일	아연은 면역 기능에 관여한다. 아연이 부족하면 적과 싸우는 T세포의 형성과 흉선의 기능이 저하되어 버린다.
비타민B군		비타민B군은 스트레스에 대한 방어력을 높여주고

성분	권장량	작용
		면역력을 높여준다.

매우 중요한 성분

성분	권장량	작용
비타민A	하루 50,000IU/한달 동안 그후 25,000으로 줄인다.	비타민A는 감염과의 싸움에 중요한 역할을 한다. 건강한 상피 조직의 유지는 박테리아와 바이러스의 침입을 막는데 도움이 된다.
비타민E	400~1000IU로 서서히 증가시킴.	비타민E는 흉선샘의 손상을 막아주며, 백혈구와 적혈구의 세포지질의 과산화 반응에 대한 보호 작용을 함으로써 신체의 면역 방어계에도 참여한다고 알려지고 있다.
불포화 지방산		불포화 지방산은 각 장기에 활력을 주고, 혈액을 통해 세포, 조직, 기관에 산소 공급을 도와주므로 인체 호흡에 대단히 중요하다. 이들은 세포가 분열될 때 크로모솜의 분열에서부터 시작하여 말단 조직인 머리카락이나 손톱, 발톱, 피부에까지 영향을 미친다.
게르마늄	100mg/일	잠재적인 항산화제이며 통증을 줄여준다.

*** 무좀에 도움되는 사항**

① 발을 건조하게 하고 샤워 후, 발가락 사이를 완전히 말리고 한번 사용한 수건은 다른 사람이 사용하지 않게 하고 공용 락커룸에서는 신발 또는 슬리퍼를 신고 면으로 된 흡수성 좋은 양발을 신으며 신발은 공기가 잘 통하도록 하고 양말을 매일 바꾸어 신도록 한다.

② 마늘 파우더를 발이나 신발에 넣고 다닌다(마늘은 항진균 작용이 뛰어나다).

③ 무좀에 걸렸을 때 조심해야할 음식 : 튀김 음식, 기름기 많은 음식, 가공 식품, 설탕, 콜라 등

8. 백반증에 좋은 성분

성분	권장량	작용
매우 중요한 성분		
PABA(파라 아미노 벤조익산)	100mg/하루 3번	PABA의 결핍은 백반증을 일으킬 수 있다.
마그네슘		피부와 머리카락의 정상적인 색조 유지에 도움이 된다.
비오틴		비오틴의 결핍은 피부와 점막의 회색화 현상을 일으킨다.
비타민B5	300mg/하루에 나눠서	비타민B5는 부신을 자극하여 부신피질 호르몬 생성량을 증가시키는데, 이는 피부 및 신경의 건강을 위해 대단히 중요한 일이다. 또한 스트레스에 대한 방어력을 높여준다.
중요한 성분		
필수 지방산	오메가3 : 리놀렌산, EPA, DHA 오메가6 : 리놀레산, 감마 리놀렌산, 아라키돈산	필수 지방산들은 우리 몸에서 호르몬처럼 작용하는 프로스타글란딘의 원료로서 건강을 위해 대단히 중요한 물질들이다. 필수 지방산의 결핍은 피부의 연약, 호르몬선의 이상 등이 나타날 수 있다.
비타민B군	50mg 이상/하루 3번	적당한 피부의 색조를 유지해주며 스트레스를 해소하는 데 도움이 된다.

9. 부종에 좋은 성분

성분	권장량	작용
매우 중요한 성분		
단백질		단백질은 체내에서 체액을 조절하는 작용을 한다. 단백질을 충분히 섭취해야만 오줌을 수거하는 알부민이 충분히 생산된다. 알부민은 간에서 생산되고 단백질로 되어 있다. 혈액이 혈압에 의해 모세혈관에서 조직으로 혈장을 밀어 넣을 때 피가 농축하게 된다. 알부민이 이 때에 세포에서 액체를 뽑아 다시 혈액으로 보내는 역할을 한다. 그 액체 속에는 요소, 요산, 탄산가스, 및 세포 내에서 조직의 파괴에서 나오는 노폐물 등이 용해되어 함유하고 있다. 이 노폐물들은 콩팥 및 폐에 보내져서 몸밖으로 배설된다. 단백질이 결핍되면 충분한 알부민 생산이 되지 않아 노폐물이 완전히 제거되지 않는다. 따라서 세포내의 액체제거가 원활치 못하게 되므로 몸이 붓는다.
칼륨	99mg/일	나트륨과는 길항작용이 있어 체내의 나트륨을 배설시켜 수분을 배출시킨다. 이뇨제 사용중일 경우 매우 중요하다.
타우린		타우린은 칼륨과 마그네슘이 세포속으로 유입되는 것을 유지하고, 여분의 나트륨이 배출되도록 하는 방법으로 이뇨작용을 한다, 그러나 이뇨제와는 달리 부작용이 없다는 것이다.
칼슘 마그네슘 비타민B5 비타민D		판토텐산이나 칼슘, 비타민 D를 충분히 섭취하면 나트륨의 배설을 촉진시켜 부종을 완화시키는데 도움이 된다.
옥수수 수염		옥수수 수염에 많은 칼륨은 이뇨작용을 촉진하고 부종을 제거하는데 도움을 준다.
비타민B6	50mg/하루 3번씩	비타민B6는 체내에 수분이 보유되는 경향을 줄여 줄 수 있다.
비타민C	3,000~5,000mg/하루에 나눠서	부신기능과 그 호르몬에 필수적이다. 이 호르몬들은 액체의 균형을 맞추고 부종을 조절한다.
비타민E	400IU 이상/일	비타민 E는 혈액순환에 도움이 되므로 정맥류나 심장질환에 의한 부종에 도움이 된다.

성분	권장량	작용
중요한 성분		
규소		자연적 이뇨제이다.
마늘 캡슐		마늘은 이뇨작용이 좋아 독소를 배출시킨다.
부종에 도움되는 약용 식물		부추잎, 옥수수수염, 민들레뿌리, 해초류, 알팔파, 파슬리 등

* 부종에 도움되는 사항

· 부종에 조심해야할 음식 : 소금, 동물성 단백질, 튀긴 음식, 카페인이 들어있는 차(커피, 홍차 등), 올리브, 유제품, 설탕, 밀가루, 초콜릿, 음주, 흡연, 피클 등은 섭취를 줄여야 한다.

10. 비듬에 좋은 성분

성분	권장량	작용
매우 중요한 성분		
아연		비듬과 탈모증은 아연 결핍과 관련 있는 증상들이다. 아연은 세포 재생과 소직의 싱징 및 치유를 촉진하는 무기질이다. 아연은 또 모낭과 연결된 지방 분비선의 작용을 유지하는 기능을 수행한다.
비타민B6		두피에 피지 분비량이 많은 경우에는 피지와 죽은 세포가 축적돼 지성 비듬이 생길 수 있는데 이런 경우에는 피지의 분비를 억제시켜 주는 비타민 B6가 많이 함유된 음식을 먹는 것이 도움이 된다.
비타민B군	100mg/하루 2번	비타민B군은 두피에 산소 공급을 원활하게 한다.
비타민E	400IU 이상	비타민E는 말초 혈관을 확장하여 두피의 혈액 순환을 증진시킨다.
비타민A	20,000IU 이상/일	비타민A는 상피 세포를 정상으로 유지시켜 피부의 건조와 각질화를 예방하고 조직을 치료한다.

성분	권장량	작용
베타카로틴	15,000IU/일	베타카로틴은 비타민A의 전구 물질이다.
레시틴		레시틴은 머리 부분의 혈행을 좋게 하여 발모를 촉진하는 작용도 한다. 부족하면 두피 혈관의 혈류도 약화되게 되며 지방의 이상 분비를 초래해 비듬의 원인이 되기도 한다. 이렇게 레시틴이 풍부하면 두피와 머리카락의 활동이 건강해질 수 있다.
불포화 지방산		달맞이꽃 종자유, 연어 기름은 통증과 염증을 완화시켜준다.
해초류		필요한 무기질, 특히 요오드를 공급하며 머리카락의 성장과 머리의 치료에 유용하다.
비듬에 도움되는 약용 식물		석창포

584

*** 비듬에 도움되는 사항**

① 비듬에 조심해야 할 음식 : 튀긴 음식류, 유제품, 설탕, 밀가루, 초콜릿, 땅콩, 해산물 등의 음식과 자극성 비누, 화학 물질이 함유된 모발 제품 등은 조심해서 사용해야 한다.

② 유황이 함유된 비누로 샴푸하면 도움이 된다.

11. 빨간코(주사비)에 좋은 성분

성분	권장량	작용
매우 중요한 성분		
비타민P(바이오 플라보노이드)		비타민P는 비타민C가 콜라겐을 합성하는데 도와준다. 또한 모세 혈관에서 혈액이 부드럽게 흐르도록 해주며, 모세 혈관을 튼튼하게 해주는 작용을 한다.
비타민K		비타민 K는 피부의 모세혈관과 정맥의 결체조직을 강화시켜 주는 역할을 한다.
시스테인	500mg/일. 빈 속에	피부의 표피층은 케라틴 단백질로 이루어져 있으며, 공해 독, 유해 물질을 해독시키는 것이 피부 건강의 선행 조건이다. 그것은 케라틴 단백질 구조의 주성분

성분	권장량	작용
		인 유황 아미노산 시스테인이 맡고 있다. 케라틴 단백질 구조의 주성분인 유황 아미노산이 주류를 이루고 있는 유황은 피부 조직의 케라틴 기능을 더욱 향상시켜 축적된 유해 물질을 정화, 해독시켜 준다. 황이 결핍되면 시스테인의 유해 물질 해독 기능이 저하되어 유해 물질의 침착으로 여드름, 아토피, 피부암 등 각 종 피부 질환이 생길 수 있다.
비타민A	하루 25,000IU/ 3달 동안. 그 후 15,000IU로 감소시킨다. 임 산 부 는 10,000IU를 초과하지 않는다.	비타민A는 피부 상피 세포의 건강에 중요한 영양소로 상피 조직을 건강하게 하고 지나친 피지의 생성을 감소시킨다. 체내 비타민A의 부족은 다른 체 조직의 건조를 일으킬 수 있다. 상피 조직은 특히 침해받기 쉽다. 상피 조직은 피부의 표피, 점막과 위, 장, 방광, 입, 코, 목, 폐 등의 여러 기관들의 내막을 형성한다. 장기간에 걸쳐 비타민A의 섭취가 낮으면 정상적인 상피 조직 대신 케라틴이라는 거친 단백 물질이 생성된다. 케라틴의 축적은 피부와 점막을 건조하고 각질화 하게 한다. 그 결과 박테리아와 바이러스가 상피 조직으로 쉽게 들어가 감염 질환을 일으킬 수 있다.
셀레늄	200mg/일	강력한 항산화제로 면역력을 증강시키고, 모세혈관을 튼튼하게 하고 항염증 작용도 한다.
비타민C	3,000~5,000mg/ 히루에 나눠서	비타민C는 백혈구의 막의 산화 손상에서 보호하며 인터페론 형성을 증가시키고, 바이러스를 격멸하는 등의 작용으로 면역력 향상에 기여하고, 또한 콜라겐의 합성에 관여하여 모세혈관을 튼튼하게 하고 항염증 작용이 강해 염증의 치료를 촉진한다.
아연	50mg/일.	100mg을 초과하지 않는다.아연은 DNA나 RNA와 같은 핵산의 합성과 분해 및 안정화에 관여하고, 단백질의 대사와 합성을 조절한다. 이러한 작용으로 손상된 표피 세포를 치유하는데 필요하다. 또한 피부의 정상적인 유화선 기능에 관여한다.
비타민E	400IU로 시작해 서서히 800IU까지 증가시킴.	비타민E는 항산화 작용으로 피부에 손상을 주는 활성산소를 중화시켜 피부 세포를 보호한다.
비타민B12	100mg/하루 3번	피부 및 점막의 상피 세포를 정상으로 유지시키는 작용을 하고, 거친 피부와 모세혈관이 확장된 피부를 건강하게 만들어 주는 작용을 한다.

성분	권장량	작용
비타민B군		비타민B군은 모든 세포 기능과 건강한 피부를 유지하기 위해서 꼭 필요한 항스트레스 비타민이다.

중요한 성분

성분	권장량	작용
해초류	1,000~1,500mg/일	생기 있는 피부색 유지를 위해서 꼭 필요한 미네랄이 균형있게 들어있다.
비타민 복합체		비타민과 무기질의 충분한 공급은 피부의 영양과 대사를 위해서 기본적으로 필요하다.
무기질 복합체		

도움되는 성분

성분	권장량	작용
앵초 기름, 아마인 기름	500mg/하루 3번	피부에 꼭 필요한 필수 지방산이 함유되어 있어 피부염, 여드름을 포함한 대부분의 피부 질환 치료에 좋다.
알로에 베라		알로에 베라는 효소 활동을 통해 혈액 순환을 활성화하고, 피부 표면의 죽은 세포를 깨끗이 제거하는 작용을 하기 때문에 안면 기공의 기능을 원활하게 하고 피부가 건강하게 성장하도록 도와준다. 또한 피부에 보호막을 형성하여 유해한 박테리아나 균류(類)가 자리 잡지 못하게 할 뿐만 아니라, 그 속의 아미노산이 새 세포의 성장을 촉진한다. 그리고 알로에 베라 겔의 수축성 성분은 여드름의 감염을 방지하는 작용을 하며, 이미 생긴 여드름도 되도록 흠집이 생기지 않고 낫도록 해준다. 한편 알로에 베라는 피부와 비슷한 산성 pH 인자를 띠고 있어서 피부가 자연적 pH 상태를 유지하는데 큰 도움이 된다. 하지만 알로에 베라의 수축성 성분은 단독으로 사용될 경우, 피부를 건조시키는 성질이 있어서 그 건조성을 완화시키는 흡습성 물질을 섞을 필요가 있다.
엽록소		혈액을 깨끗이 하고 감염을 막아주며, 무기질을 균형 있게 공급한다. 엽록소는 녹색 식물의 잎에 풍부하다.
알팔파		쌍떡잎식물 장미목 콩과의 여러해살이풀로 알팔파는 양질의 단백질, 비타민, 섬유질을 함유하고 있다.
레시틴		필수 지방산의 흡수를 돕고, 염증 반응을 감소시킨다.
단백질 분해 효소		조직의 탄성을 증진시키는 강력한 항산화제이다.

성분	권장량	작용
SOD		강력한 항산화제로 활성산소를 파괴하여 피부 건강에 도움을 준다.
빨간코에 도움되는 약용 식물		알로에 베라, 당귀, 파슬리, 인삼, 로즈마리 등

*** 빨간코에 도움되는 사항**

① 빨간코로 고생하는 사람들의 얼굴에 있는 작은 모세혈관에는 구조적 이상이 발견되므로, 혈관을 팽창시키는 약이나, 스테로이드 외용 연고, 알코올이 함유된 화장품 등은 상태를 더 악화시킬 수 있다.

② 데모덱스 폴리쿨로룸이라는 사람의 피부 세포에 기생하는 진드기가 빨간코인 사람에게서 정상인보다 훨씬 많이 발견됨에 따라, 이 균이 원인이 되는지에 관심이 모아지고 있다.

③ 빨간코에 조심해야 할 음식 : 포화 지방, 과다한 동물성 식품, 알코올, 카페인, 소금, 설탕, 매운 음식, 유제품, 뜨거운 음료(카페인이 뜨거운 차) 등은 섭취를 적게 하는 것이 좋다.

12. 사마귀에 좋은 성분

성분	권장량	작용
매우 중요한 성분		
비타민B군	50mg/하루 3번	정상적인 세포복제에 중요하다.
비타민C	4,000~10,000mg /일	비타민C는 백혈구의 이동을 증가시키고 세포 내에서의 육탄당 인산 경로에서의 에너지 생성을 촉진하며 백혈구 막의 산화 손상에서 보호하는 역할이 보고되고 있으며, 인터페론 형성을 증가시키는 기능을 가진다. 또한, 바이러스의 이중 나선 구조를 절단하여 바이러스를 격멸하는 작용이 있다.
황		유황 성분은 살균, 살충 작용을 돕는다.
중요한 성분		
시스테인		피부의 표피층은 케라틴 단백질로 이루어져 있으며, 공해 독, 유해 물질을 해독시키는 것이 피부 건강의 선행 조건이다. 그것은 케라틴 단백질 구조의 주성분

성분	권장량	작용
		인 유황 아미노산 시스테인이 맡고 있다. 케라틴 단백질 구조의 주성분인 유황 아미노산이 주류를 이루고 있는 유황은 피부 조직의 케라틴 기능을 더욱 향상시켜 축적된 유해 물질을 정화, 해독시켜 준다. 황이 결핍되면 시스테인의 유해 물질 해독 기능이 저하되어 유해 물질의 침착으로 여드름, 아토피, 피부암 등 각종 피부 질환이 생길 수 있다.
비타민A		비타민A는 피부 상피 세포의 건강에 중요한 영양소로 상피 조직을 건강하게 하고 지나친 피지의 생성을 감소시킨다. 체내 비타민A의 부족은 다른 체 조직의 건조를 일으킬 수 있다. 상피 조직은 특히 침해받기 쉽다. 상피 조직은 피부의 표피, 점막과 위, 장, 방광, 입, 코, 목, 폐 등의 여러 기관들의 내막을 형성한다. 장기간에 걸쳐 비타민A의 섭취가 낮으면 정상적인 상피 조직대신 케라틴이라는 거친 단백 물질이 생성된다. 케라틴의 축적은 피부와 점막을 건조하고 각질화 하게 한다. 그 결과 박테리아와 바이러스가 상피 조직으로 쉽게 들어가 감염 질환을 일으킬 수 있다.
비타민E	400~800IU/일	일반 사마귀에 적용될 수 있으며 캡슐을 열어서 쓰거나 기름을 매일 쓸 수 있다. 비타민이나 효소 크림은 직접 일반 사마귀에 쓸 수 있다.
아연	50~80mg/일	아연은 바이러스에 대한 면역을 높인다. 아연이 부족되면 적과 싸우는 T세포의 형성과 흉선의 기능이 저하되어 버린다.

도움되는 성분

성분	권장량	작용
비타민 복합체		정상적인 세포 분열에 도움을 준다. 충분한 비타민과 무기질의 공급은 치료에 기본이 된다.
무기질 복합체		
사마귀에 도움 되는 약용 식물		율무, 고삼 등

*** 사마귀에 도움되는 사항**

· 환부에 뜸을 뜨던지 으깬 마늘을 환부에 24시간 묶어준다. 물집이 생기면서 일주일 지나면 떨어질 것이다.

13. 산증에 좋은 성분

무기질 중 어떤 것은 용액 내에서 산을 형성하여 산성 환경을 제공하며, 어떤 것은 알칼리성을 제공하여 알칼리성 환경을 만들어 준다. 대사 과정에서 유기 물질은 완전 연소된 후 체액과 작용하게 되어 양이온 즉, Na^+, K^+, Mg_2^+, Ca^{2+} 등이 음이온 즉, PO_3^-, SO_2^-, Cl^- 등보다 과량으로 생산되었을 경우, 식품에서는 알칼리성 회분을 얻었다고 하며 체내에서는 알칼리성 반응을 하게 된다. 그와 반대의 경우를 산성 반응이라 한다. 알칼리성 식품은 주로 양이온을 함유하고 있고, 산성 식품은 주로 음이온을 함유한 식품이다.

성분	권장량	작용
도움되는 성분		
칼륨	99mg/일	칼륨이 부족하면 산, 염기 평형의 불균형으로 체액을 산성으로 기울게 하여 각종 효소의 활성을 크게 떨어뜨리게 되어 각종 대사 작용이 원활하지 못하게 된다.
칼슘		체내에 있는 칼슘의 99%는 뼈와 치아의 성분으로 존재하고 나머지 1%가 체액의 성분으로 산-알칼리의 균형을 이루는 중요한 역할을 담당한다. 칼슘은 산성을 완충시켜 준다.
나트륨		나트륨은 체내에서 칼륨, 염소이온 및 중탄산 이온과 함께 세포 외액에서 알칼리성 반응을 하여 산-알칼리 평형 유지에 관여한다. 나트륨은 알칼리성을 띠는 OH와 결합해서 알칼리를 형성하는 물질로 알려져 있다.
마그네슘		마그네슘은 양이온(Mg^{2+})으로 체내에서는 알칼리성 반응을 하게 된다.
해초류		산을 줄여주고 무기질의 균형을 돕는다.

* 산증에 도움 되는 사항

① 산성 식품과 비타민C의 섭취는 줄이고, 중성 식품과 알칼리성 식품의 섭취를 늘려야 한다.

② 들숨과 날숨의 호흡을 깊게 한다.(산성, 알칼리 식품 참조)

14. 생식기 질환 및 성병에 좋은 성분

(1) 자궁내막염에 좋은 성분

성분	권장량	작용
매우 중요한 성분		
비타민E	하루 400IU로 시작해서 1,000까지 증가한다.	비타민E는 뇌의 시상하부에 작용해 황체 호르몬과 난포 호르몬의 교체를 원활하게 하는 작용을 하여 호르몬의 불균형을 바로 잡아 준다.
비타민A	15,000IU	비타민A가 결핍하면 동물의 생식 기능이 손상된다. 비타민A 결핍은 스테로이드 합성에 필요한 효소를 감소시킴으로써 프로게스테론을 비롯한 성 호르몬의 생성을 저하시키는 것 같다. 또한 비타민A가 결핍되면 생식선의 세포들이 변화하며 부신 조직이 쇠퇴되는 경향을 보인다.
베타카로틴	15,000IU	
효소		세포의 대사 기능을 활성화시켜 늙은 세포와 새로운 세포의 교체를 촉진시켜 정상적인 세포 작용을 유지시킨다.
중요한 성분		
불포화 지방산		불포화 지방산인 감마 리놀렌산은 생리활성 호르몬인 프로스타글란딘의 전조 물질로 정상적인 조직 세포로 활성화시키고 혈행을 개선시킨다.
엽산		엽산은 DNA, RNA의 합성에 보조효소로의 기능을 가지므로 세포 분열에 중요한 인자로, 단백질 대사에 관여하여 치료에 도움을 준다.
비타민C	2,000mg/하루 3번	비타민C는 콜라겐의 합성 과정에 관여하여 염증의 치료에 효과가 있다.
비타민P(바이오 플라보노이드)		비타민P는 비타민C의 산화를 방지하여 비타민C의 효과를 높여 준다.
비타민B군		혈액 세포를 증가시키고 호르몬의 균형을 조절한다.
비타민B5	100mg/하루 3번	비타민B5는 부신을 자극하여 부신피질 호르몬 생성량을 증가시키는데 이는 피부 및 신경의 건강을 위해 대단히 중요하며, 세포내에서 대사를 활성화하는데 중요한 역할을 맡으며 찰과상을 비롯한 모든 상처, 염증, 궤양 등에 필요한 성분이다.

성분	권장량	작용
비타민B6	50mg/하루 3번	비타민B6는 나트륨과 칼륨의 균형을 이루어 체내의 수분 조절과 RNA, DNA 합성에 필요한 성분이다.
도움되는 성분		
칼슘		칼슘은 자궁내막염의 염증과 통증을 줄여주는데 유효하고 마그네슘과 같이 근육의 정상적인 수축과 이완의 균형을 유지한다.
마그네슘		
아연	10mg/하루 3번	아연은 정상적인 면역 기능에 관여하여 감염을 예방한다. 아연이 부족하면 적과 싸우는 T세포의 형성과 흉선의 기능이 저하되어 면역력이 저하된다. 아연은 DNA나 RNA와 같은 핵산의 합성과 분해 및 안정화에 관여하고, 단백질의 대사와 합성을 조절한다. 이러한 단백질 합성 작용으로 새로운 세포 형성이 필요한 조직의 보수나 상처 치유에도 작용한다.
엽록소		피를 만들고 혈액을 정화하여 혈액 내의 염증을 제거하는데 탁월하다. 엽록소는 녹색 식물의 잎에 풍부하다.
철		출혈이 심한 경우 철분 부족일 수 있으므로 철분 공급이 요구된다.
마늘 캡슐		천연의 항생제로 항염 특성을 지닌다.
해초류		필요한 무기질을 제공한다.
자궁 내막염에 도움되는 약용 식물		당귀, 복분자, 인삼 등

*** 자궁내막염에 도움되는 사항**

① 자궁내막염에 조심해야할 음식 : 포화 지방이 많이 함유된 음식, 가공 식품, 튀긴 음식, 패스트푸드, 설탕, 소금, 유제품(버터), 조개류 등의 섭취는 적게 한다.

카페인, 설탕, 소금, 동물성 지방, 버터, 유제품, 고형 지방, 튀긴 음식, 소, 돼지고기, 가공 식품, 패스트푸드 등을 피하라.

② 적당한 운동(항문 조이기, 허리 운동, 걷기 등)은 반드시 해준다.

③ 따뜻한 죽염물로 세정을 해도 도움이 된다.

(2) 자궁의 탈장에 좋은 성분

성분	권장량	작용
중요한 성분		
칼슘	1,500mg/일	칼슘과 마그네슘은 자궁 근육의 정상적인 수축과 이완을 조절하여 근육을 강화시켜 준다.
마그네슘	1,000mg/일	
카르니틴	500mg/하루 2번. 빈속에	카르니틴은 근육쇠약을 방지하는 주요 영양소이다. 근 무력증에 근육의 강도를 증가시키므로 자궁 안의 근육 강화를 증진시킨다.
글리신	500mg/하루 2번. 빈속에	글리신은 근육 조직에 필요한 물질인 크레아틴을 공급하므로 근육의 변성을 막아준다. 크레아틴은 DNA, RNA의 구조에도 이용되므로 핵산의 합성에도 필수 성분이다.
단백질 아미노산		단백질은 모든 세포 조직의 성분이고 체중의 약 16% 가량을 차지하고 있다. 체내의 모든 장기, 근육, 피부, 머리카락 등은 대부분 단백질이다. 성장기에 있는 어린이뿐만 아니라 성인도 체내의 모든 세포에서 계속적으로 새로운 단백질이 합성되고, 오래된 단백질은 분해되므로 단백질의 교체를 위해 지속적인 단백질 공급이 필요하다. 근육 조직의 치료를 증가시킨다.
비타민C	3,000~5,000mg/ 하루에 나눠서	콜라겐은 피부, 연골, 치질, 골질, 세포간질, 모세혈관, 근육 등의 구성 요소이고 콜라겐의 합성 과정에는 비타민C가 관여하며 면역 기능에 영향을 미치며 소변을 산성으로 만들어 세균을 억제하여 방광감염에 걸리지 않도록 지켜주는 중요한 요소이다.
비타민 복합체		조직 회복과 치료를 위해 모든 영양소가 같이 작용한다.
무기질 복합체		
비타민B군		혈액 세포를 증가시키고 호르몬의 균형을 조절한다.
아연	50mg/일.100mg을 초과하지 않는다.	아연은 DNA나 RNA와 같은 핵산의 합성과 분해 및 안정화에 관여하고, 단백질의 대사와 합성을 조절한다.
셀레늄		셀레늄의 부족은 근육이 약해지며 편안하지 않다.

* 자궁의 탈장에 도움되는 사항

① 변비에 주의를 해야 하며, 대변이나 소변을 볼 때 너무 무리하지 말아야 한다.

② 탈장이 시작될 때, 질의 근육을 위해 케겔 운동(질 근육 조임 운동)을 해주는 것이 좋다.

③ 갱년기 여성은 에스트로겐 대체 요법이 탈장의 정도를 낮추고, 생식기 근육을 강하게 하는데, 도움을 줄 수 있다.

(3) 자궁 적출에 좋은 성분

성분	권장량	작용
매우 중요한 성분		
감마 리놀렌산 불포화 지방산 (앵초 기름)		신체가 에스트로겐을 합성하는데 도와준다. 감마 리놀렌산은 생리활성 호르몬인 프로스타글란딘의 전구 물질로서 조직 세포를 활성화시키고, 염증을 제거하며 혈행을 개선시키고 에스트로겐의 합성에 중요하다.
칼슘	2,000mg/일	에스트로겐의 부족은 칼슘의 흡수를 방해한다. 중추 신경계의 작용에 필요하다. 칼슘과 마그네슘은 뇌와 흥분된 신경을 안정시키는 작용을 하고, 자극에 대한 민감성을 완화시켜준다.
마그네슘	1,000mg/일	
비타민C	3,000~6,000mg/ 하루에 나눠서	비타민C는 스트레스에 대항하는 부신호르몬의 생성에 관여하여 스트레스에 대한 방어력을 높여주고 콜라겐 합성 작용에 의해 조직의 재생에도 도움이 된다.
비타민E		400IU로 시작해서 서서히 1,200IU까지 증가 흉터가 생기는 것을 막아주고, 가려움을 경감시키며 수술 부위의 불편함을 막아 준다.
아연		면역 기능을 향상시키고, 손상된 조직을 복구하는 데 중요한 역할을 한다.
비타민A		강력한 항산화제로서 면역 기능을 향상시키고, 점막 조직의 복구에 중요한 역할을 한다.
붕소	3mg/일	칼슘 흡수와 자궁 적출 수술 이후 때때로 일어나는 뼈의 손실을 막아주는데 도움이 된다.
칼륨	99mg/일	과도한 땀으로 인한 염분의 손실 농도를 조절한다.

성분	권장량	작용
비타민B군	100mg/하루 2번 식사 시	비타민B군은 신경을 튼튼히 하고 신경 작용을 안정시킨다.
중요한 성분		
아르기닌	500mg/하루 2번	수술 후 조직 회복에 필수적인 두 가지 아미노산으로 라이신 또한 아미노산 균형을 맞추기 위해 필요하다.
라이신		
도움되는 성분		
비타민 복합체		무기질과 비타민의 균형을 유지시켜 주는 것이 중요하다.
무기질 복합체		

(4) 질염, 백대하에 좋은 성분

성분	권장량	작용
매우 중요한 성분		
불포화 지방산 감마 리놀렌산		감마 리놀렌산은 생리 활성 호르몬인 프로스타글란딘의 전구 물질로서 조직 세포를 활성화시키고, 염증을 제거하며 혈행을 개선시키고 에스트로겐의 합성에 중요하다.
비타민A	50,000IU/일	비타민A는 상피 조직을 건강하게 해주어 감염을 막아주고 면역계를 강화시킨다. 또한 강력한 항산화제로 활성산소로부터 세포막을 보호한다.
비타민C	2,000~5,000mg	비타민C는 면역력을 강화시키며 콜라겐의 합성에 관여하여 염증의 치료에 효과적이다.
비타민E	400IU/일	비타민E는 강력한 항산화제로 활성산소로부터 세포막을 보호해주고, 염증을 제거하며, 면역력을 증진시키고 호르몬 분비를 조절하여 노화를 방지한다.
유산균		유산균은 유익세균으로 질염의 원인이 되는 칸디다균을 파괴한다.
마늘 캡슐		천연 항생제로 항균성 특징을 가지고 있다.

성분	권장량	작용
프로폴리스		꿀벌이 자신의 생존과 번식을 위해 여러 식물에서 뽑아낸 수지(樹脂)와 같은 물질에 자신의 침과 효소 등을 섞어서 만든 물질로 꿀벌은 벌집의 틈이 난 곳에 프로폴리스를 발라 병균이나 바이러스로부터 스스로를 보호하고, 말벌이나 쥐와 같은 적의 침입을 막는다. 천연 항생제로 항균성 특징을 가지고 있다.
염소		백혈구가 외부 물질을 공격할 때와 같은 면역 반응에 관여하는데, 염소는 호중구에 있는 '미에로퍼옥시다제' 라는 효소의 작용으로 차아염소산염을 생성하여 탐식한 세균을 죽이는데 큰 역할을 한다.
비타민B군	100mg	질염 환자에게 종종 결핍 증세를 보인다. 비타민B군은 면역력을 높여주는 면역 비타민이다.

도움되는 성분

성분	권장량	작용
비타민B6	50mg/하루 3번에	에스트로겐은 비타민B6 호르몬의 필요를 증가시킨다.
비타민D	1,000mg	비타민D는 면역 세포, 상피 세포 등의 분화에도 관여한다.
칼슘	1,500mg	칼슘과 마그네슘은 염증과 통증을 줄여주는데 유효하고 자극에 대한 민감성을 완화시켜준다.
마그네슘	1,000mg	

*** 질염, 백대하에 도움되는 사항**

① 좌욕이 도움이 되는데, 아시도필러스균이 풍부한 유산균제나 신선한 마늘 주스를 한 티스푼 첨가한 목욕물, 사과 식초 3컵을 희석한 목욕물, 0.9%의 죽염물 등에 20분가량 좌욕을 해주면 도움이 된다.

② 가려울 때 비타민E나 효소 크림을 환부에 도포하면 효과적이다.

③ 흰 면으로 된 속옷을 착용하여 공기를 잘 통하게 한다.

(5) 성병(칸디다증, 클라미디아)에 좋은 성분

성분	권장량	작용
매우 중요한 성분		
유산균		유산균은 유익세균으로 생식기 감염의 원인이 되는 여러 유해세균을 억제한다. 항생제를 복용할 때 특히 필요하다.
마늘 캡슐		천연 항생제로 감염에 대한 방어력을 높여 주고 조직의 전염을 막으며 성병 치료를 돕는다.
프로폴리스		꿀벌이 자신의 생존과 번식을 위해 여러 식물에서 뽑아낸 수지(樹脂)와 같은 물질에 자신의 침과 효소 등을 섞어서 만든 물질로 꿀벌은 벌집의 틈이 난 곳에 프로폴리스를 발라 병균이나 바이러스로부터 스스로를 보호하고, 말벌이나 쥐와 같은 적의 침입을 막는다. 천연 항생제로 세균이나 바이러스, 곰팡이 등에 강한 작용을 한다.
단백질		단백질은 면역력 강화에 중요한 성분이다. 외부에서 침투한 세균으로부터 신체를 보호하는 항체는 단백질로 구성되어 있으며, 항원과 결합하여 이를 제거하는 역할을 한다. 특정 항원에 특정한 항체가 결합되므로 항체의 종류는 매우 많고, 항체 합성에는 상당량의 단백질이 요구된다. 또한 백혈구 역시 단백질로 구성되어 있다. 또한 단백질은 조직의 재생에 필요하다.
효소		세균이 세포 조직의 일부에 침입하면 염증을 일으키는데 효소는 세포를 활성화시켜 염증을 소염시키고 백혈구를 끌어들여 식균 작용을 돕고 저항력을 강화시키는 작용을 한다.
비타민C	3,000~10,000mg /하루에 나눠서	비타민C는 백혈구 막의 산화 손상에서 보호하며 인터페론 형성을 증가시키고, 바이러스를 격멸하는 등의 작용으로 면역력을 향상시킨다.
아연	100mg/일	아연은 면역 기능에 관여하는데, 아연이 부족하면 적과 싸우는 T세포의 형성과 흉선의 기능이 저하되어 버린다.
중요한 성분		
달맞이꽃 종자유		달맞이꽃 종자유는 감마 리놀렌산을 함유하고 있다.

성분	권장량	작용
앵초 기름		감마 리놀렌산은 생리 활성 호르몬인 프로스타글란딘의 전구 물질로서 조직 세포를 활성화시키고, 염증을 제거하며 혈행을 개선시키고 에스트로겐의 합성에 중요하다.
비타민E	600IU/일	비타민E는 흉선샘의 손상을 막아주며, 백혈구와 적혈구의 세포 지질의 과산화 반응에 대한 보호 작용을 함으로써 신체의 면역력을 높여준다. 또한 항염증 작용이 있어서 염증 부위에 직접 사용할 수 있다.
항산화제 SOD		강력한 항산화제로 활성산소를 제거하여 면역력을 증강시켜 준다.
셀레늄	200mcg	셀레늄은 글루타치온 과산화효소의 일부로 작용하며 면역 작용을 돕기도 한다. 셀레늄 부족은 바이러스 감염에 약하며, 바이러스에 감염된 경우에도 혈중 셀레늄이 부족하면 질병이 빠른 속도로 진행된다.
코엔자임 큐10	30~60mg/일	코엔자임 큐10은 강력한 지용성의 항산화제로 활성산소를 파괴한다.
게르마늄	100mg/일	치료를 도와주며 통증을 완화시켜준다.베타카로틴 베타카로틴은 항산화 작용으로 세포막을 보호한다.
시스테인	500mg/하루 2번	시스테인은 글루타치온의 구성 성분으로 약물, 알코올, 흡연 등으로 발생되는 독성 물질을 해독시키고 활성산소와 바이러스를 파괴한다.
비타민B군	50mg/하루 3번	모든 세포의 원활한 신진 대사 작용에 필요하다. 소화에 중요하다. 탄수화물, 지방, 단백질 대사에 필요하다. 칸디다증은 소화기 내에서의 영양소 흡수를 방해한다.

도움되는 성분

성분	권장량	작용
비타민 복합체		비타민과 무기질의 충분한 공급은 치료에 기본이 된다.
무기질 복합체		
비타민K(알팔파)		항생제는 피가 엉기게 하는 비타민K를 생산하는 장 내 유익균을 파괴하는 데 알팔파는 비타민K의 좋은 공급원이다.
해초류		균형 잡힌 비타민과 무기질을 공급한다.

성분	권장량	작용
카프릴산(옥탄산)		칸디다균을 파괴한다. 특히 야자유에 많이 들어 있다.

(6) 초기 단계에 각종 성병을 알아내는 방법

성분	작용
에이즈	초기 단계에서는 두통, 수면 시의 땀, 체중의 감소, 피로, 임파선이 붓는 경우, 발열, 칸디다증의 증상인 혀가 하얗게 덮이는 현상, 설사, 폐의 감염
칸디다증	성기 부분의 가려움증, 배뇨시의 고통, 음부의 냄새는 없으나 진한 질분비물, 칸디다증은 남성에게서는 드물며 약화된 면역계를 나타낸다.
클라미디아	종종 아무 증상이 없으며 어떤 여성들은 희고 연한 치즈와 흡사한 하얀 질 분비물을 경험하기도 한다. 배뇨 시에 작열감이 있으며 가려움증과 성교 시에 통증이 따르기도 한다. 남성에게서는 투명한 요도의 분비물은 이 병의 감염을 의미한다.
성기 헤르페스	증상은 생식기 부분의 가려움증, 에이는 듯한 통증, 배뇨 시의 불편함 그리고 분비물 등이며 음부나 성기 부분의 삼출성 소낭 모양의 부스럼은 초기 증상이다.
성기 사마귀	부드러운 눈송이나 양배추 모양의 한 개나 여러 개가 음부나 성기, 항문, 샅, 음낭 부분에 생길 수 있다.
임질	주로 아무런 증상이 없을 수 있고 여성은 아무런 증상이 없이 서서히 진행된다. 여성에 어떤 증상이 있다면 그것은 때로 잦은 통증이 있는 소변이며 뿌연 분비물, 음부의 가려움, 골반 부위의 염증, 비정상적인 혈뇨이다. 만약에 남성이 화농성의 요도 분비물이 있다면 다른 증상이 나타나기 이전에 이미 임질로 판명될 수 있다.
골반 염증 질환	화농성의 질 분비물이 열과 아랫배 부분의 통증이 나타날 수 있다.
매독	초기 전염 단계에서는 성기 부근의 통증, 붉은 반점, 피부 조각의 박편, 열, 목 부위나 입, 항문의 따가움 등을 들 수 있다.
트리코모나스 질염	성기 부근의 가려움이나 통증, 녹색의 거품성 또는 황색의 냄새 없는 분비물 등은 자주 일어나며 남성에게 있어서는 투명한 분비물이 초기 증상일 수 있다.

598

* 성병(칸디다증, 클라미디아 등)에 도움되는 사항

① 이 병은 매우 전염성이 강하기 때문에 성교 시 반드시 콘돔을 사용해야하지만 성병을 막는다는 확실한 보장은 없다.

② 칸디다균은 당분이 많은 음식(밀, 귀리, 당밀) 환경에서 잘 자라므로 탄수화물을 적게 먹고, 가공 식품, 불량 식품, 닭고기(모든 닭의 1/3 정도는 살모넬라와 같은 병원균이 있다), 치즈, 알코올, 발효 음식, 초콜릿, 땅콩, 버터, 오이, 버섯, 콩, 설탕, 양배추, 식초, 감귤류, 산성 과일 등의 섭취는 줄여야 한다.

③ 높은 수은 축적량, 저혈당증, 알레르기 등은 칸디다증을 일으킬 수 있으므로 머리카락 검사로 수은의 양을 확인해야 한다.

(7) 성 불감증에 좋은 성분

성분	권장량	작용
매우 중요한 성분		
비타민 복합체		비타민이 부족하면 에스트로겐의 수치가 낮아져서 질분비물이 부적절하게 나올 수 있다.
비타민E	200-400IU로 시작해서 서서히 1,600IU까지 늘린다.	비타민E는 성호르몬을 조절하는 비타민으로 호르몬의 불균형을 잡아 준다.
비타민A	50,000IU/일	비타민A는 상피조직을 건강하게 해주어 감염을 막아주고 면역계를 강화시킨다. 또한 강력한 항산화제로 활성산소로부터 세포막을 보호한다.
비타민B군	100mg/하루 2번	불감증의 주원인은 두려움, 죄의식, 열등감으로부터 유래된 정신학적인 원인으로 비타민B군은 신경을 안정시키고 신진대사를 촉진시킨다.
도움되는 성분		
레시틴		필수 지방산을 함유한다. 레시틴은 신경 세포의 피로나 장애를 고치는 작용을 하고 있다. 레시틴이 부족하면 뇌에 피로가 축적되어 불안 초조해지고 스트레스가 생기기 쉽다. 그 외에도 일상 생활에 있어서의 불안이나 불면, 성적불능 등의 원인 중 하나가 뇌기능의 혹사에서 오는 레시틴 부족이다.

성분	권장량	작용
페닐알라닌		페닐알라닌은 다른 아미노산의 작용을 도우므로 인체에 활력을 주는 성분이다. 성욕증진에도 도움이 된다. 티로신은 신경전달물질의 양을 증가시켜 뇌의 기능을 도와 준다. **위험 : 고혈압, 당뇨, 임신중일 경우에는 복용량을 줄여라.**
티로신		
아르기닌		아르기닌은 간에서 대사되어 산화질소(NO, nitric oxide)가 되어 혈관확장작용에 의해 생식기로의 혈액순환을 증가시킨다.
PABA(파라 아미노 벤존산)	100mg/일	PABA는 단백질의 분해 및 합성대사에 보조효소로 작용하므로 생체적 기능을 증가시킨다.
비타민C	3,000~6,000mg/ 하루에 나눠서	부신피질 호르몬 등 스테로이드 호르몬의 산화방지나 합성촉진 작용에 관여하여 분비선의 기능을 정상적으로 유지시키고 스트레스에 대한 방어력을 높여 준다.
비타민P(바이오 플라보노이드)		비타민C의 산화를 막아 비타민C의 효과를 높여 준다.
아연	50-80mg/일	아연은 호르몬의 합성과 활성에 영향을 미치고, 세포 신호전달의 역할을 하며, 호르몬 분비, 신경작용전달에도 영향을 미친다. 아연이 부족하면 성기능저하가 나타난다.
무기질 복합체		무기질의 충분한 공급은 신진대사에 중요하다.
생선 간 유		비타민A, D를 공급한다.
요오드		요오드가 부족하면 시간의 흐름에 대한 반응이 느려지고 두뇌기능에 이상이 올 수 있어 성불감증이 올 수 있다.
해초류		미네랄과 요오드의 좋은 원천이다.
성 불감증에 도움되는 약용 식물		화분, 인삼, 고투콜라 등

* 불감증에 도움 되는 사항

· 갑상선 기능 저하 시 불감증이 발생할 수 있으므로 갑상선 기능 검사를 해보는 것이 좋다.

15. 설사에 좋은 성분

성분	권장량	작용
매우 중요한 성분		
식이섬유		펙틴이나 구아(GUAR)같은 수용성 섬유질은 장에서 음식물이 지나는 속도를 늦추어주는 대신 불용성 섬유질은 약간 빠르게 하여주는 특징이 있다. 섬유질이 변비에만 이용되는 것이 아니라 장의 기능이 약해 정상 대변이 아닌 연변 상태를 치료하는 데도 좋은 효과가 있다. 또한 장내 유익세균(유산균이나 비피더스균)을 증강시키는 반면, 병원성 장내 세균의 번식을 억제하고 발암 물질의 발생도 억제하는 효과가 있다.
키토산		키토산은 장내의 유효균의 증식을 도와 해로운 분비물의 생성을 억제하여 장 질환, 설사, 변비 등을 예방한다.
숯		숯은 수분 흡착성이 있어서 설사에 효과가 있다. 절대로 다른 비타민이나 약과 같이 복용해서는 안된다.
해초류		손실된 무기질을 보충하는데 효율적인 무기질 공급원이다.
중요한 성분		
유산균		장내에 정착한 유산균은 병원성 세균이 소화관 상피에 부착하는 것을 방해하여 질병 발생을 막아 주며 유산균에 의해 생성된 항생 물질이 설사를 일으키는 병원성 미생물이나 장내 유해균을 죽이거나 증식을 억제한다. 헬리코박터 파이로리균의 생육 억제, H_2O_2의 살균 작용 등의 기작에 의하여 설사, 장염 등의 예방 치료 효과가 있다. 또한 비타민은 장내에서 비타민B군의 합성에 필요하다.
비타민A		점막 상피 세포를 튼튼하게 하여 장 상태를 좋게 한다.
도움되는 성분		
비타민B3 (나이아신)		나이아신의 가벼운 결핍은 소화기의 이상을 초래한다. 나이아신이 결핍되면 소화액이 과소 분비된다. 나이아신 결핍 시 위에서 위산의 생산이 거의 되지 않는다. 나이아신의 결핍은 소화기의 이상을 초래하

성분	권장량	작용
		고, 심한 결핍일 때는 소화 불량이 자주 발생하는데, 소화 불량이 되면 섭취한 음식물에 함유된 영양분이 잘 흡수될 수 없고 소화되지 않은 음식물에 부패성 박테리아가 번성하여 창자 내 염증이 생기고(직장과 질과 항문 주위에 염증이 가장 많이 생긴다), 가스가 차고 헛배가 부르며 변비 또는 설사가 생긴다.
엽산		엽산이 결핍되면 성장하는 조직에서 중요한 과정인 세포 분열과 단백질 합성이 손상되는데, 특히 세포의 수명이 짧은 적혈구 세포와 위장관 세포의 대체가 손상된다. 엽산 결핍의 첫 두 가지 증세는 빈혈과 위장관의 퇴행 현상(소화 작용 장해, 토사, 설사)이다.
비타민C	500mg/하루 3번	비타민C의 결핍은 설사를 일으킬 수 있다. 반대로 과잉섭취 시에도 설사를 일으킬 수 있다. 비산성형태를 사용하는 것이 좋다.
불포화 지방산		불포화 지방산은 각 장기에 활력을 주고, 혈액을 통해 세포, 조직, 기관에 산소 공급을 도와주므로 인체 호흡에 대단히 중요하다. 또한 분비선의 구조물로 정상적인 선의 기능을 유지시켜 준다. 건강한 피부와 점막을 위해 영양 공급을 하여 준다. 불포화 지방산의 부족은 세포의 핵 안에서 구조 및 효소들의 정상적 기능에 변화를 일으킴으로 이상을 초래하여 설사를 일으킬 수 있다.
칼슘	1,500mg/일	심한 설사는 무기질의 손실을 야기한다. 칼슘을 충분히 보충해야 하고 칼슘은 변의 형태를 잡아준다.
마그네슘	1,000mg/일	칼슘의 흡수와 PH 조절 작용을 한다.
칼륨	99mg/일	설사로 인한 칼륨의 손실을 보충한다.
효소 복합체		효소는 음식물의 분해와 흡수를 도와 소화를 촉진시킨다.
실리움 씨앗 (차전자 씨)		차전자씨는 식이섬유 함유 식품으로 정상적인 변을 나오게 한다.
비타민E	400~1,000IU/일	비타민E는 강력한 항산화제로 활성산소로부터 장벽의 세포막을 보호한다.
마늘 캡슐		천연 항생제로 장내의 유해 세균과 기생충을 죽인다.
프로폴리스		꿀벌이 자신의 생존과 번식을 위해 여러 식물에서 뽑

성분	권장량	작용
		아낸 수지(樹脂)와 같은 물질에 자신의 침과 효소 등을 섞어서 만든 물질로 꿀벌은 벌집의 틈이 난 곳에 프로폴리스를 발라 병균이나 바이러스로부터 스스로를 보호하고, 말벌이나 쥐와 같은 적의 침입을 막는다. 천연 항생제로 장내의 유해세균과 기생충을 죽인다.
설사에 도움되는 약용 식물		유근피, 생강, 카모밀 등 〈설사에 좋은 성분〉

* 설사에 도움되는 사항

① 설사는 우리 신체가 독성 물질을 밖으로 내보내는 것이기 때문에 설사가 멈출 때까지 최소 2일간 약물을 복용하지 않는다.

② 설사에 조심해야 할 음식 : 유제품, 글루텐을 포함한 음식(밀, 귀리, 당밀 등), 지방이 많이 함유된 음식 등의 섭취를 줄여야 한다.

③ 설사에는 쌀미음이 좋다.

16. 손톱 문제에 좋은 성분

성분	권장량	작용
매우 중요한 성분		
단백질		단백질은 모든 세포 조직의 성분이고 체중의 약 16% 가량을 차지하고 있다. 체내의 모든 장기, 근육, 피부, 머리카락 등은 대부분 단백질이다. 단백질은 새로운 손톱의 형성 재료이며 단백질이 결핍되면 손톱을 이루는 단백질인 케라틴이 부족하게 되어 손톱이 벗겨지고 깨지고 갈라진다.
비타민A	25,000IU/일	인체는 비타민A가 없이는 단백질을 이용할 수 없다. 유화제의 형태는 인체에 쉽게 흡수된다.
비타민D		손톱은 단백질인 케라틴으로 이루어져 있다. 케라틴을 형성하는 각질 세포의 분화에 비타민D가 중요한

성분	권장량	작용
		역할을 하는 것으로 알려져 있다.
황		황이 부족하면 케라틴의 형성이 정상적이지 않아 손, 발톱의 형성, 성장에 문제가 생기게 되어 잘 부러지고 각질화가 나타나게 된다.
도움되는 성분		
젤라틴		손톱의 형성에 필요한 단백질이다. 족발, 우족 등에 함유되어 있다.
시스테인		손톱, 발톱, 피부, 머리카락의 구성 성분이며, 콜라겐의 생성과 피부의 탄력을 유지하는데 필요하다.
메치오닌		황을 함유한 아미노산으로 손톱 건강에 필요하다.
비타민B군		비타민B의 부족은 부서지기 쉬운 손톱을 만들어낸다.
비타민B2		비타민A와 협동하여 소화기 점막을 튼튼히 하여 주며, 피부, 손톱, 발톱, 머리칼 등에 산소의 이용률을 높여준다.
비오틴		손톱이나 모발의 정상적인 케라틴 구성을 위한 카르복실화 반응에 보조 효소로써 작용하여 단단한 손톱, 건강한 모발의 유지를 돕는다.칼슘손톱의 형성에 필요하다.
비타민C	3,000mg/일	비타민C의 부족은 손거스러미나 손톱 주변의 조직에 염증과 연관이 되어 있다.
맥주 효모		단백질, 비타민B군 등의 함량이 많을 뿐만 아니라 필요한 모든 영양소를 함유하고 있다.
규소		털과 뼈, 튼튼한 손톱에 유익하다.

* 손톱에 나타나는 신체의 이상

① 손톱이 변하는 것은 인체의 어느 부분에서인가 이상이 있다는 것을 의미하는 것으로 이런 변화는 다른 인체의 부분이 표시하기 전에 먼저 질병을 암시할 수 있다.

② 두꺼운 손톱은 혈관계가 약화됐거나 순환계에 이상이 있음.

③ 손톱이 얇아지면 피부 가려움증을 암시한다.

④ 손톱이 시작되는 부분의 하얀 반달 부분이 붉게 변한다면 심장에 이상이 있는 것임.

⑤ 손톱이 시작되는 부분의 하얀 반달 부분이 암청색으로 변한다면, 은 중독이나 폐에 이상이 있는 것임.

⑥ 손톱이 시작되는 하얀 반달 부분 없이 잘 부서지고 약해진다면 이는 갑상선이 과도한 활동을 하는 것을 나타낸다.

길이 방향의 홈이나 갈라짐은 신장의 장애나 노화, 철분 부족과 관련이 있음.

⑦ 흰 손톱은 간이나 신장의 질환 또는 빈혈을 암시한다.

⑧ 손톱에 하얀 줄이 나타난다면 간에 이상.

⑨ 검거나 얇고 평평한, 숟가락 모양의 손톱은 비타민B12의 부족이나 빈혈을 암시한다.

⑩ 손톱을 받쳐주는 살이 진한 청색일 경우 천식임을 나타낼 수도 있다.

⑪ 손톱 밑 부분과 손톱이 떨어진다면 갑상선에 문제가 있음.

⑫ 얽은 자국이 있는 적갈색이 자국이 나타나거나 닳고 갈라진 손톱은 건선을 나타낼 수도 있고 비타민C나 엽산, 단백질이 필요할 수 도 있다.

⑬ 이가 빠지거나 벗겨지고, 갈라지거나 쉽게 부서진다면 영양 부족, 염산과 단백질의 부족을 나타낼 수 있다. 무기질이 필요하다.

⑭ 손톱 밑 부분이 붉게 변한다면 결합 조직에 문제.

⑮ 끝부뷰에 분홍색 색조가 도는 것은 경화를 암시한다.

⑯ 손톱의 색깔이 흐려지는 것은 오랜 질병, 스트레스, 니코틴, 알레르기, 당뇨에 의해 야기될 수 있다.

⑰ 손톱이 녹색이 되면 세균 감염이나 곰팡이 감염에 걸린 것이고 손톱은 갈라진다.

17. 수두에 좋은 성분

성분	권장량	작용
필수적인 성분		
비타민A		비타민A는 감염과의 싸움에 중요한 역할을 한다. 건강한 상피 조직의 유지는 박테리아와 바이러스의 침입을 막는데 도움이 된다.
베타카로틴	15,000IU/일	베타카로틴은 비타민A의 전구 물질이다.
비타민C		비타민C는 백혈구의 막의 산화 손상에서 보호하며 인터페론 형성을 증가시키고, 바이러스를 격멸하는 등의 작용으로 면역력에 기여하고 열병을 낮추는 데 효과가 있다.
매우 중요한 성분		
비타민E	400~600IU/일	비타민E는 강력한 활성산소 제거제이며 산소 운반제이며, 치료 효과를 높인다.
칼륨	99mg/일	열과 빠른 치료에 도움을 준다.
아연	80mg/일	아연은 정상적인 면역 기능에 관여하는데, 아연이 부족하면 적과 싸우는 T세포의 형성과 흉선의 기능이 저하되어 버린다.
프로폴리스		꿀벌이 자신의 생존과 번식을 위해 여러 식물에서 뽑아낸 수지(樹脂)와 같은 물질에 자신의 침과 효소 등을 섞어서 만든 물질로 꿀벌은 벌집의 틈이 난 곳에 프로폴리스를 발라 병균이나 바이러스로부터 스스로를 보호하고, 말벌이나 쥐와 같은 적의 침입을 막는다. 천연의 항생제로 세균 및 바이러스 억제에 효과가 있다.
수두에 도움되는 약용 식물		생강 등

* 수두에 도움되는 사항

· 열이 날 때는 가공 식품과 우유의 섭취를 줄이는 것이 좋다.

18. 수막염에 좋은 성분

성분	권장량	작용
도움되는 성분		
단백질(효소)		단백질은 생체 조직의 재료로서 조직의 복구와 막의 보호에 유용하며 면역 기능에 중요하다. 외부에서 침투한 세균으로부터 신체를 보호하는 항체는 단백질로 구성되어 있으며, 항원과 결합하여 이를 제거하는 역할을 한다. 특정 항원에 특정한 항체가 결합되므로 항체의 종류는 매우 많고, 항체 합성에는 상당량의 단백질이 요구된다. 그러므로 새로운 항체의 신속한 합성에 필요한 아미노산의 공급이 가능할 때 적절한 면역 반응이 이루어진다. 비타민A는 강한 항산화제로 면역력을 증가시켜준다. 모든 막의 보호와 치료에 필요하다.
비타민C	3,000~10,000mg /일	비타민C는 백혈구의 막의 산화 손상에서 보호하며 인터페론 형성을 증가시키고, 바이러스를 격멸하는 등의 작용으로 면역력에 기여하고 염증의 치료에 효과가 있다. 또한 혈류를 깨끗이 하는 데 도움이 된다.
비타민P(바이오 플라보노이드)		비타민C의 산화를 막아 비타민C의 작용을 높여 준다.
셀레늄		백혈구, 자연 살해 세포(NK세포) 등의 활성을 증가시키며 세포성 면역 체계와 호르몬성 면역 체계의 기능을 강화시킨다. 또한 셀레늄은 글루타치온 과산화 효소의 일부로 자용하며 면역 작용을 돕기도 한다. 셀레늄 부족은 바이러스 감염에 약하며, 바이러스에 감염된 경우에도 혈중 셀레늄이 부족하면 질병이 빠른 속도로 진행된다.
게르마늄	200mg/일	인터페론의 생성을 늘려 바이러스 감염을 막아 준다.
아연		아연은 정상적인 면역 기능에 관여하는데, 아연이 부족되면 적과 싸우는 T세포의 형성과 흉선의 기능이 저하되어 버린다.
비타민 복합체		조직의 보호와 치료에 도움을 준다.
미네랄 복합체		
마늘 캡슐		냄새가 없는 마늘은 면역계를 자극하여 강화시켜 준다.

성분	권장량	작용
프로폴리스		꿀벌이 자신의 생존과 번식을 위해 여러 식물에서 뽑아낸 수지(樹脂)와 같은 물질에 자신의 침과 효소 등을 섞어서 만든 물질로 꿀벌은 벌집의 틈이 난 곳에 프로폴리스를 발라 병균이나 바이러스로부터 스스로를 보호하고, 말벌이나 쥐와 같은 적의 침입을 막는다. 천연 항생제로서 염증 제거에 효과가 있다.

*** 수막염에 도움되는 사항**

· 수막염에 조심해야 할 음식 : 점액 분비를 증가시키는 음식(동물성 단백질, 흰 밀가루 제품, 유제품, 염, 카페인 등)은 섭취를 줄여야 한다.

608

19. 식욕 과항진(다식증)에 좋은 성분

성분	권장량	작용
매우 중요한 성분		
효소		세포의 대사 기능을 활성화시켜 늙은 세포와 새로운 세포의 교체를 촉진시켜 정상적인 세포 작용을 유지시켜 신진 대사 기능을 정상적으로 되돌리는 데 효과가 있다.
비타민 복합체		다식증은 엄청난 비타민과 무기질의 결핍을 초래하기 때문에 충분한 비타민과 무기질을 보충해야 한다.
무기질 복합체		
중요한 성분		
식이섬유		소화기 세균을 안정시키고 간을 방어한다. 식이섬유 섬유질은 소화가 되지 않기 때문에 같은 량의 음식을 먹어도 포만감이 오래가, 공복감을 덜어 주어 자꾸만 먹고 싶은 다식증을 해소해 준다.
지질 불포화 지방산 감마 리놀렌산		탄수화물은 소화가 빨리 되는 반면 지질은 비교적 서서히 소화되므로 지질이 많은 음식을 먹었을 때는 오래도록 만복감을 느끼게 된다. 또한 십이지장에 지질

성분	권장량	작용
DHA EPA		이 머물러 있는 동안에도 위를 자극하여 공복감을 억제하는 호르몬을 분비함으로써 공복감을 지연시킨다. 단, 불포화지방산 위주로 섭취하는 것이 좋다.
비타민B군 비타민B6	100mg/하루 3번	세포 기능에 필수적이다. 음식의 소화와 모든 음식의 흡수에 필요하다. 뇌 속에 세로토닌의 분비가 높으면 식욕이 억제되는데, 비타민B6는 신경 전달 물질인 세로토닌의 양을 증가시켜 식욕을 억제시킨다.
비타민C	5,000mg/하루에 나눠서	비타민C는 스트레스에 대한 방어력을 높여 준다.
단백질		자유형 아미노산은 신체 내에서 매우 빨리 흡수되며 단백질 부족은 큰 병을 일으킬 수 있다. 단백질은 식욕 조절 호르몬의 원료가 된다.

도움되는 성분

성분	권장량	작용
맥주효모		비타민B와 다른 필수적인 영양소를 함유한다.
익히지 않은 음식 (생식)		단백질 변성 온도인 55~65도가 되면 음식물 중의 단백질로 구성되어 있는 효소들이 변성이 일어나 맛이 좋아지게 된다. 생식은 효소의 변성이 일어나지 않아 맛이 없고 인체 내에서의 에너지 활성도가 높아 많이 먹을 수가 없다.

*** 식욕 과항진에 도움 되는 사항**

· 단 음식과 밀가루 음식, 탄수화물(식사에서 당분을 제거할 때 증상이 감소함)이 많이 들어있는 음식 등은 섭취를 줄여야 한다.

20. 식욕 부진에 좋은 성분

성분	권장량	작용
매우 중요한 성분		
단백질		단백질은 정상 소화 기능 유지를 위해 필요하다. 효소가 있어야 섭취한 음식물이 혈액에 잘 흡수되도록 수용성 미립자로 만들어준다. 효소 역시 단백질로 구성되어 있다. 단백질 섭취가 충분해야만 위, 창자, 및 췌장 등에서 충분한 소화 효소를 분비할 수 있다. 위와 창자 등도 다른 근육과 마찬가지로 단백질로 되어 있는 근육이다. 위와 창자는 활발하게 수축 작용을 하여 음식물과 위액, 소화액 등 효소와 잘 혼합시켜 소화시켜야 하고, 소화된 음식물들을 영양소를 흡수하는 창자에 활발하게 접촉시켜야 한다.
효소		세포의 대사 기능을 활성화시켜 늙은 세포와 새로운 세포의 교체를 촉진시켜 정상적인 세포 작용을 유지시켜 신진 대사 기능을 정상적으로 되돌리는 데 효과가 있다.
비타민 복합체		비타민과 무기질의 충분한 공급은 원활한 소화를 위해서 필요하다.
미네랄 복합체		
비타민A	25,000IU/일	비타민A는 상피 세포의 건강을 유지시키는데 비타민A가 결핍되어 상피 세포가 퇴화함에 따라 맛과 냄새 감각이 저하되고 그 결과로 식욕도 잃게 된다. 또한 비타민A가 존재하지 않으면 위, 장의 배상 세포의 점액 분비가 감소되고 영양소의 정상적인 소화 흡수가 방해되어 소화 능력이 저하되고 설사 등의 증세를 보인다.
아연	80mg/일	아연은 맛을 감지하는 능력에 관여하여 정상적인 미각을 유지시키는 기능을 한다. 아연이 결핍되면 식욕 부진이 일어날 수 있다.
칼슘	1,500mg/일	칼슘은 췌장에서 리파아제의 분비를 촉진시키는 작용을 하는 데 결핍되면 정상적인 리파아제의 분비에 이상이 생길 수 있어 지방의 소화에 문제가 생길 수 있다. 이로 인해 식욕 부진이 발생할 수 있다.
마그네슘	750mg/일	마그네슘은 전세포의 생명 현상 유지를 위한 중요한 효소 반응을 촉매하는 필수적인 물질이다. 마그네슘

성분	권장량	작용
		이 결핍되면 식욕 부진이 나타날 수 있다.
염소		염소의 섭취가 적으면 염산의 생성이 적어져서 위액의 산도가 저하되어 소화 능력에 문제가 생겨 소화가 잘 되지 않고 이로 인해 식욕 부진이 생길 수 있다.
비타민B군	100mg 이상/일	식욕을 늘리는 강한 비타민이다.
비타민B1		비타민B1은 식욕 부진을 예방하는데 도움이 된다.
비타민B6		염산 생성제에 필요하며 수분의 정체를 경감시킨다.
구리	3mg/일	구리는 아연과의 균형을 위해 필요하다.
비타민D		비타민D의 결핍은 식욕 부진을 초래할 수 있다.

도움되는 성분

성분	권장량	작용
맥주효모		영양소가 풍부하며 특히 비타민B군이 많다. 식욕을 늘려준다.
식욕부진에 도움되는 약용식물		회향, 생강, 박하, 파파야, 딸기류 등

* 식욕 부진에 도움되는 사항

① 몸이 받아들일 수 있는 음식 중 식욕을 촉진하는 음식(버터밀크, 치즈, 닭고기, 다랭이, 카스타드, 바나나, 콩, 푸딩, 야채쉐이크, 건과류, 요구르트, 칠면조 고기, 탈지우유, 두유, 마카로니, 시리얼 등이 들어 있는 음식들은 체중을 증가시키고 소화가 잘 되고 유효균이 포함되어 있으며 단백질과 필수 지방산이 풍부함) 등을 많이 섭취한다. 식전이나 식사 중에 술을 마시지 않는다.

② 적당한 운동은 식욕을 증가시킨다.

21. 식중독에 좋은 성분

성분	권장량	작용
매우 중요한 성분		
마늘 캡슐		천연 항생제로 강력한 해독제이다.
프로폴리스		꿀벌이 자신의 생존과 번식을 위해 여러 식물에서 뽑아낸 수지(樹脂)와 같은 물질에 자신의 침과 효소 등을 섞어서 만든 물질로 꿀벌은 벌집의 틈이 난 곳에 프로폴리스를 발라 병균이나 바이러스로부터 스스로를 보호하고, 말벌이나 쥐와 같은 적의 침입을 막는다. 천연 항생제로 강력한 해독제이다.
비타민C		독 또는 유해한 물질이 체내에 들어왔을 때, 비타민C를 다량 투여하면 독을 해독 또는 무력화시킨다. 또한 면역력을 증진시켜서 감염에 대한 방어력을 높여 준다.
비타민P(바이오 플라보노이드)	8,000mg/일	비타민C의 효과를 높여 준다.
칼륨	99mg/일	칼륨과 나트륨의 적당한 균형이 필요하다.
도움되는 성분		
유산균		장내에 정착한 유산균은 병원성 세균이 소화관 상피에 부착하는 것을 방해하여 질병 발생을 막아 주며 유산균에 의해 생성된 항생 물질이 설사를 일으키는 병원성 미생물이나 장내 유해균을 죽이거나 증식을 억제한다. 헬리코박터 파이로리균의 생육 억제, H_2O_2의 살균 작용 등의 기작에 의하여 설사, 장염 등의 예방 치료 효과가 있다. 또한 비타민은 장내에서 비타민B군의 합성에 필요하다.
식이섬유		섬유질은 소화기 안에서 해로운 물질들을 흡착, 배설하는 성질이 있다.
키토산		키토산은 장내를 깨끗이 하고, 비피더스균이나 유산균과 같은 장내 유익균이 증가할 수 있는 환경을 만들고, 항균 작용으로는 유해균, 다이옥신, 환경호르몬 등 유기물과 결합하여, 변을 통해 체외로 배출시킨다.
시스테인	500mg/일	유황을 함유한 아미노산으로 해로운 물질을 해독시

612

성분	권장량	작용
		키고, 방사선으로부터 보호한다.
메치오닌	500mg/일	소화를 촉진하고, 독성 물질의 해독과 배설을 촉진, 납과 같은 중금속의 배설을 촉진한다. 인체에 독성 물질이 증가하면 메티오닌은 글루타치온의 전구 물질인 시스테인으로 전환한다.
셀레늄	200mcg/일	셀레늄은 강력한 항산화제로 식중독 이후 발생되는 가스 제거에 효과적이다.
SOD		SOD는 강력한 항산화제로 식중독 이후 발생되는 가스제거에 효과적이다.
비타민E	600IU/일	비타민E는 흉선샘의 손상을 막아주며, 백혈구와 적혈구의 세포 지질의 과산화 반응에 대한 보호 작용을 함으로써 신체의 면역력을 향상시킨다.
해초류		필요한 무기질의 효율적인 공급원이다.
식중독에 도움되는 약용 식물		차콜(숯) 등

* 식중독에 도움되는 사항

· 어떤 종류의 중독에서는 구토를 유도하는 것이 바람직하나 심각한 두통과 구토 때문에 고통을 겪는다면 알레르기를 의심해 봐야 한다.

22. 신경성 식욕 부진에 좋은 성분

성분	권장량	작용
매우 중요한 성분		
단백질 효소		단백질은 정상 소화 기능 유지를 위해 필요하다. 효소가 있어야 섭취한 음식물이 혈액에 잘 흡수되도록 수용성 미립자로 만들어준다. 효소 역시 단백질로 구성되어 있다. 단백질 섭취가 충분해야만 위, 창자, 및 췌장 등에서 충분한 소화 효소를 분비할 수 있다. 위와 창자 등도 다른 근육과 마찬가지로 단백질로 되어 있는 근육이다. 위와 창자는 활발하게 수축 작용을 하여 음식물과 위액, 소화액 등 효소와 잘 혼합시켜 소화시켜야 하고, 소화된 음식물들을 흡수하는 창자에 활발하게 접촉시켜야 한다.
칼슘 마그네슘		칼슘에는 신경이 초조해지는 것을 억제하고, 안정시키는 작용이 있기 때문에 결핍되면 뇌의 활동이 저하되어 불안하거나 신경 과민, 우울증 등의 증상이 나타난다. 마그네슘도 칼슘과 균형을 이루어 신경을 안정시킨다. 칼슘의 흡수를 높이는 비타민D나 마그네슘이 결핍되지 않도록 섭취해야 한다. 칼슘은 췌장에서 리파아제의 분비를 촉진시키는 작용을 하는 데 결핍되면 정상적인 리파아제의 분비에 이상이 생길 수 있어 지방의 소화에 문제가 생길 수 있다. 이로 인해 식욕 부진이 발생할 수 있다. 마그네슘은 전 세포의 생명 현상 유지를 위한 중요한 효소 반응을 촉매하는 필수적인 물질이다. 마그네슘이 결핍되면 식욕 부진이 나타날 수 있다.
비타민B군		신경이 뇌의 중추 신경을 비롯해 수족의 말초 신경까지 정상으로 작용하기 위해서는 비타민B군이 필요하다. 또한 비타민B군은 식욕을 늘리는 강한 비타민이다.
비타민B12		비타민B12는 단백질, 지방, 탄수화물의 대사에도 관여하여 소화 작용에도 필요하다. 신경성 식욕 부진에서 영양의 결핍으로 인해 비타민B12가 결핍될 수 있는데, 이는 악성 빈혈로 이어질 수 있다. 이를 방지하기 위하여 비타민B12의 보충이 필요하다.
비타민 복합체	권장량	이것은 빠르게 위장을 통과하고 흡수하는 양은 적으므로 많은 양을 복용해야 한다.

성분	권장량	작용
비타민C		비타민C는 산을 증가시켜 소화 작용을 돕는다.
염소		염소의 섭취가 적으면 염산의 생성이 적어져서 위액의 산도가 저하되어 소화 능력에 문제가 생겨 소화가 잘 되지 않고 이로 인해 식욕 부진이 생길 수 있다.
셀레늄	200mcg/일	셀레늄은 췌장의 기능을 정상적으로 유지하는데 필수적이며 지방의 소화나 흡수에 관여해 부족 시 소화 기능 저하로 인해 식욕 부진이 나타날 수 있다.
아연	50mg/일	아연은 맛을 감지하는 능력에 관여하여 정상적인 미각을 유지시키는 기능을 한다. 아연이 결핍되면 식욕 부진이 일어날 수 있다.

중요한 성분

성분	권장량	작용
비타민A	15,000IU/일	비타민A는 상피 세포의 건강을 유지시키는데 비타민A가 결핍되어 상피 세포가 퇴화함에 따라 맛과 냄새 감각이 저하되고 그 결과로 식욕도 잃게 된다. 또한 비타민A가 존재하지 않으면 위, 장의 배상 세포의 점액 분비가 감소되고 영양소의 정상적인 소화 흡수가 방해되어 소화 능력이 저하되고 설사 등의 증세를 보인다.
유산균		신경성 식욕 부진의 경우 구토나 설사약의 사용이 많은데 이때 감소된 장내 유익 세균을 보충하는 것이 중요하다.
칼륨	99mg/일	신경성 식욕 부진 환자에서는 칼륨의 부족이 많이 나타난다. 칼륨의 보충이 필요하다.
미네랄 복합체	50~100mg/일	구토나 설사약으로 인해 체내 전해질의 불균형이 생길 수 있는데 소모된 미네랄을 보충할 필요가 있다.
비타민D	600IU/일	비타민D의 결핍은 식욕 부진을 초래할 수 있다. 또한 영양의 결핍으로 인한 뼈의 감소를 막는다.

도움되는 성분

성분	권장량	작용
맥주 효모		균형 잡힌 비타민B군의 효율적인 공급원이다.
해초류		균형 잡힌 무기질의 효율적인 공급원이다.
비타민E	600IU/일	신체 치료를 위한 산소 흡수를 증가시킨다.

성분	권장량	작용
신경성 식욕 부진에 도움되는 약용 식물		생강, 인삼, 박하 등

* 신경성 식욕 부진에 도움되는 사항

· 신경성 식욕 부진에 조심해야할 음식 : 설탕과 밀가루 음식 등

23. 알칼리 혈증에 좋은 성분

성분	권장량	작용
도움되는 성분		
염소		염소 이온은 인산염, 탄산염, 황산염, 유기산, 단백질과 마찬가지로 산성 반응에 관여 하여 산과 염기의 평형 유지에 직접적으로 관여하여 혈액의 PH를 중성으로 유지한다.
인		인은 혈액과 세포 내에서 인산으로 산과 염기의 평형을 조절하는 중요한 완충 작용을 한다. 인산이온은 수소이온과 쉽게 결합한다. PO_43- , HPO_42, H_2PO_4는 혈액의 주된 음이온이다. 인산 이온은 신체가 너무 산성화할 때에는 수소 이온과 더 많이 결합하고, 너무 알칼리화할 때에는 수소 이온을 내어놓는다. 다시 말해서 인산이온과 이를 함유하는 화합물들은 체내의 지나친 PH의 변화를 막는 완충제의 역할을 한다.
황	250mg	세포 외액에 존재하는 황의 이온화 형태인 황산염은 체내에서 산성 반응에 관여하여 산과 염기 평형 조절에 관여한다.
염화암모늄		바닷물이나 칡뿌리에서 찾을 수 있다. 주의 : 독성
베타인 함유 염산		베타인은 염기성 함질소 화합물로서 베타인 염산염의 형태로 위액의 산도 조절 치료제로 사용된다. 소화기 내의 산을 방출하는 소화 효소이다. 베타인은 구기자에 특히 많이 함유되어 있다.

성분	권장량	작용
비타민C	3,000~6,000mg/ 하루에 나눠서	비타민C의 과잉에서 산증이 올 수 있다.
셀레늄	200mcg/일	알칼리증을 일으키는 유리기를 제거한다.
시스테인	500mg씩/하루 2번	글루타치온의 구성성분으로 약물, 알코올, 흡연 등으로 발생되는 독성 물질을 해독시키고 조직을 산화시켜 준다.
비타민B6	50mg/하루 3번	염산 생성제에 필요하며 수분의 정체를 경감시킨다.
비타민B군	100mg/일	비타민B군은 PH 조정에 필수적이다.
비타민P(바이오 플라보노이드)		비타민C의 산화를 방지하여 비타민C의 효과를 높여 준다.
들장미 열매		들장미 열매에는 오렌지 60배에 달하는 비타민C가 함유되어 있다.
감귤류		비타민C가 많이 함유되어 있어 많은 양을 섭취 시 산증으로 기울 수 있다.

* 알칼리 혈증에 도움되는 사항

① 알칼리성 식품과 염분 등은 피하고, 산성 식품의 섭취를 늘린다.

② 호흡은 몸의 산성과 알칼리성 균형에 영양을 주므로, 들숨과 날숨을 깊게 한다.

24. 염증에 좋은 성분

성분	권장량	작용
필수적인 성분		
효소		효소는 세균이 세포 조직의 일부에 침입하면 염증을 일으키는데 효소는 세포를 활성화시켜 염증을 소염시키고 백혈구를 끌어들여 식균 작용을 돕고 저항력을 강화시키는 작용을 한다. 또한 혈액속의 독성 물

성분	권장량	작용
		질이나 이물질을 분해, 해독시킨다.
비타민C	3,000~6,000mg/ 하루에 나눠서	외상에서 회복되기 위해 새로운 조직을 형성하려면 주로 콜라겐으로 구성되어 있는 새로운 결체 조직이 형성되어야 한다. 비타민C는 콜라겐의 합성을 촉진하는데 비타민C가 결핍되면 콜라겐 형성이 저하되고, 이로 인하여 외상에서의 회복이 지연된다.
비타민P(바이오 플라보노이드)		비타민P는 비타민C가 콜라겐을 합성하는데 도와준다.
엽록소		피를 만들고 혈액을 정화하여 혈액 내의 염증을 제거하는데 탁월하다. 엽록소는 녹색 식물의 잎에 풍부하다.
혈액 개선 성분 감마 리놀렌산		감마 리놀렌산은 생리 활성 호르몬인 프로스타글란딘의 전구 물질로서 조직 세포를 활성화시키고, 염증을 제거하며 혈행을 개선시킨다.

중요한 성분

성분	권장량	작용
아연	10mg/하루 3번 5일 동안	아연은 정상적인 면역기능에 관여하여 감염을 예방한다. 아연이 부족하면 적과 싸우는 T세포의 형성과 흉선의 기능이 저하되어 면역력이 저하된다. 아연은 DNA나 RNA와 같은 핵산의 합성과 분해 및 안정화에 관여하고, 단백질의 대사와 합성을 조절한다. 이러한 단백질 합성 작용으로 새로운 세포 형성이 필요한 조직의 보수나 상처 치유에도 작용한다.
비타민A	50,000IU	비타민A는 건강한 상피 조직의 유지에 중요한데, 건강한 상피 조직의 유지는 박테리아와 바이러스의 침입을 막는데 도움이 된다. 또한 면역 기능에 관여하여 면역력을 높여준다.
비타민E	600IU	비타민E는 흉선샘의 손상을 막아주며, 백혈구와 적혈구의 세포 지질의 과산화 반응에 대한 보호 작용을 함으로서 신체의 면역 방어계에도 관여한다.
마늘 캡슐		천연의 항생제로 항염 특성을 지닌다.
프로폴리스		꿀벌이 자신의 생존과 번식을 위해 여러 식물에서 뽑아낸 수지(樹脂)와 같은 물질에 자신의 침과 효소 등을 섞어서 만든 물질로 꿀벌은 벌집의 틈이 난 곳에 프로폴리스를 발라 병균이나 바이러스로부터 스스

성분	권장량	작용
		로를 보호하고, 말벌이나 쥐와 같은 적의 침입을 막는다. 천연의 항생제로 항염 특성을 지닌다.
규소		칼슘 흡수와 결합 조직을 강화하는 데 도와준다.

도움되는 성분

성분	권장량	작용
브로멜린		파인애플에 들어있는 효소로 항염 특성이 있고 염증 부위에 피브린의 분해를 증가시켜 혈액이 흐르는 것을 막고 림프절을 막아 상처가 부풀어 오르는 것을 막는다.
쇠뜨기 추출물		쇠뜨기 추출물이 항염증에 탁월한 효과를 갖고 있는 것으로 나타났다.
무기질 복합체		충분한 무기질의 공급은 염증의 치료에 기본적으로 필요하다. 특히 칼슘은 스트레스 완화에 도움을 준다.
해초류		
알팔파	쌍떡잎식물 장미목 콩과의 여러해살이풀	피를 맑게 하는 필수 무기질과 엽록소의 평형을 맞춘다.
단백질 분해 효소		염증 제거에 도움을 준다.
SOD		SOD는 강력한 항산화제로 활성산소를 제거하여 염증 치료에 도움을 준다.

* 염증에 도움되는 사항

① 염증 시 조심해야할 음식 : 염증을 유발하는 설탕, 흰 밀가루, 청량음료 등

② 염증 부위에 냉/온찜질을 해주면 효과적이다.

25. 우울증에 좋은 성분

성분	권장량	작용
필수적인 성분		
비타민B군	100mg/하루 3번	비타민B군은 신경계의 원활한 기능을 유지한다. 비타민B군은 피로 및 우울과 직접적 관계가 있다.
비타민B	3100mg/하루 3번	비타민B3의 결핍은 신경계에 영향을 미치기 때문에 우울, 흥분, 성격의 변화 등이 올 수 있다. 비타민B3는 부드러운 신경안정제로 작용하면서 부작용이 없다. 비타민B3의 결핍으로 인한 우울증은 보통 55세 이후에 나타난다. 모든 우울증이 비타민B3의 투여로 치료되는 것은 아니다. 그러나 많은 경우 개선된다.
비타민B5	500mg/일	비타민B5는 스트레스에 대한 방어력을 높여주며 조효소A의 구성 성분이 되는데 조효소A는 콜린과 결합하여 신경 전달 물질인 아세틸콜린을 형성하여 신경 건강에 기여한다. 결핍 시 우울증이 나타날 수 있다.
비타민B6		비타민B6는 탈탄산 효소의 조효소로서 신경 전달 물질인 세로토닌과 감마아미노 부트릭산(GABA)의 합성 과정에 관여한다. 비타민B6가 부족하게 되면 신경 자극 전달에 이상을 초래하여 세로토닌과 감마 아미노 부트릭산(GABA)에 관계된 우울증, 불안 , 초조, 기분의 침체, 불면증, 복부의 통증, 허약감, 보행 곤란, 돌발적인 폭력성 등의 증상들이 나타날 수 있다.
비타민B12		신경 전달 물질인 도파민의 합성에 관여하기 때문에 결핍 시에는 우울증을 유발할 수 있다.
트립토판		뇌에서 우울 상태를 없애기 위해서는 세로토닌이라는 생화학적 물질이 적당량 필요하다. 세로토닌을 증가시키기 위해서는 세로토닌의 전구 물질인 트립토판을 섭취하는 것이 좋다. 뇌에서 세로토닌의 양을 증가시키는 것은 우울 상태 뿐 아니라, 강박 신경증, 흥분, 식욕 부진, 불면, 월경전 증후군, 비만 등에도 도움이 된다.
중요한 성분		
이노시톨		이노시톨은 세포 내에서 호르몬과 신경 전달 기능을 원활하게 하는 요소로 정신 건강을 유지하는데 크게

성분	권장량	작용
		기여한다.
레시틴		두뇌 신경 세포의 약 30%가 레시틴으로 이루어져 있다. 레시틴은 몸 안에서 분해되어 신경 전달 물질인 아세틸콜린으로 변한다.
티로신		아미노산인 티로신은 신경 전달 물질인 도파민, 에피네프린, 노르에피네프린 등을 증가시키고 뇌의 기능을 도와 우울증 상태를 완화시킨다.
칼슘	1,500mg/일	칼슘은 신경을 안정시키는데 칼슘의 결핍은 신경 세포 외액의 칼슘의 감소로 나타나고 이는 신경 세포막의 나트륨 통로에 결합하는 칼슘이 적어 세포 외액의 나트륨이 신경 세포 내로 이동하기가 쉬워진다. 이렇게 되면 나트륨의 세포 내 유입으로 활동 전압이 발생하고 신경의 흥분성이 커지게 된다. 그에 따라 신경이 안정되지 않아 정신적으로 불안, 긴장, 초조, 부산, 우울, 아이들 과잉 행동 장애 등(과동증)의 증상이 나타나게 된다.
마그네슘	1,000mg/일	마그네슘은 정신 신경계에도 미치는 영향이 크다. 역학적 조사에 의하면, 마그네슘의 부족은 우울, 정신 분열, 불면 등의 증상을 나타낸다고 한다.
비타민C	2,000~5,000mg/ 하루 나눠서	신경 전달 물질 중에서 우울증의 원인이 된다고 생각되는 것으로 모노아민, 특히 카테콜아민, 인돌아민 등이 거론되고 있다. 갑상선 호르몬인 디록신은 기초 대사를 촉진시키고 중추 신경 활동을 자극하며 카테콜아민을 늘리는 작용을 나타낸다. 비타민C는 카테콜아민을 늘리는 티록신 합성에 조효소로 작용한다. 그러므로 비타민C가 결핍되면 카테콜아민의 부족으로 우울증이 올 수 있다.
GABA(감마 아미노 부티릭산)	750mg/일	GABA는 흥분 억제 물질로 염소 이온을 뇌로 유입시킨다. 염소가 뇌에 많으면 평온해지고 GABA의 결핍은 뇌에 염소 이온의 유입을 적게 하여 신경이 불안정해진다.

도움되는 성분

성분	권장량	작용
루틴 (비타민P의 일종)		우울증 환자에게 루틴을 경구 투여한 결과 루틴이 뇌에 대한 진정 작용에 효과를 발휘해 치료에 도움을

성분	권장량	작용
		주었다는 보고도 있다.
비타민 복합체		비타민과 무기질의 결핍은 우울을 야기한다.
무기질 복합체		
아연		아연은 세포 신호 전달의 역할을 하며 호르몬 분비, 신경 자극 전달에도 영향을 미치는 것으로 알려졌다.
필수 지방산	오메가3 : 리놀렌산, EPA, DHA 오메가6 : 리놀레산, 감마 리놀렌산, 아라키돈산	필수 지방산은 모든 세포에 필요하며 정상적인 두뇌 기능에도 필요하다.
스피루리나		스피루리나는 아프리카, 멕시코의 열대 지역 약알칼리성 호수의 수면에서 왕성하게 자생하는 극히 작은 조류에 속하는 미생물로서 필수 영양소를 거의 완벽하게 갖추고 있어 천연의 양양소원으로 불려진다. 에너지 생성을 향상시킨다.
화분		필수 영양소가 골고루 들어있는 천연의 영양소 공급원이다.
리튬, 아질산염		조울증에 효과적이다.

* 우울증에 도움되는 사항

① 심한 우울증으로 고생하는 사람들은 콜린, 오르니틴, 아르기닌, 페닐알라닌이 들어있는 음식들은 피해야 한다. 이 물질들은 병을 더 악화시킬 수 있다.

② 저혈당, 탄수화물이 부족한 식사, 알레르기, 갑상선 기능 저하, 흡수 저하증에 대해서도 조심해야 한다. 이런 질환에서는 비타민B2와 엽산의 흡수가 차단되어 우울증이 되기 쉽다.

③ 우울증에 조심해야할 음식 : 효모 추출물, 요구르트, 포도주, 맥주, 발효 크림, 콩 소스, 육류 연화제, 건포도, 청어, 치즈, 아보카도 등.

* 우울증과 조울증의 차이

우울증은 정식 명칭이 '주요 우울증' 으로 우울한 기분만 나타나는 질환이고 조울증은 정식 명칭이 '양극성 장애' 로 지나치게 들뜨고 신나는 기분(조증 · 躁症)과 우울한 기분(울증 · 鬱症)이 번갈아 나타나는 정신 질환이다.

〈우울증과 조울증의 증상 비교〉

우울증	조울증
20대 중반 이후에 많이 발생	10대 중반 이후에 많이 발생
서서히 우울해지고, 서서히 좋아진다.	갑자기 우울해지고, 갑자기 좋아진다.
우울한 기간은 2주 이상, 보통 1~2개월	우울한 기간이 상대적으로 짧다
식욕저하, 불면증이 많이 나타난다.	많이 먹고, 많이 자는 경우가 많다.
항우울제로 잘 낫는 편이다.	항우울제로 잘 낫지 않는다.
항우울제로 조증이 나타나지 않는다.	항우울제로 조증이 나타날 수 있다.
	우울증이 자주 재발한다. 집안에 우울증, 조울증 환자가 많다.

26. 유방 질환 및 모유 수유에 좋은 성분

(1) 유방암에 좋은 성분

성분	권장량	작용
필수적인 성분		
비타민E	400IU로 시작해 서서히 1,000IU 까지 증가시킴.	비타민E의 결핍은 유방암을 유발할 수 있으며 비타민E는 호르몬 생성과 면역 기능에 관여한다.
베타 카로틴	10,000units	강력한 항산화제로 유리기를 파괴한다. 암은 증식을 위해 신생 혈관을 만드는데 베타 카로틴은 이것을 저해하는 작용이 있으며, 각종 암의 예방에 효과가 있다는 사실이 알려져 주목받고 있다.
비타민A	하루 50,000~100,000 IU/10일 동안	비타민A는 강력한 항산화제로서 활성산소의 작용을 중화시키므로 암이나 다른 질환으로부터 체세포를 보호하는 작용을 한다.
코엔자임 큐10	100mg/일	코엔자임 큐10은 지용성의 항산화제이다. 항산화제로 작용을 끝낸 산화형의 코엔자임 큐10은 세포 내의 효소에 의해 다시 환원형으로 바뀐다. 코엔자임 큐10

성분	권장량	작용
		은 세포벽의 지방산 및 LDL들이 과산화지질로 변질되지 않도록 산화를 막아준다. 코엔자임 큐10은 강력한 항산화력을 이용하여 유방암을 비롯하여 암 세포의 전이를 예방하는 데도 이용되고 있다.
셀레늄	200mcg/일	과산화지질을 분해하고 활성산소로부터 세포막과 생체막을 지킨다. 셀레늄의 항산화 작용은 비타민E와 동시에 작용할 때 최고의 효과를 발휘한다. 단백질 소화에 도움.
콜린	100mg/하루 3번	콜린은 유방암을 촉진하는 호르몬인 에스트로겐을 줄이는 작용을 한다.
비타민C	5,000~10,000mg /하루 나눠서	강력한 항암 물질이다. 비타민C는 발암 물질의 체내 생성을 억제하여 암을 예방한다.
비타민P(바이오 플라보노이드)		비타민P는 암세포의 유전자를 조각내는 기작을 유도하여 암세포를 소멸시키는 작용을 한다.
게르마늄	200mg/일	조직에 산소를 공급시켜 암세포 증식을 억제, 면역을 활성화시키고, 불쾌함과 고통을 줄여준다.

도움되는 성분

성분	권장량	작용
SOD		강력한 항산화제로 활성산소로부터 세포막을 보호한다.
베타 글루칸		베타 글루칸은 버섯류에 들어있는 성분으로 암 억제 작용이 있는 다당체이다. 마크로파지나 림프구의 T세포, NK세포를 활성화시켜 암세포를 파괴하고, 증식을 억제하며, 전신의 면역력을 높여서 암을 예방한다.
효소 복합체		소화를 돕고 전신의 세포를 활성화시킨다.
칼슘	2,000mg/일	칼슘은 통증을 줄여 준다.
마그네슘	1,000mg/일	마그네슘은 전 세포의 생명 현상 유지를 위한 중요한 효소 반응을 촉매하는 필수적인 물질이다. 또한 마그네슘 결핍은 활성산소의 생성을 증가시키는데, 이러한 활성산소의 증가는 과산화지질의 생성을 촉진하며 세포막을 손상시키게 된다.
카르니틴		유방 절제 후 X-ray로부터 환자의 피부를 지켜준다.
칼륨		칼륨은 암 치료에 있어서 중요한 물질이다. 칼륨은 적혈구가 산소와 이산화탄소를 운반하는 데 중요한

성분	권장량	작용
		역할을 한다.
무기질 복합체		균형 잡힌 무기질의 충분한 공급은 치료에 기본적으로 필요하다.
비타민 복합체		균형 잡힌 비타민의 충분한 공급은 치료에 기본적으로 필요하다.
메치오닌		소화를 촉진하고, 독성 물질의 해독과 배설을 촉진, 납과 같은 중금속의 배설을 촉진한다. 인체에 독성 물질이 증가하면 메티오닌은 글루타치온의 전구 물질인 시스테인으로 전환한다.
타우린		백혈구 속의 가장 풍부한 아미노산인 타우린은 백혈구의 자가 파괴로부터 보호한다. 타우린이 적게 공급되면 백혈구 세포는 공격을 중단하여, 면역 시스템을 약화시킨다.
시스테인		글루타치온의 구성 성분으로 약물, 알코올, 흡연 등으로 발생되는 독성 물질을 해독시킨다.
비타민B3	100mg/일	비타민B3는 말초혈관을 확장시켜 혈액 순환을 촉진시킨다.
비타민B군	100mg/하루 3번	비타민B는 정상적 세포 분열에 필요하며 면역 기능을 향상시키는데 중요하다.
유산균		우유를 사용하지 않는 제품이 좋고, 장내 유해세균 억제 기능을 한다.
마늘 캡슐		천연의 항생제로 면역기능을 활성시킨다.
프로폴리스		꿀벌이 자신의 생존과 번식을 위해 여러 식물에서 뽑아낸 수지(樹脂)와 같은 물질에 자신의 침과 효소 등을 섞어서 만든 물질로 꿀벌은 벌집의 틈이 난 곳에 프로폴리스를 발라 병균이나 바이러스로부터 스스로를 보호하고, 말벌이나 쥐와 같은 적의 침입을 막는다. 천연의 항생제로 염증 제거에 효과적이다.
키틴, 키토산		키틴, 키토산은 세포 면역기능을 강화함으로써 자연 치유력을 높이고 암을 억제한다. 특히 키틴에 함유되어 있는 N-아세틸키토 올리고당이나 키토 올리고당은 면역 기능을 높이는 작용 외에도 암의 증식과 전이 억제, 암의 중심부 축소 등의 효과가 있어 항암제로의 이용이 기대되고 있다.

* 유방암에 도움되는 사항

① 높은 에스트로겐은 섬유낭포증과 월경 전 증후군, 자궁 내 종양, 섬유상 종양, 유방암 등에 관계가 있다. 일반적으로 에스트로겐은 난소에서 만들어 지고 간에서 대사되는 과정을 거치는데 이는 여성의 가임 기간동안 계속된다. 문제는 너무 많은 에스트로겐이 생성되어 간이 제대로 기능을 못할 때이다. 에스트로겐은 필요하지만, 적당한 양만이 필요하다.

② 유방암에 조심해야할 것 : 폐경 후 비만, 알코올, 지방을 많이 섭취하는 식습관, 경구 피임제 등의 생활 습관은 조심해야 한다.

(2) 유방의 섬유낭포성 질환에 좋은 성분

성분	권장량	작용
필수적인 성분		
코엔자임 큐10	100mg/일	비타민E와 비슷하게 활동하지만 강한 잠재력을 가지고 있으며 강력한 항산화제이다.
게르마늄	100mg/일	속효성 진통제이며 조직의 산소 대사를 돕는다.
해초류		요오드가 많이 함유되어 있다. 요오드의 결핍은 이 병과 연관이 있다.
감마 리놀렌산		낭포의 크기를 줄이는 매우 중요한 요소이다. 유럽에서 성공적으로 사용된다.
비타민E	하루1,000IU/한 달 동안. 400IU로 시작해 1,000IU까지 서서히 늘린다.	비타민E는 섬유 낭포성 질병을 용해시킬 수 있다.
매우 중요한 성분		
비타민A	15,000IU/일	유방 유선계의 점막 상피 세포를 건강하게 유지시켜 준다.
베타 카로틴	10,000IU/일	베타카로틴은 비타민A의 전구 물질이다.

성분	권장량	작용
비타민B6	50mg/하루 3번씩	비타민B6는 여성 호르몬인 에스트로겐을 조절하는 작용이 있기 때문에 혹의 크기를 억제하는데 도움이 된다.
비타민B군		비타민B군은 면역력을 높이고 신경을 안정시키는 작용을 한다.
중요한 성분		
비타민C	3,000~7,000mg/하루에 나눠서	비타민C는 항스트레스 호르몬으로 스트레스에 대한 방어력을 높여준다.
도움되는 성분		
무기질 복합체		충분한 무기질의 공급은 치료에 기본이 된다.
단백질 분해효소		2차적 염증과 통증을 줄인다.

* 섬유낭포성 유방 질환에 도움되는 사항

① 섬유낭포성 유방 질환에 조심해야할 음식 : 카페인을 포함한 음식(커피, 콜라, 초콜릿, 가공된 차), 술, 동물성 지방(베이컨, 소시지, 햄, 소고기, 돼지고기 등), 정백 밀가루 식품, 설탕, 흡연, 소금, 산폐된 음식 등은 섭취를 피해야 한다.

② 저지방, 고 섬유식의 음식을 섭취하는 것이 중요하다.

(3) 모유 수유에 좋은 성분

성분	권장량	작용
필수적인 성분		
단백질		단백질은 아기의 뇌와 몸의 세포를 만드는 중요한 영양소다. 모유에는 100ml당 1~2g의 단백질이 들어 있다. 단백질 이용률을 감안한다면 하루 800ml의 모유를 분비할 때 일반 성인에 비해 산모는 단백질을 30g 더 섭취해야 한다. 식물성 단백질로 섭취하는 것이 좋다.

성분	권장량	작용
도움되는 성분		
유산균		면역 체계를 활성화시키고 필요한 장내 유익균을 제공한다.
칼슘	1,000~1,500mg/일	수유기에 칼슘이 부족하면, 모유를 통해 모체의 뼈에서 칼슘이 빠져 나가기 때문에 나중에 골다공증에 걸릴 확률이 높다. 수유모는 모유를 통해 칼슘이 빠져 나가므로 칼슘 섭취에 특히 신경을 써야 한다.
마그네슘	500~750mg/일	마그네슘은 칼슘과 균형을 이루기 위해 필요하다.
비타민 복합체		비타민과 무기질의 충분한 공급은 정상적인 모유의 상태를 위하여 필요하다.
무기질 복합체		
비타민B군 엽산 비타민B12 등	50mg/하루 2번	모유가 많이 나오게 하려면 우선 혈액의 양을 증가시켜야 하는데, 이 때 필요한 영양소가 바로 엽산과 비타민 B12이다. 이러한 영양소를 충분히 섭취하면 모유의 생성에 도움을 줄 수 있다. 또한 비타민B군은 신경을 안정시키고 스트레스를 줄인다.
비타민C		모유에는 비타민C, 비타민D, 철분은 비교적 적게 들어 있는데, 따라서 이러한 영양분들을 충분히 섭취하는 것이 좋다.
비타민D		
철		
망간		망간은 모유의 생성에 중요하다.
맥주효모		비타민B군의 효율적인 공급원이다.

* 모유 수유에 좋은 약용 식물

① 알팔파, 블레스트 엉겅퀴, 민들레, 회향의 열매, 쇠뜨기, 쐐기풀 잎, 라즈베리.

② 쐐기풀 잎은 강장 효과가 있고 다른 영양소와 함께 철도 포함하고 있다.

다음 표시한 것들은 모유의 양을 줄인다. 나무껍질(수피), 검은 호두, 세이지, 서양톱풀

* 고려 사항

① 효모, 달걀, 견과류, 종자류, 곡류, 가공하지 않은 날 것을 많이 먹는다.

② 모유는 완전식품이지만 비타민C, 비타민D, 철분은 적게 들어 있다.

③ 한 연구 기관에 따르면 모유는 아기의 장질환의 원인인 '람블편모충'을 죽인다고 한다.

④ 모유는 부족하면 아몬드유, 두유와 적은 양의 파파야를 섞은 조제유를 이용한다. 이것은 모

유와 비슷하다. 적은 양의 흑당밀과 효모를 생후 몇 개월이 지나면 먹이기 시작한다. 항상 의사와 상의한 후 실시한다.

⑤ 거의 모든 약물이 모유에서 발견될 수 있다. 알코올, 암페타민, 항히스타민제, 아스피린, 바르비튜르제제, 카페인, 코카인, 기침 시럽(요오드 함유), 점막 충혈 완화제, 에르고타민, 리브리엄(신경 안정제의 일종), 마리화나, 니코틴, 항생제류, 아편(몰핀, 코데인, 데메롤), 타가메트, 타이레놀, 발륨(정신 안정제) 등이 있다. 이 약물들은 아기에게 설사, 빠른 심장 박동, 안정하지 못하거나 칭얼거림, 울거나 잠을 잘 못 이루거나 구토 경련 등을 일으킨다. 아기의 체내에 축적되고 중독을 일으키기도 한다.

27. 유행성 이하선염(볼거리)〉에 좋은 성분

성분	권장량	작용
매우 중요한 성분		
비타민C	3,000~10,000mg /하루에 나눠서	비타민는 백혈구의 이동을 증가시키고 세포 내에서의 육탄당 인산경로에서의 에너지 생성을 촉진하며 백혈구 막의 산화 손상에서 보호하는 역할이 보고 되고 있으며, 인터페론 형성을 증가시키는 기능을 가진다. 또한, 바이러스의 이중나선 구조를 절단하여 바이러스를 격멸하는 작용이 있다.
염소		백혈구가 외부 물질을 공격할 때와 같은 면역 반응에 관여하는데, 염소는 호중구에 있는 '미에로퍼옥시다제' 라는 효소의 작용으로 차아염소산염을 생성하여 탐식한 세균을 죽이는데 큰 역할을 한다.
유산균		발병원이 되는 것을 차단하는 항생 물질이 포함되어 있다.
아연		아연은 면역 기능에 관여하는데, 아연이 부족하면 적과 싸우는 T세포의 형성과 흉선의 기능이 저하되어 버린다.
게르마늄	200mg/일	게르마늄은 인터페론의 생성을 늘려서 면역계를 강화시킨다.

성분	권장량	작용
중요한 성분		
SOD		SOD는 강력한 항산화제로 활성산소를 제거하여 염증 치료에 도움을 준다.
단백질		외부에서 침투한 세균으로부터 신체를 보호하는 항체는 단백질로 구성되어 있으며, 항원과 결합하여 이를 제거하는 역할을 한다. 특정 항원에 특정한 항체가 결합되므로 항체의 종류는 매우 많고, 항체 합성에는 상당량의 단백질이 요구된다. 정상적인 상태에서는 항체의 농도가 낮고, 세균이나 이물질이 침입하는 경우에는 항원의 종류에 따라서 항체가 신속하게 합성된다. 그러므로 새로운 항체의 신속한 합성에 필요한 아미노산의 공급이 가능할 때 적절한 면역 반응이 이루어진다.
비타민B군	100mg/하루 3번	비타민B군은 면역력을 강화시킨다.
칼륨		부종 제거에 도움이 된다.
비타민A	성인 : 50,000IU 12세 이하 : 15,000IU	비타민A는 감염과의 싸움에 중요한 역할을 한다. 비타민A는 상피 조직을 건강하게 하는데, 건강한 상피 조직의 유지는 박테리아와 바이러스의 침입을 막는 데 도움이 된다.
비타민E	성인 : 400~800 IU/일주일 동안. 그 후 감소 12세 이하 : 200 IU/일주일 동안.	비타민E는 흉선샘의 손상을 막아주며, 백혈구와 적혈구의 세포지질의 과산화반응에 대한 보호 작용을 함으로써 신체의 면역 방어계에도 참여한다.
프로폴리스		꿀벌이 자신의 생존과 번식을 위해 여러 식물에서 뽑아낸 수지(樹脂)와 같은 물질에 자신의 침과 효소 등을 섞어서 만든 물질로 꿀벌은 벌집의 틈이 난 곳에 프로폴리스를 발라 병균이나 바이러스로부터 스스로를 보호하고, 말벌이나 쥐와 같은 적의 침입을 막는다. 천연 항생제로서 염증 제거에 효과적이다.
마늘캡슐		천연 항생제로서 염증 제거에 효과적이다.
브로멜린		파인애플에 들어있는 효소로 항염 특성이 있고 염증 부위에 피브린의 분해를 증가시켜 혈액이 흐르는 것을 막고 림프절을 막아 상처가 부풀어 오르는 것을 막는다.

성분	권장량	작용
도움되는 성분		
해초류		필수 무기질, 요오드, 비타민 등 여러 가지 필요한 영양소를 함유하고 있다.
유행성 이하선염에 도움되는 약용 식물		엉겅퀴, 죽염 등

* 유행성 이하선염에 도움되는 사항

① 부운 곳에 냉/온 찜질을 하면 효과적이다.

② 염증을 유발하는 음식(밀가루, 설탕, 유제품, 커피, 흡연 등) 등의 섭취는 줄이는 것이 좋다.

28. 이를 가는 것에 좋은 성분

성분	권장량	작용
필수적인 성분		
칼슘 마그네슘	1,500~2,000mg/일 750mg/일	칼슘과 마그네슘은 근육의 수축과 이완에 관여하는 중요한 무기질로서 칼슘은 뼈와 치아를 이루는 구성 성분으로 칼슘의 결핍은 치아를 삭게 만들 수 있다. 튼튼한 치아를 위해서는 칼슘, 인과 같이 마그네슘이 필요하다. 특히 성장기 연령층의 뼈 성장에 중요하고, 치아의 윤택을 유지하여 부스러지지 않도록 하는 데 도움이 된다.
비타민B5	500mg/하루 2번	판토텐산은 부신을 자극하여 부신피질 호르몬 생성량을 증가시키는데, 이는 피부 및 신경의 건강을 위해 대단히 중요한 일이다. 이는 스트레스에 저항할 수 있는 힘과 인내력을 증가시킨다. 비타민B5는 항 스트레스 비타민으로 불리며 신체가 스트레스를 받을 때 부신 호르몬의 생성에 필요하다.
매우 중요한 성분		
비타민C	3,000~5,000mg/일	항스트레스 호르몬으로 스트레스에 대한 방어력을 높여 준다. 노르에피네프린과 에피네프린이 부신수질에서 분비되면 호르몬으로서 작용하는데 신체적

성분	권장량	작용
		또는 강한 정서적 스트레스는 이 두 물질의 분비를 일으키고 이들은 힘든 신체의 능력을 증가시키는 것으로 알려져 있다. 비타민C는 노르에피네프린의 합성에 필요하기 때문에 스트레스를 받는 상황에서 체내 비타민C의 이용률이 증가하고 결국 식사를 통해 섭취해야 하는 필요량을 높이게 된다.
비타민B군, B1, B3	100mg/일	비타민B군은 스트레스에 대한 방어 능력을 높여 주고 비타민B1이 결핍되면 당질 대사가 진행되지 않아서 피르브산과 젖산 등의 포도당 중간 대사 물질이 혈액과 근육 내에 과도한 축적으로 인해 일시적 근피로가 올 수 있고 당분이 정상적으로 에너지를 생산하지 못하여 유산과 피브리 산이 신경을 자극함으로 인해 근육통과 근육 경련이 일어날 수 있다. 또한 혈액 순환과 세포 대사 기능에 도움이 된다.
비타민B6		비타민B6는 간과 근육으로부터 글리코겐을 유리시켜 에너지를 만드는데 도움을 주므로 육체적 활력을 위해 필수 성분이다. 또한 신경 및 근 골격계의 기능을 정상으로 유지시킨다. 비타민B6의 결핍은 근육 경련을 초래한다.

도움되는 성분

성분	권장량	작용
비타민 복합체		충분한 비타민과 무기질의 공급은 스트레스를 줄이고 각종 대사를 원활히 하는데 필요하다.
무기질 복합체		
아연	50mg/일	아연은 육체적, 정신적 스트레스에 대한 방어력을 높여주는데 스트레스를 받았을 때 체내에서 아연의 양은 감소되는데, 이때 아연을 투여하면 회복이 빠르다.

* 이를 가는 것에 도움 되는 사항

① 저혈당과 무기질 불균형의 여부를 검사해 본다.(나트륨과 칼륨의 불균형)

② 이를 가는 것에 조심해야 할 음식 : 설탕이 들어있는 음식, 가공 식품, 청량음료 등은 피한다.

29. 입덧에 좋은 성분

성분	권장량	작용
매우 중요한 성분		
효소		세포의 대사 기능을 활성화시켜 늙은 세포와 새로운 세포의 교체를 촉진시킨다. 정상적인 세포작용을 유지시켜 산모와 아기에게 안정적으로 작용한다.
비타민B6		임산부에게 비타민B6가 부족하면 수분의 저류로 몸이 붓거나, 입덧 등의 증상이 나타난다. 비타민B6는 임상적으로 입덧 감소에 효과가 있음이 증명되었다.
마그네슘		마그네슘의 부족은 오심, 구토를 유발할 수 있다.
칼륨		칼륨의 부족은 오심, 구토를 유발할 수 있다.
엽산		여성 호르몬인 에스트로겐이 엽산을 소모시키는 것도 입덧의 한 요인이 된다.
입덧에 도움 되는 약용 식물		생강, 박하 등

30. 자폐증에 좋은 성분

성분	권장량	작용
매우 중요한 성분		
마그네슘	1,000mg/일	마그네슘은 정신 신경계에도 미치는 영향이 크다. 역학적 조사에 의하면, 마그네슘의 부족은 우울, 정신분열, 불면 등의 증상을 나타낸다고 한다. 자폐아의 경우 마그네슘의 부족 현상이 나타나고 있다.
칼슘	1,500mg	칼슘은 신경을 안정시키는데 칼슘의 결핍은 신경 세포 외액의 칼슘 감소로 나타나고 이는 신경 세포막의 나트륨 통로에 결합하는 칼슘이 적어 세포 외액의 나트륨이 신경 세포 내로 이동하기가 쉬워진다. 이렇게 되면 나트륨의 세포 내 유입으로 활동 전압이 발생하고 신경의 흥분성이 커지게 된다. 그에 따라 신경이

성분	권장량	작용
		안정되지 않아 정신적으로 불안, 긴장, 초조, 부산, 우울, 아이들 과잉행동 장애 등(과동증)의 증상이 나타나게 된다.
아연		아연이 결핍되면 핵산 합성에 관여하는 효소의 결핍이 초래되어 세포 증식에 필요한 DNA를 복제하는데 이상이 생기게 된다. 또한 아연은 세포 신호 전달의 역할을 하며 호르몬 분비, 신경 자극 전달에도 영향을 미치는 것으로 알려졌다. 아연의 부족은 자폐증을 유발할 수 있다.
비타민B군		비타민B군은 두뇌와 신경조직 기능에 필수적이다.
비타민B6	50mg/하루 3번	비타민B6는 탈탄산효소의 조효소로서 신경 전달 물질인 세로토닌과 감마아미노 부트릭산(GABA)의 합성 과정에 관여한다. 비타민B6가 부족하게 되면 신경 자극 전달에 이상을 초래하여 세로토닌과 감마아미노 부트릭산(GABA)에 관계된 우울증, 불안, 초조, 기분의 침체, 불면증, 복부의 통증, 허약감, 보행 곤란, 돌발적인 폭력성 등의 증상들이 나타날 수 있다. 자폐증은 비타민B6의 결핍과 관련이 있다.
비타민B3	50mg/하루 3번	비타민B3의 결핍은 신경계에 영향을 미치기 때문에 우울, 흥분, 성격의 변화 등이 올 수 있다. 비타민B3는 부드러운 신경 안정제로 작용하면서 부작용이 없다.
비타민B5	500mg/일	비타민B5는 스트레스에 대한 방어력을 높여주며 조효소A의 구성 성분이 되는데 조효소A는 콜린과 결합하여 신경 전달 물질인 아세틸콜린을 형성하여 신경 건강에 기여한다. 결핍 시 우울증이 나타날 수 있다.
비타민C	3,000~10,000mg/하루 나눠서 3번	비타민C는 스트레스에 대한 방어력을 높여주고 갑상선호르몬인 티록신뿐만 아니라 에피네프린, 노르에피네프린, 세로토닌 등의 합성에 필요하다.
콜린	500~2,000mg/일	콜린은 신경 전달 물질인 아세틸콜린의 전구체로 두뇌기능과 신경 전달에 중요하다. 두뇌 기능과 두뇌의 혈액 순환을 향상시킨다.

도움되는 성분

성분	권장량	작용
글루타민		혈액-뇌 관문을 쉽게 통과하기 때문에 뇌세포의 에

성분	권장량	작용
		너지원이다. 뇌세포 내에서 글루타민은 대뇌 기능의 필수 영양소인 글루탐산이 되며, 이것은 또 천연 신경 안정제인 GABA(감마 아미노 부트릭산)의 원료가 된다.
페닐알라닌		페닐알라닌은 필수 아미노산으로서 혈액 뇌관문을 통과하여 뇌의 화학 물질에 직접 작용한다. 티로신으로 전환되며, 둘 다 티록신과 에피네프린 합성의 원료이다. 페닐알라닌은 민첩성, 긍정적 기질, 통증 완화 등을 촉진하는 신경 전달 물질들의 주요 구성원이다.
티로신		아드레날린 및 노르아드레날린, 도파민과 같은 스트레스의 방어에 작용하는 신경 전달 물질의 전구체이다. 티로신은 감정을 조절한다. 티로신이 결핍되면 노르에피네프린이 결핍되어 우울증에 빠지게 되고, L-도파(L-dopa)의 부족으로 파킨슨을 유발한다. 티로신은 대부분의 항우울제 보다도 효과적이고 비용도 저렴하며 스트레스를 받을 때, 사고의 능력을 배가한다. 트립토판과 함께 티로신은 뇌의 화학 불균형으로 기인하는 애정 결핍증/과잉 운동 장해, 파킨슨병, 갑상선 기능 저하증 및 코카인 중독으로부터의 허탈감 등을 포함한 기타 여러 질환들에게도 효과를 미친다. 단 많은 양의 티로신은 L-도파와 병용하면 안 된다.
비타민E	200~600IU/일	비타민E는 혈관 확장 작용으로 두뇌의 혈액 순환을 촉진차고, 강력한 항산화 작용으로 활성산소로부터 신경 세포의 산화를 막아 준다.
맥주효모		비타민B군의 효율적인 공급원이다.
DHA		뇌활성 물질로 작용한다.
SOD		강력한 항산화제로서 활성산소를 제거하여 두뇌 기능을 향상시킨다.

*** 자폐증에 도움 되는 사항**

① 자폐증에 조심해야 할 음식 : 인스턴트 식품, 밀가루 음식, 설탕 등의 섭취는 피한다.

② 자폐증에 걸린 사람은 소뇌에서 생각이나 판단을 조절하는 부분인 대뇌피질로 신경 자극을 전달하는 신경 세포가 부족하다는 보고가 있다.

31. 조울증에 좋은 성분

성분	권장량	작용
중요한 성분		
리튬	50mg/하루 3번	리튬은 뇌내 여러 신경 전달 물질들이 균형을 이루도록 조절해 주고 우울증의 가족력이 있거나, 조증기와 우울증기 사이에 상대적으로 정상적인 기분을 가지는 시기가 있는 환자들이 리튬에 가장 잘 반응한다. 기분을 침착하게 한다.
비타민B군	100mg/일	비타민B는 뇌의 정상적인 활동에 매우 필요하며 건강한 신경계의 유지에도 필수적이다.
비타민B6		비타민B6는 탈탄산효소의 조효소로서 신경 전달 물질인 세로토닌과 감마 아미노 부트릭산(GABA)의 합성 과정에 관여한다. 비타민B6가 부족하게 되면 신경자극 전달에 이상을 초래하여 세로토닌과 감마 아미노 부트릭산(GABA)에 관계된 우울증, 불안 , 초조, 기분의 침체, 불면증, 복부의 통증, 허약감, 보행 곤란, 돌발적인 폭력성 등의 증상들이 나타날 수 있다.
비타민B12		비타민B12는 탄수화물 대사에 관여하는 몇 효소의 구성 성분인 글루타치온을 형성하는데 관여하여 신경 세포에 에너지 공급을 원활하게 하는데 작용한다. 비타민B12가 결핍되면 신경 세포의 수초 부분의 합성이 불충분하게 되어 신경계에 손상이 일어난다. 비타민B12 결핍의 신경학적 증상은 팔과, 더 흔하게는 다리의 무감각과 저린감 증상을 비롯하여 걷기가 힘들고 기억 상실, 지남력 장애(시간, 장소, 사람들을 알아보는 정신 기능의 장애), 치매 등이 있으며 이는 기분의 변화와 동반될 수도 있다.
타우린	500mg/하루 3번	타우린은 신경 활동을 활성화시키는데 참여하며 타우린이 부족할 경우 신체 이상 기능 항진증, 근심, 그리고 멍청한 두뇌 상태, 간질 같은 증상이 나타날 수 있다.
티로신	500mg/하루 2번	아미노산인 티로신은 신경 전달 물질인 도파민, 에피네프린, 노르에피네프린 등을 증가시키고 뇌의 기능을 도와 우울증 상태를 완화시킨다.
트립토판		뇌에서 우울 상태를 없애기 위해서는 세로토닌이라는 생화학적 물질이 적당량이 필요하다. 세로토닌을

성분	권장량	작용
		증가시키기 위해서는 세로토닌의 전구 물질인 트립 토판을 섭취하는 것이 좋다. 뇌에서 세로토닌의 양을 증가시키는 것은 우울 상태 뿐 아니라, 강박 신경증, 흥분, 식욕 부진, 불면, 월경전 증후군, 비만 등에도 도움이 된다.
단백질		단백질의 아미노산은 정상적인 뇌의 활동에 도움을 준다. 우울증에도 도움이 된다.
아연	50mg/일	아연은 세포 신호 전달의 역할을 하며 호르몬 분비, 신경 자극 전달에도 영향을 미치는 것으로 알려졌다.

도움되는 성분

성분	권장량	작용
비타민 복합체		비타민과 무기질의 충분한 공급은 정상적인 신진 대 사를 위해서 필요하다. 무기질의 불량한 평형 상태는
무기질 복합체		우울증을 야기할 수 있다.
칼슘	1,500mg	칼슘은 신경을 안정시키는데 칼슘의 결핍은 신경 세 포 외액의 칼슘 감소로 나타나고 이는 신경 세포막의 나트륨 통로에 결합하는 칼슘이 적어 세포 외액의 나 트륨이 신경 세포 내로 이동하기가 쉬워진다. 이렇게 되면 나트륨의 세포 내 유입으로 활동 전압이 발생하 고 신경의 흥분성이 커지게 된다. 그에 따라 신경이 안정되지 않아 정신적으로 불안, 긴장, 초조, 부산, 우울, 아이들 과잉 행동 장애 등(과동증)의 증상이 나 타나게 된다.
마그네슘	750mg	마그네슘은 정신 신경계에도 미치는 영향이 크다. 역 학적 조사에 의하면, 마그네슘의 부족은 우울, 정신 분열, 불면 등의 증상을 나타낸다고 한다.
칼륨		조울증일 경우 세포 내 나트륨 농도가 증가하는데, 나트륨 농도의 조절에 칼륨이 필요하다.
불포화 지방산		불포화 지방산은 뇌의 기능에 중요하다. 불포화 지방 산은 뇌의 혈액 순환을 돕고 혈압을 일정하게 한다. 불포화 지방산의 부족은 신경 전달 과정의 이상 및 세포핵 안에서 구조 및 효소들의 정상적 기능에 변화 를 일으키므로 세포 기능에 이상을 초래한다.
비타민C	3,000~6,000mg	신경 전달 물질 중에서 우울증의 원인이 된다고 생각

성분	권장량	작용
		되는 것으로 모노아민, 특히 카테콜아민, 인돌아민 등이 거론되고 있다. 갑상선 호르몬인 티록신은 기초 대사를 촉진시키고 중추 신경 활동을 자극하며 카테콜아민을 늘리는 작용을 나타낸다. 비타민C는 카테콜아민을 늘리는 티록신 합성에 조효소로 작용한다. 그러므로 비타민C가 결핍되면 카테콜아민의 부족으로 우울증이 올 수 있다.

*** 조울증에 도움되는 사항**

① 조울증 환자가 뇌에 존재하는 신경 전달 물질인 아세틸콜린에 과민함을 나타내므로 복합 비타민제에 들어있는 콜린 이외의 과량의 콜린은 복용하지 않는다.

② 조울증에 조심해야할 음식 : 설탕, 인공 감미료가 든 식품, 화학 첨가물이 든 식품, 알코올, 카페인, 유제품, 소다, 과도한 빵의 소비 등은 피한다.

638

32. 치매에 좋은 성분

성분	권장량	작용
중요한 성분		
SOD	200mcg/일	강력한 항산화제로 산소의 이용을 향상시키고 글루타치온 퍼옥시다제, 셀레늄 효소의 함유를 늘린다.
셀레늄		셀레늄은 강력한 항산화제로 활성산소로부터 세포막을 보호하고 뇌세포에 산소 공급을 원활하게 한다. 치매환자는 셀레늄의 결핍이 나타났다.
코엔자임 큐10	100mg/일	세포에 산소를 공급해주는 자연적 물질로 세포 에너지의 생성 역할을 한다.
게르마늄	200mg/일	면역물질인 인터페론의 생성을 늘려 면역 기능을 활성화시킨다.
비타민E	하루 400IU에서	비타민E는 강력한 항산화제로 활성산소로부터 신경

성분	권장량	작용
	서서히 800IU까지 늘린다.	세포를 보호해주고 두뇌로의 혈액 순환을 촉진해 두뇌 세포의 산소 수송을 돕는다.
단백질 효소		단백질의 아미노산은 정상적인 뇌의 활동에 도움을 준다. 효소는 세포의 대사 기능을 활성화시켜 늙은 세포와 새로운 세포의 교체를 촉진시켜 정상적인 세포 작용을 유지시킨다.
혈행 개선 DHA EPA 감마 리놀렌산		치매는 해마 주위의 신경 섬유가 얽히는 것을 특징으로 하는데, 해마에 저장된 정보를 파괴하지는 않지만 정보의 수송을 방해한다. 치매는 뇌로 가는 혈액 공급이 천천히 차단되는 동맥경화에서 주로 생긴다. DHA는 뇌활성 물질로서 뇌신경 세포에 많이 함유되어 있으며 특히 해마 부분에 많이 함유되어 있고 필수 지방산인 감마 리놀렌산과 EPA는 생리 활성 물질인 프로스타글란딘의 전조 물질로 혈행을 개선하고 조직 세포의 활성을 돕는다.
비타민B1		신경은 뇌와 마찬가지로 당분에서만 에너지를 공급받을 수 있는데 비타민B1이 결핍하면 당분에 의한 에너지 생산이 원활하지 못하여 신경 계통에 이상을 초래한다. 비타민B1이 결핍하면 당분이 불완전 연소하므로 유산과 피부르산이 축적하여 신경을 자극하고 신경 세포에 실제적인 손상을 초래하여 신경염을 발생시킨다.

도움되는 성분

성분	권장량	작용
레시틴		두뇌 기능에 필요하다. 뇌세포 사이의 신호 전달은 아세틸콜린이라는 신경 전달 물질을 통하여 이루어지는데 레시틴은 몸 안에서 분해되어 아세틸콜린으로 변한다.
칼륨	99mg/일	신경 세포막에서 칼륨은 나트륨과 전압 차이를 형성하는데 중요하다. 나트륨이 세포 안으로 들어오고 칼륨이 세포 밖으로 나감으로써 일정한 세포막 전압차가 형성되어 신경의 자극이 인접 세포로 전달된다. 충분한 칼륨이온이 있어야만 신경 작용 전달이 원활하다. 치매 환자는 칼륨의 결핍이 나타났다.
마그네슘		마그네슘은 정신 신경계에도 미치는 영향이 크다.
비타민B군		비타민B는 뇌의 정상적인 활동에 매우 필요하며 건

성분	권장량	작용
		강한 신경계의 유지에도 필수적이다.
비타민B6		비타민B6는 탈탄산효소의 조효소로서 신경 전달 물질인 세로토닌과 감마 아미노 부트릭산(GABA)의 합성 과정에 관여한다. 비타민B6가 부족하게 되면 신경 자극 전달에 이상을 초래하여 세로토닌과 감마 아미노 부트릭산(GABA)에 관계된 우울증, 불안, 초조, 기분의 침체, 불면증, 복부의 통증, 허약감, 보행 곤란, 돌발적인 폭력성 등의 증상들이 나타날 수 있다.
비타민B12		비타민B12는 탄수화물 대사에 관여하는 몇 효소의 구성성분인 글루타치온을 형성하는데 관여하여 신경 세포에 에너지 공급을 원활하게 하는데 작용한다. 비타민B12가 결핍되면 신경 세포의 수초 부분의 합성이 불충분하게 되어 신경계에 손상이 일어난다. 비타민B12 결핍의 신경학적 증상은 팔과, 더 흔하게는 다리의 무감각과 저린감 증상을 비롯하여 걷기가 힘들고 기억 상실, 지남력 장애(시간, 장소, 사람들을 알아보는 정신 기능의 장애), 치매 등이 있으며 이는 기분의 변화와 동반될 수도 있다. 치매 환자는 비타민B12의 결핍이 나타났다.
아연	50mcg	아연은 유전자 작용에 필요한 대부분의 효소에 필요하므로 아연이 부족하면 치매 발생율이 높다.
붕소	3mg/일	치매 환자는 과량의 알루미늄과 붕소의 결핍이 나타났다.
비타민C	6,000~10,000mg /하루에 나눠서	비타민C는 스트레스에 대한 방어력을 높여주고 갑상선호르몬인 티록신뿐만 아니라 에피네프린, 노르에피네프린, 세로토닌 등의 합성에 필요하다. 또한 면역 기능을 높이며, 에너지 수준도 향상시킨다.
비타민P(바이오 플라보노이드)		비타민C의 산화를 막아 비타민C의 효과를 높여준다.
비타민 무기질 복합체		비타민과 무기질의 충분한 공급은 원활한 신진 대사를 위해서 기본이 된다.
해초류		무기질의 효율적인 공급원이다.
치매에 도움되는 약용 식물		은행잎 추출액 등

* 치매에 도움되는 사항

① 알루미늄의 과잉은 치매를 유발할 수 있어, 검사를 받아보는 것이 좋다.

② 증류수의 사용은 치매에 도움이 된다.

33. 치주 질환에 좋은 성분

성분	권장량	작용
필수적인 성분		
코엔자임 큐10	100mg	입과 잇몸의 질환에 성공적으로 효과를 보았다는 보고가 일본에서 있었다.
비타민C	4,000~10,000mg	비타민C는 콜라겐의 형성에 관여하는데, 콜라겐의 형성이 저하되면 세포벽의 신축성이 약화되고 따라서 연약해진 세포벽으로 인해 외계에서의 자극에 의해 쉽게 피하 내 출혈을 일으키게 되는데, 특히 기계적 동작이 심한 잇몸에서 일어나며, 비타민C가 결여되었을 때 괴혈병의 초기 증세로 출혈성 잇몸을 흔히 볼 수 있다. 비타민C는 출혈성 잇몸에 효과가 있다.
비타민P(바이오 플라보노이드)		비타민P는 비타민C가 콜라겐을 합성하는 것을 도와주고 모세혈관을 강하게 하여 출혈을 방지한다.
매우 중요한 성분		
칼슘	1,500mg	칼슘은 뼈, 치아의 구성 성분으로 잇몸 주변의 뼈의 손실을 막아준다. 또한 칼슘은 혈액 응고 효소가 잘 만들어지게 해 잇몸 출혈에 효과가 있다.
마그네슘	750mg	마그네슘은 칼슘이나 인과 복합체를 이루어 골격과 치아를 구성한다.
비타민A		비타민A는 치아 에나멜모세포의 정상적인 발달과 기능에도 필요하다. 비타민A 결핍 시에는 치아가 불완전하게 발달하고 치아 에나멜이 얇고 부서지기 쉽다. 또한 비타민E는 상피 조직을 정상으로 유지시키는 작용을 하는데, 건강한 잇몸 조직을 유지하는데 도움이 된다.
비타민E	400IU로 시작해 서서히 1,000IU 까지 늘린다.	비타민E는 염증의 치료에 효과가 있는데, 상처 부위에 비타민E를 자주 바르면 염증을 경감시킨다.

성분	권장량	작용
중요한 성분		
단백질		단백질은 모든 세포 조직의 성분이고 조직의 성장과 유지에 반드시 필요한 성분으로 잇몸조직을 튼튼히 하는 데 반드시 필요하다.
엽산	100mg/식사할 때	엽산은 DNA, RNA의 합성에 보조 효소로의 기능을 가지므로 세포 분열에 중요한 인자로 단백질 대사에 관여하여 치료에 도움을 준다.
비타민B	3100mg/식사할 때	비타민B3가 부족하면 입, 혀 등의 점막이 변질되기 쉬워지고 입안의 궤양 등이 생길 수 있다.
아연	50~80mg	아연은 면역 기능에 관여하여 감염의 위험을 낮추고 단백질 합성에 관여하여 새로운 세포 형성이 필요한 조직의 보수나 상처 치유에도 작용한다.
비타민K		비타민K는 혈액 응고에 관여하는 인자로서 잇몸 출혈에 효과가 있다.
비타민B군	50mg/식사할 때	신진 대사를 활발히 하여 소화를 촉진시킨다.

*** 치주 질환에 도움되는 사항**

① 잇몸에 염증이 있을 시, 비타민E 오일을 발라주고 잇몸을 튼튼히 하는 잇몸 마사지를 해주는 것이 좋다.

② 세균은 칫솔에서 번식하므로 매달 칫솔을 바꿔서 칫솔질을 하되, 잇몸과 혀도 칫솔질을 하는 것이 좋다.

34. 치조농루에 좋은 성분

성분	권장량	작용
비타민C		비타민C는 콜라겐의 합성에 작용하는 비타민이다. 치아, 잇몸, 치육을 튼튼하게 하여 잇몸의 출혈을 예방하고, 치주병을 예방한다.
비타민P		비타민P는 지혈약으로 이용되고 있으며 비타민C의 작용을 돕고, 모세혈관을 강하게 하며 잇몸의 출혈을 예방한다.
비타민Q(코엔자임 큐10)		비타민Q는 세포막이 산화되는 것을 막아 산소의 이용 효율을 높인다. 이 작용에 의해 잇몸에 산소가 결핍되어 일어나는 치주병이 개선된다.
칼슘		칼슘은 튼튼한 뼈와 치아를 만들고, 건강 유지를 위해서는 반드시 필요한 성분이다. 결핍되면 턱뼈가 약해지거나 치질의 저하 및 치주병을 유발한다. 그러므로 충분한 칼슘 섭취로 치아를 강하게 하는 것이 중요하다. 또 칼슘은 혈액의 흐름을 좋게 하여 치주병을 예방해 주기도 한다.
비타민K		잇몸에 염증이 생기는 초기에는 부풀거나 출혈이 생기는 데 비타민K는 출혈 응고 인자의 합성에 작용하여 출혈을 멈추게 한다.

35. 코피

* 코피에 도움되는 사항

① 의자에 앉아 머리를 앞으로 숙여라(머리를 뒤로 기울이지 말라).

② 콧구멍으로 작은 조작의 거즈를 넣고 집게손가락과 엄지손가락으로 코의 부드러운 부위를 집어 주어라.

③ 엎드리고 누워 몇 시간동안 움직이지 말고 적어도 이틀 동안은 과격하게 운동하지 말라.

④ 코피가 어느 정도 멈춰지면 적은 양의 비타민E나 바셀린을 사용하는 것이 효과적이다.

⑤ 비강점막이 건조증으로 메말랐을 때는 알로에베라를 사용하는 것이 좋다.

⑥ 비타민K는 혈액 응고에 필수적이므로 비타민K가 함유된 음식(알팔파, 케일, 파슬리, 김, 녹차 가루, 순무, 부추, 시금치, 미나리, 브로콜리, 양배추 등)을 많이 섭취하는 것이 좋다.

644

36. 탈모에 좋은 성분

성분	권장량	작용
매우 중요한 성분		
비오틴		비오틴은 두피 부위의 지방 대사를 개선시킨다. 비오틴의 결핍은 백발, 탈모를 유발할 수 있다. 이 성분이 포함된 샴푸나 바디로션을 쓰는 것도 좋다.
불포화 지방산		남성 호르몬 테스토스테론은 인체 내에서 5-알파 환원효소에 의해 DHT(디하이드로테스토스테론)로 바뀌는데, 이 DHT가 모발이 자라는 기간을 단축하고 모낭의 크기도 감소시켜 탈모를 유발한다. 불포화 지방산은 5-알파 환원효소를 저해하는 작용이 있다.
비타민B군		비타민B는 모발의 성장과 건강에 매우 중요하다.
비타민B2		비타민 B2가 부족하면 두피와 모발의 신진대사가 나빠진다.
비타민B5	100mg씩/하루 3번	비타민B5는 백발과 원형 탈모증의 원인이 되는 스트레스로부터의 저항력을 강하게 해주는 비타민이다. 결핍되면 탈모가 생길 수 있다. 탈모에 비오틴, PABA 등과 같이 이용된다.

성분	권장량	작용
비타민B6	50mg씩/하루 3번	비타민 B6가 부족하면 피지 분비가 촉진된다. 피지가 많이 분비되면 DHT(디하이드로 테스토스테론)가 많이 생성되어 탈모가 일어난다.
이노시톨	100mg씩/하루 2번	머리털의 성장에 필요한 성분으로 결핍 시 탈모가 나타날 수 있다.
비타민C	3,000~10,000mg	비타민C는 두피의 혈액 순환을 돕는다. 또한 비타민C는 콜라겐의 합성에 관여하는데, 콜라겐은 모발 조직을 비롯해 신체를 구성하는 각 조직들을 연결하는 기능을 수행한다. 비타민C가 결핍되면 모발이 약해지고 파손되기 쉬운 상태가 된다.
비타민A		모발의 주성분은 케라틴이라는 단백질이다. 비타민A는 케라틴 형성에 도움을 주는데, 부족하면 모발이 건조해지고 윤기가 없어지면서 단단하게 위축된다. 심하면 모공 주위가 딱딱하게 일어나면서 탈모가 촉진되는 모공 각화증이 생긴다.
비타민E	400IU로 시작해서 서서히 800~1000IU까지 증가시킴.	비타민E는 말초 혈관을 확장하여 두피의 혈액 순환을 돕는다.
아연	50~100mg/일	비듬과 탈모증은 아연과 관계있는 증상들이다. 아연은 세포 재생과 조직의 성장 및 치유를 촉진하는 무기질이다. 또한 아연은 모낭과 연결된 지방 분비선의 작용을 유지하는 기능을 수행한다.

중요한 성분

성분	권장량	작용
코엔자임 큐10	60mg/일	두피의 혈액 순환을 돕고 조직에 산소를 풍부하게 한다.
해초류		모발 성장에 필요한 무기질을 공급한다.

도움되는 성분

성분	권장량	작용
구리	3mg/일	구리는 헤모글로빈의 생성에 필수적인 무기질로서 적혈구로 산소를 운반할 때 필요로 하는 물질이다. 헤모글로빈은 충분한 양의 혈액이 모근에 지속적으로 공급되도록 하는데 필수적인 역할을 수행한다. 구리가 결핍되면 모근이 약화되어 빠져나가는 머리카락의 수가 증가하는 증상을 유발할 수 있다.

성분	권장량	작용
시스테인	500mg씩/ 하루 2번	시스테인은 모발 성장의 필수 성분으로 모발의 촉감, 결을 부드럽게 하는 것을 도와주고 성장을 촉진한다. 이미 탈모가 진행되었으면 효과가 없으나 탈모 방지 용으로는 효과가 있다.
메치오닌		모발이 빠지는 것을 방지한다. 비타민B6, C를 같이 섭취해주면 더욱 효과가 있다.
아르기닌		아르기닌은 모발 성장의 필수 영양분으로 칼륨 채널을 열어줌으로써 모발 성장을 촉진시켜주는 산화질소의 대사 전구 물질이다.
PABA(파라 아미노 벤조익산)	50mg씩/하루 2번	모발이 희게 되는 것을 방지한다.
비타민D		비타민D는 모발 재생 효과가 있다.
카테킨		녹차 잎에서 추출한 카테킨 성분이 5-알파 환원효소의 작용을 저해해 탈모를 방지한다.

37. 파킨슨씨병에 좋은 성분

성분	권장량	작용
매우 중요한 성분		
비타민B6	1,000mg 이상	파킨슨씨병은 뇌에서 도파민과 아세틸콜린 두 물질이 불균형을 이루었을 때 증상이 나타나는데, 뇌가 도파민을 생산할 수 없을 때, 파킨슨씨병은 발생한다. 비타민B6는 뇌에 필요한 도파민의 생산을 돕는다.
칼슘	1,500mg/일	도파민과 아세틸콜린은 신경 세포에서 다른 신경 세포로 신호를 전달하는 역할을 하는데, 칼슘과 마그네슘은 신경 세포가 정보를 나르는 데 필요하며 이 중요한 무기질은 함께 작용한다.
마그네슘	750mg	

성분	권장량	작용
GABA(감마 아미노 뷰티릭산)		신경 세포의 활동을 안정화시켜 중추 신경계 속의 신경 전달 물질 같은 역할을 한다.
레시틴		두뇌 기능에 필요하다. 뇌세포 사이의 신호 전달은 아세틸콜린이라는 신경 전달 물질을 통하여 이루어지는데 레시틴은 몸 안에서 분해되어 아세틸콜린으로 변한다.
콜린		콜린은 신경 전달 물질인 아세틸콜린의 전구체로 두뇌기능과 신경 전달에 중요하다. 두뇌 기능과 두뇌의 혈액 순환을 향상시킨다.
글루탐산		글루탐산은 신경 전달 물질인 GABA의 전구체이다. 어린이의 이상 행동을 교정하고, 간질, 정신 지체, 근육 이완증 궤양, 저혈당 혼수에 처방된다.
티로신		아드레날린 및 노르아드레날린, 도파민과 같은 스트레스의 방어에 작용하는 신경 전달 물질의 전구체이다. 티로신은 감정을 조절한다. 티로신이 결핍되면 노르에피네프린이 결핍되어 우울증에 빠지게 되고, L-도파(L-dopa)의 부족으로 파킨슨을 유발한다. 티로신은 대부분의 항우울제 보다도 효과적이고 비용도 저렴하며 스트레스를 받을 때, 사고의 능력을 배가한다. 트립토판과 함께 티로신은 뇌의 화학 불균형으로 기인하는 애정 결핍증/과잉 운동 장해, 파킨슨병, 갑상선 기능 저하증 및 코카인 중독으로부터의 허탈감 등을 포함한 기타 여러 질환들에게도 효과를 미친다. 난 많은 양의 티로신은 L-도파와 병용하면 안 된다.
메치오닌		메티오닌은 뇌에 쉽게 들어가기 때문에 신경적 이상의 치유에 효과적으로 파킨슨병의 증상을 호전시킨다.
비타민B군	100mg/하루 3번 식사와 함께.	비타민B는 뇌의 정상적인 활동에 매우 필요하며 건강한 신경계의 유지에도 필수적이다.
비타민C	3,000~8,000mg	비타민C는 스트레스에 대한 방어력을 높여주고 갑상선호르몬인 티록신뿐만 아니라 에피네프린, 노르에피네프린, 세로토닌 등의 합성에 필요하다. 또한 면역 기능을 높이며, 에너지 수준도 향상시킨다.
비타민P(바이오 플		비타민C의 산화를 막아 비타민C의 효과를 높여

성분	권장량	작용
라보노이드)		준다.
비타민E		비타민E는 강력한 항산화제로 활성산소로부터 중요한 비타민이나 무기질이 파괴되는 것을 막아주며 활성산소로부터 신경 세포를 보호해주고 두뇌로의 혈액 순환을 촉진해 두뇌 세포의 산소 수송을 돕는다.

도움되는 성분

성분	권장량	작용
맥주효모		비타민B군의 효율적인 공급원이다.
효소		세포의 대사 기능을 활성화시켜 늙은 세포와 새로운 세포의 교체를 촉진시켜 정상적인 세포 작용을 유지시킨다.
비타민 복합체 무기질 복합체		이런 병에는 영양 결핍이 흔하다. 비타민과 무기질의 충분한 공급은 기본적으로 필요하다.
비타민B3	100mg/하루 3번. 식사와 함께.	비타민B3의 결핍은 신경계에 영향을 미치기 때문에 우울, 흥분, 성격의 변화 등이 올 수 있다. 비타민B3는 부드러운 신경 안정제로 작용하면서 부작용이 없다. 또한 혈관을 확장하여 혈액 순환을 도와주며 정상적인 현상으로 열이 동반할 수 있다.

38. 하지 정맥류, 다리 궤양에 좋은 성분

성분	권장량	작용

중요한 성분

성분	권장량	작용
비타민C	5,000~10,000mg/하루에 나눠서	비타민C는 혈관 벽을 강화시켜주어 치료를 돕는다.
비타민P(바이오 플라보노이드)		비타민C의 작용을 돕고 모세혈관을 강화하여 출혈을 방지한다.
비타민K		비타민K는 피부의 모세혈관과 정맥의 결체 조직을 강화시켜 주는 역할을 한다.
코엔자임 큐10	60mg/일	조직의 산소 공급을 증가시켜서 다리 궤양에 대한 저

성분	권장량	작용
		항력을 증가시킨다.마늘 캡슐혈액 순환을 증가시키고 치료 과정을 도와준다.
게르마늄	200mg/일	인터페론의 생산을 증가시켜서 면역계를 강화시킨다. 조직의 산소 대사를 증가시키고 치료를 도와준다.
비타민E	400IU에서 서서히 1,600IU까지 증가함.	비타민E는 혈관 확장 작용과 강력한 항산화 작용으로 혈액 순환을 촉진시키고 혈액 중 헤모글로빈의 산소 운반 능력을 높임으로 인해, 적은 량의 산소로 신체를 유지해 나가게 하여 치료에 도움을 준다.

도움되는 성분

성분	권장량	작용
단백질		단백질은 신체 조직의 구성 성분으로 조직을 복구하고 치료를 도와준다.
엽산		엽산은 DNA 합성 및 세포 분열에 관여하여 궤양의 치료에 도움이 된다.
아연	50mg/일	아연은 단백질 합성에 관여한다. 이러한 단백질 합성 작용으로 새로운 세포 형성이 필요한 조직의 보수나 상처치유에도 작용하여 조직의 치료에 도움이 된다.
칼슘		혈관 근육의 수축에 중요하다.
나트륨		나트륨 이온은 근육에서 화학적 자극을 전달하므로 정상적인 근육의 흥분과 과민성을 유지하여 혈관 근육의 정상 유지에 필요하다.
비타민 복합체		비타민과 무기질의 충분한 공급은 적절한 치료에 필요하다.
무기질 복합체		
비타민A		상피 조직을 건강하게 유지하고 강력한 항산화제로 치료에 도움을 준다.
비타민B군		조직으로 하여금 적절한 효소 작용을 하도록 하여 치료에 도움이 되고 빈혈을 막아준다.

* 하지 정맥류, 다리궤양에 도움되는 사항
· 아픈 상처 부위에 비타민E 기름을 도포하거나 비타민K 크림을 도포해주면 효과적이다.

39. 헤르페스(바이러스성 질환)에 좋은 성분

*** 헤르페스**

헤르페스는 헤르페스 바이러스에 의하여 발생하는 수포성 전염성 질환이다. 헤르페스 바이러스에는 1형과 2형 두 가지가 있다. 1형 헤르페스 바이러스는 주로 구강 헤르페스의 원인이 되고, 2형 헤르페스 바이러스는 주로 성기 헤르페스의 원인이 된다. 두 바이러스 모두 구강 및 성기 헤르페스를 일으킬 수 있다.

성분	권장량	작용
매우 중요한 성분		
라이신	500~1,000mg/일	아르기닌은 바이러스가 좋아하는 영양분이다. 라이신이 효과를 나타내는 이유는 바이러스의 영양분인 아르기닌의 흡수를 방해하기 때문이다. 라이신이 아르기닌의 양보다 많을 때 헤르페스 바이러스 성장이 둔화된다.
베타카로틴	50,000IU/일	비타민A는 상피 조직을 건강하게 한다. 건강한 상피 조직의 유지는 박테리아와 바이러스의 침입을 막는 데 도움이 된다. 베타카로틴은 비타민A의 전조 물질이다.
비타민C	5,000~10,000mg	비타민C는 백혈구의 막의 산화 손상에서 보호하며 인터페론 형성을 증가시키고 , 바이러스를 격멸하는 등의 작용으로 면역력을 증강시킨다.
비타민P(바이오 플라보노이드)	30~60mg/하루에 나눠서	비타민C의 산화를 막아 비타민C의 효과를 높인다.
셀레늄		백혈구, 자연살해세포(NK세포) 등의 활성을 증가시키며 세포성 면역 체계와 호르몬성 면역 체계의 기능을 강화시킨다. 또한 셀레늄은 글루타치온 과산화효소의 일부로 작용하며 면역 작용을 돕기도 한다. 셀레늄 부족은 바이러스 감염에 약하며, 바이러스에 감염된 경우에도 혈중 셀레늄이 부족하면 질병이 빠른 속도로 진행된다.
아연	50~80mg/일	아연은 면역 과정에 필수적이며 아연의 결핍은 흉선의 발육 부전을 가져오고 여러 가지 표준 항원에 대한 응답 능력도 저하되고 특이적 감염에 대한 저항력이 저하된다.

성분	권장량	작용
효소		단백질의 소화와 면역 강화에 필수적이다. 효소가 부족하면 세균 침입 시 염증의 소염 작용이 약해지고 백혈구를 끌어들이는 작용이 약해져서 몸의 면역력이 약화된다.
단백질		외부에서 침투한 세균으로부터 신체를 보호하는 항체는 단백질로 구성되어 있으며, 항원과 결합하여 이를 제거하는 역할을 한다. 특정 항원에 특정한 항체가 결합되므로 항체의 종류는 매우 많고, 항체 합성에는 상당량의 단백질이 요구된다. 또한 백혈구 역시 단백질로 구성되어 있다.

중요한 성분

성분	권장량	작용
비타민B군	50mg 이상/하루 3번	비타민B군은 면역력 향상에 중요한 성분이다.
유산균		비타민B 생산에 필요하고 장에 해로운 미생물의 성장을 막아준다.
레시틴		레시틴은 세포막을 구성하고 있는 성분으로 영양의 흡수 및 노폐물의 배설 등 생명의 기초대사에 관여한다. 세포의 수명을 연장시켜 노화 방지 효과를 가져오고, 세포를 재생시키고 치유함으로써 질병 세포 및 장기를 치료하고 질병 예방에 도움을 준다.
SOD		강력한 항산화제로서 감염을 줄여주고 치료를 빠르게 한다.
마늘 캡슐		천연 항생제로 면역 체계를 활성화시킨다.
프로폴리스		꿀벌이 자신의 생존과 번식을 위해 여러 식물에서 뽑아낸 수지(樹脂)와 같은 물질에 자신의 침과 효소 등을 섞어서 만든 물질로 꿀벌은 벌집의 틈이 난 곳에 프로폴리스를 발라 병균이나 바이러스로부터 스스로를 보호하고, 말벌이나 쥐와 같은 적의 침입을 막는다. 천연 항생제로 면역 체계를 활성화시킨다.
비타민E	600IU/일	비타민E는 강력한 항산화제로서 치료에 중요하며 염증의 확산을 막는다.

도움되는 성분

성분	권장량	작용
칼슘	1,500mg/일	칼슘과 마그네슘은 신경 자극의 전달과 감각 신경 말단의 보호에 중요한 역할을 한다.
마그네슘	750mg/일	

성분	권장량	작용
비타민 복합체		비타민과 무기질의 충분한 공급은 치료에 기본적으로 필요하다.
미네랄 복합체		
필수지방산(앵초기름, 연어 기름)		필수 지방산은 세포막 보호 기능이 있다.

*** 헤르페스에 도움되는 사항**

① 여성에게 있어서 헤르페스 감염은 자궁경부암의 위험을 증가시키므로 생식기를 깨끗하고 건조하게 유지하여야 한다.

② 헤르페스에 조심해야할 음식 : 포진이 발생한 후에는 아르기닌이 함유된 음식(아몬드, 보리, 닭고기, 초콜릿, 옥수수, 유제품, 견과류, 씨앗류, 귀리, 땅콩, 시리얼 등), 가공 식품, 알코올, 설탕, 청량음료, 정백 밀가루, 커피 등의 섭취는 줄여야 한다.

③ 포진 부위에 비타민A와 비타민E를 도포해주면 효과적이다.

『21세기 영양학 원리』 최혜미 외, 교문사

『간 다스리는 법』 이종수, 동아일보사

『간肝 편한 세상』 안수연, 역음사

『간계 내과학』 전국한의과대학 간계내과학교수 공저, 동양의학연구원

『간을 다스리는 지혜』 엄태식, 행림출판

『간장병 백과』 김정용 외, 민중서관

『간장병 백과』 마츠다 순호 · 카미사카 카즈아키, 시공사

『간장병을 고친 사람들』 박형일, 건강한 삶 건강한 이웃

『간장병을 고친 사람들 2』 한국건강 가족동회회 연구실편저, 장생

『감기를 달고 사는 아이들』 대한 소아 알레르기 및 호흡기 학회, 도서출판 풍경

『갑상선 다스리기』 김영호, 서림문화사

『갑상선 백과』 유동준 외, 민중서관

『개정 영양학』 김숙희 외 7인, 신

『개정판 인체생리학』 이인모 외2인, 형설

『갱년기 다스리기』 김영호, 서림문화사

『경라, 경혈』 주춘제, 청호

『경락의 대발견』 藤原知, 芹沢勝助, 일월서각

『경락의 실체』 박석연, 태학사

『경혈도 上 · 下』 이병국, 현대침구원

『경혈에 침 놓는 요령』 이병국, 현대침구원

『고급 영양학』 한국식품영양 관련학과 교수협의회, 삼광

『고급영양학』 이성동 외, 삼광출판사

『고혈압』 신영기, 계축

『고혈압 자연요법』 민족의학연구소, 여강

『고혈압을 치료하는 한방』 양유선 · 나카무로지츠로 공저, 국일미디어

『골다공증의 위험과 치료법』 송운하, 태학당

『골다공증이란 무엇인가』 변영순 외 1인, 정담

653

『관절염 치료법』 제이슨 테오도사키스 외 2인, 도서출판 집사재

『관절염 환자의 자기관리』 이은옥 외 7인, 신광출판사

『관절염을 이겨내는 방법』 박천수 · 김인택, 태일

『귀에서 이상한 소리가 나요』 하미경, 유나미디어

『기초 해부 생리학』 강경희 외 5인, 정담

『기초영양학』 식품영양학 교재편찬 위원회, 광문각

『깨달음의 연금술』 게이트, 유란시아

『나도 피부미인이 되고 싶어』 이금희, 글읽는 세상

『난치병의 과학적 쑥뜸요법』 김진석, 매일건강신문사

『날씨를 바꾸는 요술쟁이 바람』 허창회, 풀빛

『남성도 몰랐던 남성의 호르몬 이야기』 존 리, 뉴스타트 천연치료 연구소

『노건웅 박사의 아토피 탈출법』 노건웅, 웅진

『노화방지호르몬 7가지 이야기』 배영철 · 김상우 · 강영권, 집사제

『뇌졸중 백과(중풍)』 김명호 외, 민중서관

『뇌졸중예방과 식생활 조절법』 고마찌요시오, 태웅출판사

『"눈, 안녕하세요?"』 이동기, 유나미디어

『눈에 대한 모든 것』 임상진, 한솜미디어

『담석증』 김명환 외 3인, 울산대학교 출판부

『"당뇨, 이것만 알면 병도 아니다."』 김양진, 유나미디어

『당뇨병 알아야 이긴다』 김영설, 홍신문화사

『당신의 몸 얼마나 아십니까?』 J.D 래트클리프, 두산동아

『도해 사암 오행침 上 · 下』 이병국, 현대침구원

『독성미네랄이 우리몸을 공격한다』 후쿠다카즈노리, 다정북스

『동맥경화의 예방과 치료법』 현대 건강연구회, 진화당

『동약학개론』 구정혜 외 공저, 여강출판사

『동양의학 혁명』 김홍경, 신농백초

『동양의학과 대체의학』 정성택, 행림출판

『동양의학과 서양과학의 접목과 응용』 장동순, 청홍

『동의내과학』 김규동, 여강출판사

『동의보감』 동의과학연구소 · 허준, 휴머니스트

『동의보감』 허준, 남산당

『동의신개학 上, 下』 두호경, 성보사

『동의심계 내과학』 배형석 외 5인, 서원당

『동의처방학』 조선의학과학원 동의학연구소, 여강출판사

『동의폐계 내과학』 전국한의과대학 폐계내과학교실 편저, 국진
『동의학 개론』 한상모 외, 여강출판사
『동의한마당』 김홍경, 신농백초
『루푸스의 자기관리』 송경애 외 2인, 신광출판사
『류병호 박사가 쓴 알레르기의 예방과 치료』 류병호, 도서출판 나라
『망진』 임양근, 정담
『매력적인 피부미인의 비결』 조영섭, 가교
『맥을 먼저 짚어라』 이병국, 현대침구원
『맥이나 알고 침통 흔드는가 上ㆍ下』 이병국, 현대침구원
『맥진』 임양근, 정담
『맥학원론』 서민욱, 행림출판
『면역력을 높이는 장 건강법』 마쓰다야스히데, 조선일보사
『명리사전』 박재완, 동양출판사
『몸에 좋은 색깔음식 50』 정경연, 고려원북스
『물은 답을 알고 있다』 에모토마사루, 나무심는 사람
『물의 세계』 요네야마마사노부, 이지북
『민속한방의학으로 관절염을 이겨내는 방』 박천수 외 1인, 태일출판사
『바른식생활이 나를 바꾼다』 김수현, 일송미디어(약력참조)
『밝히는 남자』 김진국 외 1인, 도서출판 은행나무
『밥상위의 보약, 생식』 최경순, 가림
『백내장, 녹내장 백과』 이상욱 외, 민중서관
『백내장과 녹내장』 이상욱ㆍ홍영제, 민중서관
『병리학』 대한병리학회, 고분사
『병을 치료하는 영양 성분 가이드 북』 나가카와 유우조, 아카데미북
『병태생리학』 최명애 외6인, 계축문화사
『본초학』 전국한의과대학본초학교수 공저, 영림사
『분자교정요법』 박성호, 한국분자교정학회
『불임, 무엇이 문제인가』 정혁, 우리출판사
『비계 내과학』 전국한의과대학 비계내과학교수 공저, 아트동방
『비만다스리기』 김영호, 서림문화사
『비타민과 미네랄:근거 중심 접근』 Jane Higdon, 군자출판사
『비타민박사의 비타민C 이야기』 하병근, 문화마당
『사람 해부학』 정인혁, 아카데미서적
『사람의 영양학』 채범석, 아카데미서적

『사람해부학』 김경용 외 7인, 정문각

『사상요람』 이제마, 원불교

『사상체질진단법』 박지우, 행림출판

『새로보는 감기의 한약치료』 이종대, 정담

『새로쓰는 간 다스리는 법』 이종수, 동아일보사

『색채본질』 루돌프슈타이너, 물병자리

『생리학』 박인국, 라이프사이언스

『생리학』 이종삼 외 2인, 대학서림

『생리학』 William Ganong MD, 한우리

『생명의 물』 우리 몸을 살린다, 김현원, 고려원북스

『생물학개론』 화학사

『생식이야기』 김또순, 유림

『성인병 알아내기』 김영대, 청홍

『소문난 코박사의 알레르기성 비염, 아토피 피부염』 김남선, 야스미디어

『소아, 청소년 비만 한방으로 끝내기』 이동현, 매일건강신문사

『슈퍼파워효소의 경이』 가루베이사오, 고토마사오, 전파과학사

『식사요법』 모수미 외7인, 교문사

『식사요법 이론 및 실습』 승정자 외, 광문각

『식품성분표 제6개정판 Ⅰ·Ⅱ』 농촌생활연구소, 농촌진흥청

『식품화학』 안승요 외 7인, 교문사

『신 식사요법』 전세열 외 4인, 광문각

『신경전달물질』 서유헌, 민응사

『신부전증 치료생활요법』 류익태, 태웅출판사

『신약』 김일훈, 인산동천

『신장병 동의보감』 건강생활연구회, 인화

『신장병 백과』 유동준 외, 민중서관

『신장병 예방 치료 식사요법』 히라다 키요루미, 태웅출판사

『신장병 예방치료와 식사요법』 평전청문(平田淸文), 태음

『신장병을 치료하는 한방』 홍종수 외 1인, 국일미디어

『신주섭할아버지의 쑥뜸치료법』 김용태, 서울문화사

『신편 종합영양화학』 이성우 외 1인, 동명사

『심장병 알면 이길 수 있다』 이종구, 중앙생활사

『심장병-심장을 알면 건강이 보인다』 이정균, 한양대학교 출판부

『아토피를 잡아라』 다음을 지키는 사람들, 시공사

『아토피성 피부염 다스리기』 김영호, 서림문화사
『아토피성 피부염을 빨리 낫게하는 책』 니와유키에, 지성사
『안진』 임양근, 정당
『알기 쉬운 심장병 119』 박승정, 가림출판사
『알레르기병 다스리기』 김영호, 서림문화사
『앎을 고치는 108가지 방법』 오비츠 로이치, 눈과마을
『암은 스스로 고칠 수 있다』 아보도오루, 중앙생활사
『약초의 성분과 이용』 과학백과사전출판사, 일월서각
『양리학』
『얼굴 한국인의 낯』 조영진, 사계절
『엔자임:효소와 건강』 신현제, 이채
『여성도 몰랐던 여성의 몸 이야기』 존 리·제스헬리·버즈니아 홉킨스, 명상
『여의보감 2000』 조주연, 순옥장학출판사
『영양사 학습목표에 맞춘 식사요법』 이정실 외 5인, 교문사
『영양생리학』 한양일 외 1인, 효일출판사
『영양성분으로 본 노화억제』 강경홍 외 1인, 형설출판사
『영양의학』 허갑범, 고려의학
『영양학』 임정교, 신정
『영양학 원리』 최혜미 외9인, 교문사
『영양화학』 이혜정 외 1인, 신광출판사
『오운육기학해설』 권의경, 법인문화사
『오행대의』 김수길·윤상철, 대유학당
『오행생식요법』 김춘식, 오행생식
『오행은 뭘까』 어윤형, 전창선, 세기
『오행의 새로운 이해』 은남근, 법인문화사
『왕숙화맥경』 이병국, 현대침구원
『요통·관절염 동의보감』 건강생활연구회, 인화
『욕망의 식물학』 마이클폴란, 서울문화사
『우리가 꼭 알아야 할 생식이야기 99가지』 김수경, 명상
『우리가 알아야할 우주의 모든것』 이케우치사토루, 아세아미디어
『우주변화의 원리』 한동석, 행림
『운기체질총론』 유태우, 음양맥진출판사
『운동생리학』 박대준 외 8인, 정담
『위장병 끈기로 고칠 수 있다』 오카베 하루야, 태웅출판사

『위장병 다스리기』 김영호, 서림문화사
『위장병 동의보감』 건강생활연구회, 인화
『위장병 동의보감』 이진산, 도서출판 인화
『위장병 예방과 치료』 풀립문학편집실, 풀립문학
『위장병 예방과 치료』 현대 식생활 건강연구회, 도서출판 풀잎문학
『위장병을 치료하는 맛있는 식사』 김상우, 임현숙, 국일미디어
『육식의 종말』 제레미리프킨, 시공사
『음양오행으로 가는 길』 어윤형 · 전창선, 세기
『음양오행으로 풀어본 건강상식 100가지』 장동순, 양문
『음양오행의 개론』 신천호, 명문당
『음양오행체질분류법』 맥진법, 김춘식, 오행생식
『음양이 뭐지』 어윤형 · 전창선, 세기
『의식혁명』 존로빈스, 시공사
『의역개오』 곽동렬, 성보사
『의역동원 上 · 下』 이정례, 동양학술원
『의역동원 역경』 주춘재, 청홍
『의학생화학』 구자현 외 21인, 정문각
『이비인후 질환과 알레르기성 비염』 이시오 테츠오, 도서출판 남희
『이제마의 사상체질 한방요법』 신재용, 학원사
『이하범의 눈 이야기』 이하범, 도서출판 소화
『인간은 왜 늙는가』 스티븐어스태드, 궁리
『인산 쑥뜸요법』 김윤세, 인산동천
『인체 고급영양학』 박정태, 광문각
『인체 해부생리학』 정영태 외 1인, 청구문화사
『인체 해부학』 한국해부생리학 교수협의회, 현문사
『인체 해부학』 안희경, 고문사
『인체구조와 기능』 최명애 외6인, 계축문화사
『인체생리학』 홍승길, 코리아
『인체생리학』 김기환 외 1인, 의학문화사
『인체생리학』 김복랑 외 6인, 고문사
『인체생리학, 김종대 외 3인, 정문각
『인체생리학』 이석강, 계축문화사
『인체생리학』 전세열 외 4인, 광문각
『인체영양학』 장순옥 외 4인, 효일문화사

『인체의 구조와 기능』 대한임상의학연구소, 의학문화사
『인체의 구조와 기능 Ⅰ·Ⅱ』 최명애 외6인, 계축문화사
『인체해부학』 안희경, 고문사
『인체해부학』 이한기 외 6인, 고문사
『일반 병리학』 문형배 외 4인, 고문사
『임상경락수혈학』 이학인 외 공저, 법인문화사
『임상면역학』 권명상 외 5인, 고려의학
『임상병리학』 대한 임상병리학회, 고려의하가
『임상본초학강좌』 김재익, 대성의학사
『임상영양과 식사요법』 김인숙 외 3인, 효일
『임상영양학』 김송전 외 2인, 청구문화사
『임상영양학』 서정숙 외 2인, 지구문화사
『임상진단학』 R.H.MAJOR, 계축문화사
『자연건강요법』 정정숙
『자연은 스스로 치유한다』 반덕진, 계축문화사
『자연의학의 기초』 모리시타 게이이치, 태웅출판사
『자연치료의학』 오홍근, 정한PNP
『자연치유학 개론』 세계 자연치유학회 편저,
『자연치유학 개론』 앤드류와일, 정신세계사
『잘 먹고 잘 마시는 남자가 잘 걸리는 병, 통풍 다스리기』 이은우, 청산
『잘못된 식생활이 성인병을 만든다』 미국상원 영양문제 특별위원회, 형성사
『장상학』 박창국, 성보사
『진립선 질환의 모든 것』 김세철, 일조각
『전립선 질환의 예방과 치료법』 황종찬, 태을
『주역과 중국의학 上·中』 양력, 법인문화사
『중의운기학』 양력, 법인문화사
『중의학의 기초』 김정수, 침코리아
『증상의로 찾아보는 건강식품』 하야시데루아키, 출판부
『증상학』 이사도르 로젠 펠트, 정담
『지구의 마법사 공기』 허창회, 풀빛
『진단검사의학』 대한진단검사의학회 편, 고려의학
『진단적검사와 간호』 송미순 외 4인 편저, 현문사
『진료요람』 김정제, 성보사
『천문유초』 김수길·윤상철, 대유학당

659

『첨단과학으로 밝히는 기의 세계』 김현원, 서지원

『첨단과학으로 밝히는 물의 신비』 김현원, 서지원

『체질따라 약이되는 음식』 김달래, 중앙생활사

『체질약궁합』 김종석, 북일미디어

『체질을 바꿔야 건강을 지킨다』 박금실, 아카데미북

『체질을 알면 건강이 보인다』 이명복, 태광출판사

『체질을 알아야 기펴고 산다』 장동순, 중명출판사

『최신 간장병, 김영복』 근영출판사

『최신 고급 영양학』 김숙희 외 13인, 신광출판사

『최신 고급 영양학』 서정숙 외 3인, 지구문화사

『최신 면역학 강의』 정태호 외 2인, 경북대학교 출판부

『최신 영양생리학』 한용봉, 효일문화사

『최신 영양학』 이기열 · 문수제, 수학사

『최신 인체생리학』 정희곤 외 3명, 광문각

『최신 임상영양학』 박종훈 · 정상영 외 22인, 전남대학교 출판부

『최한기가 들려주는 기학이야기』 최한기, 자음과 모음

『치매, 희망을 이야기합시다』 한국치매협회, 조선일보사

『치질, 변비 이야기』 양형규, 세창

『치질, 치루 하루면 낫는다』 서인근, 미디어서울

『침술14경락도해』 이홍재, 얼과 알

『탈출! 만성피로』 윤상희, 연린책들

『토종의학 난치병 다스리기』 김인택 · 박천수, 태일

『토종의학 암 다스리기』 김인택 · 박천수, 태일

『파동으로 난치병을 극복한다』 미야자키가케이, 양문

『피부과학』 이화영 외5인, 군자

『피부과학 원색도감』 편찬위원회, 정당

『피부병 동의보감』 건강생활연구회, 인화

『피부병 백과』 김수남 외 11인, 민중서관

『피부에 밥을 주는 여자』 이금희, 글읽는 세상

『필수 임상 면역학』 최승구, 청구문화사

『한국본초도감』 안덕균, 교학사

『한국식물도감』 이영노, 교학사

『한국인 영양권장량 제7차 개정』 한국영양학회

『한국형 당뇨병 맞춤치료』 허갑범, 에디터

『한방 병리학』 전국 한의과대학 병리학교실, 일중
『한방 진단학』 김태희 외2인, 성보사
『해부생리학』 이한기 외 5인, 고문사
『핵심 병리학』 송계용 외2인 공저, 고려의학
『허리디스크 수술없이 완치할 수 있다』 자생한방병원, 느낌이 있는 책
『혈액순환이 운명을 좌우한다』 박승만, 느림
『혈액을 맑게 하는 건강혁명』 이시하라 유우미, 양문
『혈액을 맑게하는 건강음식 37가지』 윤방부, 동도원
『혈액을 맑게하는 건강혁명』 이시하라유우미, 양문
『혈액이 맑아지는 1주일 실천법』 요코하마 이즈미, 건강 다이제스트사
『혈액학이론 및 실기』 혈액분과학회, 고려의학
『확실하게 잡아주는 변비 클리닉』 이명규, 코마츠카즈오, 국일미디어
『황제내경 소문해석』 홍원식, 고문사
『황제내경 영추해석』 홍원식, 고문사
『황제내경 운기해석』 백윤기, 고문사
『황제보감 Ⅰ · Ⅱ』 김두헌, 성한
『효소영양학 개론』 에드워드하웨, 한림원
『Nutritional Healing』 James F Balch.M.D 외 1인, 도서출판 예찬
『Prescription for Nutritional Healing Ⅰ · Ⅱ』 James F. BALCH
『The choice is cleoer, Allen E.Banik』 사람과 책
『The wisdom of menopause』 크리스티안노스럽 · 이상춘, 한문화

┌───┐
국립중앙도서관 출판시도서목록(CIP)

동양섭생치유학. 4, 질병별 식이 영양 섭생학Ⅱ / 차성훈 지음. --
서울 : 우리글, 2007
　　p. ;　　cm. -- (우리글 학예신서 ; 9)

ISBN 978-89-89376-68-2 94510 : \55000
ISBN 89-89376-35-1(세트)

519.25-KDC4
615.882-DDC21　　　　　　　　　　　CIP2007001760
└───┘

우리글학예신서9

동양섭생치유학4ㅣ 질병별 식이 영양 섭생학Ⅱ

펴낸날ㅣ2007년 6월 25일 • 1판 1쇄
지은이ㅣ차성훈
펴낸이ㅣ김소양
편집ㅣ차승현, 김영순, 이윤희

펴낸곳ㅣ도서출판 우리글 • 전화ㅣ02-566-3410 • 팩스ㅣ02-566-1164
주소ㅣ서울시 강남구 역삼동 837-17 삼성애니텔 1001호
이메일ㅣwrigle@wrigle.com • 홈페이지ㅣhttp://www.wrigle.com
출판등록ㅣ1998년 6월 3일 제03-01074호

ⓒ 도서출판 우리글 2007
Printed in Seoul, Korea

ISBN 978-89-89376-68-2 94510
　　　　　89-89376-35-1 세트
* 잘못된 책은 바꾸어 드립니다.
* 책값은 뒤표지에 있습니다.